얀다의 통증유발점 도수 검사 – 이론과 실제

Janda Manuelle Muskelfunktionsdiagnostik - Theorie und Praxis

얀다의

통증유발점 도수 검사

이론과 실제

정 형 국 외 옮김

개정 5판

Ulrich-Christian Smolenski, Johannes Buchmann, Lothar Beyer,
Gabriele Harke, Jens Pahnke, Wolfram Seidel

Janda Manuelle Muskelfunktionsdiagnostik

Theorie und Praxis

5, komplett überarbeitete Auflage

AUTORENTEAM DER ÄMM

영 문 출 판 사

■ **옮긴이** (가나다 순)

김승재	경복대학교 물리치료과 겸임교수	**엄기매**	여주대학교 물리치료과 교수
김효철	원광디지털대학교 한방미용예술학과 교수	**정형국**	안산대학교 물리치료과 교수
백형진	대한예방운동협회 협회장	**채정병**	마산대학교 물리치료과 교수
서현규	대구보건대학교 물리치료과 교수	**한상완**	광주보건대학교 물리치료과 교수

Janda Manuelle Muskelfunktionsdiagnostik – Theorie und Praxis. 5th edition

ISBN 978-3-437-46431-7

by **Ulrich-Christian Smolenski, Johannes Buchmann, Lothar Beyer, Gabriele Harke, Jens Pahnke** and **Wolfram Seidel**

사용자를 위한 중요한 참고사항
연구와 임상 경험에 의해 물리치료와 의학에 대한 지식이 계속 변화되고 있다. 본 책의 저자는 그에 관해 큰 정성을 쏟고 있으며, 본 책에서 다뤄지는 치료에 대한 설명(특히 징후, 용량 그리고 예상치 못한 작용)은 최신 지식과 관련되어 있다. 그러나 본 책은 독자가 동 주제의 다른 전문서적을 참조하여 서술된 정보가 상이함에 관하여 보증하지 않으며, 치료 결정 또한 독자 스스로 책임임을 명시한다.

출판사는 열거된 약제의 완전성이나 선정에 관하여 보증하지 않는다.
등록된 상품명(상표)에 대해서는 특별히 기재하고 있다(®). 하지만 표기가 없다 하여, 해당 상품에 상표권이 없다고 추단할 수는 없다.

문맥을 해치지 않기 위해, 환자와 직업 명에 있어서 문법적으로 남성에 해당되는 형태를 선택하였으나, 항상 여성과 남성 모두를 뜻한다.

*얀다*의 통증유발점 도수 검사
이론과 실제

2020년 2월 10일 초판인쇄
2020년 2월 17일 초판발행

지은이 : U. C. Smolenski, J. Buchmann, L. Beyer
Gabriele Harke, Jens Pahnke, Wolfram Seidel
옮긴이 : 영문출판사 편집부
발행인 : 박 병 조
발행처 : 도서출판 영문출판사
등 록 : 1987년 12월 21일 제2－419호
주 소 : 서울시 강남구 삼성동 69－1
전 화 : (02) 514-5590, 776-5590
팩 스 : (02) 756-8943
홈페이지 : www.ymsbook.net
E-mail : yeongmunsa@empas.com
정 가 : 35,000 원
ISBN 978-89-7224-475-2 93510

※ 파본은 교환해 드립니다.

개정 5판을 위한 서문

Vladimir Janda는 임상적 관점에서 근육기능에 대해 몸바쳐 연구했다. 1951년 얇은 소책자 형식으로 체코어로 된 첫번째 출판이 이뤄졌다. 근육기능에 대한 지식과 이에 대한 진단 평가 분야가 성장함에 따라, Janda의 저서 "통증유발점 도수 검사"은 계속해서 확장되었다. Janda의 발상과 개념은 도수의학적 배경에서 계속해서 발전하여 매일같이 사용된다.

이제 ÄMM의 저자에 의해 최신 지식에 맞춰 수정되고 보충된 개정 5판이 나왔다. 그 제목은 Janda의 지식과 교습에 의해 전달된 경험을 바탕으로 "통증유발점 도수 검사–이론과 실제"로 새로 바뀌었다.

이 책은 내용이 이론을 다루는 장인 근육기능에 대한 생리학과 병리생리학, 골격근의 구조병리학과 완전히 새로 형성된 장인 골격근의 기능병리학 및 검사로 완전히 재구성되었다.

그 후 통증유발점 도수 검사의 실제에 관한 장으로 이어진다: Janda의 교습과 국소적으로 관련되고 이에 따라 구성된 고전적 근육기능진단 "근력 검사"와 마찬가지로 국소적인 긴장상태의 검사. 새로운 점은, 우리가 출판사로서 좋은 이유로 오늘날 일반적으로 접할수 있는 해부학적 정보를 제쳐놓고, 관련된 근육들의 기능과 해당 근육에 대한 신경 지배에 대한 설명 사이를 이어주는 역할을 한다.

기능적 관점에서의 근육해부학과 멀리 떨어진 점 및 경혈점으로서 연관통 및 통증유발점들에 대한 설명 사이의 연결이 중요하다; 더 넓은 의미에서의 기능성 평가. 해부학의 원본그림은 이전 판의 그림에서 색을 칠하고 보완하여 새로운 그림들이 되었다. 이것들이 항상 일치하지 않는다면, 그것은 근육의 다양성으로 인한 것이다.

4장과 5장에서는 저자가 연습문제집으로 쓸 수 있게끔 컬러 그림들, 스스로 메모를 할 수 있는 공간, 그림들을 제공하였으므로, 독자는 개인적인 "연습문제집"을 만들 수 있다.

마지막으로, 걷기와 서기 및 과다 운동성에 대한 장은 사진 대신 Jochen Sachse의 그래픽을 사용하여 완전히 새로 만들어졌다.

우리는 출판사로서 이 책에 참여한 모두에게 감사를 표하고 싶다. 그 이름들은 다음과 같다: 저자로서 Gabriele Harke 와 Wolfram Seidel, Elsevier 출판사의 Simader 씨, Kürzl-Harrison 씨, Pohlmann 씨, Korff 씨. 이들 모두는 대화식 토론, 창의력, 새로운 수준의 사고를 통해 이 책이 만들어지는 과정을 이끌었다.

특히 검사자로서 모델 및 사진작가와 함께 새로운 그림들을 매우 건설적이고 확실한 방법으로 함께 만들어준 Kristina Leistner에 감사를 표한다.

이 책이 의료인 및 물리치료사들에게 임상에서 큰 도움이 되기를 바란다.

또한, Janda의 통증유발점 도수 검사법은 독자들을 교육하고 궁극적으로 환자를 더 잘 도와줄 수 있는 전도 유망한 기법이다.

Jena, im März 2016

Ulrich Christian Smolenski

Johannes Buchmann

Lothar Beyer

저자정보

Lothar Beyer 교수(의학박사/하빌리타치온)
Westbahnhofstr. 2
07745 Jena

Johannes Buchmann 교수(의학박사/하빌리타치온)
신경과 및 정신과 전문의, 도수의학/정골요법, 정신치료사,
소아/청소년 정신과 전문의 겸 정신치료사
어린이 및 청소년 정신과, 신경과, 심신의학, 정신치료 병동
부원장, 신경과/정신과/어린이 및 청소년 정신과 개인병원
부원장, Rostock 대학병원 신경학 병동 부원장
Gehlsheimer Str. 20
18147 Rostock

Gabriele Harke 의학박사
Schloßstr. 26
12163 Berlin

Wolfram Seidel 의학박사
Sana Sommerfeld 종합병원
도수의학 병동
비수술적 정형외과 및 통증의학
Waldhausstr. 44
16766 Kremmen

Ulrich-Christian Smolenski 교수
(의학박사/하빌리타치온)
Jena 대학병원
물리치료학과
Erlanger Allee 101
07740 Jena

Jens Pahnke 교수
Oslo 대학
임상의학과
Oslo 대학병원
Postboks 4950 Nydalen
0424 Oslo, Norway

약어 목록

Abb.	Abbildung
ANS	autonomes Nervensystem
AR	Außenrotation
AVP	Arginin Vasopressin
BSG	Blutsenkungsgeschwindigkeit
BWS	Brustwirbelsäule
bzw.	beziehungsweise
C	zervikal
CGRP	Calcitonin Gene-Related Peptide
CRP	C-reaktives Protein
d. h.	das heißt
DIP	distales Interphalangealgelenk
GABA	Gamma-Aminobuttersäure
Glu	Glutamat
5-HT	5-Hydroxytryptamin
HWS	Halswirbelsäule
Hz	Hertz
IN	Interneuron
IR	Innenrotation
KFTD	Kongenitale Fasertyp-Disproportion
L	lumbal
LGMD	limb girdle muscular dystrophy (Muskeldystrophie vom Gliedergürteltyp)
LHON	Leber'sche hereditäre Optikusatrophie
LWS	Lendenwirbelsäule
m	Meter
M.	Musculus
MAD	Myoadenylatdesaminase
mE	motorische Einheit
MELAS	mitochondriale Enzephalomyopathie, Laktazidose, schlaganfallähnliche Episoden
MERFF	Myoklonus-Epilepsie mit Ragged-red-Fasern
min	Minute(n)
Mm.	Musculi
ms	Millisekunde(n), Tausendstelsekunde(n)
MN	Motoneuron (motorischen Nervenzelle)
MNGIE	myo-, neuro-, gastrointestinale Enzephalopathie
MP	Metakarpophalangeal(-gelenk)
Msp	Muskelspindel
N.	Nervus
NA	Noradrenalin
NARP	Neuropathie, Ataxie, Retinitis pigmentosa
NMDA	N-Methyl-D-Aspartat
Nn.	Nervi
NPP	Nucleus-pulposus-Prolaps
o. g.	oben genannt
PIP	proximales Interphalangealgelenk
PIR	postisometrische Relaxation
PSF	propriozeptive sensomotorische Fazilitation
RM	Rückenmark
RNA	Ribonukleinsäure
s	Sekunde(n)
S	sakral
SIAS	Spina iliaca anterior superior
SIG	Sakroiliakalgelenk
sog.	sogenannt
Tab.	Tabelle
TENS	transkutane elektrische Nervenstimulation
Th	thorakal
TLÜ	thorakolumbaler Übergang
TRH	Thyreotropin Releasing Hormon
TrP	Triggerpunkt(e)
u. a.	unter anderem
v. a.	vor allem
WS	Wirbelsäule
z. B.	zum Beispiel
ZNS	Zentralnervensystem

그림 목차

그림	저작자
1.1-1.5	abavo, Buchloe
2.1-4.4, 3.1, 3.23a, 3.24a	Herr Prof. Dr. med. habil. Johannes Buchmann, Rostock
3.3-22, 3.23b, 3.24b, 4.3a-d, 4.4a-d, 4.5a-e, 4.6a-e, 4.7a-c, 4.8a-d, 4.9a-c, 4.10a-d, 4.11a-d, 4.12a-d, 4.13a-d, 4.14a-d, 4.15a-d, 4.16a-d, 4.17a-d, 4.18a-d, 4.19a-d, 4.20a-d, 4.21a-d, 4.22a-c, 4.23a-d, 4.24a-d, 4.25a, 4.26a, 4.27a, 4.28a, 4.29a, 4.30a, 4.31a, 4.32a, 4.33a, 4.34a, 4.35a, 4.38a-d, 4.39a-f, 4.40a-d, 4.41a-d, 4.42a-d, 4.43a-d, 4.44a-d, 4.45a-d, 4.46a-c, 4.47a-d, 4.48a-d, 4.49a, 4.50a, 4.51a, 4.52a, 4.53a, 5.2a-e, 5.3a, 5.4a-b, 5.5a-b, 5.6a, 5.7a, 5.8a, 5.9a-d, 5.10a, 5.11a	Caprice Crawford, Berlin
4.1, 4.2, 4.3e, 4.4e, 4.5f, 4.6f, 4.7d, 4.8e, 4.8f, 4.10e, 4.11e, 4.12e, 4.13e, 4.14e, 4.15e, 4.16e, 4.17e, 4.18e, 4.19e, 4.20e, 4.21e, 4.22d, 4.23e, 4.24e, 4.25b, 4.26b, 4.27b, 4.28b, 4.29b, 4.30b, 4.31b, 4.32b, 4.33b, 4.34b, 4.35b, 4.36a, 4.37a, 4.38e, 4.39g, 4.40e, 4.41e, 4.42e, 4.43e, 4.44e, 4.45e, 4.46d, 4.47e, 4.48e, 4.49b, 4.50b, 4.51b, 4.52b, 4.53b, 5.1, 5.2b, 5.3b, 5.4c, 5.5c, 5.6b, 5.7b, 5.10b, 5.11b	Susanne Adler, Lübeck, in: Janda, V.: Manuelle Muskelfunktionsdiagnostik. Elsevier, 4. Auflage 2009, ISBN: 978-3-437-46432-4
4.3f-g , 4.4f-g , 4.5g-h, 4.6g-h, 4.7e-f, 4.8g-j,4.10f-g, 4.11f-g, 4.12f-h, 4.13f-h, 4.14f-g, 4.15f-g, 4.16f-h, 4.17f-g, 4.18f-g, 4.19f-g, 4.20f-g, 4.21g, 4.22e-f, 4.22g, 4.23f, 4.23g-h, 4.24f-h, 4.25c-d, 4.26c-d, 4.27c-d, 4.28c-d, 4.29c-d, 4.30c-d, 4.31c-d, 4.32c-e, 4.33c-d, 4.34c-d, 4.35c, 4.36b-c, 4.37b, 4.38f-g, 4.39h-i, 4.40f-g, 4.41f-g, 4.42f-g, 4.43f-g, 4.44f-g, 4.45f-g, 4.46e-g, 4.47f-g, 4.48f-g, 4.50c-d, 4.51c-e, 4.52c-d, 4.53c-d, 5.2c-g, 5.3c-j, 5.4d-e, 5.5d-e, 5.6c-d, 5.7c-d, 5.8b-e, 5.9e-g, 5.10c-d, 5.11c-d	Dr. med. Katja Dalkowski, Erlangen Dr. med. Hans Garten, München, in: Garten, H.: Das Muskeltestbuch. Elsevier, 2. Auflage 2012, ISBN: 978-3-437-58341-4
4.35d, 4.37c	Matthias Korff, München
6.1, 6.2a-d, 6.3, 6.4a-b, 6.5, 6.6, 7.1-7.14	H. Neumann, Beiheft für Dia-Reihe ÄF/D-R 31, Akademie für Ärztliche Fortbildung der DDR

목차

제 1 장

1 근육기능의 생리학과 병리생리학

Physiologie und Pathophysiologie der Muskelfunktion

1.1 기초지식 Grundlagen

Janda [34] 는 임상적 적용 측면에서의 근육기능 연구에 전념해 왔다. 그러므로 이 책은 근육생리학의 적용 부분에 중점을 두고 있다. 이러한 이유로 이번 장에서는 일단의 근육생리학적 기초지식이 요구된다.

행동과 관련한 두뇌 작용의 다수는 근골격의 활성화를 이끌며, 이는 즉 근육수축을 의미한다. 이 때 수축은 세가지 형태로 구분된다.

- **등척성 수축:** 근육의 길이 변화 없이 근육 내부 장력이 증가한다. 이로 인해 응집력이 발생하는데, 일례로 지표 중력에 대한 작용이 있다.
- **등장성 수축:** 근육이 길이 변화를 동반하면서 동시에 장력의 증가 없이 수축하여 움직임을 초래한다. 이 때 근육은 운동 작업을 수행한다.
- **집중 증부하성**(增負荷性) **수축:** 일상생활의 생리학적 운동 대부분에서 관계된 근육의 길이(감소)와 장력(증가) 변화가 동시에 발생한다.

근육 하나가 완전히 독립되어 작동하는 일은 거의 없다. 근육들은 서로 기능적 그룹에 연결되어 기능을 함께 수행한다. 그러므로 각각의 근육을 진찰할 때도 해당 근육이 항상 기능적으로 다른 근육들의 활동 속에 포함된다는 점을 고려하여야 한다. 일상에서 실행되는 모든 움직임은 이러한 다변적인 기능결합의 동시적 작용 안에서만 관찰하고 이해하는 것이 실용적이다.

근육그룹(작용근)의 기능적 협업과 이에 대응하는 기능적 상대(대항근)에 대한 지식은 과부하로 인한 손상과 통증의 발생을 판단하는 데 중요한 역할을 한다. [34] 이러한 협응이 원만하지 않은 경우, 예를 들어, 근육의 약화 등의 경우 이는 균형 상실로 이어지고 장차 다른 조직구조에서의 자극을 초래한다.

우리는 근육 활동을 **힘**과 **빠르기**의 물리적 크기, 이 외에도 다음과 같은 복잡한 변수를 통해 인지하는 것이 가능하다.

- 피로에 대항하는 근육의 저항도로서의 **지구력**
- 숙련도, 균형을 위한 토대로서의 **협응**, 그리고 작업, 스포츠, 일상적 수행행위에서 비롯되는 많은 종류의 기능들

자신들 쪽에서 서로 연결되어 되어 있는 근육의 운동을 실현하기 위해 골격근은 대단히 높은 적응력을 갖는다. 근육의 작업 수행은 화학적 에너지의 기계적 에너지 전환과 감각운동 측면에서의 중추적 정보처리를 요구한다.

- **에너지적 측면:** 골격근에서는 다양한 연쇄반응 속에서 화학적 에너지가 기계적 에너지로 전환된다.
- **정보의존적 측면:** 시간적, 공간적으로 정렬된, 반사적이고 자동적인 움직임 및 자의적 운동의 수축은 신경계의 시작 상에서 운동뉴런에 의해 통제된다.

운동기관으로서의 골격근은 신경계에서 오는 전기적이고 화학적인 신호를 동력과 장소변경 – 즉 움직임 – 으로 전환되게 한다. 움직임의 신경적 통제 시에 신경계는 외부에서부터 유기체로 영향을 미치는 요소들을 고려하며, 근육, 힘줄, 관절의 성질에 종속적인 일련의 물리적–기계적 적합성을 따른다.

생리학적 기초와 연관하여 근육 활동의 적용 측면과 적응, 장애, 진단을 다루고 있는 문헌은 많지 않다. (더 읽어볼 것: [3, 4])

1.2 근골격의 구성과 생리학

Aufbau und Physiologie der Skelettmuskulatur

수축과 힘발생에 특화된 근육 세포들은 자신의 형태에 따라 이름이 붙는 근섬유들이다. (근세포) 각각의 근세포들은 자신의 형태, 기능, 물질대사 변수에 따라 다양한 방법으로 분류되는데, 이 때 각 그룹의 기초가 되는 특징들이 서로 겹치게 된다.

1.2.1 운동단위

(**운동신경세포**(MN)의) **운동뉴런**에서 비롯하는 기능적 단위와 이에 의해 자극되는 근섬유를 **운동단위**(mE)라고 일컫는다.

큰 운동단위는 많은 근섬유에서, 작은 운동단위는 적은 근섬유에서 관찰된다. 작은 운동단위는 특히 소근육 운동 기능에서

찾아볼 수 있다. 한 운동단위의 근섬유들은 서로 가깝게 위치하지 않고, 다른 운동단위의 근섬유들과 교차된다. 그러므로 다양한 운동단위의 지역은 서로 중첩된다. 그러므로 더 적은 수의 운동단위를 활성화하는 것으로도 동일한 정도의 근육수축이 발생한다.

운동신경세포는 운동단위가 비롯되는 대상이자 이의 구성요소로서, 중추신경계의 유일한 운동성 시작점이다. 운동단위에 속하는 근섬유는 운동신경세포의 신경섬유 상에서 자극된다. 운동성 신경섬유는 활동전위뿐만 아니라 축삭의 물질 전달에 대해 근섬유의 기능에 중요한 근섬유 정보를 전달한다.

운동신경섬유는 반사적이고 자의적인 근육수축을 조정한다. 더불어 근육활동의 다양한 특징들에 맞게 적응된다. 운동신경섬유는 예를 들어, 자신의 크기와 전기적 특징과 연관되어 다양하게 구별된다. 이들과 연결된 사이신경세포는 말초 영역과 신경중추의 다양한 정보를 결합하고 운동신경세포를 통제하는데, 이는 사이신경세포가 활성화 대기 상태와 이에 따른 운동신경세포의 활동을 증감함으로써 이뤄진다.

1.2.2 근섬유와 근육의 특징

근육섬유는 구조적, 수축역학적, 생화학적 에너지 관련 특징들에 따라 다양한 유형 그룹으로 나눠질 수 있다. 이들 유형 그룹의 경계는 명확히 구분되어 있지는 않다. 사실 개별 유형과 하위그룹 간의 경계를 지속적으로 넘나드는 다채로운 스펙트럼이 존재한다.

운동단위에 속하는 근육섬유 모두는 같은 구조적, 수축적, 생화학적 특징들을 가지며, 따라서 같은 섬유유형에 속한다.

대부분의 근육은 다양한 근섬유 유형으로부터 구성된다. 하나의 근육에서 우세한 섬유유형에 따라 전체 근육 또한 자신의 형태, 기능적 변수, 물질대사 변수 등을 토대로 다양한 방식으로 구별되며, 이 때 각 그룹의 기초가 되는 특징들이 서로 겹치게 된다. (▶ **표 1.1**)

상이한 분류특징의 명칭 각각 간에 완전한 동의어 관계는 존재하지 않는다. 운동단위의 기능적 특징에 대한 추후 설명을 위해 우리는 생리적 치료에서 익숙한 개념인 "긴장성 운동단위", "동적 운동단위"에 국한하기로 한다.

근육섬유의 분포는 근육에 따라 다르다. 그러므로 긴장성 섬유가 우세한 근육을 "**긴장성** 근육"으로, **위상적** 섬유가 우세한 근육을 "**위상적**" 또는 더 나은 표현으로 "**동적** 근육"으로 부르는 것이 일반적이다.

- **긴장성 근(유지근):** 장시간에 걸쳐 같은 모양의 근육 장력을 유지 가능
- **동적 근(위상근):** 이에 대조적으로 개별 수축 사이에 단지 단기간에 걸친 수축 또는 휴식을 통해 장력을 변화시킴.

즉, 중력에 대항해 신체 자세를 유지하는 근육은 긴장성 유형에 속하고, 이동과 목적성을 띤 운동은 동적 유형에 속한다.

각각의 동물종에서 다양한 유형에서 비롯되는 개별 근육의 구성은 근육의 수행작업에 따라 종특이적이다. 사람의 경우, 개별 운동능력에서 제각기 다르게 특화되어 있으므로 다양한 유형그룹에서 비롯되는 근육의 조합에 관해 더 큰 개인적 편차가 존재한다. 따라서 일례로 특정인이 지구력, 단시간, 또는 탄력 중심의 스포츠 종목에서 두드러지게 큰 소질을 보인다.

교과서에 실린 긴장성, 동적 근육에 대한 도표는, 기록 향상을 위한 운동을 하는 선수들 중 소규모 집단을 대상으로 한 근육생검적 진찰에서 대부분 비롯한다. 다양한 수축성 특징을 보이는 근육들과 정지적, 목적성 운동 작업들은 중추신경계의 여러 조정, 통제 메커니즘을 필요로 한다. 특히 근육과 힘줄 안에 위치한 근육 방추, 힘줄 방추가 또한 이를 위한 역할을 수행한다.

1.2.3 하중에 대한 근육의 적응

근육의 적응반응은 근섬유의 부하에 의해서만 유발된다. 전체 근골격계는 **힘**과 **빠르기**의 기능과 물리적 크기, 그리고 **지구력**의 복잡한 변수 속에서 자신에게 요구되는 하중에 적응한다. 훈련은 수행능력을 향상시킨다. 적응 과정은 일상생활, 노동, 스포츠에 대하여 유년기, 청소년기의 발달과 함께하는데, 부정적 의미에서는 과도한 하중, 운동불능에 대해서도 일어난다. **운동협응**과 관련한 적응은 중추신경계의 기능을 통해 일어난다.

표 1.1 근섬유유형 I, IIa, IIb의 특징

지표(Parameter)	유형 I	유형 IIa	유형 IIb
수축	느림/긴장성	빠름/동적	빠름/동적
에너지획득	산화	당분해 → 산화	당분해
에너지분비	ATP아제 낮음	ATP아제 높음	ATP아제 높음
색	빨간색 (미오글로빈)	빨간색 → 흰색	흰색
피로	피로저항성	피로저항성	쉽게 피로해짐

근육의 적응은 구조적이고 기능적인 종류의 것이다. 이와 동시에 근골격계의 작업 수행은 특히 심혈관계, 호흡계, 혈액(신체 상태와 에너지 관련 요소들) 그리고 중추신경계(조응적 요소)의 적응 반응에 종속적이다.

근력

습관적 일상용무와 더불어 직업적 작업은 단지 근육의 일부분을 – 즉, 근육 수행 능력의 20–35% 선에서 – 필요로 할 뿐이다. 대부분의 경우 이에 있어 모든 근섬유가 활성화되진 않으므로, 근육의 비대로 이어지지 않는다. 부하가 이 일상적 요구를 조직적으로 넘어가면(개인의 자극역치를 넘어감), 힘의 증가에 이르고 수평성장으로 이어진다. 하중 지체시(예: 고정), 근육의 질량은 줄어든다.(근육위축)

근섬유의 수 증가를 통해 근육질량의 증가가 구조적으로 달성되고, 이는 특히 느리게 수축하는 근섬유에 위치한 섬유횡단면의 증가를 초래한다. 빠르게 수축하는 섬유는 느리게 수축하는 섬유들과 구별된다. 개별 근섬유의 수평신장은 근섬유를 에워싸는 모세혈관의 확산경로를 통해 섬유 중간까지 제한되고, 동시에 모세혈관의 재형성도 증가한다.

존재 근력을 완전히 사용시 20–30일 내에 주목할 만한 근력 증대가 달성될 수 있다.(▶ **그림 1.1**) 증가된 하중 초기에 30% 정도의 상대적으로 빠른 근력증가가 이뤄지는데, 이는 근육질량의 증가를 통해서가 아닌 복수의 운동 단위 활성화의 개선된 조정을 통해 실현된다.

작업능력의 신장을 위한 근육의 적응 메카니즘은 고령까지도 존재하긴 하지만, 힘과 조정 능력은 연령의 제약을 받으며 줄어든다. 개별 근육에 대한 너무 큰 부담 – 예를 들어, 과도한 하중 역시 – 은 장기간에 걸쳐 근육의 길이를 단축시키고 결과적으로 근육불균형을 초래한다. 작용근과 대항근은 운동과정 중에 이들이 협력하는 모습 속에서 관찰되어야 한다. 이러한 방법을 통해, 어느 한 근육에 일방적으로 부하가 걸릴 시 다른 근육의 힘이 약해질 수 있다는 것을 설명할 수 있다.

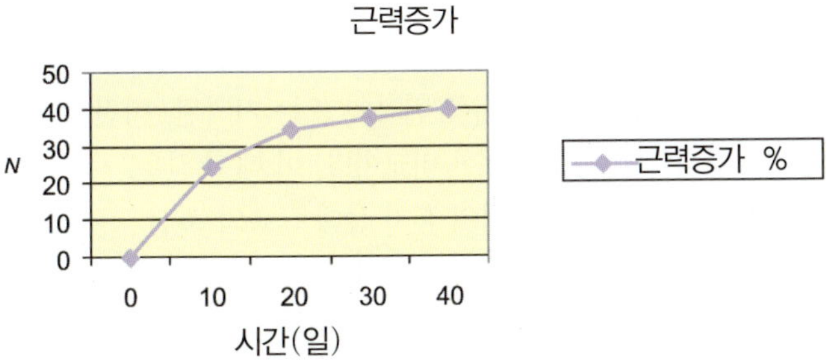

그림 1.1 6주간의 근력훈련 진행에 따른 근력 증가. 첫 10일간의 더 큰 폭의 초기 증가는 근육내 조정의 개선에 기인하게 된다.

근육수축의 속도

근육수축의 빠르기와 힘 사이에는 강한 의존관계가 존재하며, Hill–방정식에서 묘사되고 있다.(▶**그림 1.2**) 이미 기술한대로, 개별 근육들은 특히 빠른 수축에 특화되어 있는데, 이들이 주로 빠르게 수축하는 운동단위로 구성되어 있기 때문이다. 근육의 속도부담에 대해 빠르게 수축하는 섬유들이 특히 수평신장을 통해 이에 적응한다. 동시에 무산소성 에너지 획득으로의 물질대사도 향상된다.

훈련학에서 한 수축의 빠르기는 반복해서 일어나는 움직임의 빠르기(주기적 속도)와는 구분된다. 주기적 운동결과의 빠르기는 작용근과 대항근의 활성화와 이완의 전환에 대한 즉, 신경조정에 대한 문제이다.

반응의 빠르기, 또한 수축속도도 연령증가에 따라 감소한다.

근육의 지구력적응

보다 길게 지속되며 반복되는 근육 활동은 근육의 지구력 또는 피로에 대한 저항력을 향상시킨다. 이 때 특히 근섬유 에너지 획득의 산화 경로가 가동된다. 심혈관계의 적응력에 의한 폐에서 근육세포에 이르는 향상된 산소운반이 그럼에도 매우 결정적이다. 근지구력의 향상은 심부 등근육에 의한 척추의 안정적 지탱에 있어 큰 의미를 갖는다.

적응의 경과와 지속은 부하의 강도와 지속 시간에 종속적이다. 근육의 하중이 더 길고 더 빈번할 때 미약한 강도가 선택될 수 있고 그 반대도 성립한다.

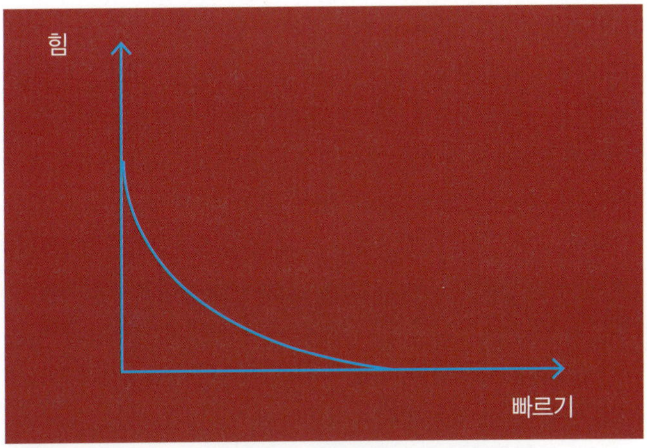

그림 1.2 Hill 곡선. 수축력과 수축의 빠르기 간의 연관성을 보여준다. 최대힘에서는 빠르기가 0이고 역도 성립한다.

1

1.2.4 근육긴장 - 생리학적 기초와 실제적 판단

근육 또는 근육의 역학적 상태는 임상학적 개념 "근긴장도"과 밀접한 관계이며, 이 개념에 실제적으로 모든 "근육의 긴장상태"이 해당된다.

근육긴장 - 정의의 시도

Simons와 Mense는 "근육 긴장의 측정 가능한 자료로는 점도탄성적 긴장, 생리학적 구축(이들 중 그 무엇도 운동 단위의 활동 전위를 수반하진 않는다), 자의적 수축, 근육 연축을 포함한다."라고 근육긴장을 정의한다.[38] 그러므로 근육긴장은 또한 세포 긴장의 점도탄성적인 요소, 근육의 특징들을 포함하며, 이들은 운동신경세포를 통한 근육활성화에 구속되어 있지 않다(수동적 특징). 이들 요소는 운동신경세포의 활동전위를 통한 근육의 활성화에 의존적이며 굉장히 넓은 범위에 활발한 영향을 미치는 "수축 긴장도"를 통해 중첩된다. 이러한 이유로 "수동적", 그리고 "활동적인 근긴장도"가 구분된다.

스포츠의학, 신체의학, 뿐만 아니라 특히 도수의학에서 근육긴장의 진찰과 파악은 결론판단, 진단, 치료효과의 검사에 사용된다.

"근육긴장상승"이라는 용어는 다음과 같은 진술을 지칭한다.

- 근육 긴장의 특징을 보이는 크기가 증가
- 이 크기의 정상 범위와의 비교

이에 따라 다음과 같은 진술도 해당된다.

- 이 크기의 특징
- 비교로서 고려되는 정상 범위

도수의학 영역에서의 근육긴장의 정의는 다음과 같다:

"근육긴장, 자세관련: 편안히 누운 자세와 비교한 수직적 신체 자세에서의 더 높은 긴장." 이는 우선 실용적인 접근으로 비교기준을 제공한다.

여기서는 일반적으로, 밖으로부터 근육에 영향을 미치는 힘에 맞서는 근육의 모든 힘이 긴장이라는 특징을 보인다. 근육생리학에서 우리는 이것을, 힘(늘이는 중량) - 이 힘은 근육 긴장(대항력)과 동일하다(**그림 1.3**) - 에 대한 (고립된 근육의)근육 길이의 종속성과 더불어, 일례로 일명 신장 곡선에서 찾아볼 수 있다. 또한 활성화되어 있지 않은 휴지 상태의 근육은 늘이는 힘에 긴장으로 대항한다. 이것은 같은 이름의 근육에서라도 다양한 사람들의 경우에 따라 상이할 수 있다.

늘임 후에 휴지신장곡선이 오른쪽으로 짧은 시간 동안 전위되는 일이 있을 수 있다.(이력현상). 고립된 근육에서도 측정 가능한 이러한 긴장은, 긴장성이며 비동시적으로 활성상태인 운동단위의 불수의적 당김 긴장으로서의 소위 반사 긴장과 구별된다. 반사 긴장은 속성상 더 신경성이며 다양한 원인을 가질 수 있다.

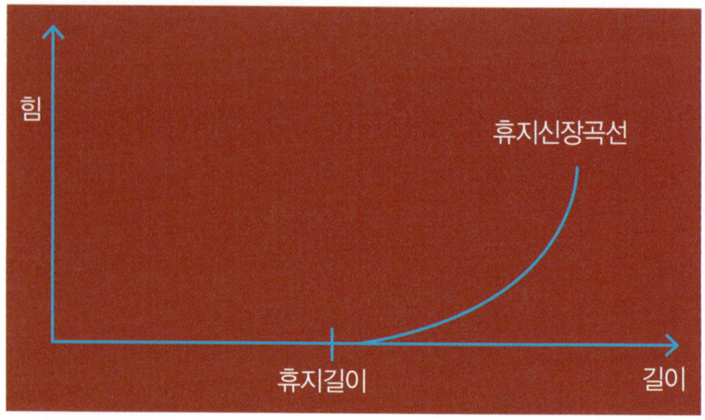

그림 1.3 휴지신장곡선

"근육긴장" 개념의 역사와 발전에 대한 자세한 문헌을 위해서는 [40, 41]을 보라.

통증유발 또는 촉진을 통한 근육긴장의 판단

근육긴장 측정을 위해서는, 측정절차를 정의하여야 한다. 근육긴장측정계나 조직 장력계와 함께 기술적인 장비가 있는데, 이 장비를 이용해 근육표면에 대한 스탬프의 압력 깊이가 정의된 힘으로 측정된다.

도수의학에서의 근육긴장 확인을 위한 측정절차는 경험있고 숙련된 진찰자의 손을 이용한 **촉진**이다.

촉진시 진찰자는 검사 대상 근육과 이와 연결된 구조 위로 압력을 가한다. 해당 근육과 구조는 촉진압력에 대해 대항력을 행사하는데, 촉진자는 이를 주관적으로 평가한다. 평가를 위해 촉진자의 두뇌가 이용하는 정보는 촉진자 손의 센서와, 촉진시 대항하는 근육과 촉진에 관여하는 다른 구조들의 고유감각기(힘줄, 결합조직, 관절)에 의하며, 촉진움직임을 위해 투입된 운동프로그램의 고려가 수반된다.[39] 경험, 감각운동 능력 및 다양한 종류의 부가 정보가 평가에 동원되는데, 이들은 측정크기의 주관성으로 이어진다.

정의된 상황(예: 편안히 누운 상태)과의 상대적 비교로서의 다른 하나의 가능성은 반대쪽 면과의 또는 기억된, 이전에 인지되었던 상태와의 촉진을 통한 비교이다. 이 때 촉진은:

- 중간 정도 이완된 상태의 휴지 상태 근육의 촉진
- 연장하는 관절의 끝 위치에 자리한 근육의 촉진
- 느린 연장 도중의 근육 촉진이다.

촉진의 수단으로 주관적으로 찾아내는 근육긴장은 대부분의 경우 전혀 수치적인 값을 지니지 않으며, 대개 등급으로 구분할 수 있는 값이 전혀 아닌 상대적인 긴장증가 또는 감소로만 산출된다.

촉진을 통한 이러한 근육긴장의 판단 외에 **통증유발** 방식 또한 가능한데, 다음의 두 가지 다른 방식이 있다.

- 근육이 가장 강한 긴장을 보이는 장소를 **누르기**.
  이 때 근육은
  - 통증최대점으로서 순전히 국지적으로 통증을 줄 수 있거나
  - 통증유발점(Triggerpunkt (TrP))으로서 멀리 떨어진 신체부위에 통증을 전이할 수 있다.
- 동시적인 근육긴장 시 진찰자의 저항력에 대한 **등척성 긴장.**

1.2.5 근육긴장과 그 상승

근육긴장의 변화 판단을 위한 이러한 개론적 사항들에 따라 이제 근육긴장의 원인을 분석한다.

Janda는 통증을 유발하는 근육긴장의 원인을 찾음에 있어 하나의 전일적인 원칙을 가정한다. 이에 따라, 최종적으로 치료시에도 전체적인 대응이 가능할 수 있게, 신체 전체가 원인에 따라 분석되어야 한다. 또한 Janda는, "근육긴장도", "근육긴장", 그리고 영어식 개념(예: 근육긴장항진증)을 포함하는 개념의 사용이 학문적으로 표준화되어 있지 않고, 저자 각각에 따라 다양한 작업 개념을 방법의존적으로 사용한다는 것을 지적한다. 근육긴장 상승의 다양한 원인과 유형 간의 세분화는 그럼에도 진단과 치료에 있어 큰 실용적인 가치를 지닌다.

Janda는 **근육긴장 상승("상승된 근육긴장")의 5가지 유형**을 제안한다.

- 둘레계통의 기능장애
- 분절(신경세포간) 수준에서의 기능방해
- 근육수축의 기능방해 (통증유발점)
- 통증을 통한 자극에 대한 응답
- 탄력성의 변화를 동반하며 근육경직으로 기술되는 혹사

다음에서 생리학적 사실들과 병태생리학적 현상들에 기초해, 촉진과 측정이 가능한 근육 긴장 발생에 관계된 메카니즘이 이제 다양한 수준에서 제시된다. Janda가 제시한 바를 본떠 우리는 아래에, 발견과 치료를 위해 더 실용적이고 개념적인 **상승된 근육긴장 분류**를 제안한다.

- 근육—근원섬유외 (결합조직, 혈액순환)
- 근육—근원섬유 (전기기계적 연결, 수축화학작용)
- 척수—분절 (긴장/주기적 반사)
- 척수—분절사이 결합 (운동적 리듬, 상동증, 관절적/전체 신체움직임)
- 가시끝 (운동적 프로그램화, 정신운동)

1.2.6 α-운동뉴런 활동의 영향 하의 근육긴장의 원인/구성요소

근육긴장의 상승을 초래하는 척수적 원인을 논할 수 있기 위해서는, 우선 근섬유 유형화의 생리학적 기초와 신경근육 끝판에서의 자극전달 시의 경과과정을 간략히 목록화한다.

근력의 해부학적 변이

한 근육의 힘과 그 변이는 에너지적 요소와 근육내 조응적 요소(중추신경계 정보에 의한 조정)에 달려 있다.

주의

근력은 근육의 비대/위축시 비교적 긴 시간에 걸쳐 변화한다.

- **근육비대**의 경우 한 근육세포 내 근육섬유의 증가로 인한 근육의 구조적 변화가 일어난다. 이로써 근육세포의 부피와 둘레가 증가한다. 더 많은 근육섬유를 가진 근육세포는 더 많은 수축 단백질을 포함하고, 화학적 에너지를 역학적 에너지로 전환하는데 필요한 더 많은 교차결합이 갖춰지며, 더 많은 힘이 발생될 수 있다. 근육세포의 부피증가는 확산경로 길이에 의해 제한되며, 이 확산경로를 산소와 영양분이 세포외 위치한 모세혈관에서부터 근육세포 중간부까지 넘어가야 한다.
- **근육위축**의 경우 수축 단백질의 양이 줄어든다.

근육의 비대/위축의 정도는 근육의 사용 및 개개인의 성별과 연령에 달려 있다. **고정** 시 근육질량의 감소가 발생하는데, 극단적인 경우(예를 들어, 막 발생한 비대증의 경우) 3일만에 30%까지, 6주만에 80%까지 비율을 보인다. 동일한 정도로 섬유횡단면 역시 감소하는데, 이 때 근육섬유가 와해된다. 긴장성 섬유는 이 때 동적 섬유보다 더 심한 위축을 보인다. 고정이 근육의 단축된 위치에서 있을 때 위축은 더욱 현저하다.

성장과 단축 시의 근섬유 길이적응은 근육원섬유마디 수의 증감을 통해 일어난다. 신장(늘임)상황에서의 고정은 근육원섬유마디의 증가로 이어지며 역도 성립한다. 근육신장시 위축의 진행은 심하게 감소된다. 가역적, 구조적인 단축 시 저하된 근육원섬유마디 대신 결합조직적 재건이 일어날 수 있다.("경직")

근육이 낳는 수축력은 가는근육잔섬유(액틴)와 굵은근육미세

잔섬유(미오신)의 겹침 정도에 달려 있는데, 교차결합을 위해 갖춰져 있는 결합부위의 수량이 양 단백질 모두에서 해당 겹침 정도에 달려 있다는 것이다.

근섬유의 개별적 길이로 다양함으로 인해 최적의 미세섬유겹침 상태는 여러 사람들의 경우에서 같지 않다. 이로 인해 각각의 최대 힘은 서로 다른 구부림 각도에서 발생하게 된다. 길이성장 또는 근육신장의 측면 하에서 그러므로 더 긴 근육이 자신의 최대 힘을 더 큰 관절 각도에서 발하게 된다.

위 근육계에서 설명한 근섬유들의 서로 다른 특질들과, 전체 조직 내에서의 근육이 맡은 일과 개별적 특이점에 따른 이 근섬유들의 상이한 분포가 각각의 능력치에 대한 원인인 것이다.

근력의 단기간적 변이가 신경 유도를 통해 뒤이어 발생하는데, 앞으로 뒤에 다루겠다. 신경 유도 또한 훈련과정(학습과정)을 통해서 개선이 가능하다.

근육긴장의 척수적 구성요소

골격근의 수축은 중추신경계에 의해 조정되고 통제된다. 중추신경계에서 근육으로 이르는 시작점은 척수(RM)의 또는 뇌신경의 α-운동뉴런의 축삭 상에서 나타난다. 근골격을 위한 유일한 시작점이다.

α-운동뉴런은 각각을 근육을 위해 떼를 지어("웅덩이") 앞뿔에 나란히 위치한다. 상부 또는 하부 끝의 근육을 관장하는 척수분절은 두꺼워지는데, 이곳에 특히 많은 α-운동뉴런이 자리하기 때문이다. 모든 운동단위에는 하나의 α-운동뉴런이 속한다.

모든 α-운동뉴런은 백 개가 넘는 가지돌기 끝을 갖는데, 평균적으로 이의 길이는 1mm이다. 많은 다른 뉴런으로부터 신호를 받는 뉴런의 전형적인 특징이다. 세포체 표 절반 가량과 가지돌기 표면의 3/4이 시냅스로 싸여있다.

α-운동뉴런은 하나의 축삭만을 갖는데, 이 축삭은 운동단위에 속하는 근섬유를 자극하기도 하지만, 사이신경세포(IN)에 이르는 – 특히 일명 렌쇼(Renshaw) 세포로 이르는 – 되돌이곁가지를 형성한다. α-운동뉴런은 항상 상당한 수의 근육 섬유를 자신의 축삭(원심성 또는 운동성 신경섬유)을 통해 자극한다. 축삭과 이에 의해 자극되는 근섬유를 가진 α-운동뉴런을 **운동 단위**로 일컫는다. 이는 운동을 위한 최소 기능단위로 중추신경계에 의해 따로 신경적으로 제어될 수 있으며 동시에 영향을 받을 수 있다.

한 운동단위의 근섬유 수는 다양하며 다음 근육이 관계되는 **운동적 기능**에 달려 있다(▶ **표 1.2**).

- **소근육운동** 작업을 하는 근육은 적은 근섬유를 가진 운동단위로 이루어진다. 이로써 정밀한 단계로 구성된 움직임이 가능하다. 예: 손가락/후두/바깥 눈근육
- **대근육운동** 작업을 하는 근육은 많은 근섬유를 가진 운동단위로 이루어진다. 이로써 큰 단계로 구분된 움직임에 쓰일 수 있다. 예: 큰 신체끝(팔다리)/몸통근육

표 1.2 운동단위에 따른 근육, 섬유지름, 섬유

근육	섬유지름(μm)	섬유/운동단위
눈가쪽곧은근	20	9
넓은목근	25	25
벌레모양근	20	108
뼈사이근	26	340
정강근	57	650
장딴지근	54	1600

운동단위에 속한 근섬유의 근육 내 분포로 인해 다수의 운동단위 영역이 서로 중첩된다. 이는 원활한 운동진행과 근육내 긴장의 균형 있는 배분을 위한 전제조건이다.

운동성 신경섬유는 이들의 두꺼운 미엘린수초로 인해 빠른 전도의 특성을 보인다. 즉, 운동뉴런에 의해 발생된 활동전위가 근육에 120m/s의 속도로 다다른다. 운동 신경섬유 끝은 끝가지로 각각의 근섬유를 향해 갈라진다. 이 때 신경섬유는 미엘린수초를 상실한다. (맨섬유) 이로써 전도속도는 대략 1m/s로 줄어든다. 특정 상황하에서 이를 통해 활동전위의 주행 시간의 차이(흔들림)가 발생할 수 있다.

다양한 운동단위 유형의 α-운동뉴런은 이들의 세포체의 크기에 의해 구별되는데, 세포체의 크기는 활동전위 발생을 위한 여러 가지 다른 성질들과 재차 관련이 있다. α-운동뉴런은 중추신경계의 구성부분이다. 이들은 활동전위를 통해 주변부와 척수, 뇌(중추신경계)의 다양한 분절에서 오는 정보를 얻는다.

α-운동뉴런에서 나가는 활동전위와 그 결과는 신경근육 끝을 통해 근섬유에 다다른다. 여기서 이들은 전기역학적 연접(칼슘 스위치)의 메커니즘을 통해 근육수축을 유발하고 근육활동을 조정한다.

신경적으로 통제되는 근력의 단계

신경조건적인 근육 긴장(근력)의 단계화는 두 메커니즘으로 이어진다.

- 활동전위의 빈도(시간적 가중)
- 활성 운동 단위의 수량(공간적 가중)

각각의 활동전위는 운동단위의 모든 근섬유들의 일회성 단일수축을 야기한다. 근전도기록에서 이러한 조건 하에 총활동전위

를 운동단위에 속하는 모든 근섬유의 활동전위의 합으로써 확인할 수 있다.

근섬유막의 활동전위는 근육세포질 그물을 통해 근원섬유의 내부로 이끌어진다. 이 때 저장된 Ca2+가 분비되고, 이로 인해 교차결합주기가 작동된다. 힘이 발생하고 결국 근육의 힘이 힘줄을 통해 근육부착점과 출발점에 전달된다.

이어서 두번째 또는 다음 활동전위가 따라온다. 분비된 Ca^{2+}가 다시 저장소로 거꾸로 펌프되고 교차결합주기가 꺼지며 긴장이 다시 가시기(이완) 전, 다음 단일수축이 이전의 단일수축에 이어 등장하며 더 높은 긴장도가 발생한다. 시간적 경과 속에서 이 긴장은 가중된다. 이것을 **시간적 가중**이라고 일컫는다. 운동단위의 긴장 또는 힘은 이 때 요인 4-8로 높아질 수 있다. 빠른 수축을 위해 α-운동뉴런은 움직임이 시작할 때, 신속한 수축 개시를 보장하기 위해 높은 주기의(50-70Hz) 작은 활동전위를 일제히 발생시킨다. 수축유지를 위해서 활동전위의 주기는 다시 낮아질(20-10Hz) 수 있다. (경제성)

어떤 근육수축시 필요한 힘에 따라 다른 많은 운동단위가 투입되며, 이 때 나란히 투입되는 운동단위의 힘들이 더해진다. 이를 **공간적 가중**이라고 일컫는다. 수축의 힘이 더 작으면 오로지 긴장성 운동단위만 투입된다.

더 세지는 수축에서의 운동단위가 관계되는 순서는 엄밀한 차례에 따라 일어난다. 우선 더 작은 세포체를 가진 α-운동뉴런이, 그 다음 다른 뉴런들이 그 크기에 따라 활성화된다. 이 과정을 통해 피로의 발생이 약화된다. 개별 운동 단위들의 힘은 이들의 투입 시작 시의 힘의 단계에 상응한다.

어느 근육의 한 운동 단위의 또는 복수의 운동 단위의 긴장 상승 - α-운동뉴런의 활동전위를 통해 유발되는 - 은 **척수 근육 긴장 상승**으로 일컫는다. 그럼에도 불구하고 왜 α-운동뉴런이 증대된 활동전위를 낳는지 그 원인은 더 조사해봐야 한다.

α-운동뉴런은 다른 뉴런에서의 다양한 정보를 포함한다. 우리는 임의의 α-운동뉴런에 영향을 미치는 정보를 그 기원에 따라 크게 3가지 그룹으로 나눌 수 있다.

- 같은 분절에서 감각 구심으로부터의 유입(분절적 제한)
- 감각 구심 유입과 운동적 협력 시의 상부 또는 심부의 다른 분절에서의 정보(분절적 연쇄)
- 근육운동의 상부 중추로부터의 또는 근육운동에 영향을 미치는 중추신경계 중추로부터의 유입(가시끝)

국지적 근육경직은 같은 표현형에서 아마도 운동뉴런의 활동이 있을 때 뿐만 아니라 없을 때에도 확인될 수 있다.

1.2.7 근육길이와 긴장의 반사적 조정

근육방추

근육방추는 반사궁 안의 수용체로서, 이 반사궁의 중요성은 근육 긴장의 해소와 지지/목적운동성 움직임 시의 근력의 보장에 있다. 이 때 근육방추 자체가 γ-운동뉴런을 통해 수용체로서의 민감도와 관련해 통제된다.

모든 운동적 활동의 결과는 근육길이(움직임 또는 자세의 결과) 또는 근육 긴장으로서 다양한 감각적 경로를 통해 중추신경계로 되돌아와 정보를 전달한다. 여기서는 **재구심**을 논하고 있다. 이 피드백은 특히 움직임제어와 이에 더불어 움직임 조응의 개선을 위한 기반이다. 근육 내에 놓인 수용체로서의 근육방추는 이 때 중심적인 역할을 수행한다. 근육방추의 구조와 기능 행태는 생리학의 교습용 도서들에서 살펴볼 수 있다.

한 근육 내의 근육방추의 수는 이 근육이 관계된 운동의 섬세함과 관련이 있다. 정밀한 운동은 움직임 제어에 있어 더 많은 수용체를 요구한다.

구조와 기능에 따른 근육방추의 분류는 다음과 같다. [29, 30]

- **방추속 구조에 따라(라틴어 fusa = spindel/spindle 방추):** 세포핵 배치에 따른 방추속 근육섬유의 3 유형
  - 낭(주머니 bag)-1-섬유(동적) (유형 1의 핵-낭-섬유)
  - 주머니-2-섬유(정적) (유형 2의 핵-낭-섬유)
  - 사슬-섬유(정적) (핵-사슬-섬유)
- **원심에 따라(척수에서부터 [γ-운동뉴런] 근육방추에 이르는 경로)**
  - 낭-1-섬유로의 동적 γ-원심
  - 낭-2-섬유로의 정적 γ-원심과 사슬-섬유
- **구심에 따라(근육방추에서 척수로 이르는 경로)**
  - Ia-구심(길이변화와 이의 빠르기)
  - II-구심(길이변화)

이러한 차이들은 근육길이(정적)와 길이변화의 빠르기(동적)를 위한 수용체로서 근육방추의 다양한 역할특징에 상응한다. 근육방추는 근섬유와 평행하게 놓여있다. 어떠한 근육신장은 근육방추에 충분한 자극이 된다. 근육길이는 두 서로 다른 방식으로 변한다.

- 근육의 수축을 통해
- 바깥 힘의 작용시 신장을 통해(예: 중력, 대항근)

근육길이에 대한 정보는 구심 신경섬유 내의 근육방추에 의해 뒷뿔(후각)을 거쳐 척수의 운동뉴런과 사이신경세포로 전달된다.

1

근육신장을 통한 신장반사

신장반사는 종종 **단일시냅스 고유반사**라고 일컬어진다. 수용체(근육방추)의 구심 Ia-신경섬유 매번 오직 하나의 시냅스(단일시냅스) 상에서 같은 근육 - 흥분된 근육방추가 위치하는 - 의 운동뉴런과만 연결되어 있다. 수용체와 작동체는 같은 장기/근육에 놓인다. 그 효과는 α-운동뉴런의 흥분을 유발하는 소속 근섬유(운동단위)의 수축이다. 무릎힘줄반사는 이러한 단일시냅스 고유반사의 전형적인 예이다. 힘줄 위를 가볍게 치면 근육 - 힘줄로부터의 당김 - 이 반사적으로 신장된다. (힘줄반사)

방추속 수축에 의한 신장반사

근육방추 내 (방추속) 근육섬유는 γ-운동뉴런에 의해 수축으로 자극될 수 있다. 이 때 섬유의 중추 감각기 부분이 신장되고, 근육방추는 자극된다. 그 후, 원인으로 작용하는 외부 근육신장의 경우처럼 반사궁에서 같은 과정이 시작되는데, 자극된 근육방추가 자리하는 같은 근육의 수축이 발생한다.

대항근의 상호 억제

근육방추의 구심은 척수의 사이신경세포에도 도달한다. 억제하는 사이신경세포를 통해 대항근이 억제된다. 굽힘근육의 신장은 예를 들어, 신장된 굽힘근육의 반사적 수축뿐만 아니라(고유반사) 대항근의 폄근의 억제로도 이어진다. 반사궁은 맞은편에도 전이된다. 이 때 같은 이름의 근육들 중 한 근육의 신장시 반대편이 억제되고 해당 근육의 대항근에서는 수축이 용이해진다.

위상성, 긴장성 신장반사

근육의 신장에 대한 근육방추의 응답은 두 가지 구성요소를 갖는데, 동적, 정적으로 나눠진다.

- 정적인 구성요소는 활성 근육길이를 대표한다.
- 동적인 구성요소는 근육의 길이 변화 빠르기를 대표한다.

힘줄반사와 함께 동적(위상성) 신장반사가 시험된다. 긴장성 신장반사는 근육의 지속긴장 유지를 담당하는데, 예를 들어, 특히나 지속적으로 영향을 미치는 중력에 대항한 신체의 곧선 자세의 유지가 이에 해당된다. 동적, 긴장성 신장반사는 다양한 방추속 근육섬유, 다양한 구심, 다양한 사이신경세포 및 다양한 γ-운동뉴런이 담당한다.

γ-운동뉴런에 의한 근육긴장의 영향

γ-운동뉴런은 방추속 근육섬유를 자극한다. 근육방추의 민감도가 이를 통해 이 섬유의 감각성 중추(방추속 압축응력)에 의해 변화하거나 근육방추가 자극된다.

이 메카니즘을 통해서 근육방추가 근육의 수축 시에도 전체 감각적 민감도를 지속하는 것이 보장되는데, 이 때 α-운동뉴런과 γ-운동뉴런의 작용이 증가한다. 이러한 일명 α-γ-**공동활성화**는 중요한 작용으로, 이로서 수의적인 근육수축시 근육방추의 민감도가 유지된 채 머무르고, 일례로 외부에서 작용하는 움직임의 제동이 즉시 반사적으로 교정되게 된다.

γ-운동뉴런을 통해 근육수축은 또한 간접적으로 유발될 수 있다.(**γ-루프**) γ-운동뉴런은 방추속 근육섬유를 자극한다. 이를 통해 근육방추는 소속된 α-운동뉴런을 자극하고 γ-운동뉴런을 통해 유발된 근육수축이 발생한다.

γ-시스템 - 고유감각적 활동의 조정

주의

유지반사와 위치반사는 팔다리와 몸통근육조직의 근육수축에 영향을 준다.

γ-운동뉴런과 이에 속한 사이신경세포는 가시끝 유입 아래에 놓인다. 정적/동적 γ-운동뉴런의 선택적인 중추적 제어가 존재한다. 중추신경계는 α-운동뉴런으로 향하는 유입과의 긴밀한 결합으로 정적인 γ-운동뉴런에 영향을 주는데, 동적인 γ-운동뉴런의 경우에서도 이것은 사실이다.[29]

가시끝 유입은 그 출발점을 소뇌와 뇌간에서 찾을 수 있지만, 또한 직간접적으로 대뇌피질도 이에 해당된다. 가시끝 유입은 안뜰척수와 그물척수 신경경로를 통해 γ-운동뉴런으로 중개된다. 이 때 폄근과 굽힘근에 영향을 주기 위한 분리된 시스템이 존재한다.

이들 중추들과 경로 상에 긴장성 반사가 진행되는데, 이 반사는 우리가 **정지반사와 위치반사**라고 알고 있으며 전체 근육그룹의 근육긴장에 반사적으로 영향을 미친다. 이 반사 메커니즘을 통해 안뜰 유입과 머리의 위치에서 오는 유입이, 머리 지지에 또는 팔다리와 몸통근육의 긴장분배에 작용하게 된다. 정지/위치반사를 위한 목근육의 중요성은 또한 심부 목근육내 근육방추의 특히 높은 밀도를 통해서도 명확해진다.

이 경로를 통해 또한 둘레계통과 그물계에서의 유입이 작용하게 되는데, 이 경로는 주의력, 각성/흥분상태, 통증, 두려움과 같은 감정과 연관관계에 있다. γ-운동성에 의해 근육의 긴장상태는 그러므로 또한 정신적 구성요소 지배에도 놓인다.

다양한 기계수용기와 화학수용기의 활동은 식물신경계의 영향 아래에 변화될 수 있다. 이러한 일은 수용기나 구심뉴런에서 직접적으로 발생하는 메커니즘을 통해 야기된다.[31] 이리하여 근육방추의 해방 – 근육길이에 대하여 감소된 민감도로 나타나는 – 이 역시 영향을 받고, 고유감각적 정보의 질이 악화된다. 이는 움직임의 피드백제어를 손상시킨다. 근육방추의 기본활동이 영향을 받고 이는 다시금 운동뉴런의 활동에 영향을 주기 때문에, 근육긴장도와 반사활동에 대한 영향이 존재하게 된다. 운동뉴런 활동의 재조직화는 특히, 부속 근육의 증가된 수축과 관절의 경화를 초래하고, 이들은 가동성을 제한한다.

원칙적으로 이들 교감성 작용들은 또한 혈액순환변화를 통해 출현할 수 있는데, 관계된 실험들의 결과는 다만 직접적인 교감적 영향을 보여준다.

가시끝 유입

사람의 운동계에서의 근육긴장

근육긴장에서의 α–운동뉴런의 활동 관여로써 우리는 다음의 쟁점에 도달하는데, 우리가 더이상 α–운동뉴런 자체에만 신경쓸 것이 아니라, 근육운동 전체의 구성 또한 다뤄야 한다는 것이다.

운동계는 다음을 발생시킨다.

- 반사움직임
- 리듬
- 수의적 움직임 (이하 수반: 불변, 반응시간, 정확성을 위한 빠르기와의 관련 등의 움직임체계를 포함하는 정신생리학적 원칙)

운동계는 계층적으로 다음과 같이 조직된다.

- 척수 α–운동뉴런은 움직임을 수행한다.
- 반사는 필요한 안정성을 보장한다.
- 뇌간은 척수의 운동적 반사회로를 조정한다.
- 피질은 운동뉴런과 뇌간의 활동을 조정한다.

여기서 우리는 따라서 상승된 근육긴장에 대한 분절적, 분절–결합적, 가시끝 원인들을 찾을 수 있다.

긴장성 운동계 – 움직임을 위한 고정 요인으로서의 신체자세

근육긴장과 고유감각조정은 정상적 자세와 최적의 움직임진행을 도모한다. 수동적으로 수행되는 움직임에서의 근긴장도의 병리학적 증가는 대개 물렁조직과 관절의 기능적 장애의 진단시 확인된다.[9]

근육긴장상승에 대한 근육내 원인에 대한 설명에 따라[10] 이제 척수 운동의 "긴장성 하부조직"에서의 신경생리학적 측면 일단을 고찰하기로 한다.

표 1.3 감각운동의 다양한 영역에서의 위상성 및 긴장성 부분

위상성 부분	중간적	긴장성 부분
위상적 신장반사 (단일시냅스적)		정적 지속긴장의 긴장성 신장반사 예: 중력에 대항
큰 힘, 순발력		소근육운동조정
혐기성 섬유유형을 지닌 위상성 운동단위, "빠른 피로", 빠르게 수축, 유형 II	중간적 유형	호기성 섬유유형을 지닌 긴장성 운동단위, 피로저항적, 느리게 수축, 유형 I
굽힘근에 영향을 주는 뇌간 계통		폄근에 영향을 주는 뇌간 계통
목적운동(지지운동이 동반)		지지운동, 유지운동
동적 γ–운동뉴런		정적 γ–운동뉴런
방추수용체의 세분화 측정		방추수용체의 비례적 측정
곁질척수로의 원인뉴런	중간급 원인뉴런	곁질척수로의 작은 원인뉴런
큰 α–운동뉴런	중간급 α–운동뉴런	작은 α–운동뉴런
곁질척수로의 두꺼운 섬유		곁질척수로의 얇은 섬유

감각운동의 긴장성 구성요소

정지/목적성 운동의 모든 행동들 및 자동화되어 있고 의식적으로 수행되는 움직임들은 감각운동의 "위상성" 그리고 "긴장성" 관여에 의해 결합된다 (▶ 표 1.3).

근육운동의 긴장성 구성요소는 주로 다음에서 발생한다.

- 중력에 대항하는 방향의 활동
- 일반적인 활동긴장의 유지
- 움직임을 동반하는 자세조정
- 더 오래 작용하는, 중력과는 무관한 말초에서의 쇄도

뼈대근육 각각은 위상성 그리고 긴장성 운동단위의 혼합에서 구성된다. 유형들의 백분율 수치는(중간적 유형까지 합해서 100 퍼센트) 다음에 따라 다양하다.

- 종 (동물계)
- 근육의 기능
- 개별적 특징(예: 상이한 운동 행위에 대한 적합성)
- 사용 즉, 신경지배(실험적으로 증명됨)

1.2.8 척수의 운동계에서의 신경가소성

이제 우리는 먼저 다음의 질문을 파고들겠다. 척수의 운동계의 기능이 신경가소성의 맥락에서 어느 정도까지 지속적으로 변화할 수 있으며, 그리하여 이 변화가 움직임 체계에서의 기능장애 및 도수의학적 발견, 도수의학적 치료의 접근을 위한 설명으로서 관련되는지에 대한 질문이다.

예민화와 조건화

신경세포성/신경원성 가소성 또는 **신경가소성**은 신경세포의 구조적, 기능적 적응과 그 결합을 일컫는다. 신경가소적 변화는 신경세포에 의해 조정되는 기능들, 주로 운동적 기능, 즉 행동에서 반영된다. 뉴런의 구조적, 기능적 적응은 연체동물에서도 관찰될 수 있는 아주 근본적인 특질이다.

이미 Sherrington은 척수 반사에 대한 자신의 조사에서 반복되는 자극 시 반사 반응의 변화를 관찰하였다. [1] 전형적인 실험들에서 추론할 수 있는 것은, 수용체 또는 작용체(효과기)의 피로증상에 그 책임이 있을 수 있다는 것이다. 척수의 운동신경에서도 이러한 관찰에서 어떠한 피로증상도 증명될 수 없었다. 변화가 출현하는 경우는, 관찰대상 팔다리에 추가적인 피부자극이 주어질 때이다. 이는 다른 신경세포 구조의 "예민화"를 초래했는데, 우리의 경우 α-운동뉴런의 과민도 상승이었으며, 운동뉴런의 단일시냅스적 반응이 증가했다. 이러한 결과로 다음의 내용이 명확해진다.

주의

사이신경세포는 습관화와 예민화에 핵심적 역할을 담당한다.

척수 사이신경세포의 더 면밀한 관찰에서는, 예민화 도중 몇몇은 활성화증가를, 다른 몇몇은 활성화감소를 드러내었다. 단일시냅스적 계통에서(모델 유기체로 군소를 관찰) 전달물질 분비의 가능성이 이 때 변화하는 것을 알 수 있었다.

고비용의 실험에서는 "척수의 조건화"가 포유류를 대상으로 중장기적 연합적 가소성으로서 관찰되었다. 척수분리는 중간뇌보다 상부의 지역에서 오는 모든 유입을 분리시켜 버리는 것을 뜻한다. 이 실험의 결과는 이러한 분리에도 불구하고 조건적인 반사반응이 여전히 산출되는데, 이 반사반응은 예민화의 기반에서 발생하는 것이 아니라는 것이었다. 사이신경세포에서의 시냅스적 가소성 – 무손상 동물에서도 마찬가지로 보여질 수 있는 – 이 그 토대이며, 동시에 소뇌에서의 기억흔적이 증명가능하였다. [2]

변화들은 놀랍게도 실험적 전력에 종속적이었다. 이전의 변화들(기억흔적, 경험)은 즉, 실험의 산출결과를 향해 지속적인 영향을 갖는다.

이 기능적 특징들(학습의 기본 메커니즘)의 의미는 습관화에 대한 방어, 특수하게 강화된 예민화의 결합, 그리고 모든 단계(위상)와의 연합적 조건화(조건반사의 발생)에 있다.

앞서 말한 메커니즘은 복잡한 학습과정의 다양한 면에 대한 베일을 벗긴다.

이 지점에서 **도구적 반사**(조건반사의 한 그룹)에도 주의를 기울여야 할 것이다. 도구적 조건화에서 반응과 이의 결과 간의

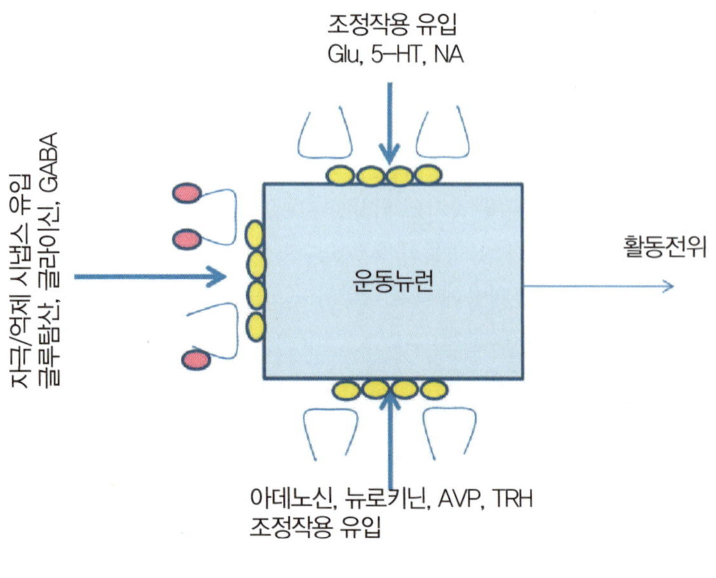

그림 1.4 운동뉴런에 대한 조정작용 유입([14]에 따름)
전압 의존적인 이온채널의 세포막에서의 수용체를 통해 자극/억제 시냅스 유입이 일어난다. 조정작용 유입은 신진대사 의존적인 세포막수용체를 통해 기능하는데, 이들 수용체는 세포내 매개체를 통하여서만 세포막의 투과성에 영향을 준다.
전달물질: 글루탐산염(Glu), 5-히드록시트립타민(5-HT), 노르아드레날린(NA), 아데노신, 뉴로키닌, thyrotropin 분비 호르몬(TRH), 아르기닌 바소프레신(AVP), 글라이신, γ-아미노부티르산(GABA); 노란색 고리 대 빨간색 고리: 시냅스이후 대 시냅스이전 수용체

관계에서 학습이 이루어진다. 이런 단순한 학습 형태는 자명하게 마친가지로 신경적 기능에, 실험적 결과에 따르면 가시끝 메커니즘에 결합되어 있다. 신경화학적 메커니즘의 관찰로 도출된 결론은, 운동영역에서의 신경적 학습효과는 통증처리의 감각영역에서와 마찬가지로 NMDA 수용체에 묶여 있다는 것이다. NMDA 길항제의 투여시 척수 예민화 및 장기강화작용의 개시를 차단하지 유지를 차단하지는 않기 때문이다.

NMDA 수용체는 운동뉴런에서 상대적으로 모든 곳에 배분된다.[12] 장기강화작용과 NMDA 활동 증가를 동반한 척수분리 고양이의 연합적 굽힘근육반사에서 사이신경뉴런의 활동은 판 I과 II에서 증가했다.[3] 반사 자체는 하지만 주로 비 MNDA 수용체에 의해 중개되었다.[11] 가시끝 뇌영역에서 유연한 메커니즘이 변화하는 환경조건에 맞춰 적응할 수 있는 반면, 척수에서 진행되는 적응과정은 거의 완전히 엄격한 규칙을 따라가는 것으로 보인다.

▶ **그림 1.4**는 운동뉴런에 미치는 다양한 종류의 조정작용 유입을 보여준다.

척수 반사자극의 장기적 강화작용

Kandal 등은 군소에서 반사변화가 장기적 효과가 될 수도 있다고 기술한다.[4] 그러한 변화들은 척수분리된 동물에서도 조건화조건 하에서 수시간 유지된다.

한 실험의 예 다음의 현상이 주목을 받았다. 소뇌의 손상이 자세 비대칭을 낳았는데, 이는 척수 절단 후에도 여전히 유지되었으며, 손상과 척수 절단 사이에 최소한 45분의 시간이 흐른 상황이었다. 이 과정을 "척수 고착"이라고 일컫는다. RNA 억제제의 투여 후 고착 과정을 위해 필요한 시간이 늘어났으므로, 이때 RNA 합성 또는 구조가 중요한 역할을 수행하는 것이라고 상정한다. 이것은 다양한 조류의 실험동물과 다양한 실험적 접근의 경우에서 증명되었다.[5] 소뇌손상의 실험적 접근에서 마취된 쥐를 대상으로 전기적으로 소뇌 앞부분에 손상을 가하여, 뒷다리의 구부러진 자세가 발생하도록 하였다. 대략 손상 20 또는 50분 후에 척수가 Th7 수준에서 끊어졌다. 해당 동물은 고정되어 굽히는 힘이 측정될 수 있도록 하였다. 20분 후 척수절단이 이어진 동물의 경우 굽힘은 사라졌는데, 이에 반해 50분 후에야 절단이 있은 경우 구부림은 유지되었다.

척수가 가시끝 유입에서 자유로운 상황은, 운동영역에서의 오래 유지되는 활동증가를 지속하는 때이다. 그 효과는 굉장히 잘 반복되고 자극강도와 지속에 따라서 조정된다. 동물의 발이 쭉 뻗은 자세로 고정되어 있으면, 굽힘은 나타나지 않는다. 그러므로 자극이 있는 동안 굽힘에 대한 정보가 척수에 도달해야 한다. 뒷발에서의 경쟁적인 추가적 자극은 그 효과를 다소 감소시키고, 반대쪽 앞발의 자극은 그에 반해 비대칭적 굽힘의 지속을 강화한다. 구부린 자세로의 머무름은 척수에 대한 5-HT의 투여를 통해(상승하는 세로토닌성 경로의 자극) 억제된다. 이는 NMDA 수용체가 활성화 과정에 관여되어 있다는 것을 시사한다.

척수의 가소성에 대한 가시끝 및 겉질의 영향

더 많은 실험들이 척수의 운동계에서의 더 복잡하고 장기적, 활동종속적인 가소성에 대한 증거를 가져다 주었다. 예로, 신장반사나 H-반사가 있다.

척수 가소성 메커니즘의 가정된 장소는 전체 운동뉴런으로 축삭둔덕, Ia와 Ib 구심의 사이신경세포, 겉질척수 경로의(다른 가시끝이 아니라) 사이신경세포 및 Ia구심의 시냅스이전 억제를 포함한다.(**그림 1.5**) 실험은 같은쪽 가소성뿐만 아니라 반대쪽 가소성도 유발되고 영향을 받을 수 있도록 구성되었다. 각각의 메커니즘은 – 어쩌면 실험의 경우는 제외하고 – 서로 비의존적으로 진행되지 않기 때문에, 복잡한 적응과정 – "복잡한 가소성의" – 을 모색해야만 할 것이다. 시냅스에서의 각각의 변화는 보상적일 뿐만 아니라 상대적일 수도 있다.

조건화는 행동적 학습심리학에 따르면 자극–반응–양상의 습득이다. 이때 두 가지 그룹유형으로 세분한다.

- **고전적 조건화(파블로프에 따른):** 유발된 행동을 관여시킨다. (학습하는 유기체는 자극이나 반응에 대해 어떠한 통제도 행사하지 못한다.) 충분히 빈번한 공통된 수행 이후 이전에는 중립적인 자극(예: 종소리)이 조건적 자극 – 비조건적 자극(예: 먹이)처럼 단독으로 거의 동일한 반응을 유발할 수 있는 – 과의 연결에 의해 자극과 연관 지어진다.
- **도구적 또는 조작적 조건화:** 원래는 자발적인 행동 – 인지된 결과에 따라 목적을 띠게 되는 – 을 관여시킨다. 원래는 자발적인 행동의 빈도가 양성/음성적 강화에 의해 증감한다.

척수의 운동뉴런은 모든 운동 행위를 위한 유일한 통로이기 때문에, 하강 경로의 오래 지속되는 유입은 다양한 운동적 행동에 따라야 한다. 신경적 가소성은 일생에 걸친 학습과정(훈련, 연습, 운동) 실천 속에서 지속될 수 있고, 사용하지 않거나 사람의 연령이 증가할 때 감소한다.

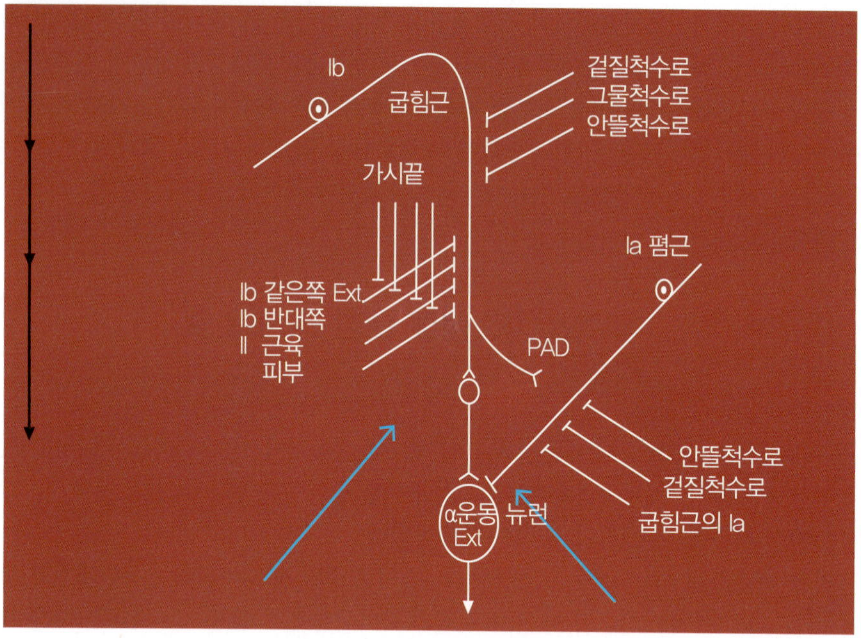

그림 1.5 알파운동뉴런에 이르는 구심성 말초/가시끝 정보흐름 (PAD=일차적 구심성 탈극화, 활동전위의 수준을 감소시킴)

머리목부분 부위에서의 구심성 정보흐름

머리목부분 부위의 일차적 구심의 중추적 종말 구역은 한편으로는 목뼈(경추)의 척수로, 다른 한편으로는 뇌간에까지 다다른다. 이로써 목뼈 구역의 수렴과, 국지적 반사와 하강 경로를 위한 이차적 뉴런 상의 뇌신경에 대한 막대한 가능성이 초래된다. [20] 목뼈와 골수 뒷뿔에서는 표면/심부 구조에서의 얇은 신경섬유가 모여들고, 이때 가슴 장기에서의 섬유도 함께 모여든다. 전달물질로서는 뒷뿔에서의 전달을 전기적, 대사적으로 느리게 나타나는 효과를 동반하여 조정하는 펩티드가 논의된다.

피부의 기계수용기 및 근육/힘줄방추의 끝은 뒷뿔의 다양한 판에서 종결되는데, 이 때 곁가지들은 경추핵(척수소뇌적 경로의 출발점) 및 앞뿔로 간다. 운동뉴런으로 하강하고 긴장성 목뼈반사를 중개하는 신경세포들이 또한 이 때 접촉된다.[20]

이러한 수렴의 의미와 더 높은 중추로부터 하강하는 경로에 의한 그 영향은 또한 통각(수용기)적 구심의 억제적 영향에 자리한다. 도수의학적 치료를 위해 또한 역시 중요한 다른 의미는 긴장성 정지/위치반사의 영향에서 찾을 수 있다. 목뼈의 근육구심의 주요특징은 안뜰핵(특히 C2, C3)의 복합체로의 투사이다. 여기서는 반대쪽 가쪽 안뜰핵이 중간적 장소, 즉 가쪽 안뜰척수 경로를 위한 출받지점인 중추 목뼈핵을 통해 도달된다. [21] 뇌신경의 구심경로(삼차신경, 안면, 미주신경, 혀밑신경)들은 하나의 유사한 분배 양상을 갖는다!

두뇌는 안뜰핵 복합체에서의 다양한 구심들의 수렴으로부터 신체위치와 머리자세를 계산해낸다. 이차적 뉴런의 경로가 영향을 주는 대상은 다양한 운동계 및 눈돌림, 소뇌의 더 오래된 구성이 있고, 또한 **안뜰척수 경로**를 통해 척수의 운동뉴런에도 영향을 미친다. 지금은 아쉽게도 이들 안뜰척수 경로의 특질들이 전기생리학적, 신경화학적으로 아직 파악되지 못한 상태이다. 이렇게 직접적인 긴장성 반사메커니즘이 조정될 뿐만 아니라 일차적 구심정보 또한 뒷뿔에서 조정된다.

- 안뜰가쪽관은 판 VII와 VIII의 사이신경세포에서 마치는데 α-운동뉴런에서 바로 끝나기도 한다. 섬유들은 같은 쪽의 폄근긴장에 작용한다. 특히 목뼈와 허리엉치 부분(아래쪽 팔다리)를 관장한다.
- 안뜰안쪽관은 안뜰가쪽관과 마찬가지로 같은 지역의 사이신경세포에서 마치기도 하고, 또한 반대쪽에서 신근에 대한 억제적 유입을 동반하며(α-운동뉴런에 대한 직접적 억제적 유입이 존재하는 유일한 가시끝 경로) 마치기도 한다.

그물척수안쪽관은 안뜰척수관처럼 같은 사이신경세포에서 끝난다. 이와 달리 그물척수가쪽관은 적핵척수와 겉질척수 경로가 끝나는 사이신경세포에서 끝난다. 이들은 근육긴장과 신체자세에 개입함으로써 운동성 활동을 조정한다. 그물척수안쪽관은 근육감각적 폄근반사(박리 경직)를 활성화시키고 굽힘근반사를 억제한다. 그에 반해 그물척수가쪽관은 근육감각적 폄근반사를 억제한다. 근육활동이 두뇌피질에서 바로 활성화될 때, 그물척수핵의 안쪽 비율에서의 **그물척수 경로**를 통해 근육감각적 반사(신장반사)가 억제될 수 있다. 다리뇌의 그물세포들은 대개 반대의 흐름을 갖는다.

안쪽 하강 경로는 축/몸쪽 근육을 자극하는 사이신경세포에서 끝나고, 가쪽 하강 경로는 팔다리의 먼쪽 근육을 자극하는 사이신경세포에서 끝난다. [22] Schomberg는 **척수 운동계**에 대한 정보를 아래와 같이 요약한다. [23]

척수의 운동계는 다양한 가시끝 중추로부터의 하강 경로들의 다형적인 수렴 입력자극들과 다감각적인 말초 구심을 유지한다. 이 양 유입 간의 균형은 계통과 세포에 따라 다르다. 다양한 운동들은 사이뉴런의 균질한 집단으로 이루어지지 않는다. 오히려 다양한 모여듬(수렴)과 다양한 운동뉴런을 목표 삼는 다양한 투사양상을 동반하는 사이뉴런의 다양한 하위그룹이 존재한다. 이러한 체계의 기본적 과제는 입력의 통제와 행동의 진행이다. 여기에서 3가지 요소가 관찰될 수 있다.

- *중추적으로 유발된 행동에 대한 하강하는 정보의 전달과 조정과 말초적 조건에서의 그 적응. 사이뉴런의 다양한 하위그룹이 다양한 작업을 위해 갖춰져 있다.*
- *구심 감각 정보의 운동 패턴으로의 전환. 이 척수 반사는 특정한 감각적 자극에 대한 어떠한 상동적 응답도 제시하지 않는다. 그 폭과 방향은 하강하며 분절적인 조건에 의해 영향을 받고, 다양한 정보경로의 사용과 관련을 맺고 있다.*
- *복잡한 움직임 형태의 내인성 발생 또는 관여(걸음, 긁기, 숨쉬기)*

우리가 통증구심에서의 알려진 신경조정 메커니즘과 뉴런의 막대한 가소성을 고려할 때, 자세와 움직임의 운동성에서의 기능장애가 주는 영향에 대한 다양한 가설적 측면에 대한 출발점이 이 가시끝 하강 경로들을 통해 분명해진다.

교감신경의 포괄적 기능

교감신경은 자율신경계(ANS)의 일부로, 그 복잡한 기능은 신체의 항상성 – 내부 환경과 행동(스트레스, 정신적 감정) – 을 보장하는 것이다. 이에 있어 다양한 중추신경 지역들이 함께 작용한다. 이들은 시상하부를 통해 다양한 적응반응을 제어하고 자율신경계, 내부분계, 동인 조정을 조정한다. 여기 속한 반사들은 뇌간 또는 척수 상의 국지적 반사궁에서 진행된다.

교감신경에 의해 조정되는 불가결한 생리적 기초기능은 모두 분자적 수준, 세포 수준에서 또는 운동기능에서의 신경 제어를 통해 관여하는데, 통증 인지의 원인이 된다. [7] 혈압, 전해질평형, 액체 또는 염분섭취, 체온, 대사적 열발생, 체온조정, 행동, 에너지대사, 소화, 대사율 및 스트레스 시의 위급상황대처, 일반활성화, 면역응답 그리고 혈액순환.

최근의 새로운 결과들은 몸운동에 대한 직접적 영향을 보여주는데, 이는 결국 양성 피드백순환을 통하여 관절에서의 뻣뻣함 증가, 저운동성, 그리고 만성 근육통으로 이어질 수 있다.

가로무늬근 수축력의 조정

교감신경의 유입 아래에서, 느리게 수축하는 골격근섬유는 수축의 힘과 지속을 감소시키는데, 이는 세포막에서의 메커니즘을 통해 야기된다.[13] 이에 불구하고 정확한 자세 또는 그 힘을 유지하기 위해서, 작은 α-운동뉴런은(느리게 수축하는 항중력적 운동단위의 신경지배; ▶ **그림 1.3**) 활동성을 끌어올려야 한다. 즉, 상승된 교감신경 활동이 있는 동안 항중력근육은 상이한 활성화 양상을 필요로 한다.

고유감각 활동의 조정

교감신경의 유입 아래에서, 다양한 기계적/화학수용기의 활동이 변화하는데, 이는 바로 수용체 또는 일차적 구심뉴런에서의 메커니즘을 통해서 야기된다.[13]

근육방추의 물질방출이 이렇게 영향을 받고, 근육길이에 대항하여 감소된 민감도로 나타나게 된다. 고유감각적 정보의 질은 나빠진다. 이는 움직임의 피드백제어를 손상시킨다. 근육방추의 기본활동이 영향을 받고 이는 다시 운동뉴런의 활동에 영향을 주기 때문에, 근육긴장 및 반사발생에 대한 흐름이 존재하게 된다(비교 [14]). 운동뉴런활동의 재조직화는 특히 보조(덧) 근육의 수축 증가, 관절의 경화로 이어지고 이는 가동성을 제한한다. 원칙적으로 이들 교감신경 작용은 혈압변화에 의해 실현될 수도 있다. 그러나 관계 있는 중요 실험 결과들은 직접적 교감신경의 영향을 보여준다.

1.2.9 결론과 논의

척수 운동계의 긴장성 구성요소를 강조하는 가운데 여기 설명된 관련성들은, 일차적 통증 관찰 없이 도수의학적 발견을 중점에 놓고 이를 위한 생리학적 메커니즘을 제시하기 위한 목적을 지닌다. 서술된 신경생리학적 관련성들로부터 다음의 결론을 끌어낼 수 있다.

발견사항 검증을 위한 고찰

이미 짧게 지속되는, 운동뉴런 또는 운동성 사이신경세포에 영향을 미치는 자극(외부 및 내부 환경에서의 변화)들은 운동성 기본기능의 항구적인 변화를 초래할 수 있으며, 이들은 근육긴장의 변화, 자세변화, 특히 비대칭성, 제한된 가동성 또는 통증의 형태로 나타난다. (증상, 도수의학적 발견사항)

증상의 출현 장소는 유발된 자극의 원래 장소와 반드시 같지 않을 수 있다. 증상은 개별적으로 상이하고, 이전 병력과의 연관성을 드러낼 수 있다.

치료를 위한 고찰

도수치료 등의 예에서 나타나는 자극은 신경가소성을 통해 변화된 운동성 기본기능과 이와 결합된 증상을 잠시동안 지속적으로 해소할 수 있다. 이러한 추가적인 자극은 신체표면의 말초 또는 근골격계통에서부터 유래할 수 있고, 분절적, 초분절적으로 또는 가시끝 중추(두개강 및 목뼈 부위)를 통해 중개될 수 있다.

운동뉴런과 척수 사이신경세포에서의 신경가소적인 변화의 초기 제거 – 운동 기능장애의 기반이 되는 – 는 만성적 진행을 피하기 위한 기본적 전제조건이다.

Buchmann 등은 도수치료적 발견사항에 따른 증상 체계화의 논증에 있어 다음과 같이 적는다. [24]

우리가 반사의학적 그리고 이에 따른 전신적 생각을 좇을 때, 근골격계통의 기능장애의 원인에 대한 물음은 매우 중요하지만, 어떤 기능장애가 다른 것에 선행하였고 그러므로 그에 대한 원인이 되었느냐의 여부는 그렇지 않다. 한 분절의 어떤 부분이(뼈분절, 근육분절, 피부분절, 내장절개) 장애를 받으면, 충분히 긴 시기에 걸쳐 이 장애는 분절 내에서 퍼져나가고, 그 후 분절적으로 두개강과 미추쪽으로, 또한 근육, 근막, 관절 사슬을 통해, 가능한 경우 더 나아가서 상동증의 장애 등에 이른다. 이러한 확산은 매우 긴 시간을 필요로 하진 않고, 종종 며칠이면 충분하다. 도수치료 의사는 거의 이러한 기능적으로 관련된 증상만을 본다(연결증후군). 하나의 "일차병변"은 일반적으로 거기서 더 확인할 것이 없다. 장애들은 서로 대화를 하기도 하는 것이다.

Mense에 따르면, 근육긴장의 치료를 경련이 있는 근육에만 국한할 것이 아니라, 치료사는 특별히 다른 근육 또는 인접한 관절의 통증유발점을 찾아야 한다. 통증이 느껴지는 근육손상에 대한 반응을 척수에서 진행시키는 신경가소적 변화는, 근육으로부터의 통각수용기적 자극유입보다 현저하고 해소에 시간이 걸린다.[30] 반사 과정이 갖는 큰 중요성은, 같은 원인이 같은 발견사항을 낳고 같은 치료가 같은 결과를 낳는다는 점을 회의적으로 만든다.[25] 이미 1940년대 특히Korr는 일반 사람들의 경우에서 반사의 민감도가 오래 유지되는 개인적 편차를 보여준다는 점을 발견했다.[6] 이 같은 "만성적 촉진"은 척수근육의 감소된 근전도 활동과 등 부위에서의 증가된 교감신경 활동의 경우에서 등장하였다.

우리가 반사를 언급한다는 것은, 대체로 단일시냅스적인 근육의 단일수축을 피상적으로 의미하는 것이 아니라, 중력과 반대 방향인, 운동시에 신체자세를 안정화하는 다양한 다시냅스적 긴장성 운동 반사를 의미한다. 이러한 반사의 변화는 임상학적일 뿐만 아니라 실험적으로도 다양한 방식으로 기술된다. 이 변화들은 추가적 감각 자극 또는 다른 분절에서의 운동성에 관해 동반된 정보에 의해 영향을 받을 수 있다. 이들은 민감화 도는 습관화로 일컬어진다. 이들은 운동뉴런과 사이신경세포 영역 및 가시끝 운동 중추에서의 시냅스적 변화에 기반을 둔다.[1, 2, 4] 예민화와 습관화는 신경활동의 일상적 현상이다. 이들은 매우 일반적, 근본적인 현상으로서, 긍정적인 행위 향상, 부정적인 기능장애를 유발하는 현상들을 우리는 익히 알 것이다. 이들은 고작 분 단위의 짧은 시간 동안의 작용으로도 출현하여 수시간에 걸쳐 지속될 수 있다. 이들은 이전 활동에, 즉 직업, 여가와 관련한 운동 기능에도 – 또는 이들 활동의 결여 – 종속적이며 또한 외상성 작용도 이에 해당된다. 발견사항들에서 이들은 증가된 또는 감소된 근육긴장, 자세비대칭, 또는 이차적 작용을 통한 통증으로도 나타난다.

실험적 결과를 보면, 척수가 운동영역에서 오래 지속되는 활동성 상승을 가시끝 유입과 비종속적으로 유지할 수 있음이 드러난다. 반면 척수의 운동뉴런은 모든 운동성 활동에 대한 유일한 출구이다. 그러므로 하강 경로의 오래 지속되는 유입은 다양한 운동성 행동에 적합하게 되어야 한다. 실험적으로 밝혀진 가소적 변화와 유사하게, 임상학적 발견사항 역시 초기의 운동적, 일생에 걸친 경과 – 하강 척수 경로를 통해 유발되고 진행되는 – 중의 변화에 의해 영향을 받는 것으로 보인다. 신경적 가소성은 일생에 걸친 학습 과정(훈련, 연습, 움직임)의 실천에서 유지될 수 있고, 사용하지 않거나 연령이 증가할 때 감소한다.

Mellor는 한가지 흥미로운 발견사항을 보고하는데, [26] 안쪽넓은근과 가쪽넓은근이 운동단위에서의 활동전위 동기화 후 이상이 발생한 것이다. 이 같은 상황에서 무엇이 원인이고 영향은 무엇인지 말하긴 힘들다.

이에 우리는 다음의 질문에 이르는데, 위에 서술한 긴장성 운동계에서의 변화가 어느 정도까지 도수적 치료기법의 효과를 설명할 수 있는지 또는 적용을 위한 자극이 될 수 있는지가 그것이다. Javan은 수동크랭크 근육힘기록기 사용이 정강신경에서의 H–반사를 억제한다는 것을 확인하였다. 이 때, 팔 활동의 종료 후 그 효과가 최소 20분간 유지되었다. 노신경 영역의 추가적 피부자극은 억제된 H–반사를 다시 용이하게 하였다.[27] 이것의 설명을 위해 무엇보다 고원전위의 작용이 상정된다.

몇몇 치료기법은 공공연히 세부사항에 대한 지식을 결여한 메커니즘에 의지하고 있다. 이들은 최소한 부분적으로는 상이한 가동화기법 또는 "에너지/압박기법"의 영향아래 놓인다. 다른 기법들은 다양한 부분계통의 결합을 활용하는데, 이렇게 안구운동이 머리와 몸통움직임을 (깜빡임 방향으로) 용이하게 하거나 (반대 방향으로) 저해한다. [28] 뇌신경 또는 위쪽 목뼈신경의 분지 영역에서의 치료는 팔다리에서의 근육긴장을 감소시키고 비대칭성을 해소한다. 이러한 계통결합의 변화를 동반하는 습관조건적인 유입들은 가능컨대 통증으로서의 인지까지로 이어질 수 있다.[25, 29] 이러한 경험으로부터 일명 핵심지역의 상정과 명명이 부상하게 된다.[28] 열성적인 도수치료사들의 여러 해에 걸친 개별적인 경험들은 치료적 접근에 대한 제각기 상이한 선호로 이어져서, 미국의 정골의학 의사들, 지압요법사, 그리고 유럽의 지압치료사와 같은 그룹화가 이루어지게 되었다.

이론적 측면 하에서 긴장성 운동성 부분계통에서의 신경가소성의 변화에 대한 결과를 더 중요하게 고려해야 할 것이다. 지금은 너무 단면적으로 통증연구에서의 결과에만 초점이 맞추어져 있다.

실제적 측면 하에서는 발견사항과 신경생리학적 기능 간의 연관성을 더욱 자세하게 인식하기 위하여, 매우 불분명하게 사용되는 "연결"과 같은 연구개념을 극복하거나 또는 다양한 기법 그룹들의 효과를 정골의학적, 지압요법적 방향에서(예: 지압요법의 "활성제기법" [31]) 이해하고 정렬하기 위하여, 재능 있는 도수치료사들의 더욱더 많은 경험이 다분히 요구될 것이다.

실제 진료에서의 도수적 발견사항들에 기초한 증후군의 계통적 서술은 이를 위한 첫 번째 올바른 단계이다. [24]

참고문헌

1. Sherrington C.S. The integrative action oft the nervous system. (1906) Yale University Press, New Haven
2. Thompson R.F.; Krupa D.J. Organization of memory traces in the mammalian brain. (1994) Ann.Rev. Neurosci. 17: 519–549
3. Durkovic R.G. Pavlovian conditioning of reflex potentiation in spinal cat. In: Patterson M.M.; Grau J.W. (eds.) Spinal cord plasticity – alterations in reflex functions. (2001) Kluwer, Norwell, 55–72
4. Carew T.J. et al. Long-term habituation of a defensive withdrawel reflex in Aplysia. (1972) Science. 175: 451–454
5. Patterson M.M. Spinal fixation: long-term alteration in spinal reflex excitability with altered or sustained sensory inputs. In: Patterson M.; Grau J.W. (eds.) Spinal cord plasticity – alterations in reflex fuctions. (2001) Kluwer, Norwell, 77–99
6. Korr I.M. The neural basis oft he osteopathic lesion. (1947) J. Am. Osteopathic Assoc., 191–198 (zit. in [5])
7. Wolpaw J.R. Spinal cord plasticity in the acquisition of a simple motor skill. In: Patterson M.; Grau J.W. Spinal cord plasticity – alterations in reflex functions. (2001) Kluwer, Norwell, 77–99
8. Patijn J. Das Kontrollsystem der Haltung – Ein Konsensusmodell für die Manuelle/Muskuloskelettale Medizin. (2004) FIMM-Kongress Bratislava; Manuelle Med. 38: 383–385
9. Paeglitis A. et al. Veränderlicher Muskeltonus bei passiver Hüftbeugung und -streckung zur Frühdiagnostik von Bewegungsstörungen in Hüfte und Becken. (2005) Manuelle Med. 43(2): 93–96
10. Beyer L. Muskelspannungserhöhung in der Manuellen Medizin – eine physiologische Analyse (Teil 1) (2006) Manuelle Med. 44: 185–192
11. Farkas S.; Ono H. Participation of NMDA and non-NMDA excitatory amino acid receptors in the mediation of spinal reflex potentials in rats: an in vivo study (1995). Br.J. Pharmacol. 114: 1193–1205
12. Durand J. et al. L-glutamate and N-methyl-D-asparatate actions on membrane potential and conductance of cat abducens motoneurones. (1987) Neurosci. Lett. 79: 295–300
13. Adkins D.L. et al. Motor training induces experience-specific patterns of plasticity across motor cortex and spinal cord. (2006) J. Appl. Physiol. 101: 1776–1782
14. Fuglevand A.J. et al. Evaluation of plateau-potential-mediated "warm up" in human motor units. (2006) J. Physiol. 571: 683–693
15. Alaburda A. et al. Mechanisms causing plateau potentials in spinal motoneurones. (2002) Adv.Exp. Med. Biol. 508: 219–226
16. Eken T.; Kiehn O. Bistable firing properties of soleus motor units in unrestrained rats. (1989) Acta Physiol. Scand. 136: 383–396
17. Hornby T.G. et al. Motoneurons: A preferred firing range across vertebrate species? (2002) Muscle Nerve. 25: 632–648
18. Tazerart S. et al. Contribution of persistent sodium current to locomotor pattern generation in neonatal rats. (2007) J.Neurophysiol. 98: 613–628
19. Perrier J.F.; Delgado-Lezama R. Synaptic release of serotonin induced by stimulation of the raphe nucleus promotes plateau potentials in spinal motoneurons of the adult turtle. (2005) J.Neurosci. 25: 7993–7999
20. Neuhuber W.L. Funktionelle Anatomie des kraniozervikalen Übergangs. In: Hülse M. et al. (Hrsg.) Die obere Halswirbelsäule. (2005) Springer, Heidelberg
21. Matsushita M. et al. Spinovestibular projections in the rat, with particular reference to projections from the central cervical nucleus to the lateral vestibular nucleus. (1995) J.Comp. Neurol. 361: 334
22. Ghez C. The control of movements. Motor system of the brain: Reflex and voluntary control of movement. In: Kandel E.R. et al. (eds.) Principles of neural science. (1991) Appleton & Lange, Connecticut
23. Schomburg E.D. Spinal sensorimotor systems and their supraspinal control (1990) Neurosci. Res. 7(4): 265–340
24. Buchmann J. et al. Kopf- und Gesichtsschmerz-Syndrome – Manualmedizinische Differenzialdiagnose unter Einbeziehung osteopathischer Anschauugen (Teil I). (2008) Manuelle Med. 46: 82–92
25. König W. Der funktionelle Schmerz (2009) Manuelle Med. 47: 112–116
26. Mellor R.; Hodges P.W. Motor unit synchronization is reduced in anterior knee pain (2005) J. Pain. 6: 550–558
27. Javan B.; Zehr E.P. Short-term plasticity of spinal reflex excitability induced by rhythmic arm movement. (2008) J. Neurophysiol. 99: 2000–2005
28. Lewit K. Manuelle Medizin, 7.Aufl. (1997) Barth, Leipzig
29. Beyer L.; Seidel E.J. Motorische Stereotype der Koordination von Kopf- und Blickbewegungen – Ursache für Schmerzen im Nacken und Schultergürtel. (2008) In: Grieshaber R. et al. (Hrsg.) 14. Erfurter Tage Prävention von arbeitsbedingten Gesundheitsgefahren und Erkrankungen. Bussert & Stadeler, Jena, 249–257
30. Mense S. Muskeltonus und Muskelschmerz. (2005) Manuelle Med. 43(3): 156–161
31. Fuhr A.W.; Menke J.M. Status of activator methods chiropractic technique, theory and practice. (2005) J. Manip. Physiol. Therapeut. 28(2): 135e1–e20
32. Marsala J. et al. Premotor nitric oxide synthase immunoreactive pathway connecting lumbar segments with the ventral motor nucleus of the cervical enlargement in the dog. (2004) J. Chem. Neuroanat. 27: 43–54
33. Rekling J.C. et al. Synaptic control of motoneuronal excitability. (2000) Physiol. Rev. 80: 767–852
34. Janda V. Manuelle Muskelfunktionsdiagnostik. (1994) Ullstein Mosby, Berlin
35. Riemer R. Orthopädische Aspekte zur Gesundheit im Sport. (1991) In: Küpper D.; Kottmann L. (Hrsg.) Sport und Gesundheit. Hofmann, Schorndorf
36. Bernstein N.A. Bewegungsphysiologie. (1975) Barth, Leipzig
37. Meinel K.; Schabel, G. Bewegungslehre Sportmotorik. (1998) Sportverlag, Berlin
38. Simons D.G.; Mense S. Understanding and measurement of muscle tone as related to clinical muscle pain. (1998) Pain. 75: 1–17
39. Grunwald M.; Beyer L. Anwendungen zur haptischen Wahrnehmung. (2001) Birkhäuser, Basel
40. Viol M. Myomechanographie. (1988) Promotion B (Habilitation), Jena
41. Laube W. Sensomotorisches System. (2009) Thieme, Stuttgart

2 뼈대근육의 구조병리학

Strukturpathologie des Skelettmuskels

2.1 뼈대근육의 병리학

Pathologie der Skelettmuskulatur

병리학적 조건 하에서 뼈대근육의 반응은 제한된 수의 형태학적 변화만을 동반한다. 이 때 우리는 대개 지침이 될만한 증상그룹들을 찾는다. 하지만 특정한 질병들은 질병특유의 개별소견을 통해서도 표현될 수 있다.

직경변화, 즉 근육섬유지름의 변화는 뼈대근육의 가장 흔한 생검-병리학적 소견을 묘사한다. 이는 뼈대근육의 모든 질병에서 나타난다.

- 섬유가 전반적으로 위축 또는 비대한 경우, **한꼭대기 분포**를 의미한다.(다소 현저한 변이폭 동반)
- 섬유의 위축뿐만 아니라 비대까지 증가하는 경우, **두꼭대기 분포**가 존재하게 된다. 후자는 신경성 조직증후군에서 전형적이다.

섬유유형무리(흔히 신경성 질병과 관련하여)는, 유형 I 또는 유형 II 섬유 – 양 섬유 모두 평상시에는 근육에 균일하게 분포된 것으로 나타나는 – 가 최소한 9–15개의 섬유로 구성된 무리로 출현하는 것을 말한다.

두 섬유 모두 동시에 위축될 수 있다. 그에 더해 또한 선택적 유형 I / 유형 II 섬유위축증이 존재한다. 불특정적인 유형 II **섬유위축증**도 매우 흔하다. 선택적 섬유유형비대증은 이에 반해 드문데, 예를 들어, 척수 근육위축증(유형 I 비대증) 또는 근긴장증 형태로 나타나는 질병들이다.

뼈대근육에서는 세포핵이 보통 가로무늬근형질막하(Subsarcolemmal)에 위치한다. 3퍼센트 이상의 근섬유 횡단

표 2.1 뼈대근육의 조직증후군 발생 시의 전형적 변화([188]을 따라 수정)

조직증후군	전형적 변화
근병증성 조직증후군 (▶그림 2.2a–d)	• 중앙핵의 증식 • 현저한 섬유구경변량(한꼭대기) • 단일섬유괴사 • 중간엽증식과 지방위축 • 틈새형성 재생과정 • 유형 I 섬유의 우세 • 근육방추속섬유 증식
신경성 조직증후군 (▶그림 2.3a–f)	• 파종성 섬유위축 • 섬유유형무리 및 무리 위축 또는 비대 • 두꼭대기 섬유구경변량 • 유형 I 섬유 비대 • 단일섬유위축(핵무리) • 재생과정 • 근육방추속섬유 변형
근염성 조직증후군 (▶그림 2.4a–d)	• 혈관주위 및 근육속막 염증성 침윤물 • 위축 섬유 동반 한꼭대기 섬유구경변량 • 섬유퇴화 • 중간엽증식과 지방위축 • 재생과정 • 유형 II 섬유 비대 • 유형 I 섬유내 병리학적 지질증식 • 혈관염동반시: 혈관변화 • 염증진행 종류에 따른 전형적 포함체, 예: 포함체근염에서의 테를 두른 공포(vacuoles) • 조각괴사

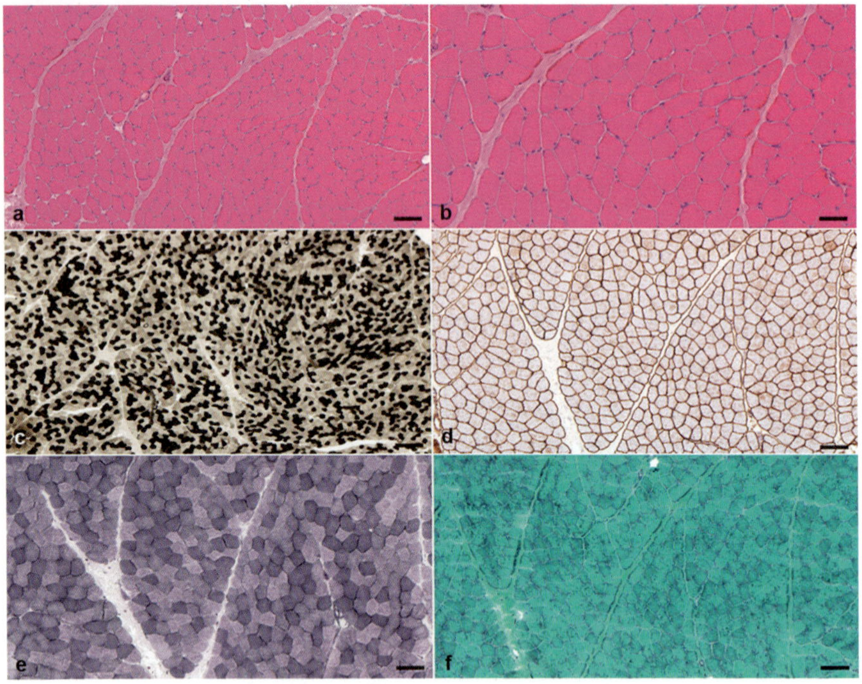

그림 2.1 병리학적 변화가 없는 근육 (축적막대(기준자) : a, d–f 100 μm ; b 50 μm, c 300 μm)
a. 일반 염색 근육 구조(헤마톡실린-에오신 염색 – HE)
b. 모든 근섬유의 정상 섬유 구경 단면, 평균 50~60 μm (HE)
c. 모든 근섬유의 정상 섬유 구경 단면, 평균 50~60 μm (HE)
d. 근육속막에서의 구조단백질 디스트로핀을 나타내기 위한 디스트로핀2–면역조직화학
e. NADH환원효소 염색을 통한 미토콘드리아 활동 확인을 위한 염색
f. 병리학적 미토콘드리아축적을 나타내기 위한 고모리삼색염색

면에서 핵이 중앙에 자리하고 있으면, **핵이상(Kernanomalien, nuclear anomalies)**을 뜻한다. [188] 많은 근육 질환에서 출현하는 증상이다.

근섬유의 가로 및 세로줄무늬가 없을 경우 이는 **퇴행**을 말해주는 것이다. 대부분의 경우 일명 틈새형성이 같이 나타난다. 동시에 진행하는 **재생 과정**은 근육모세포 증식으로 특징지어지는데, 이들은 융합하고 소위 근육 관을 형성한다. 이 때 광학현미경적 방법으로 다양한 퇴행 진행 단계들이 구별된다.

신경병리학자는 다양한, 일부는 매우 특화된 구조적 이상을 구별할 수 있는데, 예를 들어, Z–띠–전류, 네말린소체/축적, 고리섬유, 공포(vacuole), 불균일적색근육섬유(Ragged Red Fiber) 등이 해당하며, 특정 질병의 발생을 말해준다. 나아가 생리학적인 물질 저장의 원인을 밝혀야 하며, 예로, 당원축적증(글리코겐증)에서의 글리코겐과 지질대사장애에서의 중성지방이 있다.

근위축증 또는 근이영양증의 경과에서 결합조직의 증식이나 지방 위축이 실질소멸의 범위와 지속에 따라 반응성 발생을 보인다.

뼈대근육 또는 근육혈관에서의 **염증성 진행**은 염증세포(단핵구 및 림프구)의 단핵성 침윤물의 특징을 갖는다. 종종 근육내(혈)관들이 두꺼워지고 부분적으로 혈전정맥염적으로 변화한다.

마찬가지로 근육내에서 **신경계 구조의 변화** –근방추내 섬유의, 운동끝판의, 또는 신경끝의– 가 일어날 수 있다.

대개 근육생검시에는 어떠한 명확한 병력적 소견도 나오지 않으므로, 질병특화적인 진단 또는 특수한 원인의 진술이 어려울 때가 있다. 그러므로 조직 증후군의 존재를 근육병증적, 신경발생적, 근육염증적으로(**표 1.2**; **▶그림 2.2a–d**, **▶그림 2.3a–f**, **▶그림 2.4a–d**). **▶그림 2.1a–f**는 병리학적 변화가 없는 근육의 비교를 위함)진단한다.

원론적으로 지시사항들, 외과적 생검추론, 근육생검 기관의 처리나 평가는 특화된 실험실이나 풍부한 경험의 신경병리학자들이 협업해 할 일로 남겨져 있다.

2.2 구조적 장애에 놓인 근육의 임상

Klinik des strukturell gestörten Skelettmuskels

2.2.1 근육 질환의 임상적 증상

병력

많은 종류의 신경근육적 질환들은 종종 매우 다양한 증상들, 분포 유형, 임상증상부속 소견으로 이어진다. 반면 발병기전적으로 매우 다양한 질환들은 현상학적으로는 굉장히 유사할 수 있다. 그러나 숙련된 이에게는 대개 병력적/임상적 데이터에서 뚜렷이 특화된 진단을 내리는 것이 가능하며, 이러한 진단은 특

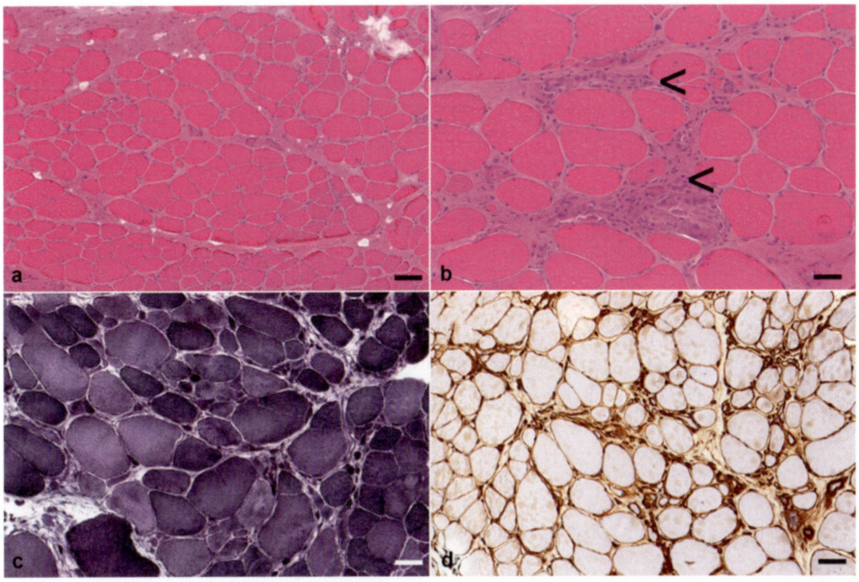

그림 2.2 근병증성 변화를 보이는 근육 (축적막대(기준자): a, c, d 100 μm; b 50 μm)

a. 현저한 근섬유-구경변량을 지닌 근육의 구조 (HE)

b. 팔다리이음근디스트로피 2B시 동반되는 근염성 반응 (화살표 (HE)

c. 미토콘드리아 NADH환원효소 활동의 염색은 근병증성 양상, 혼합 위축, 정상 그리고 과대해진 섬유들을 보여준다.

d. 구조 확인을 위한 근육속막 단백질 라미닌(Laminin)의 면역조직화학적 표현은 변형된 근육구성을 보여준다.

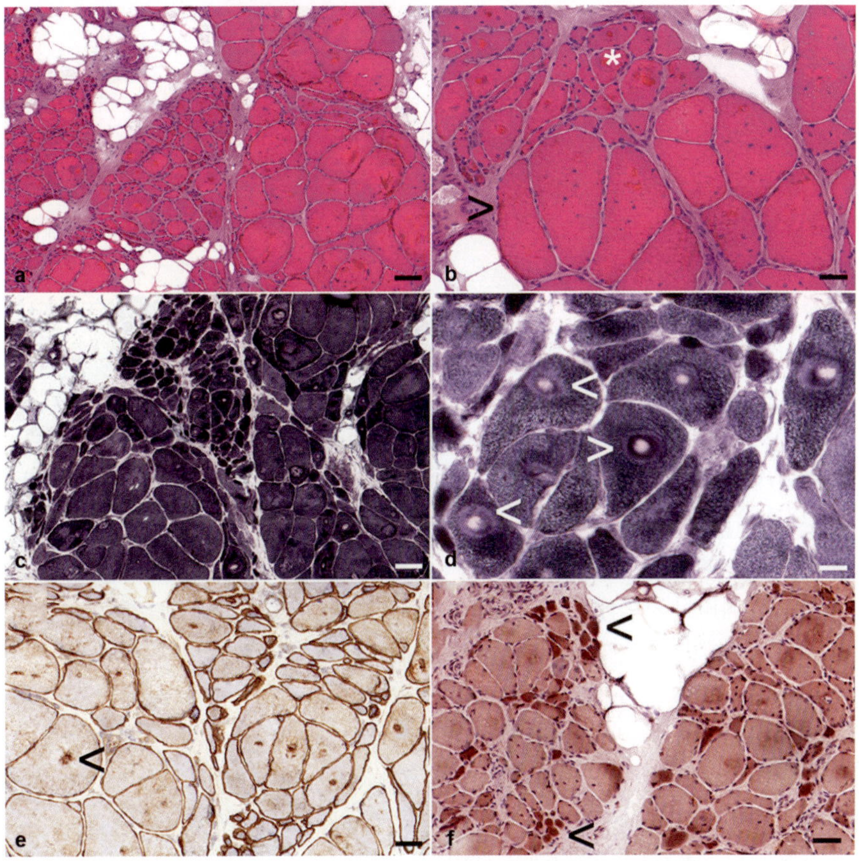

그림 2.3 신경성 변화를 보이는 근육 - 신경성 조직증후군 (축적막대(기준자): a, c 100 μm; b, e, f 50 μm; d 33 μm)

a. 비대 및 위축 섬유무리와 지방조직증식 (HE)

b. 비대섬유(화살표)와 위축섬유 무리(별표 단면 (HE)

c, d. 근육의 탈신경 및 재지배 표 섬유를 표시하는(표적, 화살표 미토콘드리아 NADH염색

e. 표 섬유에서의 디스트로핀의 중앙 염색 (화살표) (디스트로핀2-면역조직화학)

f. 나프틸에스테라제 염색에서 급성 탈신경, 위축 섬유가 더 진하게 염색된다. (어두운 영역)

정 대상을 목표 하는 임상증상부속 방법이나 기계를 통한 진단을 가능하게 해준다.

환자가 다른 또는 병에 걸린 가족구성원을 부인한다 하더라도, 임상학적 및 학문적, 치료최적화를 위하여 가족구성원의 진찰을 통한 임상적으로 가능한 유전병의 특화진단적 원인 파악은 불가피하다. 예를 들어, 우성 유전병에서 매우 다양한 임상학적 특질들이 발견된다. 열성으로 유전되는 근육 질환들은 이에 매우 유사한 증상들로 귀결된다.

근쇠약

근쇠약, 즉 힘이 없게 되는 마비 증상은 신경근육적 질환들의 **주도적 증상**이다. 초기단계 에서 이 병은 대개 전신화되지 않고, 몸쪽이나 먼쪽으로 두드러진다. 몸쪽이 피해를 입는 경우 우선적으로 어깨와 골반이음구조가 그 대상이고, 먼쪽의 경우 발

2

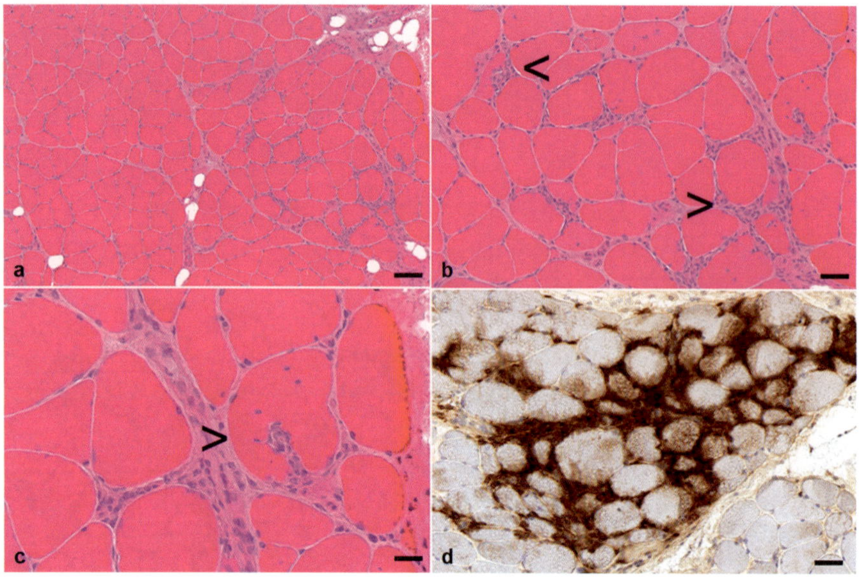

그림 2.4 근염성 염증을 지닌 근육 – 근염성 조직증후군 (축적막대(기준자): a 100 μm; b, d 50 μm; c 33 μm))
a. 작은 단핵성 침윤물 (HE)
b. 염증세포에 의한 섬유 침범 (HE)
c. 세포독성 T세포의 근섬유를 침범하고 둘러쌈. (HE)
d. 여러근육염에서의 확산성, CD8–양성인 T 림프구 침윤물 감지를 위한 CD8–면역조직화학

과 손의 근육들이다.

경험적으로, 몸쪽 근쇠약은 근육병증적, 근육염증적 경과에서 더 나타나고, 먼쪽 근쇠약은 신경발생적 경과에서 더 나타난다. 하지만 기본적으로 먼쪽에 두드러지는 근육병증들 또는 몸쪽 국소화를 동반하는 신경발생적 진행이 있다. 대부분의 몸쪽/먼쪽에서 두드러지는 신경근육적 질병들은 양쪽에서 분명히 드러난다. 척수의 근육 위축이나 근육위축 가쪽경화증과 같은 신경발생적 진행은 그에 반해 처음부터 종종 비대칭적인 분포 양상을 보여준다.

대부분의 신경근육적 질병들은 질병이 전형적으로 고개를 드는 연령대에서부터 바로 만성적으로 진행하는 양상을 보인다. 변이를 보이는, 즉 임상적 질병 경중도에서의 변동을 보이는 마비 증상은 근무력증, 주기마비에서 나타나는데, 예를 들어, 저칼륨주기마비의 경우이다.

신경근육적 질환의 결과로서, 마비로 설명할 수 있는 전형적인 **임상적 장면들**로는 "뒤뚱걸음", 허리엉치뼈 과다앞굽음증, 척주옆굽음증, 전반슬, 발의 기형, 또는 표현이 풍부하지 못한 전형적인 얼굴로서의 "근병증얼굴"이 있다. 몸쪽 근육병증의 **초기 증상**들로 급격한 피로 증세, 쭈그린 자세에서 똑바로 일어설 때, 또는 앉은 자세에서 선 자세로 전환할 때의 어려움, 계단을 오를 때의 피로가 자주 관찰된다. 마비가 먼쪽에서 두드러질 때 상당히 초기부터 소근육 운동기능 제한이 호소된다. 눈, 말하기, 또는 삼키기 근육이 영향을 받는 경우, 환자는 다른 분포 유형과 비교해 마찬가지로 초기부터 그에 따른 제한 증상을 인지한다.

안구적(ocular) 증상 발현시, 처짐(하수), 겹보임(복시), 사시가 주증상으로 출현한다. 얼굴근육의 양쪽에서의 약화는 중증근육무력증을 가리키는 것일 수 있다. 발성장애, 조음장애, 삼킴곤란 등은 전형적인 숨뇌 관여 증상들이다. 목뼈의 근쇠약인 "머리떨굼(dropped head) 증후군"은 비특이적이고 병인조직적으로 다양한 신경근육적 질병의 많은 경우에서 찾아볼 수 있다. 어깨와 골반대(다리이음대)의 피해를 말하는 "팔다리이음근육 증후군"에도 동일한 설명이 적용된다.

임상적 진단

개별 근육의 근력 테스트는 신경학과 정형외과학의 일반 진찰 가이드라인을 따른다. ▶ **표 2.2**는 개별근육 검사 시의 임상적 정량화를 소개하고 있다. (MRC 척도)

"일상 생활"의 제한에 대한 상세한 묘사, 즉 주관적인 장애는 대개 임상적으로 더 잘 평가될 수 있으며 더 잘 정량화될 수 있다. ▶ **표 2.3**은 그 개관을 보여준다.

그 같은 도식이 쓰이지 않는 경우라도, **기본적 운동 기능 평가**는 항상 필요하다. 이는 걸음과 서기, 발 앞끝과 발 뒤끝으로 걷기, 쭈그린 자세/앉은 자세에서 똑바로 서기, 팔 올리기, 주먹쥐기, 저항에 대항하여 눈꺼풀 열기, 누운 자세에서 상체 일으키기 등이다.

이에 더해 근육위축의 존재 – 국지적 또는 전신이든 – 를 고려해야 한다. 임상적으로 간단히 행할 수 있으면서 유의미한 **둘레측정**은 정량화에 매우 적합하다. 이는 과소평가된 듯 하다. 현저히 두드러진 피하조직의 지방조직층은 위축을 은폐할 수 있다.

다음으로 근육비대와 거짓비대를 판정해야 한다. 이들은 예를 들어, 선천성 근긴장증과 같은 특정 질환을 가리킨다. 중요: 외관상 강하게 발달한 근육에도 무기력 마비가 존재한다!

표 2.2 근육기능검증의 임상 정량화

근력도	근력 기술
0	수축 없음
1	움직임 효과 없는 가시적 수축
2	중력 배제시에 움직임
3	중력에 대항한 움직임 가능, 저항력에 대해서는 불가능
4	중력과 저항력에 대한 약한 근력
5	정상 근력

표 2.3 근육질병 환자들의 장애에 대한 평점 작성 ([172]에 따라 수정)

움직임 제한 정도	운동적 활동 또는 제한의 기술
0	정상 운동적 활동
1	정상 걸음, 달리기 시 장애
2	기립 상태(자세)에서의 경미한 이상
3	난간의 도움으로만 계단 오르기 가능, 빗질에 어려움
4	도움 없이 걷기 가능, 계단 오르기 불가능, 어깨 높이 위로 사물 올리기 불가능
5	도움 없이 걷기 가능, 앉은 자리에서 일어서기 불가능
6	도움이 있어야만 걷을 수 있음, 지평선 높이까지 팔 올리기 불가능
7	걷기 불가능, 바로 앉아 있음, 독립적인 음식과 음료 섭취 가능
8	바로 앉아 있음, 독립적인 음식과 음료 섭취 불가능
9	도움 없이 앉기 및 독립적인 음식과 음료 섭취 불가능
10	자리에 누워 있음, 완전히 보호를 필요로 함

근육통증에 대한 질문 역시 중요하다. 근육통의 원인과 임상적 장면은 매우 상이하고 평가에 자주 어려움을 겪는다. 휴지 상태의 근육통증은 원칙적으로 부하에 놓인 근육들과 별개이다. 근육통은 뇌, 척수, 말초신경, 근육내 원인을 가질 수 있으며 다른 조직의 조사를 통해 원인을 찾을 수도 있다. 가장 빈번한 원인은 높은 확률로 통증유발점이다. ▶**표 2.4**는 근육통의 감별진단에 대한 개괄적 개요를 제공하고 있다.

근육이 파괴되는 경우 미오글로빈뇨가 발생할 수 있으며, 극단적 경우에는 전면적인 가로무늬근융해에 이를 수도 있다. 후자의 특징은 근육통, 명확한 크레아티닌키나아제 상승과 미오글로빈뇨와 쌍을 이루는 급성 전신 또는 국지적 근쇠약이다. 원인은 다양하며 근육병증과 관련해서만 볼 것은 아니다. 클로피브레이트나벤조디아제핀과 같은 많은 약제가 미오글로빈뇨로 이끌 수 있다.

표 2.4 근육통의 특화진단([188]에 따라 수정)

질환	특화진단
근육병증	• 대사적 근육병증 예: 카르니틴 결핍 • 내분비 근육병증 예: 갑상샘저하증 • 근염, 류마티스 유형 • 근긴장 증후군 예: 몸쪽 근긴장 근육병증(PROMM) • 구조적 이상을 동반하는 선천성 근육병증 예: 네말린(간소체) 근육병증
신경성 진행	• 여러신경병증 • 근위축측삭경화중(ALS) • 척수근위축증 • 회색질척수염 • 신경근긴장증(이삭증후군) • "강직증후군(Stiff-Person(Man)-Syndrom)"
물질 대사장애, 내부 요인	• 저칼륨혈증, 저인산혈증 • 패혈증, 사르코이드증, 결핵 • 알코올성 근육병증 • 일산화탄소 중독
약물 독성 (선택)	• 클로로퀸 • 클로피브레이트 • 코르티코스테로이드 • 헤로인 • 암포테리신B • 베타 차단제
외상 후	• 햄스트링 • 근육 혈종 • 구획증후군
그 밖의 원인	• 통증유발점("근막통증증후군") • 도수의학 증후군 • 근섬유다발수축 경련 근육통 증후군 • 류마티스성 여러근육통증 • 좁은 척주관 • 하지불편증후군 • 파킨슨병 • 간헐성 절뚝거림 • 변형성 관절증

근육경련(쥐)은 불수의적인 개별근육의 통증스런 수축으로서, 자발적으로 또는 임의적 자극 후에 발생한다. 근육 그룹이 영향을 받을 수도 있다. 집중적이고 익숙하지 않은 부하 후의 "알이 배긴 근육"와는 구분하여야 하며, 마찬가지로 동맥/정맥의 혈액순환장애와도 구분한다. 이의 특화된 진단은 다양하며 신경계 전문의사의 몫이다.

근섬유다발수축은 한 운동단위의 근섬유들이 짧은 시간 동안 자발적으로 수축하는 것을 일컫는다. 이는 반복적이고 부정맥성으로 나타나며, 장딴지근에서는 정상적인 것이다. 그렇지 않을 때는 신경성 (염증)진행을 표현하는 것일 수 있다. 근육잔떨림, 일명 "근육파도"는 마찬가지로 불수의적이며 근육 구성요소가 지속적으로 "떨리는" 수축을 보이는데, 이 때 해당되는 관절로 향하는 실제 운동작용은 없다.

영유아의 **근긴장저하**는 신경근육 질환들의 중요하고 빈번한 징후이다. 전형적인 경우로 바로 누운 "개구리 자세"와 란다우 반사를 측정할 때의 팔다리의 느슨한 매달림이 있다. 특화진단적 평가는 신경소아과 의사의 몫이다. 성인의 경우 근육의 긴장저하는 줄어든 저항성으로 인한 수동적 움직임에서 두드러진다. (예: 진자 검사)

많은 근육병증이 심장의 관여를 동반하여 나타난다. 따라서 근육병증에 대한 의혹에 대한 심장학적 판단이 필수적이다.

2.2.2 특수 진단

근육병증, 신경성 또는 근육염 진행의 특화진단적 판단을 위한 특수한 절차의 지시와 수행은 전문의의 책임에 속해 있으며, 특히 신경과 전문의 및/또는 내과의의 책임에 속한다. 병력과 임상적 진단에 따라 크레아티닌키나아제, 암모니아, 간의 효소, 젖산염이 검사실에서 확정되고, 후자의 경우 24시간 동안의 소변 수집 방법을 통해 이상적으로 검출된다.

유전적 진단은 특화진단 초기의 명확한 임상적 상황에서 사용된다. 더 나아가 다음 대사기능 시험이 수행된다. 허혈 검사, 자전거 부하 검사, 포도당 부하 검사 및 피루브산염 부하 검사. 전기생리학적 진단은 판단과 특화진단적 대응을 위해 필수적이며 경험 많은 전문인력에 의해 수행된다. 병력과 복합 근전도 검사(EMG) 그리고 신경전도 검사를 통해 많은 임상학적 장면들이 분류, 정리된다. 단섬유 EMG는 중증근육무력증과 같은 신경근육적 전달장애 진단에서 활용된다. 이러한 진단적 절차의 요약으로는 일예로, Zierz와 Jerusalem을 보라.[188]

신경근육적 질병들의 진단에서 영상 기법 – MR(자기 공명) 분광법, MRI, 초음파촬영술 등의 예 – 이 중요성을 더해가고 있지만, 감수성과 특이성은 아직 높지 않다. 마지막으로, 근육 생검은 많은 경우에서 필요하게 된다. 샘플의 준비에 있어 많은 주의를 기울여야 하며, 그 평가는 특화된 기관과 센터의 역할로 남겨져 있다.

2.3 특수한 질병증상들

Spezielle Krankheitsbilder

2.3.1 근디스트로피

"진행성 근육 디스트로피(이영양증)"라는 용어는 빌헬름 에르프(Wilhelm Erb)에서 기원을 찾을 수 있다. 그는 어린아이와 청소년/성인 양쪽에서의 "Dystrophiamuscularis progressive(라틴어 – 진행성 근육 이영양증)"을 구분하였다. 근위축증과달리 근디스트로피의 특징은 근섬유의 위축과 비대가 조직병리학적으로 공존한다는 것이다.

임상적으로 이는 이러한 질병 대부분에 영향을 미치지만 몇몇 예외도 있는데, 일례로 근육의 거짓비대를 통해서는 근육이 진찰 시 외관상으로는 강하게 보이지만, 그 힘이 약해진 것을 볼 수 있다.

기존의 근디스트로피 분류는 현재 원인이 되는 단백질결손 및 유전자결손에 근거하는 분류법으로 대체되고 있다. 비전문가에게 이는 때때로 혼란을 야기한다.

디스트로핀병증

가장 잘 알려진 근디스트로피, 즉 **Duchenne 유형**과 **Becker 유형**에서 디스트로핀(이양소)은 유전적으로 변화된 유전 생성물로 특징지을 수 있다.[62] 디스트로핀 유전자는 X염색체의 짧은 팔에 위치하고 있다(Xp21.2). 디스트로핀은디스트로핀–당단백질–복합체의 구성성분으로서 근섬유의 내부 세포뼈대와 바닥구역 간에 다리를 놓으며[29] 세포막을 안정화하는 역할을 담당한다. 표현형, 즉 **악성 Duchenne 유형**이 존재하는지 또는 **Becker 유형**이 존재하는지에 대해 결정적인 요소는 유전자 내에서의 원인 결손의 상태와 규모이다.

대부분의 경우, 팔이음뼈로 질병이 진행되는 과정에서 다리이음뼈가 일차적으로 질환의 영향에 놓이고, Duchenne유형은 급격하면서 악성 진행하는 양상을, Becker–Kiener 유형은 느리면서 양성 진행하는 양상을 보인다. 그 밖의 다른 전형적 증상으로는 종아리비대증, 구축, 척추옆굽음증이 있으며 심장계통도 관여될 수 있다.

얼굴어깨위팔근육 디스트로피 (Landouzy–Dèjèrine 유형)

이 근디스트로피는 보통 안면과 팔이음뼈 근육에서 시작한다. 이후 몸통과 다리이음뼈 근육까지 영향을 받는다. 처짐을 동반하지 않는 근병증얼굴이 주 특징이다. 씹기와 삼키기 근육은 영향을 받지 않는다. 그러나 임상적 증상에 있어 평상시의 분포 패턴과 다른 양상을 보일 수는 있다.

근육비대증이 자주 영향을 미치는 곳은 입 근육인데, 동물 맥(脈)과 비슷한 또는 뾰로통한 입을 초래한다. 민감도 장애는 임상 증상에 속하지 않는다. 이는 보통 염색체 우성으로 유전된다.

다른 가능한 증상으로 망막의 혈관변화와 내이청력장애가 포함된다. 구축과 종아리근육비대증은 드물다. 경과는 양성이다.

팔다리이음근 디스트로피 (지대근 디스트로피)

이 근육병증의 원인은 사르코글리칸 단백질 유전자 돌연변이이다. "팔다리이음근 디스트로피"(LGMD)의 분류는 최근 몇 년간 디스펄린(Dysferlin)과 티틴(Titin)과 같은 더 많은 유전자 산물 장애의 식별을 통해 확장되어 왔다. 하지만 몇몇 LGMD 형태는 여전히 미궁에 쌓여 있다. 유전에 따른 분류는 다음과 같다.

- LGMD1 = 보통유전자우성
- LGMD2 = 보통유전자열성

첫번째로 기술된 유형에서 병증은 LGMD1A, LGMD1B 등으로 번호가 붙는다. 이전의 **유전형 어깨위팔 근디스트로피**는 현재 변경된 분류법에서 LGMD2A에 해당되며, **보통유전자우성 Emery-Dreifuss 또는 동의어로 Hauptmann-Thannhauser 근디스트로피**는 LGMD1B에 해당된다.

LGMD뿐만 아니라 다른 근육병증에서 전형적인 것으로, **Gower 증후**가 있다. 환자가 쭈그린 자세에서 똑바로 설 때 자신의 다리로 지탱하면서 위쪽으로 등반성 기립을 보인다. 대개의 경우 **Trendelenburg 증후**가 양성이다. 이 두 증상은 전형적인 팔이음뼈 근육과 다리이음뼈 근육의 위축을 시사한다. 환자는 처음에 달리기에서 문제를 호소하며, 뒤뚱거리는 걸음이 두드러진다. 진찰시 허리뼈의 과다앞굽음증이 초기에 현저하다.

증상발현 연령대는 굉장히 다양하다. 심장계통의 증상도 드물지 않다. 안면근육이 영향을 받는 일은 드물다.

수축은 예를 들어, Emery-Dreifuss 디스트로피에서 출현할 수 있다. 보통유전자우성 형태의 진행은 대개 보통유전자열성보다 양성이지만, 질병을 겪는 가족 내에서도 대단히 큰 변이를 보일 수 있다. 그럼에도 일반적으로 진행은 느리게 일어난다.

그 밖의 근디스트로피와 근육병증

근육병증과 근디스트로피의 특화진단은 전문화된 전문의 또는 근육전문기관의 몫이다. 여기엔 이에 상응하는 질병유형만이 목록화되어 있다(▶ 표 2.5). 단백질체 또는 유전자 수준에 대한 새로운 지식이 근육질병의 분류를 다음 몇년간 발전시킬 것으로 기대된다. 현재의 분류는 임상학, 유전학, 조직병리학이 융합된 체계를 따른다.

표 2.5 근디스트로피와 근육병증([188]에 따라 수정)

근디스트로피	디스트로피병증 얼굴어깨위팔근육디스트로피 LGMD(팔다리이음근디스트로피) 먼쪽 근육병증 에머리-드레이푸스 유형 근디스트로피 동의어: 하웁트만-탄하우저 눈인두근디스트로피 선천적 근디스트로피 Bethlem 디스트로피
특징적 구조변화 동반 선천성 근육병증	네말린 근육병증 중심핵근육(근가는관) 근육병증 다발심(multicore) 질환 중심핵병 데스민 증식 동반 근육병증 환원체 근육병증 지문체 근육병증 근소관 근육병증 세겹 근육병증의 유형 I 섬유에서의 근원섬유의 해리 동반 근육병증 근섬유의 원통형 나선소체 선천성 섬유유형 불균형(KFTD) 요세관 무리 동반 근육병증 기타 형태
대사적 근육병증	글리코겐축적병(당원병 유형 I-XI) 지질축적병(카르티닌부족, Acyl-CoA-탈수소효소 결함) 마이오아데닐레이트 탈아미노효소(MAD-)부족 브로디 Brody-근육병증(Ca^{2+}-ATP아제-부족)
미토콘트리아 뇌근육병증	플러스형 눈근육마비/컨스-세이어 증후군 MELAS 증후군(미토콘드리아 뇌척수병증, 젖산산증, 뇌졸중 유사 에피소드) MERFF 증후군(간대근육경련성간질) 레버 유전 시신경변증(LHON) NARP 증후군(신경병증, 실조, 색소성망막염) 리 병(아급성 괴사성 뇌척수병증) NMGIE 증후군(근-, 신경-, 위창자 뇌병증)
내분비병증 시의 근육병증	갑상선 장애시의 근육병증 부갑상샘 장애시의 근육병증 뇌하수체 말단거대증과 뇌하수체저하증 시의 근육병증 스테로이드 근육병증 원발알도스테론증 시의 근육병증(콘병) 애디슨병 시의 근육병증
외독소성 근육병증	괴사성 근육병증과 가로무늬근용해 염증성 근육병증 미토콘드리아변화 동반 근육병증 구조변화 동반 근육병증 에탄올유발 근육병증

2

근디스트로피의 치료

현재 물리치료적 및 정형외과적 측면에서의 대증보존적 조치가 늘 선택 1순위의 수단이다. 신체적 유전자 요법이 큰 의미를 지닐 것임이 더 뚜렷해지고 있다.

물리치료에서 중요한 것은 환자가 적극적으로 협력하는 것이다. 이 때의 목표 다음과 같다.

- 기능 개선
- 힘의 안정화
- 구축 예방
- 폐렴 예방
- 혈전증 예방

다수의 연구에서 호흡보조근육의 물리치료적 훈련의 장기적 효과가 입증되었다.[53, 175] 처짐 수술과 같은 다른 징후들, 피부경유 내시경 위절개술의 사용, 그리고 삼킴곤란 시의 보툴리눔독소 적용이 개개의 경우에 있어 판단될 수 있다. 개별적 맞춤형 보조기 제공은 기존의(보수적인) 정형외과의 몫이다. 부분적 호흡부전을 지닌 환자들은 비침습적, 간헐적, 대개는 야간 동안의 인공호흡이 도움이 될 것이다. 모든 환자의 심장계통은 정기적으로 관찰되어야 한다.

Duchenne 유형의 근디스트로피의 경우 프레드니솔론(Prednisolon)과 데플라자코트(Deflazacort)가 중간정도의 근력 증가와 기능 개선을 이끌 수도 있다.[13, 14] 영양성분으로서의 크레아틴은 다양한 연구에서 비특이적인 효과를, 근디스트로피에서뿐만 아니라 다른 근육병증과 신경병증에서도 보여주었다.[45, 164, 173] 아미노글리코시드(젠타미신Gentamycin)가 Duchenne 유형의 근디스트로피를 지닌 환자에서 임상적 개선을 이끈다는 증거들이 있다.[141] 구축예방을 위한 보툴리눔독소 치료의 효과의 판단에 대한 연구는 부족하다. Duchenne식의 질병의 무의미돌연변이에 대해서는 2014년 말부터 아탈루렌(Ataluren) 작용물질을 동반하는 의약품의 허가가 이루어졌다.

2.3.2 근긴장증과 근육 이온 통로 질환

다양한 근육 질병에서 **근긴장증**의 증상이 관찰된다. 이에는 수의적 자극 후의 근육의 지연 이완이 해당된다. 또한 이는 근전도에서의 일련의 근긴장 해제를 동반한다.

독일 북부의 의사 톰젠(J. Thomsen)은 1876년 보통유전자우성으로 유전되는 유전적 근긴장증의 형태가 자신과 자신의 가족에게 있음을 기술하였다.[166] 라이프치히의 슈타이너트(H. Steinert)는 1909년 바튼(F. E. Batten)과 기프(H. Gibb)와 동시에 선천성 근긴장증의 근긴장 디스트로피의 경계를 획정하였다.

표 2.6 근긴장증의 분류([188]에 따라 수정)

<table>
<tr><td>진행성 다발적 근긴장증</td><td colspan="2">근긴장 디스트로피 유형 1 = DM1 (쿠어쉬만–슈타이너트 병)
근긴장 디스트로피 유형 2 = DM2 (PROMM)</td></tr>
<tr><td rowspan="4">근육 이온 통로 질환
= 근긴장증과 주기성 마비</td><td>염화 통로 질환</td><td>선천성 Thomsen 근긴장증(보통유전자우성)
선천성 Becker 근긴장증(보통유전자열성)</td></tr>
<tr><td>나트륨 통로 질환</td><td>선천성 오일렌부르크(Eulenburg) 이상근긴장증
고칼륨주기마비
칼륨감수성 근긴장증
저칼륨 마비 유형 2</td></tr>
<tr><td>칼슘통로질환</td><td>저칼륨 마비 유형 1</td></tr>
<tr><td>칼륨통로질환</td><td>안데르센병(증후군)
주기마비</td></tr>
<tr><td>근긴장 증상을 동반하는 다른 질환</td><td colspan="2">슈바르츠–얌펠(Schwartz–Jampel) 연골발생이상성 근긴장증</td></tr>
<tr><td>근긴장증과 유사한 증상을 동반하는 신경계의 장애</td><td colspan="2">신경근긴장증(이삭증후군)
"강직증후군(SPS)"</td></tr>
</table>

근긴장디스트로피라는 명칭은 로스토크에서 활동한 쿠어쉬만(H. Curschmann)에서 기원한다. 독일어권의 나라에서는 따라서 **쿠어쉬만–슈타이너트 병**이라고도 일컬어진다. 역시 독일 출신의 Ricker와 동료 연구진들은 몸쪽에서 두드러지는 쿠어쉬만–슈타이너트 병과 대비하여, 1994년 또 다른 형태의 몸쪽에서 두드러지는 무력증의 형태를 정의하였다. 이들은 이를 **몸쪽 근긴장 근육병증(PROMM)**이라 명명하였다.[127]

근긴장증의 경우에서 병인병리학적으로는 이온 통로 질환이 중요한 문제인데, 염화물/나트륨/칼륨 또는 칼슘 통로가 관계될 수 있다. 결과적으로 근육의 과다활동(근긴장증) 또는 저활동(주기마비)이 나타난다. **이온 통로 질환**은 삽화적 출현의 특징을 갖는다. 종종 환자들은 특정한 유발요인을 묘사한다.

분자유전학적 발견은 근긴장증을 새롭게 분류하도록 이끌었다(▶ **표 2.6**).

임상적으로 근긴장적 반응은 일례로 반사망치로 힘살을 두드리는 일을 통해 유발될 수 있다. 다른 방법으로는 갑작스러운 눈감음(예: 찬물 등에 의해)을 유발하는 것이 있는데 다시 뜨는 능력은 다만 점진적으로 돌아오게 된다.

제일 흔한 근긴장질환은 **쿠어쉬만–슈타이너트 병**이다. 이 질병은 보통 청소년기에 시작되어 진행성 양상을 보인다. 전형

표 2.7 근염([188]에 따라 수정)

기원	대표유형
독립적, 면역원성	• 여러근육염 • 피부근육염 • 포함체근염 • 안구근육염
다른질환에서의 근염 증후군	• 아교질증 • 결절동맥주위염 • 전신홍반루푸스 • 피부경화증 • "혼합결합조직병", 샤프 증후군 • 혈관염 • 류마티스성 다발성 근육통 • 베게너육아종증 • 특수 근염 증후군 • 호산성 여러근육염 • 병원체 기인 근염(박테리아, 바이러스, 기생충) • 감염후 근염 • 골화근염 • 근육사르코이드증과 육아종근염 • 범발성 섬유성 근염(근경화증)

적인 삼중 불완전 마비, 근긴장증, 그리고 노년 전 백내장이 임상적 장면들을 규정한다. 불완전마비는 초기에 먼쪽에서 두드러진다. 또한 내분비계(이마 위쪽 대머리), 심장(자극전도장애), 민무늬근육(삼킴곤란), 두뇌(과다수면증)가 영향을 받을 수도 있다. 그 분자적 근거는 염색체 19q13.3에서의 시토신-티민-구아닌-반복서열(CGT-반복)의 삼뉴클레오티드 증가이다. [125, 126]

PROMM의 주요 증상은 몸쪽에서 두드러지는 다리의 근쇠약, 근긴장증, 근육통증 그리고 백내장이다. 발병은 40-60대에서 시작한다. 근긴장증은 동요를 보일 수 있고 현저히 두드러지지는 않는다.

Thomsen-근긴장증은 Becker-근긴장증보다는 이른 연령대에서 나타나지만, 양쪽 모두 아동기에 출현한다. 근긴장증의 증상 외에도 근육비대 역시 빈번이 관찰된다. 백내장은 해당 질환에 속하지는 않는다. 모든 근긴장증에서 일과성 불완전마비가 다양한 정도로 나타나는데, 추위에 대해 다양한 민감도를 보인다.

선천성 이상근육긴장증의 경우 근긴장 디스트로피의 준비현상과 대조되는 급격한 수의적 움직임을 보인다.

주기마비는 보통 육체적 부하가 있는 동안이 아닌 그 후에 일어난다. 하지만 주기마비는 아침에 잠을 깬 이후에도 존재할 수 있다. 저칼륨주기마비는 전형적으로 20대에 나타나며 장기간의 무증상 간격을 갖는다.(몇주에서 몇달까지) 고칼륨주기마비는 대개 50대 전에 나타나며 몇시간 또는 며칠까지의 무증상 간격을 보인다.

근육파도, 일명 근육잔떨림은 통증스러운 경련과 근육 강직과 관련이 있으며 **이삭증후군**의 전형적인 증상이다. 발병은 보통 먼쪽 팔다리 부분에서 시작되며, 환자는 소근육운동에서의 장애를 호소한다. 이는 빈번히 자가면역질환과 함께 나타나는데, 예를 들어, 중증근육무력증, 또는 전신홍반루푸스(SLE)가 있다. 비슷한 현상이 **"강직증후군"** - 몸통근육과 몸쪽 팔다리근육의 근육강직도 동요의 특징을 보이는 - 에도 적용된다. 이에 더해, 질환에 영향을 받는 근육의 통증스런 연축이 발생하는데, 공격적으로 출현 양상을 보인다. 두 질환 모두 오늘날 또한 때때로 "심인성"인 것으로 잘못 알려질 때가 있다.

근육위축가쪽경화증(ALS), 척수 근육위축, 또는 후천적/유전성 신경병증(예: 당뇨병신경병증, 유전운동감각신경병증)과 같은 중추 및 말초의 신경 질환은 드물지 않게 근육병증과 비슷한 임상적 장면을 초래한다. 염증성 신경병증에도 비슷한 현상이 적용되는데, 일례로 길렝바레 증후군이 있다. 이는 신경성 조직 증후군을 이끈다. 병인병리학적으로 일차적 근육질환과 관련있지는 않다. 임상, 진단의 논의 및 이러한 질환들의 치료에 대해서는 상응하는 전문서적들을 참조하면 될 것이다. (예: [188])

2.3.3 염증성 근육질환

원칙적으로 근염은 독자적인 면역원기인의 형식으로 분류될 수 있고, 다른 질환의 경우에는 근염적 증후군으로 분류할 수 있다. (▶ **표 2.7**)

염증성 근육질환의 **주도 증상**으로는,

- 콜라겐증 영역에서의 동반질환 또는 앞서 존재한 질환을 수반하는, 대칭성이면서 주로 몸쪽에서 강조되고 고통스러운 불완전 마비 또는
- 발암성 질환의 존재

혈청의 염증수준(CRP, BSG)은 증가하거나 가속된다. 염증세포 생검에서 특히 림프구, 형질세포, 조직구가 검출가능하다. 피부근염을 가진 환자들은 대개 연보라색의 홍반을 지닌다.

여러근육염과 피부근염은 일차적으로 코르티코스테로이드로 치료한다. 증후군이 이에 효과가 없으면, 포함체근육염에 대해 생각할 수 있다. 생검적 규명은 어떠한 근염에서든 도출하려는 것이기 때문에, 담당 신경병리학자는 이미 이를 고려에 넣을 것이다(예: 근섬유의 "테를 두른 공포").

더 드물게 나타나는 안구 근염의 전형적인 증상은 복합 결막충혈 눈물을 동반하는 안구근육 불완전마비이다. 병원체에 기인하는 다른 특별한 근염 증상은 일차 질환과의 관련 하에서 진단하고 치료해야 한다.

2

2.3.4 중증근육무력증

통증을 동반하면서 휴식 시에는 나아지는 **부하 시의 근쇠약**은 근쇠약 증후군의 주증상이다. 근육무력증은 질병특유적으로 콜린에스테라아제 억제제에 의한 갑작스러운 증상 개선을 보인다.

중증근무력증은 **후천적 자가면역질환**으로, 시냅스이후 근육세포막에서의 면역복합체의 침전과 아세틸콜린수용체 부족의 특징을 보인다. [116] 환자의 8, 90%에서 아세틸콜린 수용체에 대한 혈중항체가 관찰된다. 마찬가지로 환자의 80%에서 가슴샘의 변화가 나타난다.

근무력증은 모든 연령대에서 나타날 수 있다. 임상적으로 뼈대근육에서 정상 정도를 넘어서며 조기에 관찰되는 피로도가 발견되고, 영구적인 부하로 인한 허약이 존재한다. 초기의 증상은 종종 눈꺼풀의 약화와 밤중 또는 긴 시간의 휴식 동안 사라지는 이중상(double image)이 나타난다. 반복적 신경자극시의 텐실론검사(정맥내 염화에드로포늄 투입 후의 증상 사라짐)와 양성 감소율(복합근육활동전위의 폭 감소)는 특징적 임상과 함께 진단을 입증해준다.

많은 약제가 시냅스이전 및 시냅스이후의 아세틸콜린 상호작용을 조정하기 때문에, 근쇠약이 알려지지 않은 상황이나 해당되는 상호작용에 부주의하였을 때 근쇠약성 또는 콜린작동성 위기가 초래될 수 있다. 항생제나 항부정맥제 및 많은 정신작용제 투입시 이 점이 고려되어야 할 것이다.

참고문헌

2장과 3장의 참고문헌 인용은 3장 끝에 통합되어 있다. (▶ 3.4.5 바로 뒤)

3 기능병리학과 뼈대근육의 진찰

Funktionspathologien und Untersuchung des Skelettmuskels

3.1 기능병리학

Funktionspathologien

기능장애를 보이는 근육에 대하여, 장벽에 도달했을 때의 단단한 끝점 느낌과 연관된 도수로 촉진되는 긴장 증가가 대개의 경우 확대 검사에서 파악된다. 도수의학에서 뼈대근육에 대해 기술하는 잠재적 기능병리학으로 여러 가지가 있다. [70, 71, 140]

- 긴장된 다발에서의 **근막통증유발점**
- **단일근육의 긴장**, 또는 Janda에 따라 가역적인 기능적 단축
- **단일근육의 단축**, 또는 Janda에 따라 가역적인 구조적 단축; 근육의 긴장과 단축이 동시에 발생
- **협응불능근육**, 즉 Janda에 따르면 잘못된 시점에 일련의 움직임이 활성화됨
- **억제된 근육** – 일례로 작용근 – 대항근 – 연결과 관련, Janda에 따르면 대개 일명 근육 – 불균형 – 증후군과 관련, 즉 교차성 증후군과 같은 상동장애. 예: 긴장된/단축된 척주세움근이 대항근, 배쪽 몸통근육을 억제
- **반사적 긴장증가**, 일명 근육경화증, 내부 질환이나 신경뿌리증후군을 표현
- 신체적 또는 감정적 부하 시의 **전신 근육긴장증가**(Janda에 따르면 "둘레계통의 기능장애")

확대 검사에서 통증유발점과 기능적 긴장은 항상 촉진으로 발견되고, 기능적 단축은 항상 움직임 조사로 발견된다. 위의 교차성 증후군에 있어서 통증유발점을 동반하는 근육 단축과 같은 조합은 이 때 빈번히 나타난다.

사슬, 즉 근골격계의 구조 – 임상–기능적으로 연관되며 긴장에 의해 장애를 받는 – 와 관련해서도 근육기능장애가 나타난다.[12] 일례로 Janda [70], Myers [115], Paoletti [119], 또는 Struyff –Denys [162]에 따른 근막사슬이 거론될 터이다. 구조적 장애를 보이는 근육질환, 예를 들어, 부상 이후 또는 일차 근육질환의 경우, 일반적으로 "이차" 기능장애를 시사한다.

기능적 장애를 보이는 근육은 **분절적 기능이상**과 관련하여 기능장애의 원인과 효과인자를 동시에 갖는다.[27, 28, 88, 89]

- 한편으로 해당 근육은 기능이상 시 스스로 고유감각적 구심 – 척수 분절 연결에서 추가적 기능 장애, 일례로 관절에서의 "관절운동장애"로 이어지는 – 을 발생시킬 수 있다.
- 다른 측면으로 예를 들어, 분절적 기능이상, 즉 근골격계의 다른 구조로부터의 구심 존재 시에 척수 신경자극모음과 관련하여 개별근육의 기능장애에 이를 수 있다.

하지만 어떠한 근육기능장애의 발생에 대해 이렇게 다소 인위적으로 두 가지로 나누어 상술한 방식은 사실 동일한 과정의 두 가지 다른 종착점이다. 임상적으로 대개 사슬, 협응불능, 분절적 기능이상의 조합되어 발견된다. 특히 이러한 이유에서 발생하는 통증유발점은 고통스럽다.

3.2 통증유발점

Triggerpunkte

3.2.1 정의, 발생, 그리고 병리생리학

근막 통증유발점(TrP)은 근골격계의 통증의 가장 자주 출현하는 원인이다. [157] 가로무늬근 어디서나 나타나며, 지대한 임상적 의미를 갖는다. [154] 또한 다음 **임상적 특징**을 지니고 있다.

- 긴장된 다발에서의 통증 유발 촉진 [167, 168]
- 일명 "단일수축반응", 국소적 연축반응 [36]
- 전이통[69, 76]
- 자극유발 시의 국소적 식물적 반응[171]

Sola 등은 이미 1954년 남녀 정상 조사대상자 100명당 통증유발점의 발생빈도가 등쪽 어깨 근육에서 각 54%(여성)와 45(%)로 나타났다고 적었다. 전이통은 모든 조사대상 인원의 12.5%에서 유발되었다.[158, 160] 염증성으로 파악되는 영역은 이 때에도 허리네모근과 같은 규정된 근육과 연관되어졌으며, 등의 통증에까지 범위가 미쳤다.[159]

통증유발점은 **촉진으로 그 장소를 확인한다**.[169, 170] 촉진시의 검사자간 변이성은 중등도이다.[18, 50, 51, 114, 150] 드물지 않게 잠복성의 비자발적 통증을 보이는 통증유발점

이 **활성**이며 자발적 통증을 보이는 통증유발점과 구별된다. 임상적으로 이 차이는 특히 만성 통증을 겪는 환자들에게서 큰 역할을 담당한다.

통증유발점이 촉진으로 파악 가능할 때, **다양한 근섬유의 다수의 인접한 수축 결절**이 문제일 가능성이 크다. 개별근육의 수축 결절의 직경은 100μm을 거의 넘지 않으며 그러므로 촉진이 불가능하다. [113]

촉진을 통한 소견 외에도 전형적인 전이통이 통증유발점을 드러내주는데, 영미권에서는 이를 "연관 통증(referred pain)"이라고 칭한다. 라틴어 "ferre"(나르다, 가져가다/오다), 또는 "re-ferre"(~과 관련하다/~에 해당되다)에서 파생된 단어이다. 1938년 Kellgren이 아마도 처음으로 이 개념을 출판물에서 사용하며 다음과 같이 적었다.[77] "… 간단히 말해 나는 근육에서 발생하는 통증이 항상 확산적이며 자주 연관되는 …" 통증은 움직임제한을 초래하는데, 어떤 근육 또는 관절이 문제가 되는지와는 무관하다.[103] 근막 통증유발점과실로 널리 알려진 "연관 통증"의 개념은 Travell과 Simons가 임상적 관점에서 대단히 큰 의미를 갖는 "통증유발점 도수"를 쓰게 하였다.[171]

통증유발점의 발생과 병리생리학은 완전히 밝혀지지 않았다.[109, 156] 일차적 말초 민감화와 이에 따라오는 추가적인 중추적 조정(반대가 아니고)이 논의되고 있다.[42] 3가지 주요 가설이 논의되고 있다.

- 자발적 근전도 활동을 동반하는 신경근육 끝판의 기능 장애 교감성으로 활성화된 근육방추속 수축[68]
- 근육의 국소적 최소 손상 – 다분히 신경근육 끝판에서의 – 가벼운 "신경성" 염증에 의한 동반 [3, 106, 107, 109, 111, 112, 150]
- 척수와 가시끝 수준에서의 일차적 신경적 불균형("분절적 기능이상") 및 이의 결과로서의 긴장된 다발에서의 상승된 근육긴장 (근긴장띠) [6, 27, 171]

세 모든 가설들은 일차적, 이차적이든지 신경활동의 변화에 근거한다. [28, 63, 106, 110, 163]

일련의 연구에서 근막 통증유발점을 객관화하는 다양한 절차가 상술되었다.

3.2.2 통증유발점의 진단

근육생검

할레 출신 A.Schmidt는 1916년 통증을 동반하는 긴장된 허리부분 등근육의 생검수행 두 건과 등세모근 생검수행 한 건을 뮌헨 의학 주간지(Münchner Medizinischen Wochenschriften)에 보고하였다. 그가 찾은 것은 정상 조건이었다. 조사의 배경은 "보통 근육통까지 관례적으로 고려되는 감기몸살질환의 야전 부대에서의 증가…"[137]이었다. 킬 출신의 Schade 교수는 1921년 같은 잡지에 그 당시 감기몸살질환에 속한 것으로 여겨지던 "류마티즘, 특히 근육류마티즘(근경화증)에 대하여"라는 논고를 공개하였다.([121, 161]와 비교) 철저하고 꼼꼼한 방법으로 그는 근경화증의 임상적 진찰과 촉진소견을 기술하였다.[132] Schade는 이러한 "근육경화"를 사망 이전과 이후 나쁜 예후를 보인 중상자에 대한 비교 조사에서 거듭 발견했다. 한 경우에 대해 그는 생검을 실시했지만, 어떠한 이상 사항도 찾지 못했다.

Awad는 환자 10명의 통증유발점 생검사례에서 점액다당류, 비만세포, 히스타민 그리고 헤파린의 증가를 기술하였다. 그는 이러한 소견을 일차적 결합조직 장애로 해석하고 외상후 발생이라고 주장하였다.[7] Schmalbruch는 죽은지 얼마 되지 않은 근육을 조사한 생검수행 140건 중 51건에서 주변을 살짝 압착하는 확대된 둥근 섬유를 발견했다.

Brendstrup 등은 1957년 허리 속질핵 탈출증(NPP) 때문에 수술을 받은 환자의 허리 등근육(엉치가시근)에서의 생검수행에 대한 조사를 공개하였다.[16] 당시 "섬유조직염"으로 불리던 근육의 경화는 질환에 관계된 쪽에서 촉진되었고, 반대편은 대조군으로 동원되었다. 그에 따라 대칭적으로 NPP의 수술적 제거를 위한 절개는 양면 대칭으로 생검을 거쳤다. 총 12명의 환자에서 총 24건의 생검이 조사되었다. 한쌍의 생검수행은 어떠한 특이점도 보여주지 않았고, 9건에서는 점액다당류의 축적이 발견되었으며, 7건에서는 가벼운 부종성 변화와 관련한 사이질 공간의 확장이 드러났다. 6건에서는 핵의 숫자가 늘어났음이 발견되었고, 이는 이미 Glogowski 등 역시도 기술한 바이다.[52] 그 밖의 6건에서는 비만세포 숫자의 증가가 확인되었다. 네 건에서는 림프구 숫자의 경미한 증가가 있었다. 비특정적인 전해질변위와 헥소사민의 증가가 "섬유성 근육"에 존재했다.

결과적으로 환자들의 근육생검소견을 **섬유근통 증후군**이라고 기술하는 일련의 출판물들이 간행되었다. "섬유근육통"과 "근막 (통증유발점에 의한) 통증" 간의 구별은 그럼에도 불구하고 대개 잘 이루어지지 않으며, 이로 인해 이러한 결과들이 통증유발점의 병리생리학 판단에 있어 제한적 정도로만 인용될 수 밖에 없게 된다. 염증의 징후는 대부분의 경우 발견되지 않으며, 종종 유형 II 섬유 위축과 유형 I 섬유의 조각 괴사는 발견된다. 전자현미경을 통한 조사에서는 근섬유막하의 미토콘드리아 축적이 보인다. 종합하여 근육의 긴장과 근육 내 무균성 허혈성 진행의 결과로 해석되는 비특정적인 변화가 존재한다.(예: [74])

Fassbender 와 Wegner는 환자 11명의 내림 부분 등세모근을 "통증이 느껴지는 근육경화 영역에서" 생검하였다. [44] 염증성 변화는 찾지 못했지만, I-띠에서의 근섬유 쇠락을 기술하였다. 이들은 이러한 소견을 국소적 허혈성 진행의 결과로 해석하였다. 흥미롭게도 그들은 생검의 결합조직에서 장소를 유지하는 결합조직 세포의 동원과 회복을 동반하는 “중간엽성 전환”을 보여줄 수 있었다.[44]

Lindman 등은 1991년과 1995년에 대조군과 비교한 작업부하 또는 섬유근통으로 인한 근육통을 가진 다양한 환자들의 내림 부분 등세모근에서의 생검을 보고하였고 조사군은 모두 여성이었다. 그들은 근육통을 가진 환자들에게서 미토콘드리아 밀도의 상승(평균 용적 밀도)과 근섬유로 가는 모세혈관의 직경의 감소 관계를 발견한 한편, 섬유근통 환자들에게서는 모세혈관의 관내강 협착을 찾아냈다.[99, 100] 그들은 이러한 특이성을 허혈성으로 유발되는 근육 통각수용기의 자극이 있을 때의 미세순환 장애의 신호로 해석하였다.

비교할 만한 결과를 도출한 유사한 실험은 Elert 등에 의해서도 공개되었는데,[39] 추가적으로 표면근육운동기록을 통하여 환자의 내림 부분 등세모근에서의 이완능력 장애를 서술하였다. Larrsson는 내림 부분 등세모근에서의 근육통적 통증을 호소하는 환자 17명의 생검에서 불균일 적색근섬유(RRF)의 증가를 발견했다.[86] 여러 번 기술된 섬유근통 증후군의 조각괴사는 이 연구에서 보이지 않았다.[11, 60, 185]

Reitinger는 사망한 11인의 생검을 다양한 종류의 사후 촉진 가능한 “근경화증”에 대해 수행했다.[124 또는 174] 우선 눈여겨볼 것은, 이러한 종류의 사후의 소견이 일반적으로 촉진 가능하다는 것이었다는 점이다.

- 조직학적으로는 상대적으로 일관성 있는 장면이 전개되었다. 근육속막은 근경화증 단면에서 강한 비대 섬유에 의해 식별되지 않는 정도까지 좁았다. 섬유 증가, “섬유 분리”가 존재하는 것으로 보였다.
- 형태학적으로 섬유들은 두꺼워졌다. 동시에 유형 II 섬유 위축이 발견되었다. 미토콘드리아는 병리학적으로 변형되었다.(Goldner 삼염색체화) 전자현미경에서 응축, 즉 근원섬유의 경화가 발견된다. 통증유발점의 근육횡단면상에서는 이에 더해 A-띠 형태(배치)의 과다와 I-띠 형태의 부족이 보여진다. I-띠의 부족은 수축된 근육원섬유마디에서 찾는다.([113]에서 인용)

근전도검사 (EMG)

바늘근전도검사를 통해 신경근육 끝판에서의 전형적 전기활동 및 이상 전기활동을 기술할 수 있을 뿐만 아니라, 근육 전위의 형태, 크기, 활성화 행태의 파악을 통해 조사 대상 근육의 기능적, 구조적 장애에 대한 추론을 끌어낼 수 있다. 통증유발점의 병리생리학적 진단을 위한 일련의 근전도검사 조사들이 공개되었다.

조사 근육의 긴장된 지역에 바늘을 삽입했을 때 연장된 찌르기 활동이 있음을 Arroyo는 기술한다.[4] Taverner는 통증을 유발하는 긴장된 근육에서 그가 찾은 고주파 근전도 활동이 근육 통증의 원인이라고 논하였다.[165] 눌러서 툭 튕기는 촉진시 긴장된 다발의 반사적 수축, 즉 “단일수축반응”은 Dexter 와 Simons의 연구에서 바늘근육운동기록기 상에서 긴장된 다발 안에서만 묘사되었고, 같은 근육의 다른 지점에서는 그렇지 않았다. 바늘의 삽입전위에서부터 근전도적 단일수축반응활동의 발현까지의 잠복 단계를 저자들은 다시냅스 반사 과정으로 해석하였다.[36]

Simons는 긴장된 다발의 단축된 근원섬유마디를 이 긴장의 원인이라고 지목한다.[153] Hubbard와 Berkoff는 바늘근육운동기록을 통해 통증유발점과 동일 근육의 비긴장 지점에서 동시에 발생하는 자발활동을 섬유근통 환자, 긴장형두통, 그리고 대조군을 대상으로 끌어내었다. 이들은 통증유발점에서의 자발활동 증가를 기술하고 이를 신경근육 끝판 활동의 증가라고 해석하였으며, 경우에 따라 교감적으로 중개되는 근육방추속 수축에 의해 야기될 수 있다.[68] 근육활동전위의 평균 진폭은 대조군과 비교하여 환자군에서 상승했다. 이러한 결과가 계속적으로 반복될 수는 없었다. (예: [37])

이 기술된 현상들을 통증유발점 신경근육 끝판에서의 아세틸콜린 분비 증가에 따른 “끝판 잡음” 또는 “극파”라고 봐야 하는지는 결정되지 않았었다.[151] 근육방추 밖 근섬유의 기능장애적 끝판활동이 아마도 문제일 것이다.[150] 통증유발점에서의 끝판활동 증가가 수차례 기술되었으며, 이는 조사대상자의 통증 강도 지각과 관련을 맺는다.[33, 64, 81] 그러나 현재로서 이는 논쟁의 여지가 있는 주제이다.[144]

통증유발점의 유발은 또한 같은 분절적 연결을 지닌 다른 근육의 통증유발점 내의 자발활동의 증가로 이어진다.[46] 14명의 환자를 대상으로 한 바늘근전도검사 조사에서 드러나는 것처럼, 스트레스 요소는 통증유발점에서의 활동의 증가로 이어질 수도 있다.[104]

요약하면, **현재 통증유발점 내에서 척수-반사적으로 매개되는 증대된 끝판활동**의 증가에 대한 증거가 충분히 갖춰져 있으며,[155] 이는 해당 통증과 관련을 맺는 것으로 보이며 다양한 영향요소에 의해서 조정될 수 있다.

3

영상 절차

Chen의 연구그룹은 자기공명영상기법을 이용하여 대상근육의 긴장된 다발을 MRI상에서 "시각화"할 수 있었다.[30] 2D 초음파 연구에서 통증유발점은 11~16 제곱밀리미터 사이의 면적을 지닌 국소성, 타원형상의 고에코성 지역으로 기술된다.[148, 149] 입얼굴에서 만성 근막적 통증을 호소하는 환자의 두뇌를 대상으로 한 최근의 복셀 기반의 형태계측적 MRI조사에서는, 삼차신경과 둘레 구조에서 회색 물질의 증가와 감소 및 조가비핵, 시상, 그리고 몸감각적 겉질의 몸형태적 재배열 – 조정곤란으로 해석되는 – 이 존재하였다.[179]

그 밖의 절차

뒤이어 거론되는 연구들을 더 잘 이해하기 위해서 우선 **통증유발점**과 **압통점**의 구별이 필요하다.

압통점이라 함은 근막 조직에서 부종성으로 부어오른 구역을 일컬으며, 종종 원반 모양을 띠면서 누르는 듯한 통증을 유발하는 환부를 가리킨다.[5] 하지만 통일적으로 인정되는 정의는 아직 없다. Jones[73]의 견해는 압통점이 병변이 아니라 기능장애라는 것이며, 이는 생리학자 Korr의 "고유감각기와 신체적 기능이상"[80]이 공헌한 바와 관련이 있다. 압통점과 통증유발점 간의 구분에 관하여 문헌 상에서는 중대한 개념혼동이 흔하다.[138]

이에 더해 섬유근통의 임상적 진단에 있어 "통증유발점" 개념의 사용이 있다. [178, 180–186] 독립적 실체로서의 "섬유근통"의 개념에 대해 비판적으로 그 배경에 의문을 제기해야 한다. [34, 58, 59, 176, 186] 근막 통증증후군은 종종 섬유근통증후군과 동일하게 취급되는데,[177] 병리생리학적으로나 임상적으로나 정당화되지 않았다. [82, 120] 그러나 근골격계에서 기능적 불편함을 지닌 대부분의 환자에서 통증유발점뿐만 아니라 압통점도 존재한다.[48] 숙련된 진찰자는 두 항목을 임상적, 촉진적으로 구별해낼 수 있다.[15] ▶ **표 3.1**은 압통점과 통증유발점의 임상 증상에 대한 개관을 제공한다.

통증유발점은 신경근육 끝판에 위치하는데, 대개 힘살에서 찾을 수 있다. 압통점 역시 힘살에 있을 수 있으나, 보통은 근육–힘줄 경계에서 찾을 수 있다. 임상적으로, 기능적 근육장애의 두 가지 형태가 부드럽게 전환된다는 인상이 강하다.[17]

통증유발점과 압통점의 구분에 기초하여, 우리는 이제 통증유발점 연구의 다른 실험적 기법 다수를 살펴본다.

Shah와 Gilliams는 활성 및 잠복 통증유발점 또는 긴장되지 않은 근육단면에서의 국소적 생화학적 환경을 연구하는 미세분석적(바늘) 체계를 발전시켰다. [142, 143] 이들은 9명의 건강한 실험대상자의 내림 부분 등세모근의 활성화된 통증유발점에서, 잠복성 통증유발점과 피해를 받지 않은 근육 영역과 비교하여 높은 비율의 염증 물질을 발견했다.

표 3.1 통증유발점과 압통점의 임상적 증상

지표	통증유발점	압통점
위치	운동 단위 내의 힘살 부근	근육–힘줄 경계
경직 다발	예	아니오
촉진점 상의 통증여부	예	예
통증특성	날카롭고 찌르는 듯함	둔하면서 누르는 듯함
촉진시 통증의 국한성 방사	예	예
전이통	예	아니오
단일수축반응	예	아니오
전신 통증	아니오	예
가능한 기원	말초–척수	중심부, 하강하는 통증억제 경로의 기능 장애
도수 치료	등척성 수축 후 이완(PIR) 등.	위치확립

브라디키닌, 물질 P, 칼시토닌 유전자관련 펩티드(CGRP), 세로토닌, 아드레날린, 종양괴사 인자 TNF–α, 인터류킨–1β 및 인터류킨 IL–6, IL–8이 조사되었다. 마찬가지로 조사된 장딴지근에서는 활성 통증유발점에서의 브라디키닌만 증가했다. 조사된 물질들은 염증매개물질뿐만이 아니었다. 현재 IL–6에 대사적 기능을 연결지으며, "체액" 인자로서 요구조건 하에서의 근골격세포를 위한 간의 글리코겐 공급을 매개할 것이다.[84] IL–6의 더 많은 증거는 통증유발점과 이의 긴장된 다발에서 전적으로 설명 가능할 것이다.

De Stefano 등은 표적 근육 내림 부분 등세모근에서 물질 P을 전달물질로서 사용하는 들신경 종말을 조사했고 이에 따르면,

- 9명의 여성이 일명 압통점에서 섬유근통
- 9명의 여성이 통증유발점에서 근막 통증
- 그리고 이러한 결과를 9명의 여성대조군과 비교하였다. [35]

물질 P 함유 신경 종말 숫자는 3가지 조사군에서 다르지 않았으나, 근막 통증을 지닌 환자의 통증유발점에서의 신경 종말은 다른 두 조사군과 비교했을 때 물질 P의 수준 상승을 보여주었다. 이를 저자들은 통증유발점을 지닌 근막 통증에서의 펩티드성 계통의 구심 중개 장애가 원인으로 작용한 것이라고 해석하

였다.

Klett 등은 골격 섬광조영술을 이용한 연구에서 통증유발점 영역에서의 활동 증가를 발견했으며, 이는 숙련된 진찰자들이 이전에 촉진으로 확인했던 것이다. [79]

극성 초음파 미세 바늘 탐색자를 이용하여 Brückle 등은 허리 근육 긴장을 지닌 10명의 환자, "전신성 힘줄 근육병증"을 지닌 10명의 환자, 그리고 10명의 대조군에게서 밝혀낼 수 있었던 것은, 근육의 산소 분압이 촉진을 통해 더 높게 나타날수록 상응하여 높아진 것이다.[20] 저산소증 지역은 없었다. 긴장된 근육과 대조적으로 통증유발점(근육경화증)은 심부 저산소증 증가를 보여준다.[20]

Lund 등역시 10명의 섬유근통 환자에게서 대조군과 비교하여 통증유발점에서 산소공급이 감소했음을 발견했다.[102] Shultz 등은 49명의 실험대상자의 피부전위도를 통증유발점에 걸쳐, 통증유발점 주위에서 그리고 같은 근육의 통증유발점에서 멀리 떨어진 지점에서 측정하였다. 통증유발점에서 가까울수록 피부전위도가 현격하게 증가함을 이들은 발견했다.[147]

Ge 등은 어깨뼈 근육의 통증유발점과 압통점에서의 통증 문턱값의 조정을, 강제 들숨 조건 하의 앞정강근과 비교하여 기술하고 이를 해당 근육 지역에서의 교감적으로 중개되는 촉진이라고 해석하였다.[47] 이 연구그룹의 다른 출판물에서는 통증유발점에서의 교감적으로 중개된 혈관수축이 논의되었다. [78, 187]

요약하면, **다음의 결론들이** 드러난다. 통증유발점의 원인은 단일한 것이 아니며 존재 또는 비존재의 어느 한쪽에 머무르는 것이 아니라, 많은 진행과 영향 요인의 결과일 것이라는 점이다. 지속적으로 증가하는 근육 섬유긴장은 이렇게 들신경종말의 자극으로 이어지며, 이는 그 후 관계된 분절 연결을 통해 근육 긴장으로 이어진다. 악순환의 고리이다.[66] 특정한 정도에서부터만 통증유발점 형성이 야기된다. 이러한 과정은 유전적으로 고정된 자세, 불편한 근무환경, 협응불능 및 상동장애 등에 의해 작동된다. 비생리적인 부하만으로도 충분할 수 있다.[84]

마지막으로 이 과정의 종결에서 통증유발점이 발생한다. 수축 결절은 주위의 모세혈관을 압박하고 국소적 저산소증을 초래한다. 염증활성 물질이 이로 인한 통각수용기와 함께 분비된다.[113] 이는 부담을 받는 근육과 결합조직에서 브라디키닌과 아데노신에 의해 중개된다.[85] 통증유발점에서 신경근육 끝판에서의 근섬유 구조와 활동은 장애를 받는다. 지속적인 구심 자극에 의해 분절 기능장애가 발생하고, 이는 도수의학적 의미에서 계속 연쇄될 수 있다.[87]

마찬가지로 우선적으로 근육의 혹사에 의해 신경근육 끝판에서의 작은 손상들이 발생하는 일이 가능하며, 이는 다음 단계 에서 이로 인한 신경성-염증적 진행을 통해 분절 기능이상과 그 밖의 연쇄로 이어진다.[108, 112, 157]

아마도 대부분의 환자에서 말초와 중추적 민감화 맥락에서 두 진행이 동시에 존재함직하다.[61] 현재 시점의 지식 수준에 따르면 근막통증증후군은 뼈대근육의 다양한 기능적, 구조적 장애의 공통 끝점이자,[65,152] "근골격계의 기능적 병리학" (Lewit [90], 43쪽)의 중요한 부분인 것으로 으로 나타난다.

3.3 근육기능 검사의 원칙

Grundlagen der Muskelfunktionstestung

근육기능검사는 분석적 절차로, 다음에 대한 정보를 제공해준다.

- 기능적 단위를 형성하는, 개별 근육 또는 근육군의 근력
- 개별 근육 또는 기능적으로 함께 연결된 근육들의 능동/수동 검사를 통한 긴장 행동
- 단순한 운동성 상동증의 경과

도수의학적 상동증 검사의 요구사항은 그러므로 관절기능장애, 활성 통증유발점 그리고 근육기능장애의 사전 도수의학적 치료이다.

도수의학적 관점으로는 방향을 설정한 진찰에서 기능적 장애를 보이는 근육을 일차적으로 검시해 파악하는데, 이들이 긴장 징후와 위치적 대칭 및 운동 상동증의 변화를 이끌기 때문이며, 이들 증세는 소근육운동 및 대근육운동적 장애의 인상을 준다. 그러나 진찰의 이 시점에서는 근육이 고립되었는지, 분절 기능장애와 관련하여 또는 협응불능/연쇄의 범위 안에서까지 장애를 보이는지 확언하기가 아직 불가능하다. 그러므로 기능적 장애를 보이는 근육뿐만 아니라 근골격계의 다른 긴장성 장애를 보이는 구조들을 의도적으로 목표하여 조사해야 하며, 이는 다음의 항목에 의한다.

- 휴지 시의 긴장 촉진
- 움직임 시의 긴장 촉진, 대부분의 경우 늘림 조사, 이는 하지만 절대필요조건은 아니다. 긴장 촉진은 또한 접근조사에서 행할 수도 있다.
- 장벽(barrier)에 도달했을 때의 끝점의 촉진, 조사대상 근육의 접근 또는 신전과는 무관

협응불능 및 억제된 근육은 정의된 움직임의 조사를 통해 진찰된다. (▶ 3.3.4 부분) Janda에 따르면, 후자의 전제조건은 관계된 개별 근육이 더 이상 기능적으로 장애를 보이지 않는 즉, 치료가능하다는 것이다.

3

3

3.3.1 긴장촉진

표피에 위치한 근육은 촉진하기 쉽다. 심부의 근육은 표피층에 의해 촉진하는 수밖에 없다. 촉진은 대개 섬유 방향을 가로질러 행해진다.[83]

촉진 대상 근육은 이완된 휴지 위치에 있어야 하는데, 이상적으로는 결합 관절의 중간지점이다. 체위 긴장은 최대한 감소된다. 원칙적으로 도수 촉진에서 모든 손가락을 사용할 수 있긴 하지만, 둘째와/또는 셋째 손가락을 사용해 인지하는 것이 제일 좋다.[97] 특정 근육은 넓게 댈 수 있는 엄지를 이용할 때 제일 잘 촉진되며, 일례로 가로막이 있다. 개별근육의 긴장상황은 항상 하나의 손을 사용해고 하나의 손가락에 의해 촉진되어야 한다.

우선 피부접촉을 행한다. 이어 손가락을 **피부** 위에 올려 누른다. 해당 상태, 습도, 움직임을 파악한다. 그 다음 촉진 손가락을 더 세게 눌러, **피하지방**과 **결합조직**을 포착한다. 대개 이는 완전히 팽팽하지는 않은 긴장된 그물과 같이 느껴진다. 피하 맥관이 밑에 삽입되어 있는데, 즉 이들은 피하정맥 그리고 몇몇 장소에서는 동맥이다. 혈관들은 쉽게 압축되는데, 동맥 특징은 박동을 갖는다는 것이다. 위팔의 손발바닥쪽에서 긴 둘째 손가락의 힘줄들은 이 조직 층에서 또한 촉진 가능하다. 이들은 줄과 같으면서 거친 감촉이 두드러진다. 매우 비만인 환자들의 경우 언급된 해당 구조의 촉진을 통한 식별이 쉽지 않다.

그 다음 촉진할 조직층은 근막의 근육이다. 이 **근막**은 선별된 지점에서만 독립적으로 도수 촉진 가능한데, 예를 들어, 단단한 가쪽 비대를 동반하는 넙다리근막, 장골경골근막띠가 있다. 그러나 대개 근육을 둘러싸는 근막은 촉진을 통해서 근육과 구별되지 않는다. 어떤 근육이 문제인지, 그것이 어디에 위치하고 있는지, 얼마나 표피에서 벗어나 있는지에 따라 근육의 단단하고 유연한 경도가 인상 지어진다. **근육의 촉진느낌**의 전형적인 특징으로 촉진 압력의 급작스런 가벼운 증가에 대한 탄력있는 저항이 있다. 이는 당연히 근육에 따라 상이하지만, 관자근에서보다 위팔두갈래근에서 훨씬 더 분명하게 현저하다. 근육내인 긴장 외에 이 탄성 저항에는 결합조직의 유연성과 조직의 체액성분이 포함된다. 목적한 근육이 실제로 촉진되었는지는, 환자에게 그 기능적 움직임을 정신적으로 상상하도록 청함으로써 확실히 할 수 있다. 이것으로도 빈번히 충분한 촉진 가능한 긴장을 유도할 수 있다. 임상적으로 의미 있는 특이점에 대한 다음 촉진을 위해 근육은 다만 다시 이완되어야 한다.

우선 촉진 근육의 **휴지 전위**를 파악한다. 근육긴장은 "그 자체로는" 정량화될 수 없으며, 휴지 전위의 파악은 본인의 경험값과의 비교를 필요로 한다. 기회가 허락한다면, 휴지 전위 촉진을 다양한 연령대의 환자를 대상으로 행해야 한다.

- 건강한 유아의 근육은 탄력 있게 만져지며, 피부긴장도는 높고 개별근육의 구획은 성인과 비교하여 덜 분명히 식별된다.
- 나이든 사람들의 경우 피부가 더 잘 움직이고, 근육은 촉진시 더 가닥 형태로 나타나며, 개별 다발은 더 분명히 구분된다.

또한 동일하게 추천할 만한 것은, 경련성 근육긴장이상 마비 환자들의 근육을 절름발이 마비 또는 협응불능(실조성) 마비 환자들과 비교하는 것이다. 이는 촉진 능력을 심대하게 훈련시켜 준다.

그러나 구조적이 아닌 기능적인 근골격계 병리학을 대상으로 하는 도수의학에 있어서는 근육의 **"정상" 긴장상태**가 관심의 대상이며, 이는 환자의 체질유형에 종속적이고, 이에 더해 자신의 식물 상태에 대한 정보를 제공해주기까지 한다. 임상적으로 (Janda에 따른) 긴장의 경우에 따른 존재가 우선 판단된다. 근육이 휴지긴장상황에서 촉진적으로 더 단단하고, "더 가닥져 있고" 덜 뻗쳐 있는 것으로 나타난다. 촉진압력의 가벼운 상승은 긴장되지 않은 근육과 비교할 때 저항력이 분명하게 더 높아지고 더 팽팽해진 탄성을 지니도록 이끈다. 확실하지 않을 때에는, 이웃한 근육과 비교하거나 또는 반대편의 같은 근육에 대해서도 비교하면서 촉진해야 한다.

긴장된 다발과 통증유발점에서의 촉진

검진 대상 근육에서의 통증유발점이 찾아지면, 섬유 방향을 가로질러 우선 **"단단한 띠"**가 존재하는 곳, 즉 긴장된 다발 위로 촉진한다. 이는 자주 촉진적으로 쉽게 이해될 수 있는데, 근육 내에서 가닥형태이면서 명확히 구분되는 구조라는 인상을 준다. 이는 대개 힘살에서 발견된다. "눌러서 툭 튕기는 촉진" [169]의 의미에서 다발 위를 미끄러지면 – 즉 긴장부위에서 섬유방향을 가로질러 뻗어나가면서 손가락 밑에서 미끄러져 움직이게 되면, 전형적인 **단일수축반응**이 존재하게 된다. 이는 긴장된 다발 존재에 대한 증거로 통한다.

이 다발 안쪽에 이제 완두콩 크기의, 억센 결절이 찾아지게 된다. 즉, **근막통증유발점**이다. 이 결절은 전형적으로 경미하게 돌출된 둘레와 중앙을 향해서는 살짝 내려간 형태를 갖는다. ("화산분화구") 이 결절 상에서 촉진 압력을 증가시키면, 우선 환자가 통증유발점 주변에서 국한성으로 인지하는 통증에 이르게 된다.

이제 압력을 좀 더 오래 대략 5~7초간 가하고 환자에게 통증이 "어디엔가로" 방사하는지 묻는다. 즉, **전이통**에 대해 묻는 것이다. 환자들은 남의 영향을 받기 쉽기 때문에, 의심이 가는 전이통 부위를 직접 묻는 것은 권하지 않는다. 환자가 전이통을 보고하면 – 어디에서 이를 느끼는지와는 상관없이 – 통증유발점의 존재가 임상적으로 증명되는 것이다. 관찰된 전이통 영역은 Travell 과 Simons가 보고한 바[169, 170] – 과연 실험적 누적 사항만 기술한 – 반드시 일치할 필요는 없다.

일반적으로 전체 근육은 긴장된 다발을 따라 촉진 탐색된다. 통증유발점은 Travell 과 Simons가 보고한 지점뿐만 아니라 근육 어디서나 형성될 수 있다.

3.3.2 근력의 검사

기본적으로 근력에 관해 단계가 **기능적 관점**에 입각해 후술하듯이 구별된다. (**옥스포드 체계 표** 2.2의 MRC 척도와는 다른 관점을 따름)

- *5 단계* = “정상”: 진찰자에 의한 저항력에 대항하는 움직임이 완전히 가능
- *4 단계* = “좋음”: 진찰자에 의한 저항력에 대항하는 움직임이 제한적으로 가능
- *3 단계* = “양호”: 중력에 대항한 움직임만이 가능
- *2 단계* = “나쁨”: 중력의 영향을 최대한 상쇄한 이후에만 움직임 가능
- *1 단계* = “흔적”: 근육긴장의 존재를 확인 가능하나, 움직임은 수행되지 않음
- *0 단계* = “없음”: 어떠한 근육긴장도 가능하지 않음.

안면근육은 위의 구분으로는 잘 파악되지 않는다. Janda는 따라서 이 때 다음의 *6 단계*로 구분하는 것을 제안하였다.[70]

- *5 단계* : 정상 근육수축, 양면 비교에서 비대칭성 없음
- *4 단계* : 거의 정상적 근육수축, 건강한 면과 비교했을 때 경미한 비대칭
- *3 단계* : 건강한 면에서 움직임 범위 50% 달성
- *2 단계* : 건강한 면에서 움직임 범위 25% 달성
- *1 단계* : 수축을 시각적으로 확인할 수 있으나, 이로 인한 움직임은 없음
- *0 단계* : 활성화 시도에서 시각적으로 확인되는 수축 없음.

경련성 근육긴장이상, 이완마비, 협응불능(실조성) 마비와 같은 구조병리학적 손상은 이 체계로는 파악할 수 없다. 이는 ▶ **표 2.2**와 **표 2.3**에서 상술한 구분과 더 잘 통한다. (▶ 2.2.1 단락)

- 한 근육의 **근력 판단**은 최대 근력 발생뿐만을 포함하지 않으며, 따라서 이 때 신경성, 근무력, 근육병증적 과정에 대한 실마리들까지 탐색한다.
  - 이 외에도 특히 움직임이 어떻게 수행되는지 판단, 즉 이의 정성적 분석을 행함.
  - 또한 움직임에 관계된 다른 근육군의 활성화의 시간적 관계 분석. 예를 들어, 어떤 근육이 대항근에 의해 억제된다면, 운동적 상동증에서 너무 늦게 또는 전혀 쓰이지 못하는 것이다. 즉, 억제가 존재하는 것이다. Janda는 거짓불완전마비를 언급하였다. 이는 비효율적인 움직임 수행뿐만 아니라, 운동 상동증에 관계된 다른 근육의 과부하로까지 이어진다. 이로 인해 추가적 도수의학적 사슬이 발생할 수 있다.

어떤 근육을 격리하여 검사할 수는 없다. 등척성 긴장의 경우라도, 근골격계에서 움직임은 항상 근육군에 의해 실현된다. 이 점에서, 움직임 검사 또는 단순한 운동 상동증의 검사에 대해 논하는 것이 필요하다.

운동 상동증은 근육군의 선천적 활성화 양상(예: 아래쪽 팔다리, 기립 시의 몸통 굽힘, 궁둥뼈(좌골) 신전 시의 교차 굽힘근 반사)의 조합으로 후천적 활성화 양상(예: 걷기, 쓰기 등)을 동반한다. 복잡한 운동 상동증은 정량적으로 검사되기 어렵다. 하지만 단순한 팔 벌림(벌림)이나 궁둥뼈 신전과 같은 운동 상동증의 경우에는 가능하다.

검사 대상 개별 움직임 즉, 해당 운동 상동증과 관련하여, 그에 기초한 다음의 **근육 또는 근육군의 유형 구별**이 이루어진다.

- *주근육 또는 작용근:* 주로 움직임 또는 운동 상동증의 보장을 담당.
- *보조근 또는 협동근:* 작용근을 뒷받침하고 부분적으로 대체할 수 있기도 함.
- *대항근:* 작용근에 대항하는 움직임 기능을 갖는다. 운동 상동증에서 원칙적으로 작용근과 동시에 가동.[49] 방향을 가지며 조율된 움직임의 전제조건. 대항근이 기능적으로 장애를 입으면, Janda에 따르면 특히 가역적인 구조적 단축을 보이면, (▶ 단락 3.4.3) 운동 상동증을 꽤나 방해할 수 있다.
- *안정화근 또는 고정근:* 신체를 고정하여 검사 대상 상동증이 잘 수행되도록 함. 검사 대상 움직임에는 관여하지 않음. 운동 상동증 검사에서 고정 표준화는 비교에 있어 핵심적이다.
- *중화근:* 주근육의 이차(또는 그 이상) 방향요소 상쇄. 어떠한 근육이 굽힘과 뒤침을 행하면, 순전한 굽힘 동작을 위하여 반드시 또 다른 근육군이 활성화 되어야 한다. 이 경우 엎침근이 주근육의 뒤침 요소에 맞서 작용, 즉 이를 중화한다. 중화근육은 일상적 활동에서 중요한 의미를 갖는다. 그렇지만 근육기능 검사에서는 오히려 방해가

된다. 그러므로 정의에 따라 정확하게 수행해야 하는 굽힘에 대한 운동 상동증 검사를 위해서는 최대한 그 기능을 배제해야 한다.

단순한 운동 상동증 검사의 경우에서는 두 가지 **기능병리학적 조건**이 이목의 대상이 될 수 있다. 대체와 협응불능이다.

- 대체 또는 **대치기능**은 기능적 장애시 진찰 대상자가 장애를 보이는 작용근의 기능을 보조근(협동근)으로써 대체하려고 하는 움직임 종류를 일컫는다. 예: 배쪽 몸통근육 대신 허리 근육의 사용. 구조병리학적으로 정의된 근육 마비가 존재한다면, 당연히 협동근의 사용이 요구되며 기능을 유지하게 한다.
- 협응불능에서는 이와 반대로 Janda가 말하는 것처럼 **운동 기능의 장애**를 파악하게 된다. 관련 근육 활성화의 시간적 경과와 강도는 결손을 부른다. 협응불능은 특정 운동 상동증에서 같은 방식으로 반복해서 일어나고 운동 진행에 있어 악영향을 끼친다. 추가적인 도수의학적 사슬로 이어질 수 있다.

근육 기능 검사의 내에서 **움직임 범위**는 중요한 역할을 담당한다. 검사 근육의 수동 가동 범위를 완전히 측정하는 것은 근육 기능 검사의 선행조건이다.

동작의 범위는 근육적 기인과 관련하여 다양한 이유로 제한될 수 있다.

- 구축 또는 작용근/대항근의 반사적 근긴장띠: 기능적, 즉 도수의학적 문제 제기에 대한 운동 상동증의 검사는 불가능하게 된다.
- 관절 부분의 해부학적 변화
- Janda에 따른 가역적/비가역적 기능적 단축
- 움직임 시의 통증

3.3.3 긴장 행동 검사

근육 긴장의 개념은 의학적으로 통일성 있게 정립되어 있지 않다. 또한 도수의학도 정의상으로 근육 휴지 전위의 증가, 근육 단축, 근육활동 장애 등의 다양한 근육소견들만을 구분할 뿐이다. ([9], S. 11) 이러한 이유는 확실히 다른 무엇보다도 "정상" 근육 긴장을 정의하고 측정하는 일의 어려움 때문이다.[122]

생리학에서 **근육** 긴장의 개념이 이용된다. 이는 자세 긴장에 관련된 골격근의 수축 긴장을 의미한다. 건강한 골격근은 이완된 상태에서 전기적으로 비활성이다. 근육 긴장은 급속한, 강제적 근육신장에 의해 검사된다. 건강한 검사 대상자의 경우 신장기 동안 측정 가능한 근전도 활동은 전혀 일어나지 않는다. 그러므로 근육 긴장이 큰 규모의 빠른 근육신장에 대한 활성화전(미활성)("이완된") 근육의 반사적 저항으로 해석된다면, 건강한 이들에게서는 어떠한 생리적 근육긴장도 없다.[118]

그렇지만 우리는 지구의 중력장 내에서의 신체 직립에 공헌하는 골격근의 지속 긴장을 연역할 수 있다. 이 **자세 긴장**은 구심 신호에 의해 조정되는 크기이다. 어떠한 척수적 메커니즘이 다양한 구심의 통합과 α–, γ–운동뉴런의 유도, 또한 정립 대상인 "휴지 전위"의 원인인지는 아직 충분히 알려지지 않았다.

여기에 더해 전문용어적 문제가 또 있는데, 근육긴장이란 개념이 굉장히 다양하게 사용되는 것이다.[195] 우리가 또한 눈여겨볼 것은, 수축 요소들만이 근육 긴장에 기여하는 것이 아니라, 결합조직 및 유체량(팽압, 긴장도)의 탄력 특성도 해당된다는 것이다. 이를 한데 모아 **점성탄력성**[32, 28, 43] 또는 **틱소트로피**(thixotropy)[8]라고 부른다.

원칙적으로, 유형 I 섬유가 우세한 긴장성 "자세" 근육은 긴장 또는 단축으로의 경향성을 보이고, 유형 II 섬유가 우세한 위상 근육은 억제(동의어로서 감쇠)의 경향성을 보인다.[2]

Emre는 근육긴장을 "근육 또는 근육군의 불수의적, 부적절성, 가역적, 지속적 긴장으로서, 운동단위의 과활동성 또는 근섬유의 흥분성변화에 기인함"[40]([71]을 따라 인용).이라고 규정하였다. Janda는 임상적 관점에 입각하여 **운동 기능장애로 인한 긴장을 5가지 유형**으로 기술한다.("근육 긴장도의 증가") [71]

1. 팔다리 계통의 기능장애, 즉 정동 영향
2. 분절적(신경세포간) 단계 에서의 기능장애
3. 근육수축의 협응장애. Janda는 통증유발점의 잠재적 배경으로 논함
4. 통증자극에 대한 응답
5. Janda에 따르면, 일반적으로 근육 탄력성 변화와 결합하며 대개 "강직도"라고 일컬어진다."[71]

5가지 유형 모두 "연축(spasm)"이라고 불려진다.[71] 저자의 지적: 영미권에서는 "근육 연축"이 긴장을 가리키는데, "경직(spasticity)" 혼동되어서는 안 된다. Janda는 이러한 상태의 특징들을 다음과 같이[71] 논한다. (Schulze의 [140]과 비교)

- 유형 1: 근육이 민감하고, 자발적인 통증이 있지 않다. 이 종류의 근육 긴장은 주로 어깨, 목, 등, 골반 영역에서 발견된다.
- 유형 2: 대항적으로 작용하는 근육들 간의 불균형이 배경으로서, 척수–분절적 단계 상의 기능장애로 초래된다. 한 근육군이 긴장되어 있고, 이에 속한 대항근 군은 억제되고 저긴장성이다.
- 유형 3: 한 근육의 개별 섬유의 긴장. 이러한 상태는 Travell과 Simons에 따르면, 통증유발점의 "근긴장띠"에

가장 밀접하게 부합한다. 이 긴장 섬유 주변에 억제된 다발이 발견될 수 있다.

- 유형 4: 가장 밀접하게 (프랑스어) "defence musculaire"와 부합. (독일어로는) 대개 내장질환에서의 "방어긴장 Abwehrs pannung"을 가리키거나 근치적 원인을 갖는 등의 급성통증에서의 "근긴장띠"를 일컫는다.
- 유형 5: 대개 근육 불균형 증후군에 관계됨. 촉진시 통증이 있지만 자발적이진 않다. 근육은 높은 활동성 상태를 보인다.

Arroyo는 바늘근전도 검사에서 이러한 근육들에 대한 연장된 찌르기 활동을 기술한다. [4] 초기 단계 에서는 비수축 조직의 탄성 상실로 이어지는 연장된 과부하 시의 근력 증가에 이른다. [71] 도수의학적으로 Janda에 따르면, 후자의 상태가 가역적 구조적 단축에 부합한다.

그러므로 수축에서 비수축 요소로의 "결합조직적" 전환의 특징을 갖는 단축된 근육들의 근섬유 활동상태 변화로 특징지어지는 긴장된 근육들을 식별해야 한다. 이러한 전환의 조직학적 증거는 지금까지 드러나거나 공개되지 않은 상태이다.

논의의 대상으로서, 근육의 결합조직적 부분에서의 탄성반응의 변화가 없는지를 짚어야 한다. 어떠한 근육이 지속적으로 더 높은 활동 수준을 지니고 반사 수준이 상승했다면, 탄성/아교 결합조직도 이에 부합하여 반응하고 근육에 적응하며, 즉 연장에 대해 더 큰 저항으로 반응하게 된다. 영미권에서는 "근막적 제한"이라는 용어를 사용한다.[54] 이는 지금껏 그 입증 수준이 미미한 가설이지만,[135] Janda에 따르면 이러한 점에도 불구, 가역적인 구조적 단축을 지닌 근육의 치료에서 임상적으로 유익하게 적용된다. 이는 Fassbender 등에 의해 기술된 "간엽 전환" – 긴장 근육 생검에서의 국소적 결합조직 세포의 동원과 회춘을 동반하는[44] – 에 의해서 뒷받침된다.

Schildt-Rudloff와 Sachse는 골격근의 촉진가능한 긴장 증가를 반사적 질환징후로 기술한다. 임상적으로 이는 다음과 같이 인지될 수 있다.[134]

- 근육의 작은 영역에서의 긴장증가("통증유발점")
- 하나 또는 그 이상의 근육다발에서의 긴장증가("근긴장띠")
- 뚜렷한 단일시냅스반사를 동반하는 흥분도 증가
- 능동/수동적 움직임에서의 근육 연장 능력의 제한, 가역적 기능적 제한에 부합 = Janda에 따른 긴장

지금까지 서술한 기능병리학적 상태가 순차적으로 나타나는 것인지는 논의의 여지가 있다. 아마도 임상적 묘사, 체질, 현재 시점의 부하에 따라서 다수의 기능병리학적 서술이 하나의 근육 안에서 실현될 수 있을 것이다. [134]

긴장과 단축의 간접 진찰

근육 또는 근육군의 긴장과 단축은 긴장의 진찰에 의해서만 특징지어진다. 임상적으로 이는 촉진[91](▶ 단락 3.3.1), 그리고 일명 **연장 진찰**에 해당한다. 이들의 배경은 "연장된", 또는 "단축된" 근육이 아니고, 간접적/수동적으로 유도된 신전을 실시할 때 현재 시점에서 최대한 늘어날 수 있는 지점에 도달할 때의 근육의 상승된 활동 수준 및 촉진 느낌에 목적이 있다. Sachse는 이를 "**끝점**"이라고 일컫는다.[131]

긴장된 근육은 더 높은 활성 수준으로 인해 특정 신전 상황에 놓일 때 "더 빠르게 시동이 걸린다". 이로써 임상적 진찰에서 "더 짧게", 그리고 신전 과정의 끝에서는 비긴장 근육보다 더 단단한 것으로 나타난다. 이러한 정상 생리학적-반사적 행동은 골지 복합체 및 가시끝 섬유의 구심에 의해 중개되고 분절-척수적으로 조정된다. 이 행동은 근육과 이 근육으로 동작하는 관절의 보호작용을 한다. 그 밖에도 이는 분절적 기능장애 발생 및 이로 인한 – 도수의학적 이해가 필요한 – 관절기능장애의 원인 중 하나이다. (관절 동작 제한) [27]

신전 가능여부에 대한 이러한 진찰에서 두 가지 기능병리학적 근육 상태가 추론 가능하다.

- 수동적 신전 시의 이완능력 부족, 외관상 근육 신전 능력 제한의 인상.
- 단단한 끝점

근육의 휴지 상태 촉진 특이점 외에 이 두 가지 징후 중 하나가 존재한다면, 도수의학적 근육 기능장애가 있는 것이다.

하지만 이 세 가지 촉진적 징후를 가지고, Janda에 따라 여기서 가역적으로 기능적인 단축, 또는 가역적으로 구조적인 단축이 문제인지 결정되지는 않는다. 이러한 결정을 위해서는 2-3가지의 등척성 수축 후 이완(▶ 단락 3.4.2)을 수행해 보아야 한다.

- 근육이 이후 휴지촉진뿐만 아니라 간접 이동촉진 시에도 긴장해 있고, 신전 능력의 한계 지점에서 연한 끝점 느낌이 있다면, **가역적으로 기능적인 단축**의 문제이다.
- 어느 경우에도 해당되지 않으면, 결합조직적 구성요소의 탄성 행동의 변화를 동반한 **가역적으로 구조적인 단축**이 존재하는 것이다.(▶ 단락 3.1) 이 때 경우에 따라 Janda에 따른 스트레칭이 필요하다.(▶ 단락 3.4.3)

구축은 비가역적인 구조병리학적 진행을 나타내는 것이고 이는 수술적으로만 교정 가능하다.

▶ **그림 3.1**은 통증유발점, 긴장, 단축, 구축 사이의 차이점을 설명해주고 있다.

3

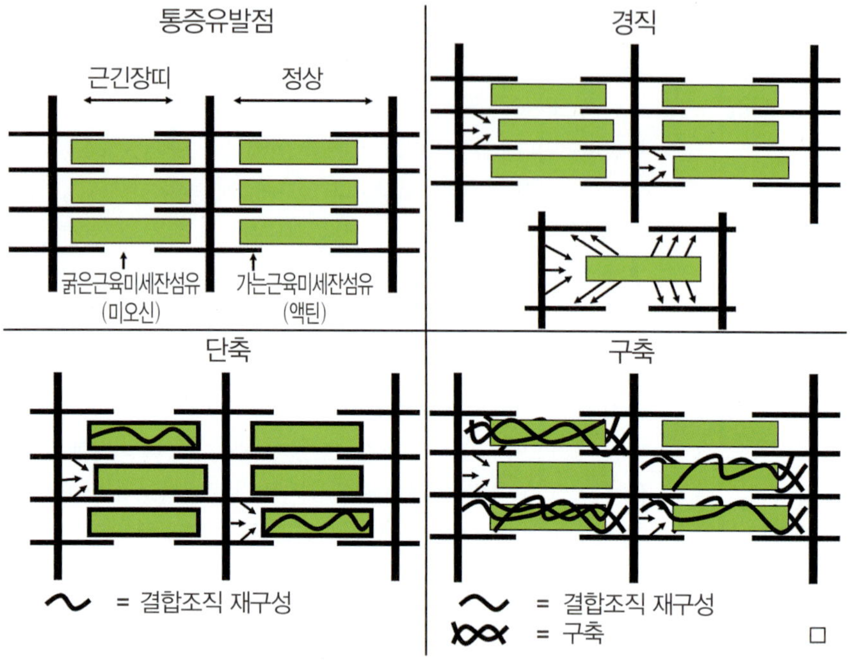

그림 3.1 통증유발점 – 경직 – 단축 – 구축. 통증유발점에서(왼쪽 위) 몇몇 섬유다발이 기본 긴장의 상승("근긴장띠")을 겪고, Z–띠들은 이 장소에서만 서로 인접된다. 최소한의 등척성 수축 후 이완요법을 동반하는 치료, "움직임 생각하기"이다. 경직된 근육(오른쪽 위)에서는 섬유 다수가 기본 긴장 상승을 겪고 Z–띠들은 지속적으로 인접된다. 등척성 수축 후 이완요법을 동반하는 치료이다. 단축(왼쪽 아래)은 근육 결합조직 부분의 추가적 제약에 의해 식별되는데, 이는 경직에서는 존재하지 않는다. 구축(오른쪽 아래)은 결합조직 재구성(칼슘다리)을 통해 드러난다. 외과적 치료만이 가능하다.

3

3.4 도수적 진찰원칙

Manuelle Behandlungsprinzipien

3.4.1 근막 통증유발점 (TrP)

근막통증유발점의 치료를 위한 일련의 제안들이 공개되고 출판되었다. Travell과 Simons는 "건침"과 "스트레칭과 분무(stretch and spray)" 원칙을 선호하였다.[171] 이미 꽤 전 프로카인과 같은 국소 마취제를 이용한 침윤에 의한 치료 시도가 있었다.[167] 또는 더 최근에는 리도카인,[75], 또 다른 경우에서는 보톨리늄 독소와 같은 아세틸콜린 억제제가 쓰였다. [10, 57, 108, 123] 더 나아가 초음파와 허혈성 압박을 이용한 시도에 대한 보고도 있었다. [1, 55, 56] 피부통과(경피)전기신경자극(TENS)과 다른 물리적 방법들과의 조합도 마찬가지로 시험되었다. [67]

한 강연에서 통증유발점을 참으로 적절하게도 어떠한 "긴장과 통증 사이의 관계"의 표현이라고 칭한 Lewit은 치료수단으로서의 **등척성 수축 후 이완요법**의 형태를 제안한 아마 최초의 인물일 것이다. [89, 94, 169] 이는 기술 장비나 약제 없이 실행할 수 있으며 비침습적이라는 장점을 지니고 있다. 해당 기술은 수차례 수정되었다.

아래 내용은 현재 실행되는 모습이다.

- 우선 치료사는 근육의 긴장한 다발과 그 안에 위치한 통증유발점을 촉진한다. 치료사는 긴장의 변화를 촉진할 수 있도록 손가락을 통증 유발점 위에 가볍게 올려 놓는다.
- 이제 환자에게 근육의 기능적 움직임을 수행하도록 요구한다. 이것이 활성화될 때, 해당 움직임 명령이 진찰자에 의해 다시 저지된다. 이는 환자에게 이러한 후속 명령이 이해되도록 만들기 위함이다. 환자가 기능적 움직임을 아는 경우, 이 단계 는 생략될 수 있다.
- 환자는 이제 기능적 움직임을 정신적으로 상상해 본다. 이는 더 높은 활동상태에 있는 통증유발점의 근섬유를 수축시킬 정도면 된다. 이는 긴장된 다발 내의 섬유다발이 최대로 수축하고 근육이 전부 활성화되는 것 – 이는 전이통을 유발할 수도 있다 – 을 막는다.
- 치료사는 촉진 손가락을 이용해 환자가 너무 세게 긴장되지 않는지 감독한다. 긴장은 치료사의 손가락으로 딱 감지할 정도라야 한다.
- 환자는 이 최소 긴장을 대략 10–15초간 유지한다.
- "풀기" 명령 후에 통증유발점 내의 수축 섬유가 후등척성적으로 이완한다.
- 호흡촉진이 가능하다.
- 이 기법을 2–3번 반복한다. 그 다음 이상을 보이는 근육의 기능적 움직임("운동 유형")을 실시한다. 전체적으로 볼 때 효과가 나타나지 않으면, 다른 기법을 사용해야 한다.

환자가 많은 통증유발점을 지니는 경우, 활성 상태이면서 현재의 증상에 동반책임이 있는 곳만이 치료를 받는다. 치료에 앞서 항상 제기해야 하는 질문은, 어째서 환자가 지금 이 근육에 통증유발점을 지니게 되었느냐는 것이다. [21–23] 도수의학 치료개념은 이 점에 초점을 맞추어야 한다. [24–26]

3.4.2 가역적 기능적 단축("경직")

도수의학적 선택 방법은 등척성 수축 후 이완요법이다. [90, 94] 이는 근육의 반사적 조정에 대한 Sherrington 원칙에 근거한다. [145, 146] 근육은 긴장 후 더 쉽게 이완될 수 있고, 이 근섬유의 활동 수준은 더 낮아진다. [96] 임상적으로 이는 명확히 촉진은 가능한데, 이로한 이완의 객관적인 증표 아직 확보되지 않았다. 하지만 임상적 증거의 규모는 그럼에도 대단한 수준이다.[98] 기술적으로 **등척성 수축 후 이완요법(PIR)**은 아래에 서술하는 것처럼 수행된다. [2, 96, 117]

- 치료 대상 근육은 이완 휴지 상태로 놓는다.
- 등척성 수축 후 이완요법은 임의의 지점 또는 근육에 가능한 시작 위치에서부터 수행된다. 실험적 근거에 기인해 현재 시점에서 가능한 연장 상태를 안다. 심한 통증을 발생시키는 근육은 접근법에서 더 이완될 수도 있다. [140]
- 치료사는 끝점이 느껴질 때까지 각운동에서 치료대상 근육을 수동적으로 연장 상태로 이끈다.
- 환자는 근육을 긴장시키고, 따라서 기능적 움직임을 위한 것과 같은 활성화를 수행한다. 치료사는 이를 저지시킨다. 등척성 수축이 발생한다. 대개 각운동을 위한 활성화가 이어 발생한다. 중요한 것은 환자가 자신의 근육을 긴장시키는 것을 이끄는 근력인데, 최대근력의 10%보다 높지 않아야 한다. 또한 어떤 통증도 유발되지 않아야 한다.
- 이 긴장을 환자는 10–30초간 유지한다. 이후 치료사는 해당 긴장을 풀도록 지시한다.
- 대략 3–5분 후 근육을 다시 부드럽게 "연장" 상태로 이끌 수 있다. 이미 언급한 것처럼, 이러한 "경로 획득"은 근섬유의 활동 수준 감소에 그 원인이 있지 해부구조적 단축의 해소에는 기인하지 않는다. 이는 양호한 등척성 수축 후 이완요법에서 중요하지 않다. 이완효과는 긴장 "해소"에 있다.
- 이러한 절차를 2–3번(경우에 따라 5번까지) 반복한다. 각각의 이완 간의 휴지 주기는 최소한 긴장 시간의 두 배에 달해야 한다. 그 후 치료 근육은 각운동시 부드럽게 수동적으로 연장 상태로 유도될 수 있고 마찬가지로 부드러운 끝점 느낌을 드러낼 수 있다. 이렇지 않을 경우, 가역적 구조적 단축이 존재하는 것이다.

등척성 수축 후 이완요법은 간단하면서도 실리적으로 다른 방법들과 결합될 수 있다.[96] 시선 및 호흡 촉진은 제일 적합한 방법들이다. 환자의 긴장과 이완을 자동화하여 준다는 장점은, 자발성 근육의 경우에 제일 효과적이다.

근육적 긴장 치료의 다른 도수적 방법은 **교대 등척성 활성화와 역활성화**이다. 이를 실행하기 위해 치료사는 치료 대상 근육을 관절 주위로 다시 새로 고정시키고, 환자가 리드미컬하게 긴장(=작용근활성화)했다가 반대 방향으로 신전(=대항근활성화)하도록 한다. 생리학적 배경은 – 완전한 정도까지는 아니지만 [49] – 작용근 활성화 시의 대항근의 억제이다. 이러한 상호 억제는 긴장 근육의 이완을 이끈다는 것이 실험적으로 증명되었다.[2] 관절분절은 교대 등척성 활성화와 맞활성화를 장애 관절에서의 짧은 길이의 병진적 활주로 유도하고, 이를 통해 치료와 관련된 가동성 제한의 해소가 부드러우면서도 재빨리 이루어진다.

원칙적으로, 분절에 속한 관절의 도수조작은 근육 긴장의 도수 치료에 있어서도 적합하다.[117]

3.4.3 가역적 구조적 단축("단축")

긴장 근육이 여러 번에 이어 수행되는 등척성 수축 후 이완요법으로 이완되지 못한다면, Janda에 따르면 가역적 구조적 단축이 존재하는 것이다. 이러한 기능병리학적 상황에서 선택 방법(**표시**)은 **신장**이다. 이는 스트레칭, 즉 근육군의 반복되는 최상 편심 수축 – 스포츠생리학에서 몸을 덥히거나 긴장을 풀 때 많이 쓰기는 하는데 – 과는 혼동되어서는 안 된다. 여기서는 근육의 자가 반사가 이완에 반대로 작용하게 된다.

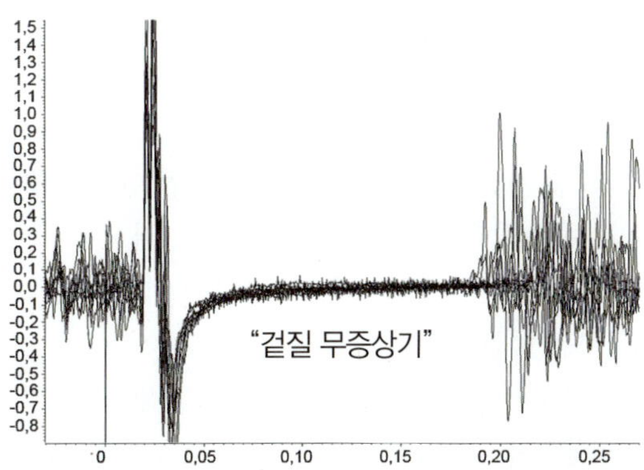

그림 3.2 겉질 매개 "무증상기". 운동 겉질에 대한 머리뼈통과 자기자극을 이용한 자극에 의해(시점 0) 표적근육의 최대응답값이 약 20–25ms 후에 유발된다. 이후 일차적으로 대뇌를 통해 중개되는, 평균적으로 200–300ms 동안 지속되는 "무증상기"가 따라오는데, 이 때 근육은 흥분되지 못한다. 이 시간적 구간에서 신장 자극이 떨어져야 된다.

도수의학적 의미에서 신장이 이루어지는 경우 관절과 근육의 중간 위치로부터의 등척성 긴장이 발생한다.[2] 아래에서 원론적 절차를 기술한다.

요구사항

- 구역(들)의 기능이상을 보이는 관절의 치료 (예: 등허리관절[TLÜ] 엉덩허리근, 허리척수, 엉치엉덩관절[SIG], 섬유연골결합, 엉덩이 관절)
- 신장 근육에서의 가능한 통증유발점의 치료 수행 및 최소 세 건의 비성공적인 등척성 수축 후 이완요법 필요.

3

준비

- 환자에게 치료 경과와 발생 가능한 **통증**에 대해 알려주기
- 관절의 중간자세 확립 (정상/생리학적 관절 양방향 이동 범위로부터의 진단 = 자유도)
- 수축 섬유의 최선의 "동기화"를 위하여, 환자가 부속 근육이 신장되는 관절의 중간자세에서부터 최대한 수축할 수 있도록 위치시킨다.
- 치료사는 신장 근육의 접점 또는 출발점을 몸쪽과 먼쪽에서 고정시켜, 최대한 잡아당기며 맞설 수 있도록 한다.
- 부속 관절의 중간자세, 즉 신장 근육의 중간 정도의 연장이 원인인 환자의 경우, 매우 재빨리 갑작스럽게 최대 긴장을 풀 수 있을 때까지 최대한 잡아당기고 갑자기 풀어주는 작업을 실시한다.
  추천: 환자의 힘을 분획적으로 증가하게 하기.
- 치료사는 특정한 "연장경로"를 취한다. 대개 5–10° 의 각운동이며, 근육과 관절의 허용가능 끝 위치를 결정한다.
- 이제 환자는 최소 7–10초간, 전체 과정을 이끄는 치료사의 지속적인 힘에 최대한 맞서 힘을 준다. 이러한 최대 긴장의 목적은 근섬유를 최대한 참여시켜, 뒤이어 최대한 완전히 억제 작용을 활용하기 위한 것이다. 지속 시간은 7–20초로 다양하며, 특히 근육의 단축 약화, 치료사, 최초 위치에 종속적이다. 피로 징후는 근육 떨림, 최대근력 약화, 회피 운동, 위치 벗어남 등이 있다.
- 치료사는 환자가 갑자기 힘을 "풀도록" 지시한다. 최대한 빨리 치료사는 계획한 신장 상태로 근육을 이끌고, 그 상태에서 최소한 긴장 상태가 20초 이상 지속될 수 있도록 유지해 준다. 종종 근육의 "물결치는" 약화가 느껴지게 된다. 이후 관절 및 근육 이완 위치에서의 수동적 복귀와 휴식을 최소 1분 동안 갖는다.
- 소견 검사 후 필요시 현재의 – 변화된 – 중간자세로부터의 다음 신장을 행한다.
- 중간 휴식들을 갖는 한 번의 치료 회차에서 4–5번의 신장이 가능하며, 보통 2–3회면 충분하다.
- 근육 당 경험적으로 20–25 회의 신장이 권장되는데, 즉, 4–6번의 치료 회차이다. 보통 2–3회차로 충분하다. 등척성 수축 후 이완요법은 신장 사이사이에 수행된다. 각 치료 회차 사이에 적어도 이틀의 시간이 있어야 한다.

현재 중간자세에서부터 계획된 신장 상태로의 경로가 너무 길 경우, 신장 방향으로 향하는 시작 위치가 밀릴 수 있다. **시작 상태로서의 중간자세**를 선택하는 이유는, 신장 근육의 최대 근력 발휘를 보장하기 위함이다. 환자가 다양한 출발 위치에서도 충분한 힘을 발휘할 수 있으면, 이러한 변화는 내내 가능하다. 환자가 신장 상태에 이를 때까지 그 이점은 더 짧은 경로에, 더 적은 필요 시간에 자리한다. 개개의 경우에서 치료사의 경험으로 판단한다.

신장 기법의 생리학적 배경은 이미 언급된 바 있는 가역적 구조적 단축 근육 내의 결합조직 요소의 변화된 탄성 행동이다. 이들은 수축 요소를 향하는 등척성 수축 후 이완요법과는 영향을 받지 않는다.

Janda는 신장의 기법을 자신의 임상적 경험으로부터 기술하였다. 이는 그러면서도 잘 알려진 신경생리학적 사실들과 잘 조화를 이룬다. 오랫동안 알려진 것처럼, 근육은 최대 긴장 후 대략 200–300ms 동안 활성화될 수 없다. 이러한 상태는 **"무증상기"**로 일컬어진다. 실험적으로 이 휴지 상태는 머리뼈통과 자기 자극으로 발생될 수 있으며, 그 기원은 겉질적이다. [139] (**그림 3.2**)

치료사가 최대 긴장 후 200–300ms 안에 근육을 연장시킬 수 있는 데 성공하면, 단일시냅스반사가 종료되고, 어떠한 운동 단위도 동원되지 않으며 치료사의 당기는 힘이 근육 내 탄성/아교 섬유에 도달한다. 이로써 (힘의) 제한이 풀어지게 된다. 경험적 증거에 의하면 이는 매우 효과적인 치료방법인데,[2] 먼저 연습을 필요로 하긴 한다. 특히, 다리의 같은 근육 양쪽을 신장하는 것이 권장된다.

등척성 수축 후 이완요법(PIR)과 신장 금기사항

도수적 통증유발점 치료와 PIR 가역적 기능적 단축 근육을 위한 금기사항은 다만 일반적 성격의 것들이다. 최근의 외상, 염증, 급성 허혈성 증후군 등이다.

신장 치료를 위해 추가적으로 절대적/상대적 성격의 **특정 금기사항들**이 있다.

신장 절대적 금기사항

- 근육염, 위축, 근무력증과 같은 근육의 구조적 질환
- 대뇌허혈이나 여러신경병증과 같은 근육의 신경성 장애
- 관절과 근육이 관련된 류마티스 관절염, 자가면역질환
- 심한 뼈엉성증(골다공증), 무균성골괴사와 같은 뼈의 장애
- 최근에 이식된 관절 인공삽입물
- 힘줄의 병리학, 예: 종아리세갈래근 신장 시의 급성 아킬레스힘줄통증
- 심한 심혈관계 질환
- 성장기의 어린이와 청소년(실상 거의 신장되지 않음)
- 신체형통증장애

신장 상대적 금기사항

- 임신
- 체질성 과운동증
- 신체/정신적 인자를 갖는 만성통증장애 (ICD-10 F45.41)
- 60살 이상의 환자의 경우 신장 적용을 신중하게 수행해야 한다.

신장 근육

긴장성, 즉 경직성 경향이 있는 근육들만이 신장된다. 전문적으로 다양한 근육들이 가능하다.

- 내림 부분 등세모근
- 어깨올림근
- 큰가슴근, 작은가슴근
- 허리척주세움근
- 엉덩허리근
- 넙다리곧은근
- 넙다리근막긴장근
- 짧은 엉덩이 모음근
- 햄스트링
- 가자미근

각각의 근육을 위한 아래의 기법설명은 신장치료의 특이 사항들만을 열거하고 있는데(특히, 환자에 내리는 지시, 연장방향), 원칙적인 절차는 이미 상세히 기술되었기 때문이다.

종아리세갈래근 (▶ 그림 3.3a, b)

환자의 시작자세:

- 바로 누워, 치료 대상 다리를 치료대 아래쪽 끝에 위치
- 종아리근의 치료를 위해 무릎관절을 굽히고, 장딴지근을 위해서는 쭉 편다.

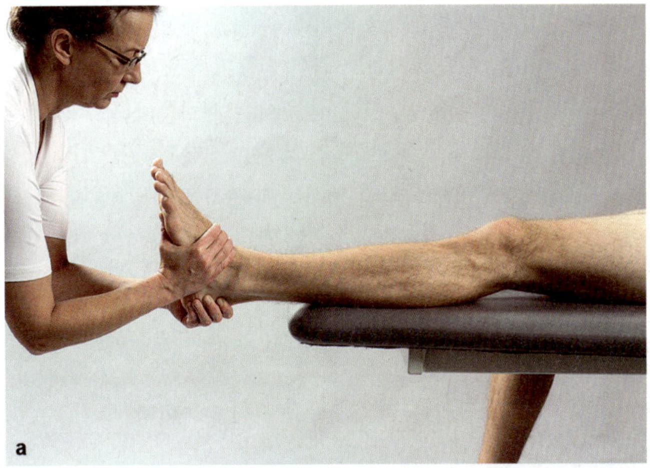

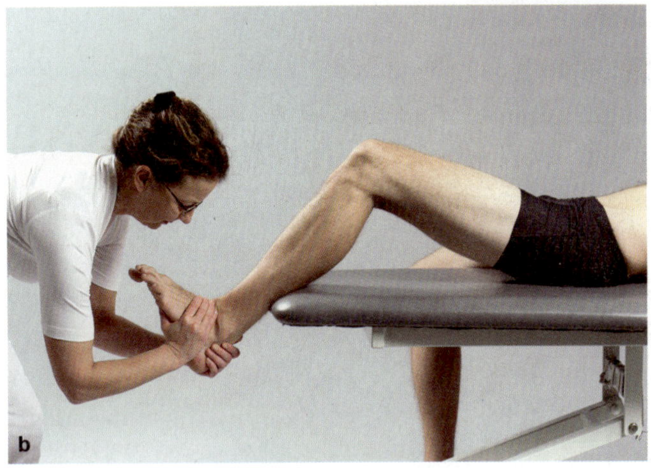

그림 3.3 a,b 종아리세갈래근의 스트레칭 치료, 환자에 대한 지시: "발꿈치를 햄스트링 쪽으로 당기시오". 더 자세한 것은 본문 참조.

치료사의 시작자세:

- 걷는 자세로 서거나 치료대 아래쪽 끝에 환자와 눈을 마주칠 수 있도록 앉는다.
- 안쪽에서 오는 손은 발꿈치뼈를 감싸 쥐되 아킬레스건을 접촉하지는 않으면서 당기는 동작을 실시한다. 가쪽에서 오는 손으로는 엄지를(다른 손가락은 발등에) 가쪽 발 가장자리에 대고 중간자세를 조정한다.

특이 사항: 등쪽 신전 방향으로의 기대되는 경로 획득과 중간자세의 확립.

환자에 대한 지시:

- 발꿈치를 무릎 다리오금 쪽으로 당기기
- 갑작스런 이완, 즉각적인 예상 등쪽 신전 방향으로의 수동 유도 – 무엇보다도 발꿈치뼈에서의 당김을 통하여, 등쪽 신전 방향으로의 발가장자리의 이끔.

변형: 엄지-검지 고리로 머리쪽 손을 등쪽 발꿈치에 고정 - 근육 닿는곳에 대한 촉진적 자극은 없으면서 꼬리쪽 손은 발꿈치를 바닥쪽에서 감싸쥠. 표 긴장 후에는 새로운 신장 위치에서 “발꿈치를 햄스트링 쪽으로” 동작의 수행 및 조정. 종아리 고정도 마찬가지로 수행. 움직임 지시는 우선적으로 발꿈치에 적용되고 발가락 굽힘근육의 일차적 긴장은 제쳐놓는다. 지레처럼 들어올리는 아래팔은 장딴지근에서처럼 신전구간의 고정 보장 - 모든 발 관절에 걸친 직접적(일차적) 지레가 아닌 - 의 역할을 한다.

적절한 휴식을 동반하여 절차를 3-5회 반복하며, 매번 새로운 중간자세에서부터 시작한다.

주의:

- 발바닥에 대한 접촉을 동반하는 대체 또는 다른 기법들은 협동적 유효 근육이 어떠한 촉진 자극도 겪지 않는다는 원칙과 모순된다.
- 치료 완료 후 일어설 때의 변화된 고유감각에 주의를 기울임.

엉덩허리근 (▶ 그림 3.4a–c)

환자의 시작자세:

- 치료대의 한쪽 끝에 머무른 상태에서, 치료대 가장자리는 엉치뼈 시작 높이 아래 대략 2cm 위치 (궁둥뼈결절은 벤치 위에 자유롭게 자리하여 엉덩이 관절에서 가동범위 한계까지의 움직임이 가능하도록 한다.)
- 환자는 양손으로 반대편의 다리를 가슴으로 당기고 치료사의 도움을 받아 치료대에 바로 눕는다. 손은 계속 무릎을 잡고 있는다. (토마스식 쥐기) 환자의 머리는 받쳐놓는다.

치료사의 시작자세:

- 치료대의 한쪽 끝에 머무른 상태에서, 치료대상이 아닌 환자의 다리를 환자의 발을 치료사의 허리 부분에 두어 받쳐놓고, 걸쳐있는 다른 다리로 시선을 둔다.
- 벤치쪽 다리는 환자의 넓적다리와 접촉하여, 환자의 다리 무게를 지탱하고 새로 정의되는 동작을 보장할 수 있도록 한다.
- 치료사의 다리를 벤치에 기두어, 무게를 전달할 수 있도록 한다.

중요: 골반 일으키기와 고정을 보장하기 위해, 환자의 다리 위치(치료 대상 아닌 쪽)는 절대적으로 유지되어야 한다.

접촉: 치료사의 양손은 환자의 무릎을 잡고 궁둥뼈관절의 중간자세로 이끈다.(먼쪽 넓적다리에서 한 손은 배쪽, 다른 손은 등쪽).

특이 사항: 궁둥뼈관절이 뻗는 방향으로의 중간자세와 기대되는 경로 획득의 확립.

환자에 대한 지시: “무릎을 위로”.

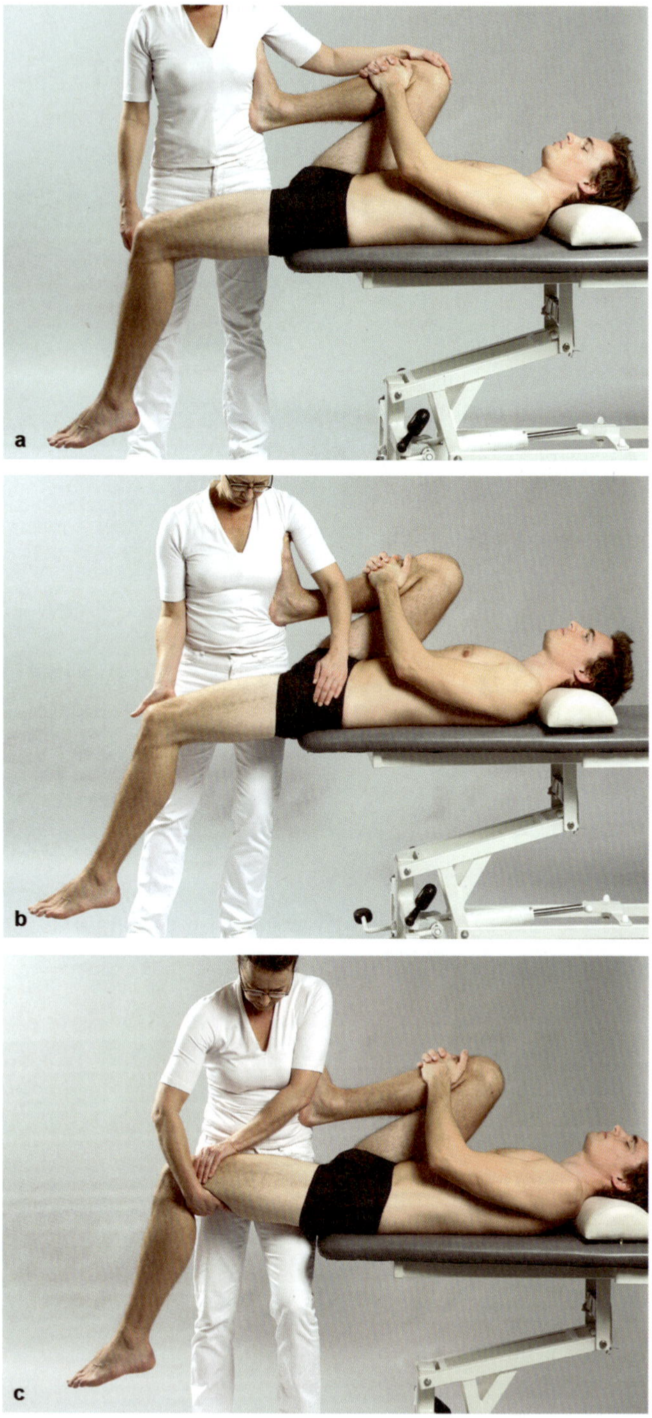

그림 3.4 a–c 엉덩허리근의 스트레칭 치료, 환자에 대한 지시: “무릎을 위로”. 더 자세한 것은 본문 참조.

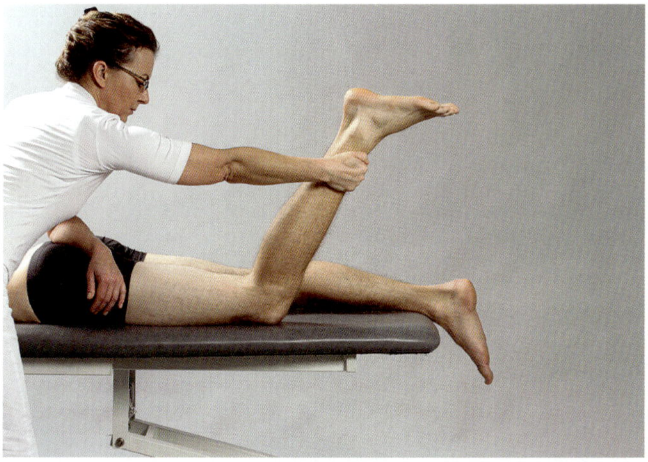

그림 3.5 넙다리곧은근의 스트레칭 치료. 환자에 대한 지시: "무릎을 뻗으세요". 더 자세한 것은 본문 참조.

주의:

- 단단히 만 수건 등을 사타구니에 넣음으로써 반대편 다리의 샅굴부위에서의 환자의 통증을 막음.
- 치료 완료 후 일어설 때의 변화된 고유감각에 주의를 기울임.

넙다리곧은근 (▶ 그림 3.5)

환자의 시작자세: 엎드려 누우며, 소견에 따라서는 복부를 받쳐 허리척수 앞굽음증을 줄일 수 있다.

치료사의 시작자세: 치료 대상 쪽의 치료대 가장자리에 대해 측면, 시선은 벤치의 발쪽 끝.

접촉: 머리쪽 손을 아래팔을 모음하면서 수행. 골반은 머리쪽에서 볼 때 똑바로 선 위치로 치료대 위에 고정. 다른 손은 중간자세의 무릎관절을 담당.

특이 사항: 무릎굽힘 방향으로의 중간자세와 기대되는 경로 획득의 확립.

환자에 대한 지시: "무릎을 뻗으세요".

주의:

- 치료 완료 후 일어설 때의 변화된 고유감각에 주의를 기울임.

햄스트링 (▶ 그림 3.6a, b)

일러두기: (육안으로 확인되는) 보폭 감소 시에만 적용. 골반 고정 곤란 시.

환자의 시작자세:

- 바로 누워 치료 대상 쪽을 치료대 가장자리에

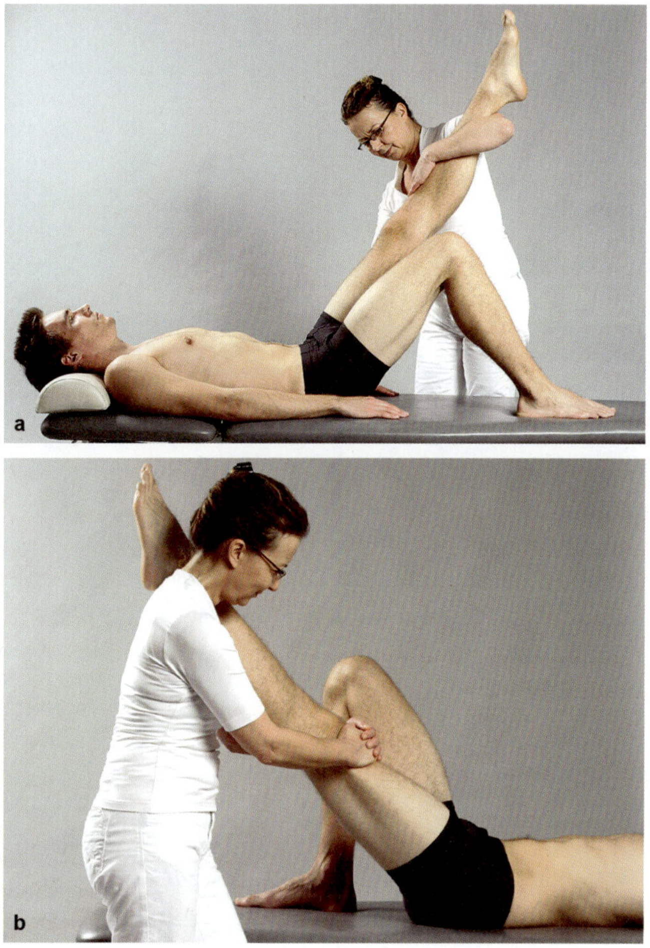

그림 3.6 a,b 햄스트링의 스트레칭 치료. 환자에 대한 지시: "발꿈치를 제 어깨 뒤에서 당기세요"(엉덩(관절) 신전과 무릎굽힘). 더 자세한 것은 본문 참조.

- 치료 대상이 아닌 쪽은 무릎 및 궁둥뼈 관절을 구부려 엉덩허리근의 긴장을 줄일 수 있다.

치료사의 시작자세: 치료대 가장자리에 대해 측면, 걷는 자세, 시선은 머리쪽으로.

접촉: 치료사의 어깨 위에 먼쪽 아래 다리를 위치, 치료사의 양손은 환자의 넓적다리에 포개어 위치.

특이사항: 고정된 무릎관절에서 궁둥뼈 관절 굽힘 방향으로의 중간자세와 기대되는 경로 획득의 확립.

환자에 대한 지시: "발꿈치를 제 어깨 뒤에서 당기세요"(엉덩(관절) 신전과 무릎굽힘).

주의:

- 치료 완료 후 일어설 때의 변화된 고유감각에 주의를 기울임.

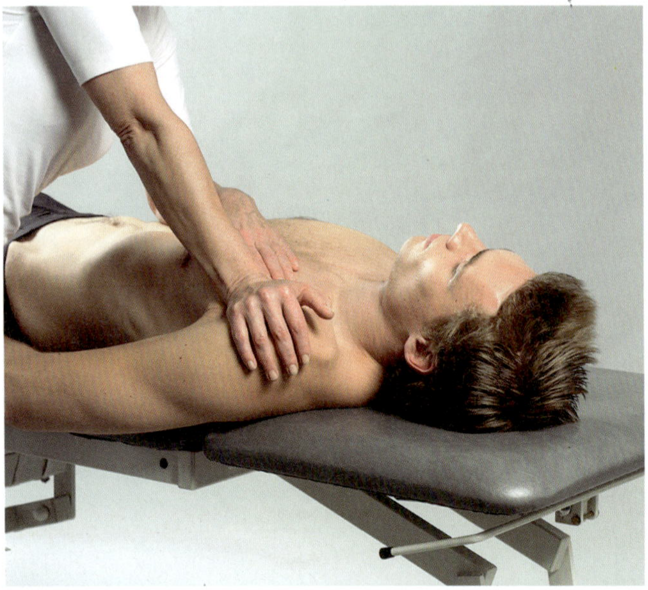

그림 3.7 작은가슴근 스트레칭 치료. 환자에 대한 지시: "어깨를 배꼽 쪽으로". 더 자세한 것은 본문 참조.

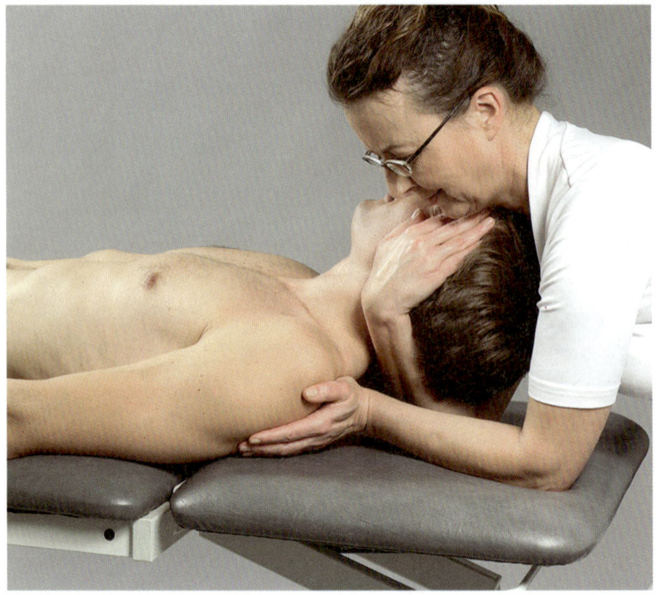

그림 3.8 어깨올림근의 스트레칭치료. 환자에 대한 지시: "어깨를 귀 뒤로 당기세요". 더 자세한 것은 본문 참조.

작은가슴근(▶ 그림 3.7)

환자의 시작 위치: 치료대 가장자리에 가깝게 바로 누워, 다리는 무릎와 엉덩관절을 구부리고, 양팔은 안쪽으로 회전하여 옆에 붙인다.

치료사의 시작 위치: 치료 대상 쪽에 서 있는다.

접촉:

- 환자와 가까운 아래팔과 손은 모음하면서 복장뼈와 위쪽 갈비뼈를 지지 – 반대쪽으로는 고정 압력.
- 환자와 먼 손의 엄지두덩은 부리돌기에 놓이고 긴 손가락으로는 배쪽으로 하여 가쪽 팔이음뼈를 감싼다.

대체 접촉: 손을 교차하여 평평하게 놓는다.

- 꼬리내측면을 향하는 고정 운동을 2–5번째 갈비뼈 상에서 복장뼈에 가깝게.
- 부리돌기에서 긴 손가락을 배쪽으로 팔이음뼈에 위치하고 앞쪽외측(머리뼈가쪽)–등쪽 방향으로 고정 압력.

특이사항: 팔이음뼈의 뒤쪽 높이기 방향으로의 중간자세와 기대되는 경로 획득의 확립.

환자에 대한 지시: "어깨를 배꼽 쪽으로".

어깨올림근 (▶ 그림 3.8)

환자의 시작자세: 바로 누움, 필요시 무릎관절을 받친다.

치료사의 시작자세: 치료대 머리쪽 끝에 선다. 치료대상 쪽에서 약간 측면에 위치.

접촉:

- 어깨뼈 고정(엄지손가락 밑의 볼록한 부분을 가시위 오목에 위치).
- 머리쪽 손은 목뼈를 전굴로 유도; 옆쪽으로 굽히면서 반대쪽으로 회전.
- 치료사의 팔꿈치를 치료대 위에 위치하고 환자의 머리를 앞에서 언급한 팔꿈치 위치로 놓는다. (위팔은 반대편의 두개골 옆쪽에, 아래팔/손은 신전되는 쪽의 두개골 옆쪽으로).

특이사항: 팔이음뼈 내림 방향으로의 중간자세와 기대되는 경로 획득의 확립.

환자에 대한 지시: "어깨를 귀 뒤로 당기세요".

주의: 목뼈가 아닌 팔이음뼈에 걸친 근육의 신전(머리/목뼈 고정 유지).

내림 부분 등세모근 (▶ 그림 3.9)

환자의 시작자세: 바로 누움, 필요시 무릎관절을 받친다.

치료사의 시작자세: 치료대 머리쪽 끝에 선다. 치료대상 쪽에서 약간 측면에 위치.

접촉:

- 치료사의 머리쪽 손은 긴손가락으로 목벼를 감싸, 자쪽 손모서리가 뒤통수에 접촉하도록 한다 = 손고정.
- 치료사의 다른 손은 긴 손가락을 머리쪽에서 포크처럼 하여 팔이음뼈에 놓는다.

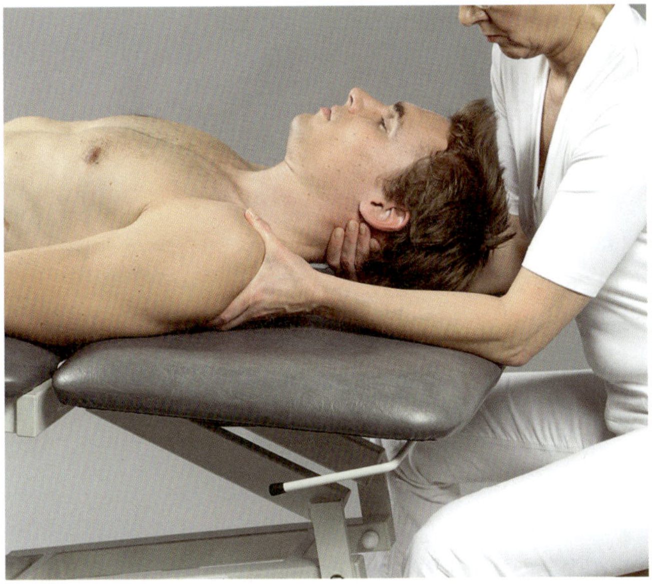

그림 3.9 내림 부분 등세모근 스트레칭 치료. 환자에 대한 지시: "어깨를 귀로 당기세요". 더 자세한 것은 본문 참조.

대체 접촉: 십자가 모양 손잡이를 잡듯이 쥠. (이완엔 좋으나 신전엔 적절하지 않음).

특이사항: 팔이음뼈 내림 방향으로의 중간자세와 기대되는 경로 획득의 확립.

환자에 대한 지시: "어깨를 귀로 당기세요".

주의: 목뼈가 아닌 팔이음뼈에 걸친 근육의 신전(머리/목뼈 고정 유지).

척주세움근 (▶ 그림 3.10 a, b)

환자의 시작자세: 바로 누움, 양 다리를 무릎과 엉덩이에서 구부림, 머리는 전굴시 받침.

치료사의 시작자세: 환자 옆에 골반 높이에 섬, 환자와 시선을 맞춤.

접촉:

- 머리에 가까운 손은 양다리를 무릎관절굽힘 중에 엉덩이 관절굽힘으로 이끈다(아래팔은 환자의 몸쪽 넓적다리에) (경우에 따라 샅굴부위에 걸쳐 가로지르는 작은 방석 등을 놓아 엉덩이 관절 굽힘을 운동범위 끝에서 경감해준다.)
- 발에 가가운 손은 엉치뼈에 손바닥을 접촉, 손목은 엉치뼈틈새에, 긴 손가락은 엉치뼈 시작지점, 꼬리쪽 엉치뼈 줄기에 위치.

절차: 골반 기립 동안 근육을 위한 중간자세 확립. 엉덩이 관절 내 굽힘 유지를 통한 골반 위치의 보장.

환자에 대한 지시: "골반을 밑으로 누르세요".

주의사항:

- 긴장은 엉치뼈에서 받침 방향으로 이루어짐
- 엉덩이 관절 굽힘의 지속이 아닌 꼬리쪽 엉치뼈 줄기를 통한, 허리 굽힘의 확립된 끝 위치로의 신속한 수동적 움직임
- 치료 완료 후 일어설 때의 변화된 고유감각 – 몸통의 안정성을 위한 – 에 주의를 기울임.

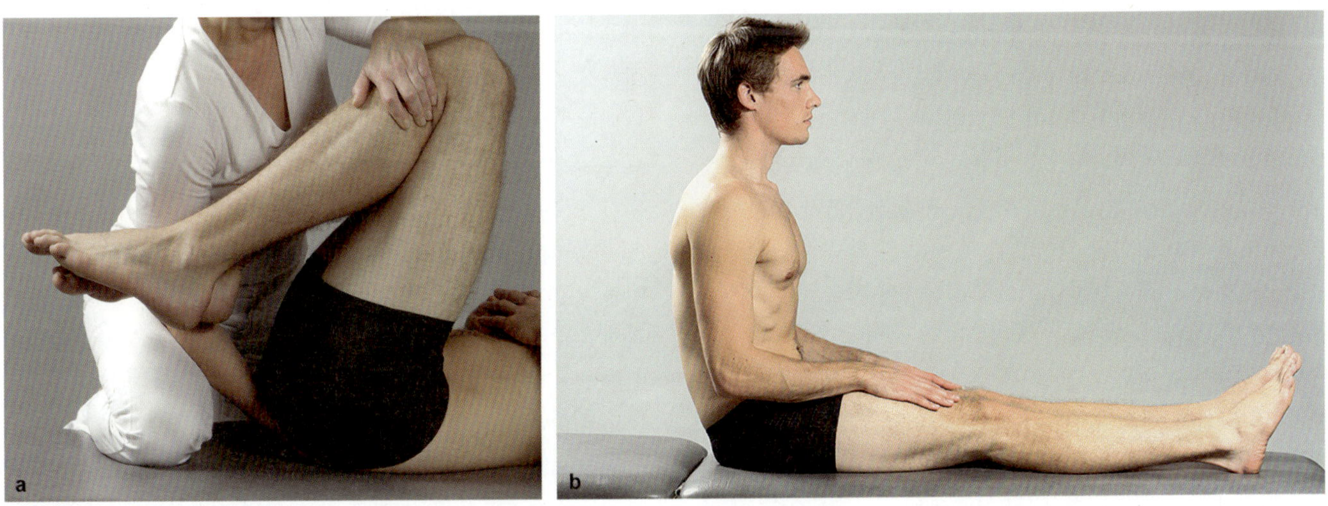

그림 3.10 a,b 척주세움근의 스트레칭 치료. 환자에 대한 지시: "골반을 밑으로 누르세요". 더 자세한 것은 본문 참조.

3.4.4 Janda에 따른 근육적 협응불능 또는 "불균형"

임상적으로 협응불능은 간단한 운동 상동증의 범위 안에서 가장 잘 검사될 수 있다. Janda는 6가지의 상동증을 기술하는데, 이들은 일상적으로 요구되는 운동 수행에 필요하며, 이들의 협응불능은 광범위한 도수의학적 사슬과 이로써 근골격계에서의 통증을 동반하는 기능장애로 이어지게 된다.

- 엉덩이 신전
- 엉덩이 벌림
- 바로 누운 자세에서 몸통 올림
- 팔굽혀펴기
- 바로 누운 자세에서 머리 올리기
- 팔 벌림

Schildt-Rudloff는 이를 넘어 또다른 상동증의 임상적으로 매우 중요한 장애를 기술했는데, 이는 말 그대로 "생활에 불가결한" 것으로서 바로 호흡상동증이다. 이 상동증의 논의를 위해서 원래 문헌에 대한 참조가 이루어져야 할 것이다. [95, 133]

근골격계 상동증의 임상적 진찰 시의 규칙:

- 환자는 항상 수행한 대로 움직임을 수행한다. 진찰자는 관여나 교정을 하지 않는다.
- 움직임은 천천히 수행된다.
- 진찰자는 환자를 만지지 않는데, 이는 활성화 순서의 촉진과 변화를 이끌 수 있기 때문이다.
- 통증유발점, 관절 및 근육 기능이상과 같은 국지성 기능장애의 치료에 앞서 진찰이 수행되는 경우, 이는 단지 방향을 제시하는, 즉 긴장의 징후로서만 관찰될 수 있다. 국지적 기능장애의 제거 후에야만, 표적 진찰의 결과로서 발견된 상동장애가 해석될 수 있다.

활성화의 순서는 시각적으로 기록된다. 여기에는 다소간의 연습이 필요하다. 다채널 근전도 조사를 통해 객관화가 가능하다. 명확하고 현저히 변화된 활성화 순서 – 높은 확률로 임상적 불편을 초래하는 – 과 나란히, 이상적 상동증이 기술된다. 이상적 형태로부터 더 많이 벗어나는 경계부는 그 사이에 존재한다. 개개의 경우에서 어떤 기능생리학적 관련성이 결과로 나오는지는, 미리 확실히 예측되지는 않는다. 그럼에도 불구하고 기존의 기능병리학적 진료에서 근골격계 내의 이러한 종류의 협응불능이 발견된다면, 그 역시 평가되고 치료 개념에 포함되어야 할 것이다.

권장되는 요법은 각각의 협응불능 상동증을 위해 단락 3.4.4에서 기술하는 기법들에 근거하고 있다. 이는 한 번의 진료에서 4–5회 반복되어야 한다. 상동증 최적화가 안정적으로 자리잡기까지는 대개 4–6회의 진료를 필요로 한다.

운동 상동증 장애의 억제 경향성 위상 근육과 치료기법으로서의 촉진

Janda는 긴장성 근육을 경직 및/또는 단축으로의 경향성을 보이는 것으로, 그리고 위상 근육을 억제 경향성을 보이는 것으로 기술한다.[70, 72] 그는 자주 쇠약의 개념을 이용한다. 이때 이는 구조적이 아닌 기능적 마비를 의미하며, 때때로 거짓불완전마비를 가리키기도 한다. Janda는 쇠약의 **네 가지 형태**를 설파한다.

- 관절. 예: 앞십자인대의 고유감각 결손 시의 안쪽넓은근
- 장기간 지속된 통증유발점이 반사적 척수 조정곤란에 이름. "일차적 근섬유 기능이상"
- 일명 **신전쇠약**. 오랜 시간 동안 억제 상태에 놓인 근육이 쇠약해지는 것. 예: 가약적 구조적 단축을 보이는 허리 줄기세움근의 경우에서의 배곧은근, 매우 흔한 현상.
- 일명 **단축쇠약**. 오랜 시간 경직된 근육이 결합조직 뒤당김 측면에서 재편되고 따라서 약해짐.

위상 근육은 마찬가지로 통증유발점을 긴장성과 마찬가지로 형성할 수 있다. 그러나 이는 우선적으로 협응불능과 근육불균형 증후군과 관련한 장애에 의해 기능병리학적으로 중요한 관련을 맺는다.

억제된 위상 근육 및 협응불능의 치료법은 숙련된 치료사에 의해 수행되어야 한다. 이것이 의미를 갖는 때는, 우선 상동증에 필요한 긴장성 근육 및 움직임에 영향을 받는 관절의 기능장애의 통증유발점, 가역적 기능적/구조적 단축과 같은 지역적 도수의학적 기능장애를 제거한 이후이다.

기능이상 운동–동적 상동증의 경우, 즉 협응불능의 경우 필요 근육의 활성화 순서가 달라진다. 그러므로 "망각된" 또는 "늦춰진" 근육들을 다시 상기하는 것이 중요하다. 이는 이들 근육들을 운동 상동증 실행시 고유감각적으로 자극함으로써 일어난다. 이를 위한 가장 간단한 방법은 도수적으로 강력한 자극을 근육 자체에 주는 것이다. 이러한 원칙은 영향을 받은 상동증 수행시 이들 근육의 척수 및 겉질 표현형의 강화에 본질이 있다. 이는 이상 움직임 중의 해당 수행의 활성화와 복귀로 이어진다.

기술적으로, 빠르게 리듬을 갖고 가볍게 문지르는 손동작 – 치료사의 손가락이 촉진 대상 근육 상의 피부에 닿는 – 이 더불어 사용될 수 있다. 마찬가지로 환자의 등척성 긴장의 유지의 경우에 치료사의 리드미컬한 자극 투입이 가능하다.(협응불능성 머리앞구부림의 요법) 다양한 고유자극적 자극이 투입될 수 있는데, 예를 들어, 고슴도치 모양 공이나 추위/따뜻함 자극 등등

이 있다. 어떠한 자극을 어떠한 환자에게 실시할지는 치료사의 경험이 판단할 몫으로 남겨져 있다.

아래의 **요구사항**은 억제 근육의 모든 촉진의 경우에서 만족되어야 한다.

- 상동증의 일부로서 긴장성인 근육의 임의의 통증유발점에 대한 치료 수행
- 분절 기능장애는 와 관절 기능장애와 마찬가지로 치료되어야 함
- 상동성 움직임에 포함되는 관절의 임의의 기능이상에 대한 치료 수행
- 가약적 기능적 또는 구조적 단축을 보이며 상동증의 일부인 긴장성 근육에 대한 치료 수행.

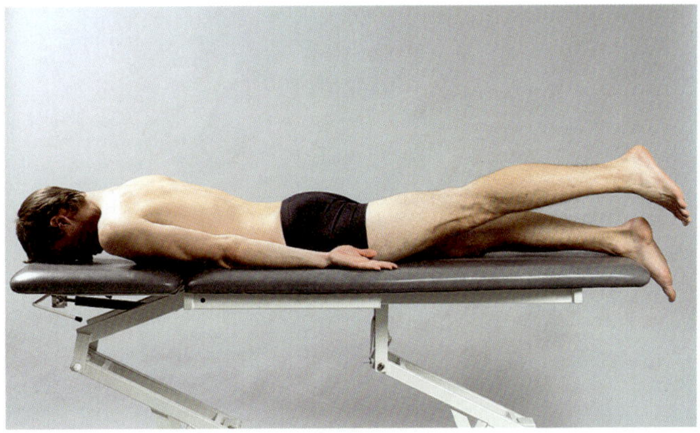

그림 3.11 엉덩이 신전 – 진찰동작: 환자는 진찰 대상 다리를 엉덩이 신전으로 들어올린다. 움직임은 골반의 앞기울음이 시작되면 종결된다. 더 자세한 것은 본문 참조.

6가지 주요 운동 상동증 장애의 치료기법

엉덩이 신전

이 상동증은 걷기 동작에서 지지기의 끝에서 필요한 것이다. 해당 상동증이 이상적으로 수행될 시 움직임은 주로 골반 관절에서 수행되고, 골반은 최소한으로만 앞쪽으로 기울 뿐이다. 허리뼈는 최소한의 부하만 받고 분절 근육은 요구되지 않는다. 운동 상동증이 더 장애를 받을수록, 골반의 앞기울음을 동반하는 엉덩이 신장이 더 일어나고, 이는 허리엉치뼈 과부하와 그에 따른 도수의학적 증후군을 초래한다.

도수의학적 통괄적 걷기 진찰을 실시할 때, 질환이 있는 면의 협응불능 엉덩이 신전에서 짧아진 보폭과 골반역학의 장애가 뚜렷하게 드러난다. 매우 많은 환자에서 엉덩이 신전은 만성적 등 통증을 동반한다.

기술적 실시(▶ 그림 3.11)

- 환자는 엎드려 누워 발끝을 치료대 가장자리 위로 놓는다. 머리는 편안히 돌려 놓는다.
- 환자가 진찰 대상 다리를 엉덩이 신전으로 올린다. 골반의 앞기울음이 시작되자마자 움직임은 종결된다.
- 나이, 체질, 동반질환에 따라 엉덩이 신전 움직임 범위는 10° 정도 차이가 난다.

정상적 활성화 순서

1. 햄스트링군
2. 큰볼기근
3. 반대쪽 허리 척주세움근
4. 같은쪽 허리 척주세움근
5. 반대쪽 등허리 척주세움근
6. 같은쪽 등허리 척주세움근
7. 양쪽의 팔이음뼈 근육

빈번한 "활성화 이상 유형"과 이로 인한 임상적 중요 이상 상동증들은 이하 두 가지 활성화 순서를 보인다: 1–6–5–4–3–2–7 또는 5–6–2–4–3–1. 큰볼기근은 자주 억제되고 이로 인해 활성화 순서에서 "떨어져 나온다". 등허리 경계의 근육이 과부하를 받고 그에 따라 기능이상을 보인다는 것을 추론할 수 있다.

치료(▶ 그림 3.12)

- 환자는 엎드려 누워 발끝을 치료대 가장자리 위로 놓는다. 머리는 편안히 돌려 놓는다.
- 치료사는 치료 대상면에 서서, 환자의 엉덩이에서 신전되는 다리를 환자에게 적용되는 먼쪽 손을 이용해 받친다. 환자는 다리를 맡긴다. 즉, 환자는 어떠한 엉덩이 신전 긴장도 발생시키지 않는다.
- 환자에게 치료사가 다리를 갑자기 놓아 버릴 수도 있으니 다리를 들고 지탱하라는 정보를 전달한다.
- 치료사는 운동 상동증에서 너무 늦게 활성화되는 근육군을, 예를 들어, 몸쪽 손으로 빠르게 문지르는 움직임을 통해 자극한다. 대개의 경우 큰볼기근 또는 햄스트링군이다.
- 치료사는 환자의 다리를 갑자기 치료대를 향해 떨어뜨리고, 이로써 환자는 엉덩이 신전으로 긴장을 해야만이 다리를 붙들을 수 있다.
- 환자가 재빨리 다리의 하중을 빠르게 넘겨받을 수 있을 때까지 이러한 과정이 수회 반복된다. 이는 상동증의 활성화 순서를 최적화해준다.
- 엉덩이 신전 위치에서 비롯하는 치료사의 붙잡는 팔에 맞서

3

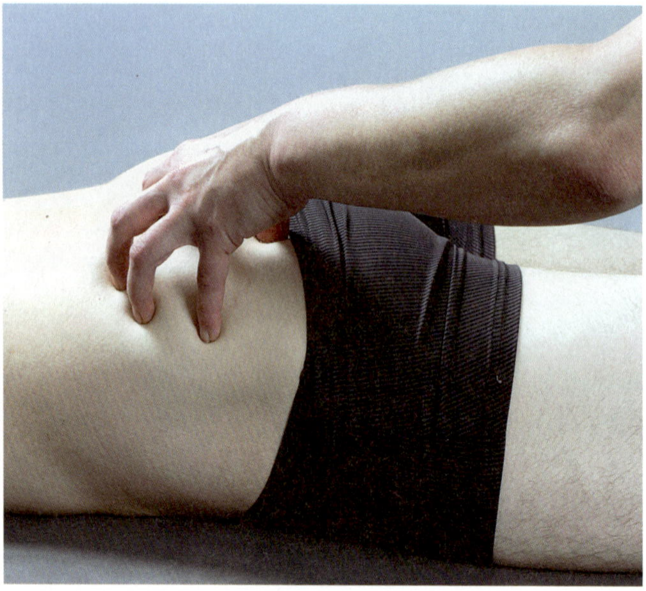

그림 3.12 엉덩이 신전 – 치료. 치료사는 운동 상동증에서 너무 늦게 활성화되는 근육군을, 예를 들어, 몸쪽 손으로 빠르게 문지르는 움직임을 통해 자극한다. 대개의 경우 큰볼기근 또는 햄스트링군이다. 더 자세한 것은 본문 참조.

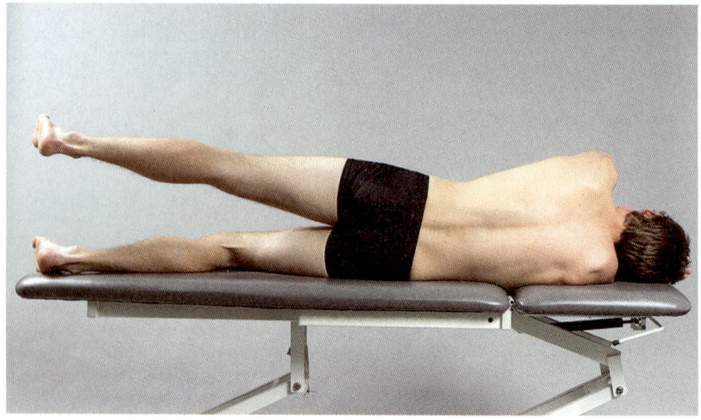

그림 3.13 엉덩이 벌림–진찰동작: 환자는 위쪽에 놓인 다리를 쭉 뻗어 들어올린다. 즉, 발바깥쪽 가장자리를 천장쪽으로 가까이하고 엉덩이 벌림하도록 움직인다. 더 자세한 것은 본문 참조.

긴장하면서, 이에도 불구하고 무게를 넘겨받기 위해 엉덩이 신전을 갑자기 활성화해야 하면, 환자가 느끼는 부담감이 증가할 수 있다.

엉덩이 벌림

이 상동증은 걷기 및 계단오르기의 동작에서 지지기의 골반안정화를 위해 필요하다. 지지기는 걷기의 가장 긴 단계이다. 벌림은 골반을 매 운동 작업 – 다리로의 하중 전달을 요구하는 – 마다 안정화해준다. 골반의 불충분한 안정화는 허리엉덩 및 엉치엉덩 기능이상을 초래한다. 도수의학적 통괄적 진찰에서 엉덩이 벌림 협응불능의 경우 영향을 받는 쪽의 다리의 바깥돌림과 벌림이 양면에서 눈에 띄게 다르게 관찰된다.

기술적 실시(▶ 그림 3.13)

- 환자는 이상이 없는 쪽으로 최대한 중립 자세로 누워, 아래쪽 다리를 살짝 구부려 안정적인 측면 위치를 확보하도록 한다.
- 몸통은 최대한 돌리지 않는다.
- 환자는 위쪽에 놓인 다리를 뻗으며 들어올린다. 즉, 환자는 발의 바깥 가장자리를 천장에 가깝게 하고 엉덩이 벌림 움직임을 수행한다.
- 움직임은 골반이 같이 움직이는 즉시 종결한다.

정상 활성화 순서

1. 큰둔부근
2. 넙다리근막긴장근
3. 같은쪽 허리네모근
4. 엉덩허리근
5. 넙다리곧은근
6. 복부근육

환자는 빈번히 우선 넙다리근막긴장근을 긴장하는데, 결과적으로 결합된 벌림–바깥돌림–굽힘 움직임이 엉덩이 관절에서 발생한다. 검사골반면에서의 동시적 위당김을 동반하는 골반벌림의 일명 긴장근기전이다. 또다른 빈번한 이상 상동증은 허리네모근의 일차적 활성화를 동반하는 순서 3–2–4–5–6–1이다. 이 때 골반 기울임을 동반하는 엉덩이 벌림이 시작되고, 이는 허리뼈 및 허리엉치 경계의 기능이상으로 이어진다. 몸통안정기(근) – 예를 들어, 배가로근의 – 의 안정화 긴장은 다리의 "고립된" 올림에 필요한 요구사항이다.

치료(▶ 그림 3.14)

- 환자는 이상이 없는 쪽으로 누워, 아래쪽 다리를 살짝 구부려 안정적인 측면 위치를 확보하도록 한다.
- 몸통은 최대한 돌리지 않는다.
- 치료사는 환자 뒤에서 골반 높이에 서서 엉덩이에서 벌림된 환자의 다리를 환자의 발쪽 손으로 잡아 받치고, 이 때 환자는 다리를 편안히 내어주어 어떠한 엉덩이 벌림 긴장도 느끼지 않도록 한다.
- 환자에게 치료사가 다리를 갑자기 놓아 버릴 수 있으니 다리의 위치를 유지하라는 정보를 전달한다.
- 치료사는 운동 상동증에서 너무 늦게 활성화되는 근육군을

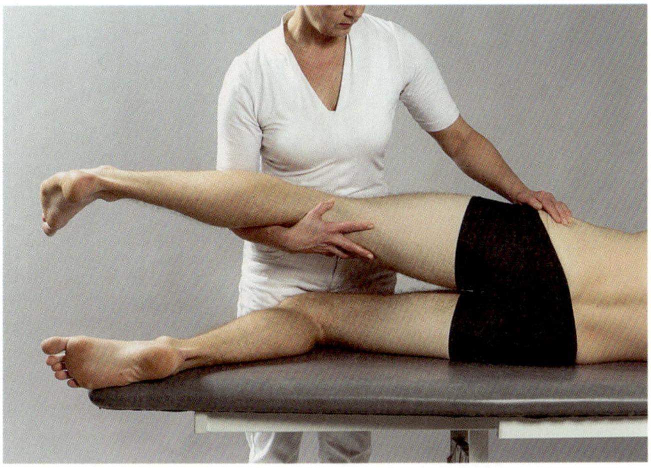

그림 3.14 엉덩이 벌림 – 치료: 치료사는 운동 상동증에서 너무 늦게 활성화되는 근육군을 촉진(자극)하는데, 대개 큰둔부근, 작은둔부근이 해당되며, 예를 들어, 몸쪽 손으로 빠르게 문지르는 움직임을 통해 자극한다. 더 자세한 것은 본문 참조.

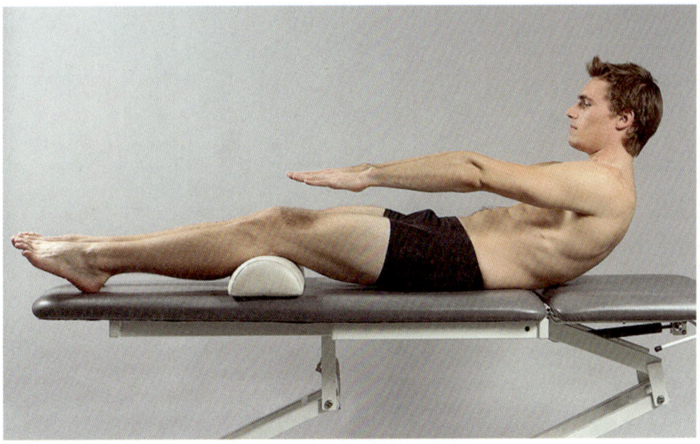

그림 3.15 누운 자세에서 몸통 올리기 – 진찰동작: 환자는 팔의 지탱 없이 몸을 일으키는 지시를 따른다. 동작은 이상적으로 머리에서 시작하여 목뼈, 목가슴 경계, 어깨를 거쳐 등뼈의 척추뒤굽음증으로 진행된다. 더 자세한 것은 본문 참조.

촉진(자극)하는데, 대개 큰둔부근, 작은둔부근이 해당되며, 예를 들어, 몸쪽 손으로 빠르게 문지르는 움직임을 통해 자극한다.

- 치료사는 환자의 다리를 갑자기 치료대를 향해 떨어뜨리고, 이로써 환자는 엉덩이 벌림에서 긴장을 해야만이 다리를 붙들을 수 있다.
- 환자가 재빨리 다리의 하중을 빠르게 넘겨받을 수 있을 때까지 이러한 과정이 수회 반복된다. 이는 상동증의 활성화 순서를 최적화해준다.
- 엉덩이 벌림 위치에서 비롯하는 치료사의 붙잡는 팔에 맞서 긴장하면서, 이에도 불구하고 무게를 넘겨받기 위해 엉덩이 벌림을 갑자기 활성화해야 하면, 환자가 느끼는 부담감이 증가할 수 있다.

바로 누운 자세에서 몸통 올리기

이 검사동작은 복부 근육과 엉덩이 굽힘근, 특히 엉덩허리근의 상호작용을 판단한다. 위상성 배쪽 복부근육은 억제되는 경향성을 보이고, 반면 허리근 근육은 긴장성 근육으로 경직되는 경향을 보인다. 양 근육군이 많은 움직임에서 협동적으로 작용하기 때문에, 이는 허리근 근육의 우세로 이어진다. 이는 하부 교차 증후군의 발생을 조장한다.(▶ 단락 3.4.5) 통괄적 도수의학 진찰에서는 골반의 현격한 앞기울음이 두드러지게 나타나며, 조사와 촉진을 통해서 복부 근육의 감소된 휴지긴장이 드러난다.

기술적 실시(▶ 그림 3.15)

- 환자는 바로 누워, 다리는 엉덩이와 무릎에서 살짝 굽히고, 팔은 이완하여 신체 옆에 위치
- 발은 적극적으로 발바닥쪽굽힘으로 하여 신전하고, 발꿈치는 치료대 바닥 방향으로 압박하며 궁둥이도 같이 누른다. – 이로써 엉덩허리근이 최대한 억제되고 검사움직임이 주로 복부근육을 사용해 실시되게 된다.
- 치료사는 치료대 아래쪽 끝에 측면으로 서서, 매번 환자의 발꿈치에 하나의 손가락을 사용해 촉진하고 시선은 가슴쪽으로 향하여, 이 시선 아래에 환자의 아래쪽 어깨뼈 모서리가 위치되게 한다.
- 환자에게 팔로 받치지 않고 일어나도록 지시를 내린다.
- 이 움직임은 이상적으로 머리에서 시작되어 목뼈, 목가슴 경계, 어깨를 거쳐 등뼈의 척추뒤굽음증으로 진행된다.
- 환자가 아래쪽 어깨뼈 모서리를 치료대 위 표면에서 띄우면 검사동작을 종결한다. 치료사는 발꿈치 촉진을 통해 언제 환자가 자신의 허리근 근육을 활성화하는지 검사한다.
- 이상적으로 환자는 어깨뼈 모서리를 허리근 활성화 없이 치료대 위 표면에서 5cm 띄울 수 있다.

많은 환자가 이 움직임을 머리에서 시작하는데, 이후의 일어나는 동작에서 배쪽 복부근육 대신 어깨근근육을 사용한다. 이는 일상생활에서 지속적인 엉덩이 굽힘과 척주세움근의 반사적 긴장을 초래하며, 이에 따른 기능이상이 따라온다. 여기서 명확하게 드러나는 것은, 긴장되었을 수 있는 척주세움근의 이완이 전제조건이라는 것이며, 그렇지 않은 경우 상동증은 이상적으로 검사될 수 없기 때문이다.

3

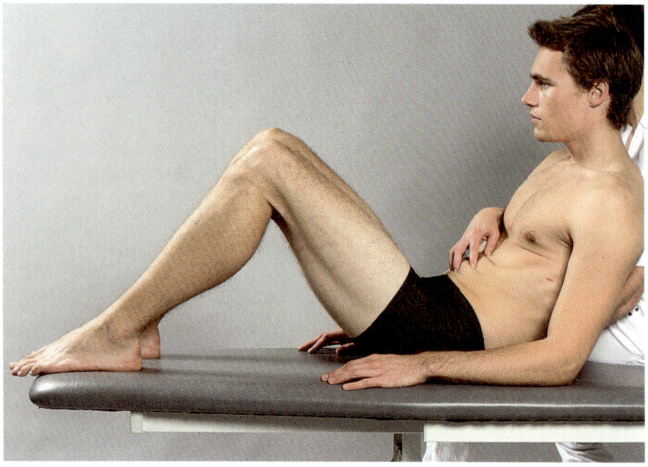

그림 3.16 누운 자세에서 몸통 올리기 – 진찰동작: 이제 치료사는 환자 둘레를 손으로 감아쥔 상태에서, 쓰지 않고 있는 손을 사용해 일례로 환자의 복부근육을 빠르게 문지르는 동작을 통해 자극하고, 이후 받치는 반대힘을 갑자기 거두어 버린다.

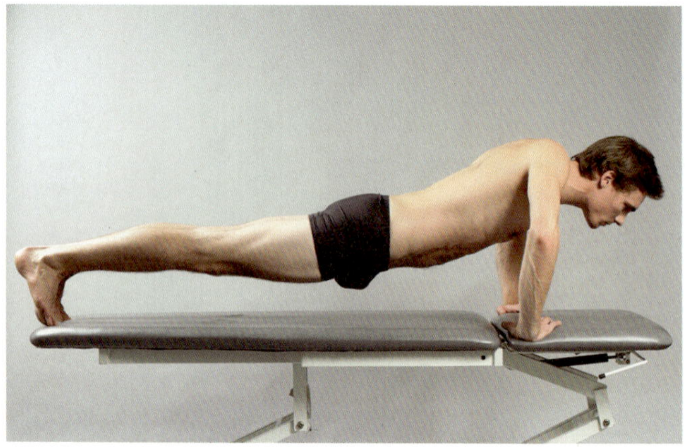

그림 3.17 팔굽혀펴기 – 진찰동작: 환자는 엎드려 누운 상태에서 팔굽혀펴기로 돌입하며, 손은 손가락끝이 안으로 향하게 즉, 안쪽돌림하고, 노쪽으로 돌려 최소한 서로 어깨넓이로 떨어져 있도록 한다. 엉덩이는 완전히 신전된다. 더 자세한 것은 본문 참조.

치료(▶ 그림 3.16)

- 환자는 테이블 위에 앉아, 치료대 위의 다리를 엉덩이와 무릎관절에서 살짝 굽힌다.
- 치료사는 환자 뒤에 서서 한 손의 손가락들로 허리엉치 접합부의 척주세움근의 활성화 상태를 촉진한다.
- 환자는 신체 위쪽을 이용해 뒤로 기대고 치료사는 지탱한다. 이 때 복부근육과 환자의 척주세움근은 어떠한 활성화도 나타내지 않는다.
- 치료사가 받치는 반대힘을 갑자기 거두어 버릴 수 있고 환자는 이를 포착하여 앉은 자세를 유지해야 한다고 환자에게 알려준다.
- 환자 둘레를 손으로 감아쥔 상태에서, 치료사는 쓰지 않고 있는 손을 사용해 환자의 복부근육을 빠르게 문지르는 동작을 통해 자극하고, 받치는 반대힘을 갑자기 거두어 버린다.
- 이러한 과정을 수회 반복하는 것은 이상 상동증을 최적화해주는데, 복부근육이 갑자기 긴장되어야 하며 허리근은 엉덩이 신전에 의해 접근 위치에 이르기 때문이다.
- 환자는 기댄 자세에서 치료사에 대항하여 등쪽으로 적극적으로 누르며 이 시작 자세에서 벗어나 갑자기 자신의 앉은 자세를 유지해야 함으로써, 환자가 느끼는 부담감이 증가할 수 있다.

팔굽혀펴기

이 동작검사는 운동 상동증으로의 중간부와 아래쪽 어깨뼈의 안정화근육의 통합에 대한 정보를 잔달하며, 이는 팔(상지)의 모든 움직임을 위해 필요한 정보이며, 어깨 역시 포함된다. 이의 일상적 의미가 높다는 점은 명백하다. 통괄적 도수의학적 진찰 측면에서는, 팔을 추처럼 움직일 때 양쪽에서 차이가 있다는 점이 두드러지며, 서 있는 자세에서는 어깨와 어깨벼위치가 양쪽에서 차이가 있다.

기술적 실시(▶ 그림 3.17)

- 환자는 엎드려 누운 상태에서 팔굽혀펴기로 돌입하며, 손은 손가락끝이 안으로 향하게 즉, 안쪽돌림하고, 노쪽으로 돌려 최소한 서로 어깨넓이로 떨어져 있도록 한다.
- 골반은 완전히 신전하고, 목뼈와 허리뼈는 앞으로 굽지 않으며, 등뼈는 과도하게 뒤굽음되지 않고 어깨는 위로 당겨지도록 하지 않는다.
- (진짜) 팔굽혀펴기가 불가능하다면, 환자는 무릎을 굽혀 종아리가 편하게 놓인 상태에서 실시할 수도 있다.
- 어깨뼈의 잠재적 움직임이 파악되면, 이상적으로 안쪽 어깨뼈 가장자리가 가슴에 가깝게 놓이고, 어깨뼈 봉우리도 마찬가지다.
- 어깨뼈가 움직이거나 무너지거나 또는 이르게 밖으로 가버린다면, 어깨뼈고정의 협응불능과 관련한 기능병리학적 징후를 가리키는 것이다.

이러한 진찰에 있어 먼저 기능장애가 없는 등뼈의 조사가 필요하다는 점은 자명하다. 위쪽 갈비뼈에도 동일한 점이 적용된다. 많은 환자에서 관찰되는 바는, 이들의 어깨뼈가 일차적으로 내측화 또는 두개화된다는 점이다. 또한 빈번한 것은 안쪽 어깨

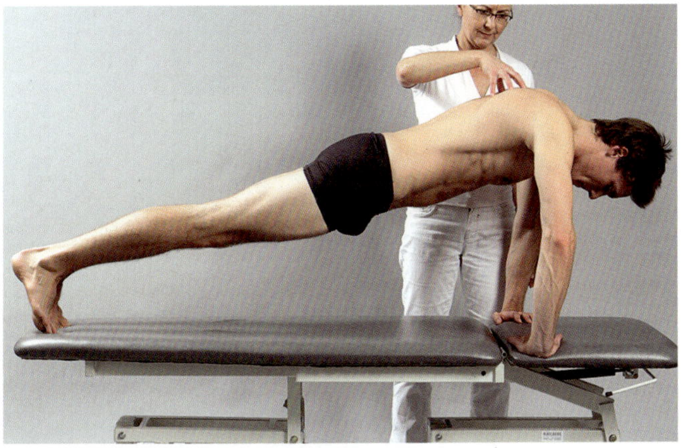

그림 3.18 팔굽혀펴기 – 치료: 치료사는 환자 옆에 서서 안쪽 어깨뼈굽힘근을 예를 들어, 빠르게 문지르는 동작으로 자극한다. 더 자세한 것은 본문 참조.

뼈 가장자리 또는 아래쪽 어깨뼈각의 빠른 "흔들거림"이다. 대개의 경우 동시에 긴장 또는 단축된 큰마름/올림근/(큰)가슴근육이 발견되는데, 환자가 이들을 어깨뼈굽힘에 보상적으로 이용하기 때문이다.

치료(▶ 그림 3.18)

- 환자는 엎드려 누운 상태에서 팔굽혀펴기로 돌입하며, 손은 손가락끝이 안으로 향하게 즉, 안쪽돌림하고, 노쪽으로 돌려 최소한 서로 어깨넓이로 떨어져 있도록 한다.
- 골반은 완전히 신전하고, 목뼈와 허리뼈는 앞으로 굽지 않으며, 어깨는 위로 당겨지도록 하지 않는다.
- (진짜) 팔굽혀펴기가 불가능하다면, 환자는 무릎을 굽혀 종아리가 편하게 놓인 상태에서 실시할 수도 있다.
- 치료사는 환자 옆에 서서 안쪽 어깨뼈굽힘근을 예를 들어, 빠르게 문지르는 동작으로 자극한다.
- 환자는 자신의 주의를 어깨뼈 위치에 집중한다.
- 해당 기법의 수회 반복으로 상동증을 최적화한다.

위가슴우리문 및/또는 상부 교차 증후군을 보유한 환자의 경우, 이 협응불능은 특히나 빈번하며 무조건적으로 치료전략에 포함되어야 한다. [23] 동일한 바가 부딪힘 증후군에 적용된다.

바로 누운 자세에서 머리 올리기

이 진찰은 목굽힘근의 표면과 심부의 조화에 집중한다. 머리 앞굽음을 위해 일차적으로 목빗근(흉쇄유돌근)이 얕은 목굽힘근으로 – 긴목근이 아니라 – 쓰이면, 경추두개와 가슴(흉강) 경계 및 분절 C3/C4의 기능병리학을 초래한다. [70] 통괄적 도수의학진찰에서는 서 있을 때 머리목부분 경계부의 지속적 뒤굽이

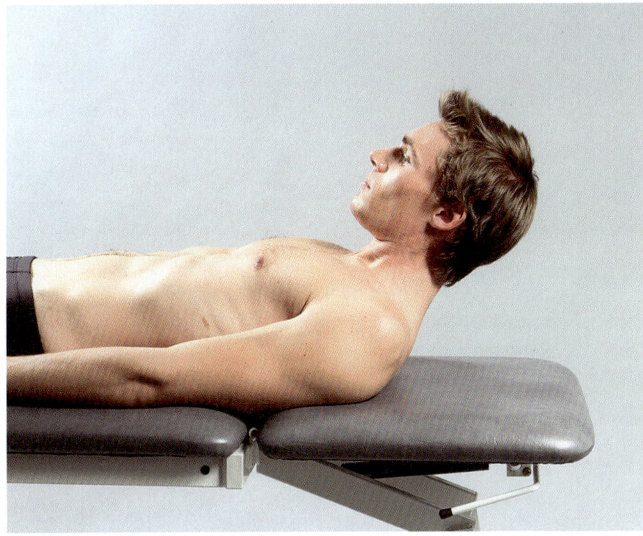

그림 3.19 바로 누운 자세에서 머리 올리기 – 진찰동작: 환자는 바로 누워 팔을 신체 옆에 두어 이완하고 다리는 가볍게 무릎에서 구부린다. 환자에게 머리를 천천히 일으켜 올리라는 지시를 내린다. 더 자세한 것은 본문 참조.

를 동반하는 더욱 앞으로 밀린 머리가 두드러진다.

기술적 실시(▶ 그림 3.19)

- 환자는 바로 누워 팔을 신체 옆에 이완하고 다리는 가볍게 무릎에서 구부린다.
- 환자에게 머리를 천천히 일으켜 올리라는 지시를 내린다.
- 움직임의 최초 10°의 각도, 특히 환자가 혹시 머리를 천장과 평행하게 올리는지, 그리하여 목뼈의 뒤굽이를 동반한 실제 앞굽이를 시작하는지 평가한다.
- 치료사가 확신이 서지 않을 때, 치료사는 검사 동작 시작시 손가락으로 가벼운 반발력을 환자의 이마나 턱에 대하여 행할 수 있다.
- 환자는 머리를 떨림없이 20초간 "안으로 만" 상태를 유지할 수 있어야 한다.

이 검사의 전제 사항은 머리관절, 목뼈 그리고 목가슴 경계부에서의 잠재적 기능이상의 치료이다. 이는 통증 없이 실시 가능해야 하며, 이 구역에서 매우 빈번하게 나타나는 통증유발점의 제거를 필요로 한다.

치료(▶ 그림 3.20)

- 환자는 바로 누워 팔을 신체 옆에 이완하고 다리는 가볍게 무릎에서 구부린다.
- 치료사는 치료대의 머리쪽 끝에 앉아서 한 손을 사용해 환자의 목뼈를 밑에서 받치는데, 엄지와 검지 손가락

3

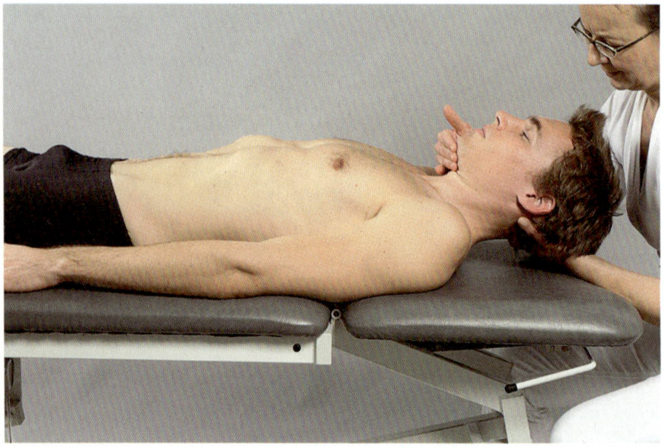

그림 3.20 바로 누운 자세에서 머리 올리기 – 치료: 환자의 턱에 닿은 치료사의 손가락에 대항하여 목뼈를 앞굽음 하며 누르도록 환자에게 요구한다. 더 자세한 것은 본문 참조.

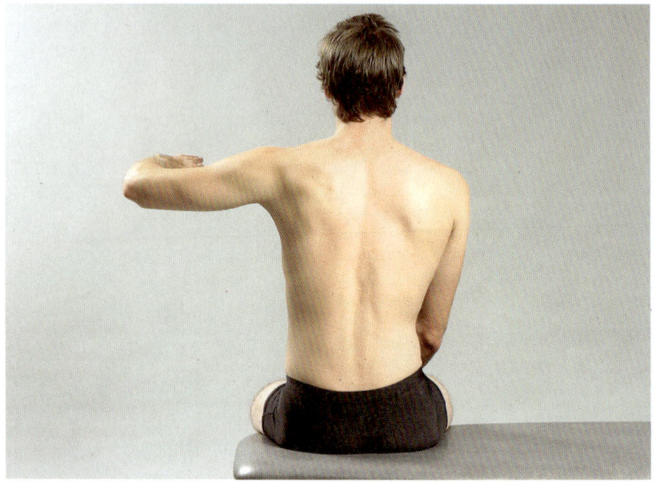

그림 3.21 팔 벌림 – 진찰동작: 환자는 이마면에서 자신의 팔을 천천히 벌림하도록 지시를 받는다.

고리가 C1 아래에 오도록 하고 환자의 뒤통수뼈비늘에 접촉한다.(앞굽음 O/C1의 진찰은 [134]를 보라.)

- 다른 손의 검지와 중지로 환자의 턱을 접촉한다. 이 때 환자의 팔은 치료대 위의 환자의 머리 또는 목 옆에 이완되어 있다.
- 환자의 턱에 닿은 치료사의 손가락에 대항하여 목뼈를 앞굽음 하며 누르도록 환자에게 요구한다.
- 치료사는 이 압박에 대항하고 동시에 심부 목굽힘근, 또는 더 낫게는 긴목근을 자극하는데, 리드미컬하게 교대로 맞서는 압박을 잠깐 풀었다가 다시 주는 식으로 실시한다.
- 이 기법의 수회 반복은 상동증을 최적화한다.

이 협응불능은 두통증후군 또는 상부 교차 증후군(▶ 단락 3.4.5)을 보유한 환자들에게서 매우 흔하다.[24, 25] 또한 입안(구안)계통에서 불편을 호소하는 환자들에게서도 자주 관찰된다.

팔 벌림

이 진찰은 어깨움직임에 사용되는 상동증에 대한 정보뿐만 아니라, 팔의 모든 움직임의 경우에서 위가슴우리문 전체의 부하에 관한 정보를 제공한다. 어깨뼈고정의 상동증처럼 팔 벌림은 일상에서 큰 중요성을 갖는다. 통괄적 도수의학적 진찰에서 걷는 자세에서 팔을 추처럼 움직일 때 양쪽에서 차이가 있다는 점이 두드러지며 또한 서 있는 자세를 조사할 때 어깨위치가 양쪽에서 차이를 보인다. 팔은 서 있을 때 서로 다른 회전, 벌림, 앞돌림, 뒤돌림 상태를 보인다.

기술적 실시(▶ 그림 3.21)

- 환자는 똑바로 서서, 발은 엉덩이 너비로 서로 나란히 둔다.
- 치료사는 환자 뒤에 서서 시선을 어깨와 어깨뼈근육에 둔다.
- 환자는 이마면에서 자신의 팔을 천천히 벌림하도록 지시를 받는다.
- 환자의 팔은 팔꿈치 관절에서 90°로 굽혀져야 한다.
- 치료사는 다음의 3가지 움직임 구성 요소에 집중한다.
  - 실제 어깨 벌림
  - 어깨뼈 회전
  - 전체 팔이음뼈의 올림

정상적 활성화 순서

1. 어깨세모근 / 가시위근
2. 반대쪽 등세모근
3. 같은쪽 등세모근
4. 반대쪽 허리네모근
5. 반대쪽 종아리근육들
6. 아래쪽 어깨뼈 안정근

어깨뼈회전은 벌림으로 시작하며, 그 정도는 개개의 경우에서 편차가 크다. 대략 10°의 회전에서 1–3°의 어깨뼈 회전이 일어난다. 90°의 어깨 벌림에서부터는 팔을 더 많이 들기 위해 반드시 어깨뼈회전이 일어나야 한다. 60° 이하의 벌림에서는 이상적 경우 어떠한 어깨 올림도 존재하지 않는다. 이보다 일찍 올림이 시작되면, Janda에 따르면 이는 확실한 기능병리학적 징후이다.[70] 이 경우 내림부분 등세모근과 어깨올림근이 일차적으로 벌림에 사용되게 되고, 이는 이들 근육들 그리고 목뼈의 기능이

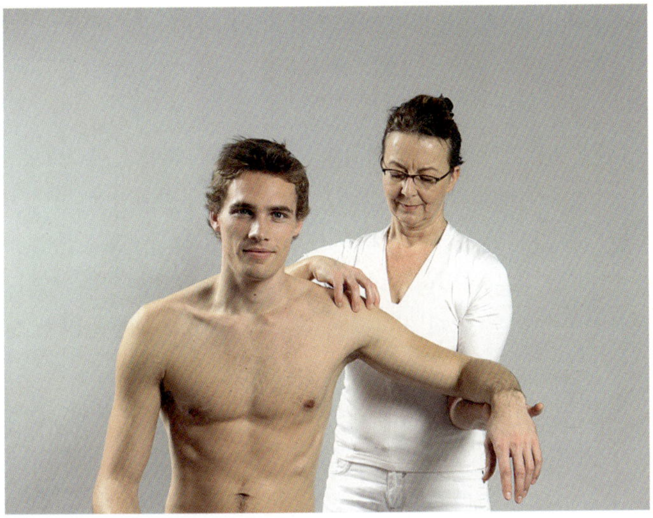

그림 3.22 팔 벌림 - 치료: 치료사는 안쪽 손을 사용해, 예로, 근육 - 너무 늦게 활성화되는 이들 근육은 대개의 경우 어깨세모근과 가시위근이다 - 을 문지르는 동작 등을 통해 자극한다. 더 자세한 것은 본문 참조.

상을 부른다. 이러한 메커니즘은 아마도 부딪힘 증후군의 발생에 있어 큰 역할을 담당한다. [23, 90] 반대쪽 허리네모근의 일차적 사용을 동반하는, 전혀 드물지 않은 이상 상동증 4-1-2-3-5-6은 여기서 통증유발점의 형성 및 등허리 허리엉치 접합부의 기능이상을 초래한다. 때때로, 팔 벌림 시작 시에 종아리근육군의 활성화를 동반하는 반대쪽 다리로의 즉각적인 무게 이동이 관찰되기도 한다. 이에 대해서는 재발성 정강종아리 기능이상의 경우에서 생각해 볼 수 있다.

치료(▶ 그림 3.22)

- 환자는 치료대 측면에 앉는다.
- 치료사는 환자 뒤에 옆으로 비켜 서 어깨 관절에서 60° 벌림하고 팔꿈치 관절에서 90° 구부린 환자의 팔을 환자의 팔과 같은 쪽의 팔로 지탱하는데, 환자의 팔을 아래에서부터 부목을 대듯이 이끈다.
- 어깨관절에서의 너무 강한 뒤돌림은 피한다.
- 환자는 팔의 무게를 치료사에게 전달한다. 즉, 활성화하지 않는다.
- 치료사는 안쪽 손을 사용해, 근육 - 너무 늦게 활성화되는 이들 근육은 대개의 경우 어깨세모근과 가시위근이다 - 을 문지르는 동작 등을 통해 자극한다.
- 치료사가 지탱하는 긴장을 갑자기 거두어 버릴 경우, 환자는 "팔 벌림" 상동증을 사용하게 된다. 자극/촉진을 통해 상동증 장애를 최적화할 수 있다.
- 다음과 같이 환자에게 요구하여 난이도를 올릴 수 있다.

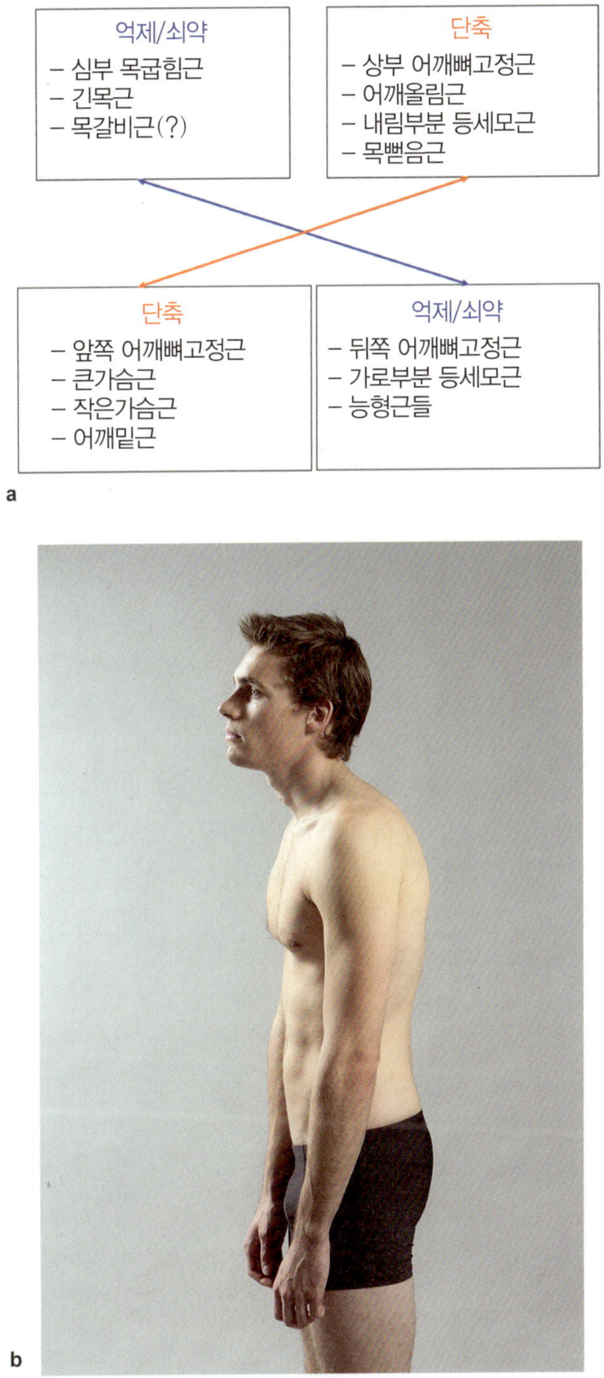

그림 3.23 상부 교차 증후군
a. 도식적 묘사 b. 해당 환자

치료사의 계속적인 항력에 맞서 팔을 모음 방향으로 누르면서도, 치료사가 지탱하는 압력을 갑자기 거둘 때에는 팔을 "붙잡는다."

- 환자의 팔을 치료사에 의해 이끄는 것은 해당 운동의 어떠한 단계 에서도 보장되어야 한다.

이 협응불능은 위가슴우리문과 팔의 기능장애를 가진 환자들에게 매우 빈번하다. [21, 23]

3

3.4.5 Janda에 따른 근육-불균형-증후군 ("자세 상동증")

Janda는 임상적으로 매우 중요한 3가지 증후군을 기술한다:

- 상부 교차 증후군
- 하부 교차 증후군
- 층 증후군

협응불능과 대조적으로 근육 불균형 증후군은 정적 기능이상이다. 자세 역시 하나의 운동적 행위이기 때문에, 이 증후군 역시 협응불능과 마찬가지로 기능병리학적 관련성을 갖는 운동성 상동증장애에 속하게 된다.

교차 증후군의 병리생리학은 긴장성 근육의 가역적 구조적 단축과 위상성 근육의 억제를 동반하는 긴장성/위상성 근육의 대항적 연결에 근거를 두고 있다. Janda는 이를 "교차"되었다고 일컫는데, 대항적으로 상호연결된 근육이 서로 등쪽과 배쪽으로 위치해 있기 때문이다. 가역적 구조적 단축 긴장성 근육과, 대항적으로 연결된 억제된 위상성 근육의 조합이 존재할 때만이, 교차증후군 진단이 가능하다.

교차 증후군의 대조적으로, 층 증후군에 노출된 근육은 등쪽으로 위치한다. 여기서 특징적인 것은 긴장–단축 근육과 위상–억제 근육의 머리꼬리연속이다. 증후군들은 서로 섞일 수 있다.

상부 교차 증후군

이 불균형 증후군은 가역적 구조적 단축 등쪽 목뻗음근과 상부 어깨뼈 안정근(내림부분 등세모근과 어깨올림근)에 의해 특징지어지는데, 이들은 억제된 배쪽 긴목근과 대항적으로 연결되어 있다. 또한 배쪽에 놓인 큰가슴근과 작은가슴근의 가역적 구조적 단축과, 대항적으로 연결된 등쪽 중간부 어깨뼈안정근(가로부분 등세모근과 능형근들)을 억제하는(▶ **그림 3.23a, b**) 어깨밑근을 찾을 수 있다. 임상적으로 모든 도수의학적 머리통증 증후군들에서 상부 교차 증후군은 대단히 큰 의미를 갖는다. [22, 24–26, 92, 93]

해당 증후군은 통괄적 도수의학 진찰에서 앞으로 당겨진 머리, 과다앞굽음된 목뼈 및 마찬가지로 배쪽으로 두개화된 어깨를 통해 드러나게 된다. 임상적으로 쉽게 검사 가능한 측정은 환자의 외이도구멍에서 나오는 상상의 수직선이 환자의 7번 목뼈의 앞쪽 끝 앞으로 내려가는지 조사하는 과정이 본질적이다.

임상적으로 두 가지 유형으로 나뉜다.

- C4까지의 목뼈 과다앞굽음과 뒤이은 Th4까지의 O/C1 및 Th3/4 에서의 뒤굽이시 뒤굽음증을 동반하는 A형은 특히 분절 C4에 부담을 준다.
- 전체 목뼈의 과다앞굽음을 동반하는 B형. 최대 C5 및 다시 O/C1의 뒤굽음, 그리고 이에도 불구하고 Th3/4에서의 앞굽음

유형 존재와 관계없이 임상적 결과는 관절오목의 수직화로, 이는 모든 어깨움직임에 영향을 주며 이후 통증유발점 형성을 동반하는 가시위근을 더 강하게 반사적 활성화하는 데에도 영향을 미친다. 이는 부딪힘 증후군의 여러 원인 중 하나일 수 있다. 게다가 어깨뼈는 이제 더욱더 상부 안정근에 의해 붙들려지고, 상부 안정근은 한편 통증유발점 형성의 경향을 보인다.

상부 교차 증후군의 존재 여부 확인은 표 검사로 수행한다. 그러나 이에 더해 가능한 통증유발점과 현 시점의 목뼈 및 목가슴접합부의 관절기능도 치료되어야 한다. 이러한 경우, 긴장성 근육들, 즉 해당 경우에서는 목뻗음근, 상부 어깨뼈 안정근, 가슴근육, 어깨밑근 신전이 검사되고 등척성 수축 후 이완(PIR)으로 치료된다.(▶ 단락 3.4.2) 치료가 큰 효과를 보이지 않으면, Janda에 따르면 구조적 단축이 존재하는 것이다.

진단을 완수하기 위해서, 이제 질환에 시달리는 근육 – 이 경우에서는 긴목근 – 과 중간부 어깨뼈 안정근을 운동–동적 상동증에서 억제를 통해 검사한다. 이를 위해 머리앞굽음과 팔굽혀펴기가 활용된다. 상부 교차 증후군에서 이 두 상동증 모두 협응불능을 보이고, 이들의 대항근은 가역적 구조적 단축을 보인다. 그러므로 상부 교차 증후군의 치료는 단축된 근육의 도수의학적 신장, 억제된 근육의 도수의학적 자극으로 이루어진다.

신경생리학적 근거에 기인한 물리치료는 일찍부터 시작되어야 한다. 권장할 만한 것은 Janda에 따른 **고유수용성 감각운동 촉진(PSF)**이다.[2] 환자는 항상 자가연습 지도를 받아야 한다.[130]

하부 교차 증후군

하부 교차 증후군은 등쪽에 놓여 가역적 구조적 단축을 보이는 등허리 척추펌근 – 억제된 배쪽 근육과 대항적으로 연결 – 및 억제된 큰볼기근/중간볼기근과 연결된 가역적 구조적 단축을 보이는 엉덩이 굽힘근(엉덩허리근과 넙다리근막긴장근)에 의해 특징지어진다.(▶ **그림 3.24a, b**) 이러한 증후군들의 임상적 중요성은 일명 "미분류 하부 등허리통증"에서 전혀 과소평가할 수 없는 것이다. 이번에도 **두 가지 유형**으로 나뉜다.

- **A형:** 엉덩이굽힘근과 뻗음근의 일차적 불균형, 골반의 앞쪽 기울음과 엉덩이의 굽은 상태를 동반. 여기에 짧은 허리척주앞굽음증과 대략 등허리 경계부에서부터의 보상적 척추뒤굽음증이 따라온다. 환자는 대개 무릎을 살짝 구부리고 서 있다.

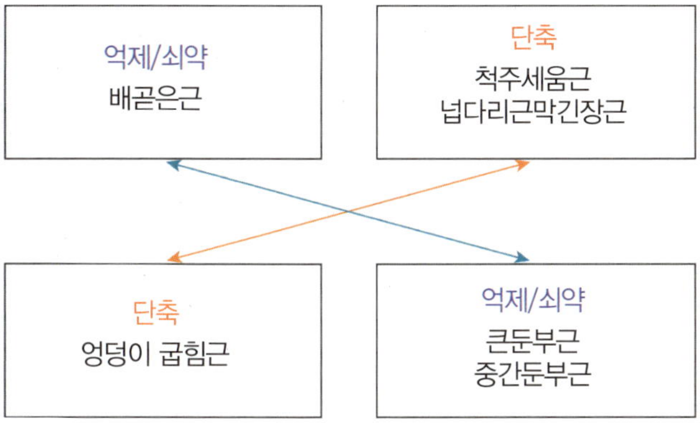

a

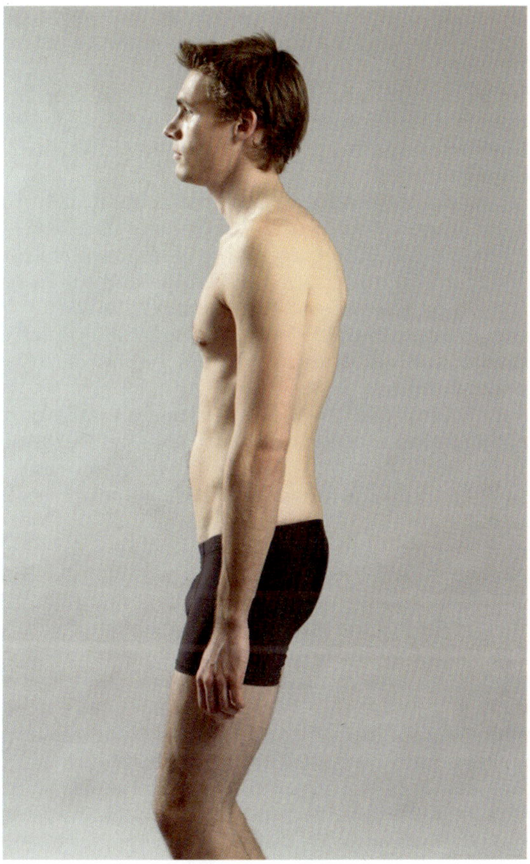
b

그림 3.24 하부 교차 증후군
a. 도식적 묘사 b. 해당 환자

- **B형:** 척주세움근과 배쪽 복부 몸통근육 사이의 일차적 불균형 동반. 골반의 기울음은 눈으로 잘 확인 되지 않으며 서 있을 때 쭉 뻗은 무릎 관찰. 추가로 길고 편평한 허리척주앞굽음증이 관찰되는데 이는 중간부 등뼈에까지 미치고, 또한 명확히 머리가 앞쪽으로 나와 있다.

하부 교차 증후군의 진단 또한 관계된 근육과 허리뼈 관절 기능 및 골반환의 급성 통증유발점의 치료를 필요로 한다. 증상을 보이는 긴장성 근육들의 등척성 수축 후 이완(PIR)이 별 효과가 없고 "몸통 앞굽음"과 "엉덩이 폄"의 상동증진찰이 의심되면, 하부 교차 증후군이 존재하는 것이다.

치료에 있어서 척주세움근과 엉덩허리근은 신전, 복부근육과 둔부근들은 자극된다. Janda에 따른 고유수용성 감각운동 촉진(PSF)은 치료 개념 내로 통합되어야 한다.

층 증후군

층 증후군은 Janda에 따르면, 심한 협응불능이다. 임상적으로 보면 교차 증후군과 비교했을 때 그보다는 다소 덜 발견된다. **기능병리학적 장애를 보이는 연속**이 특징적이다.

- 상부 어깨뼈 안정근의 가역적 구조적 단축
- 중간부 어깨뼈 안정근 억제
- 가슴과 허리의 척주세움근
- 둔부근육 억제
- 슬굴곡근의 가역적 구조적 단축

층 증후군의 범위 안에 있는 기능이상 근육은 Janda에 의하면 대부분의 경우 등쪽에서 찾을 수 있다. Lewit은 추가적으로 또한 배빗근의 경직과 동시에 일어나는 배곧은근의 억제(긴장성 대항근에 의하여 즉, 허리쪽 세움근)를 기술하였다.[90]

임상적으로 층 증후군은 만성적 통증을 호소하는 환자들뿐만 아니라 높이 뛰기 선수들과 같은 전문스포츠 선수들에게서도 자주 관찰된다. 나이가 있는 사람들의 경우에는 치료가 필요한지 신중히 검토해야 한다. 상동증이 너무 굳어져서 치료행위가 환자를 운동적으로 큰 혼란을 겪게 하는 경우가 종종 있다. 이는 교차 증후군에도 해당된다.

긴장성 근육들이 국소적 통증유발점과 관절기능이상의 치료 후 및 등척성 수축 후 이완 후에도 기능장애를 보일 때, 그리고 "머리앞굽음", "몸통앞굽음", "엉덩이 폄" 상동증 진찰에서 억제 위상성 근육이 드러날 때, 층 증후군을 진단할 수 있다. 선택 치료법은 한편으로는 긴장성 근육의 신전과 위상성 근육의 자극의 조합이다. 신경병리학적 기반의 이용 가능한 물리치료적 기법들 중에서 Janda에 의하면, 고유수용성 감각운동 촉진이 층 증후군의 경우에서 첫번째 선택이며, Vojta 기법의 투입도 또한 가능하다.

참고문헌 2장과 3장

1. Aguilera FJ et al. (2009) Immediate effect of ultrasound and ischemic compression techniques for the treatment of trapezius latent myofascial trigger points in healthy subjects: a randomized controlled study. J Manip Physiol Therapeut 32: 515–520
2. ÄMM Ad (2000) Theoretische Grundlagen der Manuellen Medizin. Berlin, 25–35
3. Arendt-Nielsen L et al. (2003) [Assessment of muscle pain and hyperalgesia. Experimental and clinical findings]. Schmerz 17: 445–449
4. Arroyo P Jr. (1966) Electromyography in the evaluation of reflex muscle spasm. Simplified method for direct evaluation of muscle-relaxant drugs. J Florida Med Assoc 53: 29–31
5. Assche Rv (2001) AORT. Autonome Osteopathische Repositionstechnik. Haug, Heidelberg
6. Audette JF et al. (2004) Bilateral activation of motor unit potentials with unilateral needle stimulation of active myofascial trigger points. Am J Phys Med Rehabil 83: 368–374, quiz 375–367, 389
7. Awad EA (1973) Interstitial myofibrositis: hypothesis of the mechanism. Arch Physical Med Rehab 54: 449–453
8. Axelson HW (2005) Signs of muscle thixotropy during human ballistic wrist joint movements. J Appl Physiol 99: 1922–1929
9. Baumgartner H, Dvorak J, Graf-Baumann T, Terrier B (1993) Grundbegriffe der Manuellen Medizin. Springer, Berlin
10. Behmand RA et al. (2003) Single-site botulinum toxin type a injection for elimination of migraine trigger points. Headache 43: 1085–1089
11. Bengtsson A et al. (1986) Muscle biopsy in primary fibromyalgia. Lightmicroscopical and histochemical findings. Scand J Rheumatol 15: 1–6
12. Beyer L (2003) Theoretische Grundlagen der Verkettung von Symptomen in der Manuellen Medizin. Manuelle Med 41: 268–271
13. Biggar WD et al. (2001) Deflazacort treatment of Duchenne muscular dystrophy. J Pediatr 138: 45–50
14. Bonifati MD et al. (2000) A multicenter, double-blind, randomized trial of deflazacort versus prednisone in Duchenne muscular dystrophy. Muscle Nerve 23: 1344–1347
15. Borg-Stein J, Stein J (1996) Trigger points and tender points: one and the same? Does injection treatment help? Rheum Dis Clin North Am 22: 305–322
16. Brendstrup P et al. (1957) Morphological and chemical connective tissue changes in fibrositic muscles. Ann Rheumatic Dis 16: 438–440
17. Brezinschek HP (2008) [Mechanisms of muscle pain: significance of trigger points and tender points]. Z Rheumatol 67: 653–654, 656–657
18. Bron C et al. (2007) Interrater reliability of palpation of myofascial trigger points in three shoulder muscles. J Manual Manip Ther 15: 203–215
19. Brook JD et al. (1992) Molecular basis of myotonic dystrophy: expansion of a trinucleotide (CTG) repeat at the 3' end of a transcript encoding a protein kinase family member. Cell 68: 799–808
20. Bruckle W et al. (1990) [Tissue pO2 measurement in taut back musculature (M. erector spinae)]. Z Rheumatol 49: 208–216
21. Buchmann J et al. (2010) Differenzialdiagnostik manualmedizinischer Syndrome der oberen Extremität („Arm- und Handschmerz") unter Einbeziehung osteopathischer Verfahren. Phys Rehab Kur Med 20: 97–116
22. Buchmann J et al. (2007) Manualmedizinische Differenzialdiagnose der Kopf- und Gesichtsschmerzsyndrome. Phys Rehab Kur Med 17: 334–347
23. Buchmann J et al. (2009) Differenzialdiagnostik manualmedizinischer Syndrome der oberen Thoraxapertur („Schulter-Arm-Schmerz"). Manuelle Med 47: 403–417
24. Buchmann J et al. (2008) Kopf- und Gesichtsschmerzsyndrome. Manualmedizinische Differenzialdiagnose unter Einbeziehung osteopathischer Anschauungen – Teil I Manuelle Med 46: 82–92
25. Buchmann J et al. (2008) Kopf- und Gesichtsschmerzsyndrome. Manualmedizinische Differenzialdiagnose unter Einbeziehung osteopathischer Anschauungen – Teil II. Manuelle Med 46: 145–154
26. Buchmann J (2008) Kopf- und Gesichtsschmerzsyndrome. Manualmedizinische Differenzialdiagnose unter Einbeziehung osteopathischer Anschauungen – Teil III. Manuelle Med 46: 155–162
27. Buchmann J et al. (1998) Gezielte manualmedizinische Untersuchung der Kopfgelenke vor, während und nach einer Intubationsnarkose mit vollständiger neuromuskulärer Blockade. Manuelle Med 36: 32–36
28. Buchmann J et al. (2005) Manual treatment effects to the upper cervical apophysial joints before, during, and after endotracheal anesthesia: a placebo-controlled comparison. Am J Phys Med Rehabil 84: 251–257
29. Campbell KP (1995) Three muscular dystrophies: loss of cytoskeleton-extracellular matrix linkage. Cell 80: 675–679
30. Chen Q et al. (2008) Ability of magnetic resonance elastography to assess taut bands. Clin Biomech (Bristol, Avon) 23: 623–629
31. Chen Q et al. (2007) Identification and quantification of myofascial taut bands with magnetic resonance elastography. Arch Physical Med Rehab 88: 1658–1661
32. Cherraf-Schweyer C et al. (2007) An experimental and theoretical approach of elasticity and viscoelasticity of compact and spongy bone with periodic homogenization. Comput Methods Biomechan Biomed Engin 10: 195–207
33. Chou LW et al. (2009) Remote influences of acupuncture on the pain intensity and the amplitude changes of endplate noise in the myofascial trigger point of the upper trapezius muscle. Arch Physical Med Rehab 90: 905–912
34. Croft P et al. (1996) More pain, more tender points: is fibromyalgia just one end of a continuous spectrum? Ann Rheumatic Dis 55: 482–485
35. De Stefano R et al. (2000) Image analysis quantification of substance P immunoreactivity in the trapezius muscle of patients with fibromyalgia and myofascial pain syndrome. J Rheumatol 27: 2906–2910
36. Dexter JR, Simons DS (1981) Twitch response in human muscle evoked by palpation and needle penetration of a trigger point. Arch Physical Med Rehab 62: 521
37. Durette MR et al. (1991) Needle electromyographic evaluation of patients with myofascial or fibromyalgic pain. Am J Phys Med Rehabil 70: 154–156
38. Einat R, Yoram L (2009) Recruitment viscoelasticity of the tendon. J Biomech Engin 131: 111008
39. Elert JE et al. (1992) Muscle performance, electromyography and fibre type composition in fibromyalgia and work-related myalgia. Scand J Rheumatol 21: 28–34
40. Emre M (1988) Symptomatology of muscle spasm. In: Emre M, Mathies H (eds.) Muscle Spasm and Pain. Parthenon, Carnforth, 27–32
41. Engel AG, Franzini-Armstrong C (1994) Myology. Churchill Livingstone, New York
42. Farasyn A (2007) Referred muscle pain is primarily peripheral in origin: the "barrier-dam" theory. Med Hypotheses 68: 144–150
43. Farran AJ et al. (2010) Effects of matrix composition, microstructure, and viscoelasticity on the behaviors of vocal fold fibroblasts cultured in three-dimensional hydrogel networks. Tissue Engin 16: 1247–1261
44. Fassbender HG, Wegner K (1972) Morphologie und Pathogenese des Weichteilrheumatismus. Z Rheumaforschg 32: 355–374
45. Felber S et al. (2000) Oral creatine supplementation in Duchenne muscular dystrophy: a clinical and 31P magnetic resonance spectroscopy study. Neurol Res 22: 145–150
46. Fernandez-Carnero J et al. (2010) Increased spontaneous electrical activity at a latent myofascial trigger point after nociceptive stimulation of another latent trigger point. Clin J Pain 26: 138–143
47. Ge HY et al. (2006) Sympathetic facilitation of hyperalgesia evoked from myofascial tender and trigger points in patients with unilateral shoulder pain. Clin Neurophysiol 117: 1545–1550
48. Ge HY et al. (2010) The predetermined sites of examination for tender points in fibromyalgia syndrome are frequently associated with myofascial trigger points. J Pain 11: 644–651
49. Geertsen SS et al. (2010) Voluntary activation of ankle muscles is accompanied by subcortical facilitation of their antagonists. J Physiol 588: 2391–2402

50. Gerwin R, Shannon S (2000) Interexaminer reliability and myofascial trigger points. Arch Physical Med Rehab 81: 1257–1258
51. Gerwin RD et al. (1997) Interrater reliability in myofascial trigger point examination. Pain 69: 65–73
52. Glogowski G, Wallraff J (1951) [Clinical and histologic aspects of myogelosis.] Z Orthopädie Grenzgebiete 80: 237–268
53. Gozal D, Thiriet P (1999) Respiratory muscle training in neuromuscular disease: long-term effects on strength and load perception. Med Sci Sports Exerc 31: 1522–1527
54. Greenman PE (1998) Lehrbuch der Osteopathischen Medizin. Haug, Heidelberg
55. Hains G et al. (2010) Chronic shoulder pain of myofascial origin: a randomized clinical trial using ischemic compression therapy. J Manip Physiol Ther 33: 362–369
56. Hanten WP et al. (2000) Effectiveness of a home program of ischemic pressure followed by sustained stretch for treatment of myofascial trigger points. Phys Ther 80: 997–1003
57. Harden RN et al. (2009) Botulinum toxin a in the treatment of chronic tension-type headache with cervical myofascial trigger points: a randomized, double-blind, placebo-controlled pilot study. Headache 49: 732–743
58. Harden RN et al. (2007) A critical analysis of the tender points in fibromyalgia. Pain Med 8: 147–156
59. Harth M, Nielson WR (2007) The fibromyalgia tender points: use them or lose them? A brief review of the controversy. J Rheumatol 34: 914–922
60. Henriksson KG et al. (1982) Muscle biopsy findings of possible diagnostic importance in primary fibromyalgia (fibrositis, myofascial syndrome). Lancet 2: 1395
61. Hidalgo-Lozano A et al. (2010) Muscle trigger points and pressure pain hyperalgesia in the shoulder muscles in patients with unilateral shoulder impingement: a blinded, controlled study. Exp Brain Res 202: 915–925
62. Hoffman EP et al. (1987) Dystrophin: the protein product of the Duchenne muscular dystrophy locus. Cell 51: 919–928
63. Hoheisel U, Mense S (1990) Response behaviour of cat dorsal horn neurones receiving input from skeletal muscle and other deep somatic tissues. J Physiol 426: 265–280
64. Hong C-Z et al. (1996) Histological findings of responsive loci in a myofascial trigger point of rabbit skeletal muscle from where localized twitch response could be elicited. Arch Physical Med Rehab 77: 961
65. Hong CZ (1996) Pathophysiology of myofascial trigger point. J Formos Med Assoc 95: 93–104
66. Hong CZ, Simons DG (1998) Pathophysiologic and electrophysiologic mechanisms of myofascial trigger points. Arch Physical Med Rehab 79: 863–872
67. Hou CR et al. (2002) Immediate effects of various physical therapeutic modalities on cervical myofascial pain and trigger-point sensitivity. Arch Physical Med Rehab 83: 1406–1414
68. Hubbard DR, Berkoff GM (1993) Myofascial trigger points show spontaneous needle EMG activity. Spine 18: 1803–1807
69. Inman VT, Saunders JB (1944) Referred pain from skeletal structures. J Nerv Ment Dis 99: 660–667
70. Janda V (2000) Manuelle Muskelfunktionsdiagnostik. Urban & Fischer, München
71. Janda V (1991) Muscle spasm – a proposed procedure for differential diagnosis. J Manual Med 6: 136–139
72. Janda V (1968) [The significance of muscular faulty posture as pathogenetic factor of vertebral disorders]. Arch Phys Ther (Leipzig) 20: 113–116
73. Jones LH (2005) Strain- Counterstrain. Urban & Fischer, München
74. Kalyan-Raman UP et al. (1984) Muscle pathology in primary fibromyalgia syndrome: a light microscopic, histochemical and ultrastructural study. J Rheumatol 11: 808–813
75. Kamanli A et al. (2005) Comparison of lidocaine injection, botulinum toxin injection, and dry needling to trigger points in myofascial pain syndrome. Rheumatol Int 25: 604–611
76. Kellgren JH (1938) Observations of referred pain arising from muscle. Clin Sci 3: 175–190
77. Kellgren JH (1938) A Preliminary Account of Referred Pains Arising from Muscle. Brit Med J 12: 325–327
78. Kimura Y et al. (2009) Evaluation of sympathetic vasoconstrictor response following nociceptive stimulation of latent myofascial trigger points in humans. Acta physiol (Oxford, England) 196: 411–417
79. Klett (1999) Szintigraphischer Nachweis von Triggerpunkten. Manuelle Med 37: 121–123
80. Korr IM (1975) Proprioceptors and somatic dysfunction. J Am Osteopath Assoc 74: 638–650
81. Kuan TS et al. (2007) The myofascial trigger point region: correlation between the degree of irritability and the prevalence of endplate noise. Am J Phys Med Rehabil 86: 183–189
82. Kuncewicz E, Samborski W (2009) [Tender points and trigger points – differences and similarities]. Chirurgia Narzadow Ruchu i Ortopedia Polska 74: 367–371
83. Laekeman M, Kreutzer R (2009) Großer Bildatlas der Palpation. Springer, Heidelberg
84. Lancaster GI, Febbraio MA (2009) Skeletal muscle: not simply an organ for locomotion and energy storage. J Physiol 587: 509–510
85. Langberg H et al. (2002) Exercise-induced increase in interstitial bradykinin and adenosine concentrations in skeletal muscle and peritendinous tissue in humans. J Physiol 542: 977–983
86. Larsson SE et al. (1990) Chronic trapezius myalgia. Morphology and blood flow studied in 17 patients. Acta Orthop Scand 61: 394–398
87. Lewit K (1987) [Chain reactions in functional disorders of the locomotor system]. Cas Lek Cesk 126: 1310–1312
88. Lewit K (1997) Manuelle Medizin. Barth, Leipzig
89. Lewit K (1992) Manuelle Medizin. Barth, Leipzig
90. Lewit K (2007) Manuelle Medizin bei Funktionsstörungen des Bewegungsapparates. Urban & Fischer, München
91. Lewit K (1999) Motion palpation: it's time to accept the evidence. J Manip Physiol Ther 22: 260–261
92. Lewit K (1978) [Pathomechanism of cervico-cranial headache]. Ceskoslovenska Neurologie a Neurochirurgie 41: 26–34
93. Lewit K (1977) [Pathomechanisms of cervical headaches]. Psychiatrie, Neurologie, und medizinische Psychologie 29: 661–671
94. Lewit K (1980) [Postisometric relaxation (author's transl)]. Cas Lek Cesk 119: 450–455
95. Lewit K (1980) Relation of faulty respiration to posture, with clinical implications. J Am Osteopath Assoc 79: 525–529
96. Lewit K, Gaymans P (1980) Muskelfazilitations- und Inhibitionstechniken in der Manuellen Medizin. Manuelle Med 18: 19–22
97. Lewit K, Liebenson C (1993) Palpation – problems and implications. J Manip Physiol Ther 16: 586–590
98. Lewit K, Simons DG (1984) Myofascial pain: relief by post-isometric relaxation. Arch Physical Med Rehab 65: 452–456
99. Lindman R et al. (1991) Changes in muscle morphology in chronic trapezius myalgia. Scand J Work Environ Health 17: 347–355
100. Lindman R et al. (1995) Capillary structure and mitochondrial volume density in the trapezius muscle of chronic trapezius myalgia, fibromyalgia and healthy subjects. J Musculoskelet Pain 3: 5–23
101. Loughlin M (1993) Muscle biopsy: A laboratory investigation. Butterworth-Heinemann, Oxford
102. Lund N et al. (1986) Muscle tissue oxygen pressure in primary fibromyalgia. Scand J Rheumatol 15: 165–173
103. Macdonald AJ (1980) Abnormally tender muscle regions and associated painful movements. Pain 8: 197–205
104. McNulty WH et al. (1994) Needle electromyographic evaluation of trigger point response to a psychological stressor. Psychophysiology 31: 313–316
105. Mehrholz J et al. (2003) Tonus, Muskeltonus und spastisches Syndrom: Begriffschaos und der Verushc einer Neuordnung. Z Physiother 55: 26–31
106. Mense S (1991) Considerations concerning the neurobiological basis of muscle pain. Canad J Physiol Pharmacol 69: 610–616

107. Mense S (1977) Muscular nociceptors. J Physiol 73: 233–240
108. Mense S (2004) Neurobiological basis for the use of botulinum toxin in pain therapy. J Neurol 251 Suppl 1: I1–7
109. Mense S (1999) [Neurobiological basis of muscle pain]. Schmerz 13: 3–17
110. Mense S (1993) [Neurobiological mechanisms of muscle pain referral.]. Schmerz 7: 241–249
111. Mense S (1993) Nociception from skeletal muscle in relation to clinical muscle pain. Pain 54: 241–289
112. Mense S (2003) The pathogenesis of muscle pain. Curr Pain Headache Reports 7: 419–425
113. Mense S (2006) Triggerpunkte und Tender Points: Dasselbe Phänomen oder unterschiedliche Genese? Phys Med Rehab Kuror 15: 212–218
114. Myburgh C et al. (2008) A systematic, critical review of manual palpation for identifying myofascial trigger points: evidence and clinical significance. Arch Physical Med Rehab 89: 1169–1176
115. Myers TW (2004) Anatomy Trains. Urban & Fischer, München
116. Nastuk WL et al. (1960) Changes in serum complement activity in patients with myasthenia gravis. Proc Soc Exp Biol Med 105: 177–184
117. Neumann HD (2003) Therapie. In: Neumann HD (Hrsg.) Manuelle Medizin. Springer, Berlin, 73–83
118. Noth J, Schwarz M (1999) Muskeltonus: Neurophysiologische Grundlagen und pathologische Abweichungen. Klin Neurophysiol 30: 69–80
119. Paoletti S (1998) Faszien. Urban & Fischer, München
120. Perle SM (1996) Tender points/fibromyalgia vs. trigger points/myofascial pain syndrome: a need for clarity in terminology and differential diagnosis. J Manip Physiol Ther 19: 146–147
121. Peusquens (1912) Massage, Gymnastik und Uebungstherapie. Z Innere Med Klin Prax 1: 22–23
122. Pinniger GJ et al. (2000) Tension regulation during lengthening and shortening actions of the human soleus muscle. Eur J Appl Physiol 81: 375–383
123. Reilich P et al. (2004) Consensus statement: botulinum toxin in myofascial [corrected] pain. J Neurol 251 Suppl 1: I36–38
124. Reitinger A et al. (1996) Morphologische Untersuchung an Triggerpunkten. Manuelle Med 34: 256–262
125. Ricker K (1999) Myotonic dystrophy and proximal myotonic myopathy. J Neurol 246: 334–338
126. Ricker K et al. (1999) Linkage of proximal myotonic myopathy to chromosome 3q. Neurology 52: 170–171
127. Ricker K et al. (1994) Proximal myotonic myopathy: a new dominant disorder with myotonia, muscle weakness, and cataracts. Neurology 44: 1448–1452
128. Ringleb SI et al. (2007) Applications of magnetic resonance elastography to healthy and pathologic skeletal muscle. J Magn Reson Imaging 25: 301–309
129. Rohde J (1985) Das „Muskelmuster". Z Physiother 37: 43–49
130. Rohde J (1984) Die Selbstbehandlung von Muskeldysbalancen. Z Physiother 36: 305–309
131. Sachse J (2001) Extremitätengelenke. Manuelle Untersuchung und Mobilisationsbehandlung für Ärzte und Physiotherapeuten. Urban & Fischer, München
132. Schade H (1921) Über den Rheumatismus, insbesondere den Muskelrheumatismus (Myogelose). MMW 68: 95–99
133. Schildt-Rudloff K (1995) Der Thoraxschmerz. Ullstein Mosby, Berlin
134. Schildt-Rudloff K, Sachse J (2008) Wirbelsäule. Manuelle Untersuchung und Mobilisationsbehandlung für Ärzte und Physiotherapeuten. Urban & Fischer, München
135. Schleip R et al. (2005) Active fascial contractility: Fascia may be able to contract in a smooth muscle-like manner and thereby influence musculoskeletal dynamics. Med Hypotheses 65: 273–277
136. Schmalbruch H (1973) Contracture knots in normal and diseased muscle fibres. Brain 96: 637–640
137. Schmidt A (1916) Zur Pathologie und Therapie des Muskelrheumatismus. MMW 63: 593–595
138. Schneider MJ (1995) Tender points/fibromyalgia vs. trigger points/myofascial pain syndrome: a need for clarity in terminology and differential diagnosis. J Manip Physiol Ther 18: 398–406
139. Schnitzler A, Benecke R (1994) The silent period after transcranial magnetic stimulation is of exclusive cortical origin: evidence from isolated cortical ischemic lesions in man. Neurosci Lett 180: 41–45
140. Schulze B (2003) Formen der Muskelspannungsänderung und adäquate Therapieformen. Manuelle Med 41
141. Senior K (1999) Duchenne muscular dystrophy improved by gentamicin. Mol Med Today 5: 461
142. Shah JP (2008) Uncovering the biochemical milieu of myofascial trigger points using in vivo microdialysis. J Musculoskelet Pain 16: 17–20
143. Shah JP, Gilliams EA (2008) Uncovering the biochemical milieu of myofascial trigger points using in vivo microdialysis: an application of muscle pain concepts to myofascial pain syndrome. J Bodywork Movement Ther 12: 371–384
144. Shah JP et al. (2007) Re: the myofascial trigger point region: correlation between the degree of irritability and the prevalence of endplate noise. Am J Phys Med Rehabil 86: 1033–1034; author reply 1034
145. Sherrington CS (1913) Further observations on the production of reflex stepping by combination of reflex excitation with reflex inhibition. J Physiol 47: 196–214
146. Sherrington CS, Laslett EE (1903) Observations on some spinal reflexes and the interconnection of spinal segments. J Physiol 29: 58–96
147. Shultz SP et al. (2007) The evaluation of electrodermal properties in the identification of myofascial trigger points. Arch Physical Med Rehab 88: 780–784
148. Sikdar S et al. (2009) Novel applications of ultrasound technology to visualize and characterize myofascial trigger points and surrounding soft tissue. Arch Physical Med Rehab 90: 1829–1838
149. Sikdar S et al. (2008) Assessment of myofascial trigger points (MTrPs): a new application of ultrasound imaging and vibration sonoelastography. Conf Proc IEEE Eng Med Biol Soc 2008: 5585–5588
150. Simons DG (1996) Clinical and Ethiological Update of Myofascial Pain from Trigger Points. In: Russell IJ (ed.) Clinical Overview and Pathogenesis of the Fibromyalgia Syndrome, Myofascial Pain Syndrome, and Other Pain Syndromes. Hayworths Medical Press, 93–121
151. Simons DG (2001) Do endplate noise and spikes arise from normal motor endplates? Am J Phys Med Rehabil 80: 134–140
152. Simons DG (2008) New views of myofascial trigger points: etiology and diagnosis. Arch Physical Med Rehab 89: 157–159
153. Simons DG (1994) Symptomatologie und klinische Pathologie des myofaszialen Schmerzes. Manuelle Medizin 32: 47–56
154. Simons DG (2000) Trigger points and limited motion. J Orthop Sports Phys Ther 30: 706–708
155. Simons DG et al. (2002) Endplate potentials are common to midfiber myofacial trigger points. Am J Phys Med Rehabil 81: 212–222
156. Simons DG, Mense S (2003) [Diagnosis and therapy of myofascial trigger points]. Schmerz 17: 419–424
157. Simons DG, Mense S (1998) Understanding and measurement of muscle tone as related to clinical muscle pain. Pain 75: 1–17
158. Sola AE, Kuitert JH (1955) Myofascial trigger point pain in the neck and shoulder girdle; report of 100 cases treated by injection of normal saline. Northwest Med 54: 980–984
159. Sola AE, Kuitert JH (1954) Quadratus lumborum myofasciitis. Northwest Med 53: 1003–1005
160. Sola AE, Rodenberger ML, Gettys BB (1955) Incidence of hypersensitive areas in posterior shoulder muscles; a survey of two hundred young adults. Am J Physical Med 34: 585–590
161. Stadler E (1915) Die Versorgung der Verwundeten und Erkrankten im Kriege. Z Innere Med Klin Prax 5: 121–124
162. Struyff-Denys G (1979) Les chaines musculaires et articulaires. ICTGDS, Paris
163. Taguchi T et al. (2007) Neuroanatomical pathway of nociception originating in a low back muscle (multifidus) in the rat. Neurosci Lett 427: 22–27

164. Tarnopolsky M, Martin J (1999) Creatine monohydrate increases strength in patients with neuromuscular disease. Neurology 52: 854–857
165. Taverner D (1954) Muscle spasm as a cause of somatic pain. Ann Rheumatic Dis 13: 331–335
166. Thomsen J (1876) Tonische Krämpfe in willkürlich beweglichen Muskeln in Folge von ererbter psychischer Disposition (ataxia muscularis?). Arch Psychiatr Nervenkr 6: 702–718
167. Travell J (1949) Basis for the multiple uses of local block of somatic trigger areas (procaine infiltration and ethyl chloride spray). Miss Valley Med J 71: 13–22
168. Travell J et al. (1944) Effects of reffered somatic pain on structures in the reference zone. Federation Proc 3: 49
169. Travell JG, Simons DG (1998) Handbuch der Muskel-Triggerpunkte. Obere Extremität, Kopf und Thorax. G. Fischer, Lübeck
170. Travell JG, Simons DG (2000) Handbuch der Muskel-Triggerpunkte. Untere Extremität. G. Fischer, Lübeck
171. Travell JK, Simons DG (1983) Myofascial Pain and Dysfunction – The Trigger Point Manual. Williams & Wilkins, Baltimore
172. Vignos PJ, Jr., Archibald KC (1960) Maintenance of ambulation in childhood muscular dystrophy. J Chronic Dis 12: 273–290
173. Walter MC et al. (2000) Creatine monohydrate in muscular dystrophies: A double-blind, placebo-controlled clinical study. Neurology 54: 1848–1850
174. Windisch A et al. (1999) Morphology and histochemistry of myogelosis. Clin Anat 12: 266–271
175. Winkler G et al. (2000) Dose-dependent effects of inspiratory muscle training in neuromuscular disorders. Muscle Nerve 23: 1257–1260
176. Wolfe F (1997) The relation between tender points and fibromyalgia symptom variables: evidence that fibromyalgia is not a discrete disorder in the clinic. Ann Rheumatic Dis 56: 268–271
177. Wolfe F et al. (1992) The fibromyalgia and myofascial pain syndromes: a preliminary study of tender points and trigger points in persons with fibromyalgia, myofascial pain syndrome and no disease. J Rheumatol 19: 944–951
178. Wolfe F et al. (1990) The American College of Rheumatology 1990 Criteria for the Classification of Fibromyalgia. Report of the Multicenter Criteria Committee. Arthritis Rheum 33: 160–172
179. Younger JW et al. (2010) Chronic myofascial temporomandibular pain is associated with neural abnormalities in the trigeminal and limbic systems. Pain 149: 222–228
180. Yunus M et al. (1981) Primary fibromyalgia (fibrositis): clinical study of 50 patients with matched normal controls. Semin Arthritis Rheum 11: 151–171
181. Yunus M et al. (1982) Primary fibromyalgia. Am Fam Physician 25: 115–121
182. Yunus MB (1983) Fibromyalgia syndrome: a need for uniform classification. J Rheumatol 10: 841–844
183. Yunus MB (1989) Primary fibromyalgia syndrome: a critical evaluation of recent criteria developments. Z Rheumatol 48: 217–222
184. Yunus MB (1984) Primary fibromyalgia syndrome: current concepts. Compr Ther 10: 21–28
185. Yunus MB, Kalyan-Raman UP (1989) Muscle biopsy findings in primary fibromyalgia and other forms of nonarticular rheumatism. Rheum Dis Clin North Am 15: 115–134
186. Yunus MB et al. (1988) Primary fibromyalgia syndrome and myofascial pain syndrome: clinical features and muscle pathology. Arch Physical Med Rehab 69: 451–454
187. Zhang Y et al. (2009) Attenuated skin blood flow response to nociceptive stimulation of latent myofascial trigger points. Arch Physical Med Rehab 90: 325–332
188. Zierz S, Jerusalem F (2003) Muskelerkrankungen. Thieme, Stuttgart

4 근육기능검사 – 근력 검사하기

Muskelfunktionstest – Testung der Kraft

4.1 들어가는 말

Einführung

근육과 근육군의 구분

개별 움직임과 관련하여 다음의 근육 또는 근육군이 구분된다.

- **주근육(작용근):** 특정 동작 진행 동안 거의 또는 완전히 단독으로 해당 동작을 담당하는 근육
- **보조근육(협동근):** 동작을 수행하지는 않지만, 특정 동작 진행 동안 주근육을 지원하고 부분적으로 대체할 수 있는 근육
- **대항근(길항근):** 반대의 동작을 행하여 이로 인해 특정 동작 동안 신장되는 근육. 이 신장이 일반적으로 요구되는 동작의 범위를 제한하지는 않는다. 하지만 생리학적 경우에서는 대항근의 단축이 중요한 의미를 갖는다.
- **안정화근(고정근):** 관계 움직임에 직접 참여하지는 않고, 검사 대상 신체 부위를 동작이 잘 실행될 수 있는 위치로 고정시켜주는 근육
- **중화근:** 주근육의 제 2 방향 요소를 상쇄하는 근육군. 모든 근육은 자신의 해부학적 위치에 따라 기본적으로 최소한 두 가지 방향으로 움직임을 수행한다. 예를 들어, 어떠한 근육이 굽힘과 뒤침을 실행할 때, 순수한 굽힘을 위해서 필연적으로 또 하나의 근육군이 활성화되어야 한다. 엎침근(pronator)은 주근육의 뒤침 요소에 대항해 작용하는데, 이 경우에는 중화된다.

어떠한 근육은 동시에 보조근육 및 중화근이 될 수 있다. 팔꿈치관절의 굽힘은 그 예이다. 이 때 주굽힘근은 위팔두갈래근인데, 이는 여전히 뒤침 요소를 지닌다. 이에 대조적으로 아래팔의 엎침을 수행하는 원엎침근은 팔꿈치관절에서 동시에 약한 굽힘근이 된다. 팔꿈치관절에서 다만 순전한 굽힘이 요구될 때, 이렇게 양 근육의 굽힘 요소가 추가되고, 반대의 회전 요소가 상쇄되는 동안에는 중화가 수행된다.

고정

고정을 통해 우리는 뼈 또는 신체 전체의 안정화에 요구되어 특정 동작을 수행할 수 있게 하는 힘을 이해한다. 좋지 않은 고정은 때때로 괄목할 만한 움직임 이상의 원인이 되는 경우가 빈번하다. 그러므로 최대한 **표준화된 외부 고정**을 살피는 것이 진찰 시 요구된다. 여건이 허락한다면 스스로 고정하여, 고정근육들을 차단할 수 있다. 그렇기에 올바른 출발 위치 설정에 큰 중요성을 부여해야 한다.

아래는 고정 시의 규칙이다.

- 움직임 시 여러 관절에 걸친 근육을 통해 고정되어야 한다.
- 협조하기 어렵거나 조화운동불능을 보이거나 또는 근육이 약한 어린이와 환자들의 경우 고정이 확실하게 이루어져야 한다.
- 팔다리가 더 잘 그리고 더 광범위적으로 지탱될수록, 즉, 더 많은 지지점이 갖춰질수록, 더 적은 안정화 근육이 가용되고 더 확실하고 정확하게 근육기능검사의 결과가 얻어진다.

불충분한 고정시에는 주근육이 본래의 근력을 충분히 발휘하지 못한다. 이러한 경우 실제보다 더 약한 것으로 보이게 된다. 안정화근들의 기능이 개선되면, 이들 근육은 더 효과적으로 과제를 수행할 수 있다. 검사를 통제할 시에는 이를 통해 움직임이 더 정확하게 수행되고 결과적으로 주근육의 등급이 더 높아진다. 실제로는 주근육이 더 좋아진다기 보다, 더 개선된 상황이 근력사용을 향상시키는 것이다.

고정근들은 일상생활에서 큰 중요성을 갖지만 근육기능검사에서는 장애물로 작용한다. 그러므로 우리는 팔다리의 적절한 위치 부여와 저항력의 정확한 적용, 그리고 주의 깊은 고정을 통해서 이들 근육을 차단하는 것을 시도한다.

동작범위

다음은 가장 중요한 원칙 중의 하나이다: 근육기능검사 전에 움직임은 최대한의 수동적 범위 내에서 실시된다.

다양한 이유로 인해 동작 범위는 제한되거나 불완전해질 수 있다. **동작범위 제한의 기본적인 원인들**은 다음과 같다.

- 대항근의 구축, 신축성, 또는 긴장성 띠. 이의 항력을

작용근은 넘어서지 못한다.

- 부드러운/단단한 관절부분이 해부학적으로 변화
- 동작 수행 시의 통증

진찰 시 항상 필요한 작업은 동작 제한의 원인을 주의 깊게 분석하는 것이다. 여기서 근육기능검사 전 우선 개별 관절의 수동적 가동성을 점검하는 작업의 필요성이 분명해진다. 하지만 환자가 동작 시에 통증을 호소한다면, 환자가 동작을 억지로 수행하게 하거나 해당 동작을 수동적으로 최대한의 경계까지 강요할 필요성은 당연히 없다.

대체와 조화운동불능

이 개념들은 최근 특히 재교육 요법에서의 복합동작의 영향 하에서 변화를 겪었다. 신체에서 단일하게 격리되어 활동하는 근육은 없으며, 동시에 다수 근육들을 참여시키지 않는 동작은 없다.

- **대체(대체기능):** 움직임 수행의 한 종류로, 환자는 쇠약해진 작용근의 기능을 보조근육(협동근)으로 대체하려고 시도하는 것이다. 질환 시작 시에 우리는 이러한 시도를 대체적으로 막으려고 한다. 그 이유는 환자가 나쁜 운동 상동증을 익히게 될 위험성이 존재하기 때문이다. 이 상동증은 나중에 다시 변경되기 힘들다. 대체는 탈락된 기능을 대체하는 목적에 적합할 수 있다.
- **조화운동불능:** 모든 관여 근육군의 활성화의 강도 또는 시간적 경과에서의 운동 조정의 장애. 특정 운동 상동증, 즉 특정 동작 수행 시에 항상 같은 방식으로 발생하며 동작의 진행에 좋지 않은 영향을 미친다. 이는 예를 들어, 관절 구조의 잘못된 부하, 수행능력 감소, 이른 피로 등을 초래한다. 해당 현상의 역학적 설명은 오늘날 예전보다는 덜 이뤄진다. 즉, 아래의 예전 분류는 교수법적 이유에 의해서만 사용되고 있다.
  - 개별 근육 내의 조화운동불능
  - 협동근육군 내의 조화운동불능
  - 대항근육군의 조화운동불능
  - 기능적 연관관계 없는 근육군 간의 조화운동불능

근육기능검사 – 기본조건과 규칙

주의

최적의 검사 수행을 위한 기술적 원칙

- 동작 – 소수의 예외를 제외하고 – 은 전체 범위에 대해 조사한다. (어떠한 경우에도 동작의 시작과 끝만 해서는 안됨)
- 검사동작 전체 진행 과정 동안 균일하게 느리게 실시하며 갑작스런 힘은 지양한다.
- 최대한 힘껏 고정한다.
- 고정 시 힘줄 및 주근육의 힘살 그 무엇도 누르지 않는다.
- 전체 동작 동안 저항력을 실시한다.
- 항상 동일하고 동작 진행 중에도 같게 유지되는 힘으로 저항력을 실시한다.
- 저항은 움직임 방향과 정확히 반대로 실시되어야 한다.
- 저항은 가능하면 두 관절 상에 작용되지 말아야 한다.
- 환자는 우선 자신에게 익숙한 대로 동작을 수행한다. 환자 자신의 실행방식을 확실히 파악한 이후에야 올바른 움직임이 정확히 전달되고 경우에 따라 실행될 수 있다.

진찰과 조사를 위해 주의산만을 피할 수 있는 따뜻하고 조용한 방이 필요하다. 진찰용 치료대는 단단한 표면을 갖추고 충분히 길고 넓으며, 전혀 울퉁불퉁하지 않아야 하고 어떠한 모서리도 둥글게 다듬어지지 않아야 한다.

진찰자는 특히 환자를 처음으로 보고 거의 알지 못할 때라면 환자에게 친밀히 다다간다. 진찰은 아주 차분하게 이루어진다. 이러한 경우에만 주의 깊고 정확한 진찰이 가능하다. 진찰자는 환자에게 차분하게 진찰의 목적과 진찰이 통증을 동반하지 않음을 설명한다. 진찰 동안 진찰자는 환자와 말을 나누며, 환자에게 계별 동작을 설명하는데, 다만 관련 있는 주제로만 대화를 국한시킨다.

제2신호계(second signal system)를 통한 작용이 이 때 특히나 의의가 있다. 말로서 진찰자는 환자와의 협업을 더 잘 달성할 수 있다.

이러한 환경에서 진찰자는 더 유용하고 더 정확하며 더 신뢰가는 결과에 도달하며, 작업은 더 신속하게 진행되면서 즐겁게 된다. 규칙적인 간격으로 반복될 때, 근육기능검사의 질은 향상된다. 이 때 매회 같은 진찰자에 의해 검사를 수행하는 것이 효과적이다. 반복된 진찰은 상황의 개선 또는 악화 및 올바른 또는 잘못된 치료법의 절차를 인식할 수 있게 해준다.

근육기능검사의 조사기법은 심할 정도로 정확히 준수된다. 편차는 상이한 판정으로 이르게 되고 이 경우 다양한 진찰자의 결과를 서로 비교하는 것이 불가능해진다.

모든 논평을 포함한 결과는 근육기능검사를 위한 특정 서식에 기재된다. 중요! 결과를 왜곡할 수 있는 편차들을 기록하라. 어떠한 이유로 근육기능검사가 규정에 적합하게 이루어지지 않을 경우, 이것도 적어놓아야 한다. 개별 근육의 값들을 **그림 4.1**의 도식에 일목요연하게 기입하는 것이 도움이 된다.

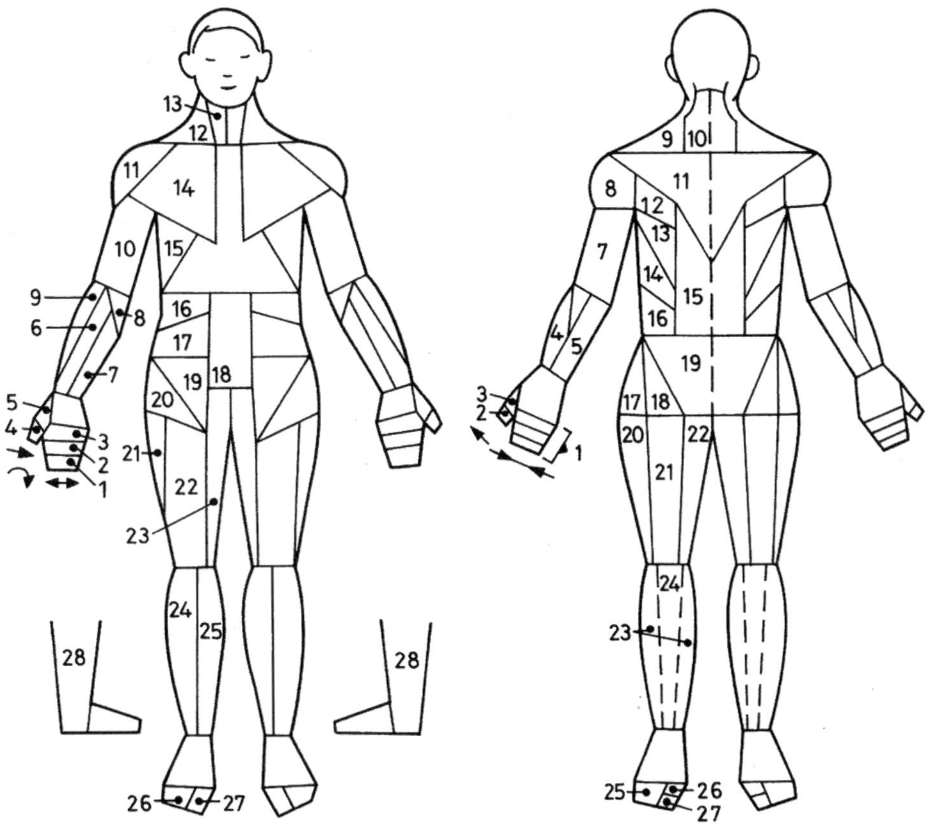

그림 4.1 주근육군, 배쪽면(왼쪽), 등쪽면(오른쪽) 왼쪽: ↔ 바닥쪽뼈사이근들, → 엄지모음근, 엄지맞섬근

1. 깊은손가락굽힘근
2. 얕은손가락굽힘근
3. 벌레근들
4. 긴엄지굽힘근
5. 짧은엄지굽힘근
6. 노쪽손목굽힘근
7. 자쪽손목굽힘근
8. 원엎침근
9. 위팔노근
10. 위팔두갈래근
11. 삼각근
12. 등세모근
13. 흉쇄유돌근
14. 가슴근
15. 앞톱니근
16. 배바깥빗근
17. 배가로근
18. 배곧은근
19. 엉덩허리근
20. 넙다리빗근
21. 넙다리근막긴장근
22. 넙다리네갈래근
23. 모음근들
24. 뒤정강근
25. 앞정강근
26. 손가락폄근
27. 엄지폄근
28. 종아리근들

오른쪽: →← 등쪽뼈사이근들,
엄지모은근들

1. 손가락폄근
2. 긴엄지(손가락)폄근
3. 짧은엄지(손가락)폄근
4. 노쪽손목폄근들
5. 자쪽손목폄근
6. 뒤침근
7. 위팔세갈래근
8. 삼각근
9. 등세모근(위쪽 부분)
10. 척주세움근
11. 등세모근(중간과 아래쪽 부분)
12. 가시아래근
13. 큰원근
14. 넓은등근
15. 척주세움근
16. 허리네모근
17. 중간둔부근
18. 엉덩이의 바깥 돌림근
19. 큰둔부근
20. 넙다리근막긴장근
21. 넙다리두갈래근
22. 슬와부근육과 반막모양근
23. 장딴지근
24. 가자미근
25. 벌레근
26. 짧은엄지(발가락)굽힘근
27. 긴엄지(발가락)굽힘근

4.2 얼굴 Gesicht

얼굴의 근육조직은 3가지 그룹으로 나뉜다.(▶ **그림 4.2**)

- **씹기근육,** 삼차신경(N.V)에 의해 지배: 깨물근, 관자근, 날개근들. 씹기근육은 아래턱을 앞으로, 뒤로, 또한 양옆으로 움직이며 턱을 모음(내전)한다. 즉, 입을 닫는다.
- **얼굴표정근,** 얼굴신경(N.VII)에 의해 지배. 전형적인 근막이 없는 주근육. 최소한 양 끝 중 하나는 항상 피부나 점막에 부착.
- **눈근육.** (혀와 구강저격막 근육조직은 여기서 논의되지 않음.)

근육기능의 임상적 검사에 있어 씹기 근육은 중요성을 갖는다. 아래턱의 움직임은 턱관절에서 일어난다. 아래턱(하악골)관절에서의 동작 메커니즘은 매우 복잡하다. 동작은 하악골머리와 원반 사이에서 일어나지만, 원반 자체도 또한 위치를 변경한다.

- 양 관절에서의 같은 방식의 동작에서 아래턱의 내밈(아래턱의 앞쪽으로의 위치 변경)뿐만 아니라, 뒤당김(뒤쪽으로의 위치 변경)이 가능하다. 특히 병진운동에서 원반의 움직임이 있다.
- 관절 머리의 회전과 병진 운동의 조합에서 아래턱의 내림(벌림, 입 벌리기) 또는 올림(모음, 입 닫기)이 초래된다.
- 측면 움직임은 동시에 한쪽에서는 내밈, 다른 쪽에서는 뒤당김을 요구한다. 턱은 이 때 후퇴하는 쪽으로 움직인다.

깨물근

이는 곳: 광대활, 관골궁(Arcus zygomaticus)
닿는 곳: 아래턱 측면의 깨물근거친면
기능: 이빨로 깨물 때까지 아래턱을 잡아당김.

관자근

이는 곳: 관자우묵
닿는 곳: 아래턱 (근육) 갈고리돌기
기능: 아래턱의 잡아당김 및 뒤로 당김.

가쪽날개근(바깥)

이는 곳: 이중, 익상돌기외측판(날개돌기가쪽판) 및 나비뼈(접형골) 큰 날개의 측두아래오목
닿는 곳: 아래턱목의 날개오목(Fovea pterygoidea)
기능: 하악골머리를 앞으로 당기고 이를 통해 입 벌리기 중 도움

안쪽날개근(속)

이는 곳: 한쪽은 날개오목, 다른 쪽은 위턱뼈융기
닿는 곳: 날개근거친면
기능: 아래턱 잡아당김

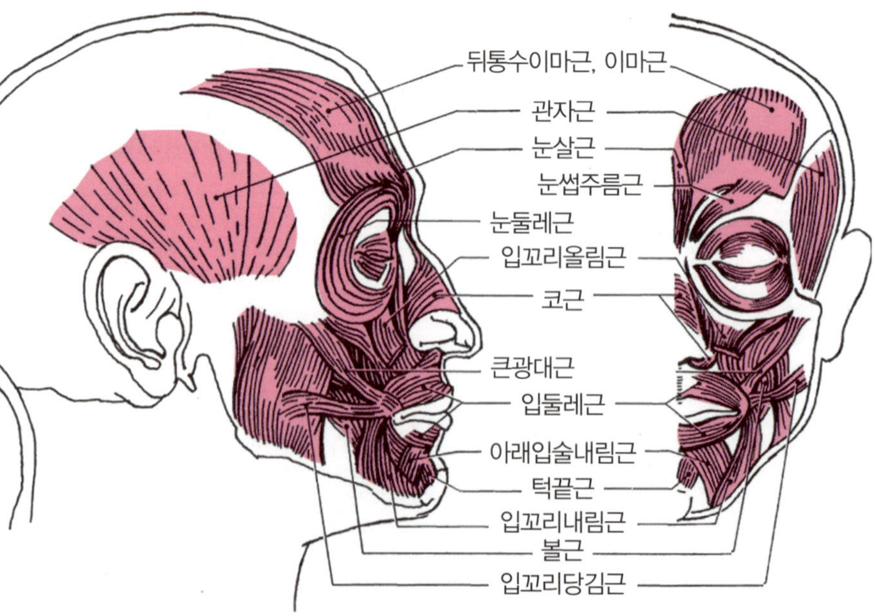

그림 4.2 얼굴근육조직

4.3 목과 몸통

Hals und Körperstamm

개별근육의 검사는 이들로 실행 가능한 동작전환의 제시를 통해 수행한다.

4.3.1 신경

목 지역은 목신경얼기가 담당한다. 제 1 – 제 4 목척수 신경 뿌리로부터 신경섬유를 받으며 감각/운동 신경이 나간다. 가장 중요한 신경은 횡격신경으로, 이는 횡격막을 신경지배한다.
그 밖의 운동신경은 척추앞 근육들, 목갈비근육군, 척추사이근육들, 그리고 부분적으로 흉쇄유돌근과 등세모근을 담당한다. 이 마지막 두 근육은 또한 부신경(제 11 뇌신경)로부터 신경섬유를 받아들인다.

몸통의 신경공급은 상대적으로 단순하게 정리될 수 있다. 흉수신경들(Nn. thoracales)은 어떠한 신경얼기도 형성하지 않고, 전형적인 분절적 배치를 보여준다. 이들은 혼합 신경이다. 즉, 피부뿐만 아니라 근육조직도 담당한다.

- 가슴신경의 앞쪽 가지들 – 늑골사이신경들이라고 불리우는 – 은 늑골사이공간으로 뻗으며 늑골사이근육들, 가슴가로근, 아래뒤톱니근, 위톱니근(M. serratus superior) 그리고 복부근육들을 담당한다. 복부근육조직은 또한 허리신경얼기에서부터 신경섬유를 받아들인다.
- 가슴 및 허리 신경의 뒤쪽 섬유들은 피부를 제외한 등근육조직의 일부를 자극한다.

4.3.2 근육조직

척추의 위치 관계에 따라 이들은 등쪽(목과 등근육조직)과 배쪽(배, 가슴, 뒷목, 골반바닥, 꼬리뼈근육조직)으로 나눌 수 있다. 결국에는 여기에 머리의 근육들도 속한다. 이에 대해서는 다른 지면에서 다룬다.

등근육조직

등근육조직은 3 층으로 구분된다.

- 가장 바깥층, 척추위팔근육조직(spinohumeral)
- 중간층, 척추갈비근들(Mm. spinocostal)
- 실제 등근육들의 무리.

가장 바깥층, 척추위팔근육조직

이들은 평평한 근육으로, 개체발생(ontogenetic)적으로 팔에 속한다.

중간층, 척추갈비근들

이 명칭은 갈비뼈와의 관계에 의하며 다음을 포함한다.

- *위뒤톱니근(등/머리쪽(dorsalis cranialis)):*
  C VI(뇌신경 VI) 가시돌기에서 시작하여 Th II 까지. 제2–5갈비뼈에 네 닿는 곳 지님.
  기능: 갈비뼈를 일으켜주고 들숨을 지원.
- *아래뒤톱니근(등/꼬리쪽(dorsalis caudalis)):*
  Th II 가시돌기에서 시작하여 L III 까지. 마지막 네 갈비뼈에 닿음.
  기능: 갈비뼈를 하강시키고 날숨을 지원.

양 근육 모두 배쪽 가지들(Rr. ventrales)에 의해 지배된다. 첫번째 근육은 Th 1 – Th 4으로부터, 두 번째 근육은 Th 9 – Th 12 로부터.

실제 등근육들의 무리

이들에는 짧은/긴 등근육조직들의 무리가 속한다.

짧은 등근육조직들의 무리

이는 척추에 바로 위치해 있고 이웃한 척추뼈를 연결한다. 정확한 운동기능학(kinesiological)적 기능은 아직 명확하지 않다.

- *가시사이근육들:* 이웃한 목뼈의 가시돌기를 연결
  기능: 척추뼈를 기울임

4

- *가로돌기사이근들:* 기능: 척추뼈를 기울임
- *깊은목덜미근들(Mm. nuchae profundi):* 머리와 척추 사이의 연결에 작용. 여기엔 네 개의 짧은 근육이 속한다.
  - *작은뒤머리곧은근(등쪽):* 한쪽 수축 시 수축된 근육 방향으로 머리가 기울어짐. 양쪽에서 실행 시 머리가 뒤쪽으로 굽음
  - *큰뒤머리곧은근(등쪽):* 앞서 언급한 근육의 협동근, 또한 본 근육 쪽으로 머리가 신전하는 것을 지원
  - *위머리빗근:* 위 두 근육의 협동근
  - *아래머리빗근(고리뼈(환추)쪽 atlantis):* 고리뼈 신전 및 이를 통한 머리의 본 근육 쪽으로의 신전
- *돌림근들:* 등뼈 영역의 11 가지의 작은 근육들 기능: 각자의 이름을 따름
- *꼬리근:* 꼬리뼈를 엉치뼈 끝과 연결. 운동기능학적으로 중요하지 않다.

긴 등근육조직들의 무리

먼 척추뼈들을 연결. 더 많은 수의 중층근육들에서 비롯하는, 정확히 구분되지 않으며 광범위한 근육집단. 거의 모두가 같은 기능을 지닌다.

한쪽 활동시 이들은 척추를 굽히고 회전시킨다. 양쪽 활동시 이들은 척추를 뒤로 구부린다. 따라서 척주세움근들((Mm. Erectores spinae)들 불리운다. 이들에는 다음이 속한다.

- 허리엉덩갈비근, 등엉덩갈비근, 목엉덩갈비근
- 등가장긴근, 목가장긴근, 머리가장긴근
- 등가시근, 목가시근, 머리가시근
- 가로돌기가시근육은 반가시근, 뭇갈래근, 돌림근들의 연결 분절의 수효를 위한 새로운 총칭이다.

몸통의 배쪽 근육조직

꼬리뼈와 골반 바닥의 근육들은 검사할 수 없기 때문에, 이들에 대하여 더 세세히 기술하지 않는다. 얼굴의 근육들은 ▶ 단락 4.2 에서 다루었다. 그러므로 이제 목, 가슴, 그리고 배의 근육들이 논의 대상으로 남아있다.

목의 근육조직

목근육조직은 두개골, 척추, 가슴 사이에 자리한다. 여기에는 또한 넓은목근 주근육 – 그 기능에 따라 얼굴표정근에 속하는 – 이 포함되며, 멀리로는 흉쇄유돌근 – 그 기능에 대해서는 적합한 근육검사에서 논의될 것이다(▶ 단락 4.3.3) – 과 목뿔뼈(설골) 위아래의 근육들도 해당된다.

특히 중요한 것은 목갈비근 무리이다. 이들은 갈비뼈를 올려주고 고정된 머리에서 강제적 들숨을 뒷받침해준다. 갈비뼈 고정 시 이들은 양쪽 활동 시 앞으로 목뼈를 굽히고, 한쪽 활동에서는 해당 쪽으로 목뼈를 굽히면서 반대 방향으로 돌린다.

척추 앞쪽 면에는 바로 긴머리근과 긴목근 모두가 자리한다. 이들 근육은 양쪽 수축 시 머리를 앞으로 굽히고 한쪽 활동에서는 해당 방향으로 머리를 기울인다. 긴목근의 비스듬한 근육다발은 척추의 회전에도 관여한다. 목뼈 측면에서 짧은 앞쪽목가로사이근들(Mm. intertransversarii anteriores cervicis)과 가쪽머리곧은근을 찾을 수 있다. 이들은 한쪽으로 척추와 머리를 기울이는 것을 가능하게 한다.

가슴(Brustkorb)의 근육조직

가슴의 근육들은 3개의 그룹을 형성한다.

- 실제 가슴 근육들
- 일명 가슴의 팔다리 근육(팔의 근육조직에 대해서는 ▶ 단락 4.4에 더 자세히)
- 횡격막

실제 **가슴근육들**은 가슴의 골질과 밀접하게 연결되어 있다. 이들은 갈비뼈 사이에 놓여 탄력적으로 갈비사이공간을 채우며 호흡에 실질적으로 참여한다. 개별적으로 보면:

- *바깥갈비사이근:* 갈비뼈 사이에서 뒤쪽 위로부터 아래쪽과 앞쪽으로 나아감. 들숨근으로서 갈비뼈를 올림 발생학적, 기능적으로 다음과 동일: 짧은/긴갈비올림근
- *안갈비사이근:* 앞쪽 위에서 아래쪽 뒤로 나아감. 대표 날숨근으로서 갈비뼈를 내림 발생학적으로 다음과 동일: 갈비아래근(Mm. subcostales)
- *가슴가로근:* 날숨을 위한 보조근, 기능적으로 중요성이 낮음.

횡격막(Diaphragma)은 특별한 평평한 근육이다. 아래 가슴우리문에서 가로질러 나아가며 둥근 천장과 같은 구조를 형성하는데 이는 가슴안(Brusthöhle)을 향한다. 기원 장소에 따라 허리부분, 갈비부분, 복장부분(흉골부)으로 나뉘는 근섬유들은 중심널힘줄에서 합쳐진다. 횡격막은 가장 중요한 호흡근육이다. 횡격막의 수축은 가슴안 내 공간을 증가시키고, 가슴 내의 압력을 낮추며, 폐를 확장시키고, 심장의 혈액공급을 도와주며, 정맥혈의 복귀를 촉진한다. 복부근육들과 함께 배안(복강) 압력에 대한 원인이 된다.

호흡근육조직 요약

- **들숨 주근육:**
  바깥갈비사이근, 횡격막, 짧은/긴갈비올림근
- **들숨 보조근육:**
  목갈비근, 목빗근, 마름근(능형근), 앞톱니근(가쪽), 위뒤톱니근, 등세모근, 큰가슴근, 작은가슴근, 넓은등근, 빗장밑근
- **날숨 주근육:**
  안갈비사이근, 갈비아래근, 가슴가로근
- **날숨 보조근육:**
  앞쪽 배벽의 근육들, 엉덩갈비근, 등가장긴근, 아래뒤톱니근, 허리네모근

일반적으로 가슴의 근육들은 다른 골격근육조직처럼 검사될 수는 없다. 호흡유형의 면밀한 관찰을 통해서만 호흡수행에서의 개별근육의 비중을 확인할 수 있다.

복부근육조직

배벽은 다섯 평평한 근육이 모여 형성되며, 이들 근육은 기능적, 해부학적으로 함께 연관되어 있다. 수많은 근막과 널힘줄로 강화된다.

복부근육들의 기원과 부착은 흔히 복잡다양하다. 결과적으로 이들 근섬유의 다양한 진행이 이루어진다. 몇몇 복부근육들은 심지어 다수의 기능적 무리들로 구성된다. 어떠한 복부근육들은 뼈가 아니라, 다른 근육의 인대와 널힘줄에 부착되어 있다.

복부근육은 항상 총체적으로 작동한다. 몸통의 모든 움직임에 관여하면서도, 그 관계는 항상 같지는 않다. 모두 날숨근육으로 작용하며, 휴지 긴장 시 배안의 장기들을 올바른 위치로 유지시키고 일정한 압력 하에 놓이게 한다. 이에 더해 복부근육들은 적절한 장기능을 뒷받침하고 직장, 방광, 자궁의 배출 시의 보조 방출력이다.(복압) 주로 이들은 굽힘, 회전, 측면으로의 몸통 기울임에 관여하고 모든 동작에서 최대로 활성화되는데, 이 때 복장뼈는 섬유연골결합(Symphyse)에 근접하는데, 즉 가슴 아래쪽 그리고 허리 척추 부분의 척주뒤굽음의 경우이다. 최근 복부근육들의 개별기능에 대해 특히 회전과 관련하여 의문이 제기되었다.

배곧은근(복직근)

제5–7갈비뼈의 연골과 복장뼈의 칼돌기에서 기원한다. 근섬유는 곧게 아래쪽으로 나아가 두덩뼈에서 끝난다. 허리와 아래 등뼈의 앞굽음을 수행하는데, 이는 몸통굽힘과 혼동해서는 안 된다.

배바깥빗근(외복사근)

이는 가쪽 복부 근육 중에서 가장 강한 근육이며, 마지막 8개의 갈비뼈의 바깥 표면의 8 접점에서 발원하여 엉덩뼈 능선, 샅고랑인대, 배곧은근집으로 나아간다. 근섬유는 앞을 향해 비스듬히 아래로, 또한 배가꼬리쪽(ventrokaudal)으로 내려간다. 가장 멀리 꼬리쪽에 위치한 상태일 때 가장 가파르다.

- *머리쪽 부분*, 제 5–7 갈비뼈에서 시작, 특히 가슴의 압박을 초래하고 처음의 앞굽음을 지원.
- *중간부*, 제7–9 갈비뼈에서 나옴, 상당한 정도로 배속빗근(내복사근)의 중간부에 종속적. 한쪽 활성 시 반대쪽의 주돌림근, 양쪽 활성시 앞굽음을 지원.
- 해당 근육의 *꼬리 부분*은 마지막 3 갈비뼈들에서 나와 엉덩뼈로 나아가는 섬유를 지닌다. 그 발원과 접점을 관절에 지닌 유일한 부분이다. 섬유들이 상당히 가파르게 진행하기 때문에, 회전 외에도 몸통의 가쪽 굽힘을 수행할 수 있다. 양쪽 활성시 점진적으로 증가하는 몸통 굽음에서 보조적 역할을 수행한다.

요약 배바깥빗근은 한쪽 활동시에 몸통을 돌리고 골반을 반대편에 고정시키며, 양쪽 활동 시에 갈비뼈를 아래로 끌어내리고 몸통의 굽힘을 지원하며, 또한 몸통의 가쪽 기울임에도 관여한다.

배속빗근(내복사근)

허리근막, 엉덩뼈 능선, 샅고랑인대에서 시작한다. 여기서 근섬유는 부채꼴모양으로 뻗어나간다.

- *머리쪽 부분*은 마지막 3 갈비뼈들에 부착한다. 섬유는 비스듬히 위와 앞을 향해 진행한다. 배바깥빗근의 꼬리쪽 부분과 비슷하게 작용하는데 즉, 한쪽 활동에서는 강한 돌림근으로 – 단 같은 쪽에서 – 작동한다. 양쪽 활동에서는 몸통의 뒤쪽 굽힘에 관여한다.
- *중간부*는 널힘줄과 배곧은근집에서 끝난다. 섬유는 위와 앞으로 향해 있으면서도, 머리쪽 부분보다 평평하다. 해당 부분의 기능은 배바깥빗근의 중간부 기능과 일치한다. 즉, 몸통의 회전과 굽힘을 뒷받침한다.
- *꼬리쪽 부분*은 앞쪽으로 가로질러 나아가며 앞 아래쪽으로 비스듬히 진행하는 다발을 함유한다. 두덩뼈와 백색선(Linea alba)에 부착한다. 이러한 섬유경로로 인해 이 섬유는 몸통의 회전이나 굽힘 무엇에도 관여하지 않고 단지 배벽 압박 시 배가로근을 지원해주기만 한다.

4

요약 배속빗근은 한쪽 활동에서는 같은 쪽에서의 몸통의 회전과 측면 굽힘에 관여한다. 양쪽 활동에서는 경미한 정도로 몸통의 앞굽음을 지원해준다.

배가로근(복횡근)

제 7–12 갈비뼈 연골, 허리근막, 엉덩뼈 능선과 서혜인대 바깥 1/3 지점에서 시작한다. 배속빗근의 널힘줄에 접한다. 근섬유는 가로질러 진행한다. 즉, 이 근육은 복부 내부를 누르는 띠를 형성한다. 몸통의 움직임에 직접적으로 관여하지 않을 수는 있으나, 기타 근육의 기능에 있어 더 나은 조건을 마련한다. 해당 근육의 쇠약 시 거짓배벽탈장 나타난다.

허리네모근(요방형근)

마지막 갈비뼈에서 기원하여, 모든 허리뼈의 늑골돌기와 엉덩뼈 둘레 뒤쪽 부분에 부착한다. 골반 고정시 이 근육은 척추를 같은 쪽으로 기울인다. 가슴 고정 시 이 근육은 골반면을 머리쪽으로 당기며, 양쪽 활동 시 척추의 고정에 관여한다.

4.3.3 목의 근육기능검사

목의 고정

개요 (▶ 표 4.1)

기본동작:

- 머리 내밈을 통한 목의 고정(앞쪽 옮김).
- 복장뼈와 맞서는 머리의 아치형 동작을 통한 목의 고정(앞굽음).
- 머리의 동시적 회전을 동반하는 목의 고정.

*5, 4, 3, 1, 0 단계*는 바로 누운 자세에서 검사하고, *2 단계*는 가쪽으로 누워 검사한다. 보통 목의 오른쪽/왼쪽 부위의 근육들은 동시에 검사된다. 하지만 *5, 4, 3 단계*는 한쪽에 대해서만 검사할 수 있으며, 이는 비대칭적 환부의 경우 특히 중요하다. 유감스럽게도 반대쪽 근육의 활동을 완전히 배제시킬 수는 없다. 가슴의 고정은 특히 약한 복부근육조직과 어린이의 경우에서 요구된다.

오른쪽 어깨로의 머리의 동시적 회전을 동반하는 목의 고정시 왼쪽 목빗근이 주요하게 활동하며 그 역도 성립한다. 고정 동안 턱의 움직임을 주목하는데, 턱의 좌우편차는 항상 비대칭적 손상을 나타내주기 때문이다. 턱끝은 이 경우 더 약한 굽힘근의 측면으로 가게 된다.

머리의 고정은 두 종류로 일어날 수 있다.

- 앞쪽 옮김을 통하여: 최대 굽힘은 목 아래 및 윗가슴 부분에서 벌어진다. 이 때 턱은 선형으로 앞쪽을 향해 움직인다. 목뼈의 맨 윗부분은 심지어 뒤굽이되기도 한다. 이러한 움직임은 주로 목빗근들에 의해 수행된다.
- 목뼈 전체의 고른 아치형 고정을 통해: 이 경우 턱은 궁형 모양을 띠며 목정맥오목(Fossa jugularis)에 다다른다. 이 동작에 모든 목근육들이 관여되지만, 목빗근은 상대적으로 비중이 적다.

동작범위는 턱과 가슴의 접촉, 등쪽 목근육의 신축성, 척추 인대의 긴장에 의해 제한된다.

표 4.1

주근육	이는 곳	닿는 곳	신경지배
앞목갈비근(배쪽)	제 3–6 목뼈 가로돌기의 앞결절들	제 1갈비뼈	목신경얼기 : C5 – C7
중간목갈비근	제 2–7 목뼈 가로돌기의 앞쪽 융기와 뒤쪽 융기 사이	제 1갈비뼈, 때때로 제 2갈비뼈도	목신경얼기 : (C2), C3 – C8
뒤목갈비근	제 5–7 목뼈 가로돌기의 뒤결절들	제 2 갈비뼈	목신경얼기 : C6 – C8
긴목근	곧은 부분 : 제 2–4 목뼈	제 5–7 목뼈 및 제 1–3 등뼈	목신경얼기 : C2 – C6, (C7)
	위경사 부분 : 고리뼈의 앞결절	제 3–5 목뼈의 가로돌기의 배쪽 융기들	
	아래경사부분 : 제 5–6 목뼈 가로돌기의 앞결절들	제 1–3 등뼈	
긴머리근	뒤통수뼈의 기저	제 3–6 목뼈의 가로돌기의 앞쪽 융기들	목신경얼기 : C1 – C3
목빗근	• 가슴뼈부분 : 복장뼈자루 둘레 • 빗장뼈부분 : 빗장뼈의 가슴뼈쪽 끝	꼭지돌기, 목덜미분계선의 바깥 가장자리	부신경, 목신경얼기 : (C1), C2, C3
보조근 : 앞머리곧은근, 목뿔뼈근육조직	중화근 : 양쪽의 근육들이 서로의 움직임을 측면으로 상쇄	안정화근 : 큰가슴근들(빗장뼈부분), 빗장밑근, 목 아래 및 위쪽 몸통의 평근, 배곧은근	

앞굽음의 검사단계 (▶ 그림 4.3a–g)

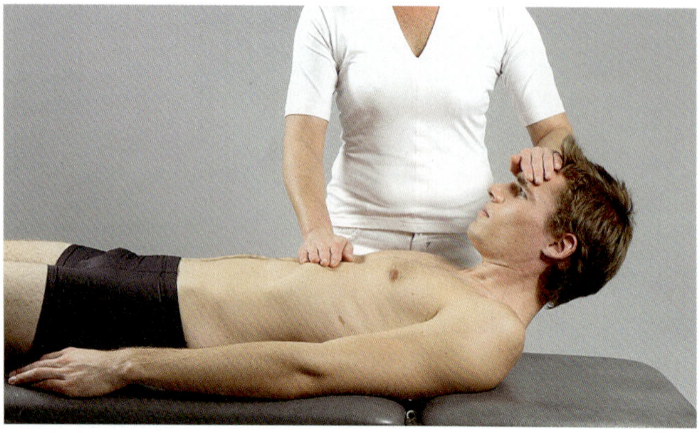

그림 4.3a *단계 5, 4*

시작자세: 바로누움, 다리는 살짝 구부림.
고정: 손으로 가슴 하반부를 가볍게 누름.
동작: 앞쪽으로의 목뼈 굽힘 즉, 턱을 목정맥오목 쪽으로 둥글게 굽힘.
저항: 이마 중앙에 손을 위치. 동작방향에 맞서서 둥글게.

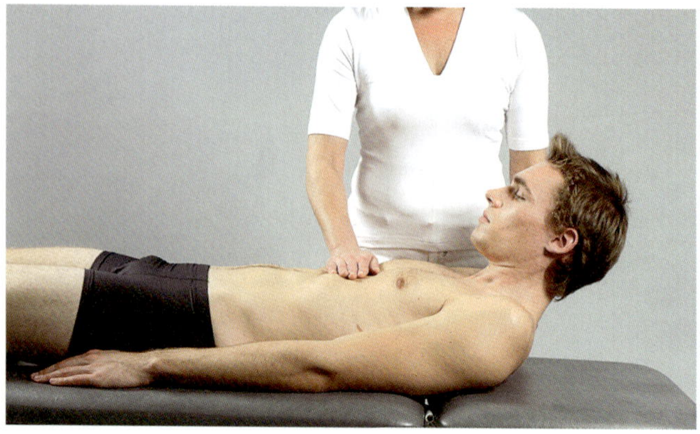

그림 4.3b *단계 3*

시작자세: 바로누움. 다리는 살짝 구부림.
고정: 가슴 하반부에.
동작: 턱을 가슴뼈까지 접근시키는 동작에 의한 완전한 굽힘.

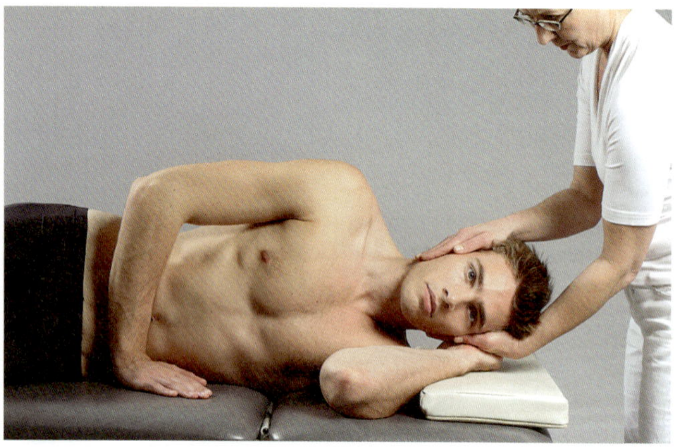

그림 4.3c *단계 2*

시작자세: 옆으로 누워 아래쪽에 놓인 팔을 어깨관절에서 90° 구부려 이완. 손은 머리 아래에 두고 위쪽 팔은 몸통 앞에 둔다.
고정: 머리를 양쪽 관자놀이 부분에서 받쳐주고, 머리와 척추가 평면에 놓이게 한다. 머리는 돌려져서는 안 된다.
동작: 머리를 앞쪽으로 둥글게 구부림.

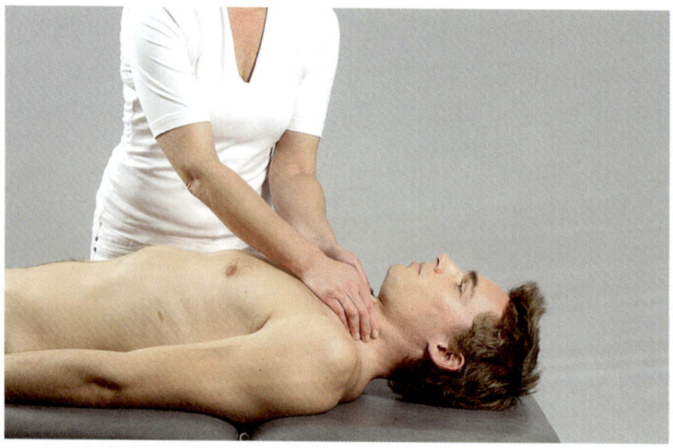

그림 4.3d *단계 1, 0*

시작자세: 바로 누워 다리를 가볍게 구부림.
동작시도: 목빗근의 가쪽 빗장위오목 밑의 목갈비근을 촉진.

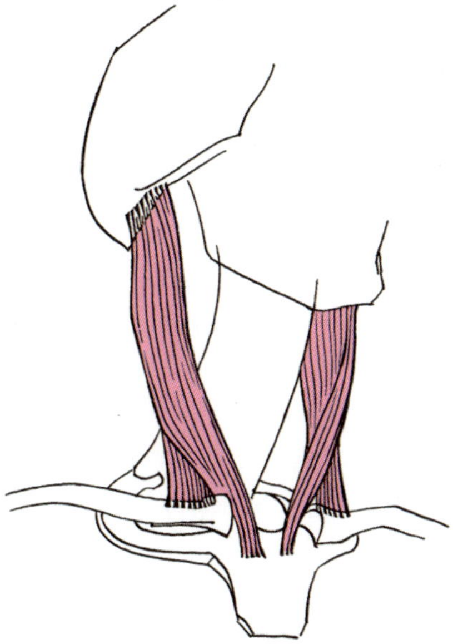

그림 4.3e 목빗근

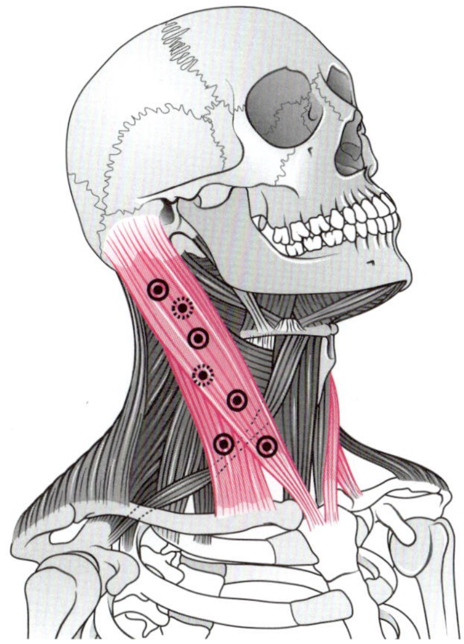

그림 4.3f 목빗근 – 통증유발점

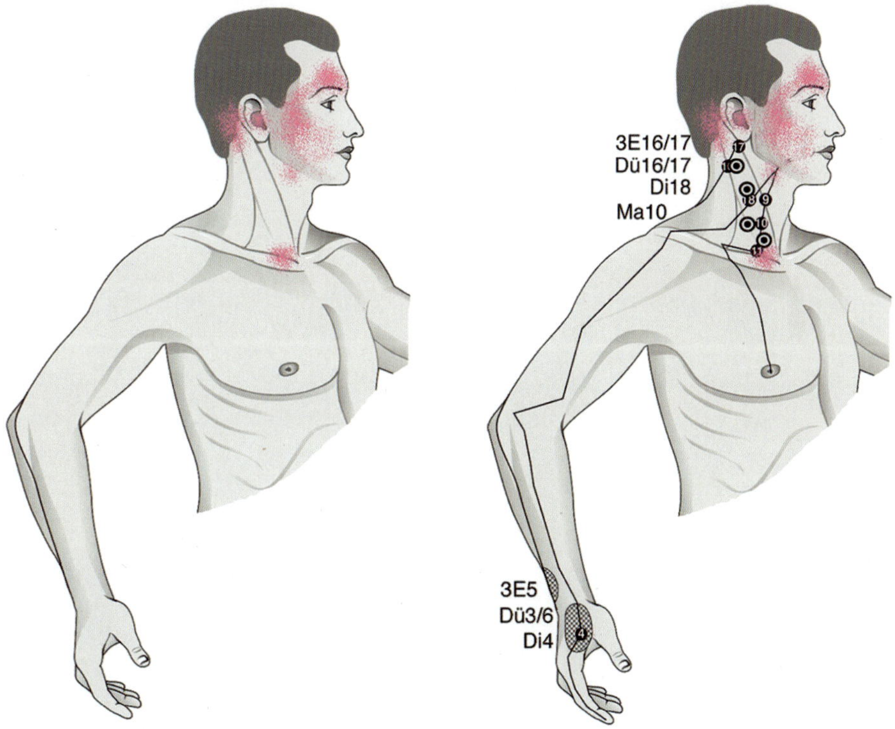

그림 4.3g 목빗근 – 통증전이와 원점(Fernpunkt)

실수와 주의사항

- 한쪽 검사에서 굽힘과 회전을 잇달아 나눠진 동작으로 수행함
- *단계 2* 의 동작에서 수평 평면을 유지.
- *단계 0, 1* 의 진찰에서 주의할 점. 목동맥의 맥박은 어떠한 근육 경련으로도 이해되지 않아야 함.
- 동작들은(앞굽음과 앞으로 내밀기) 자주 충분하게 구분되지 않는다.
- 무엇보다 약한 복부근육조직을 지닌 환자들과 어린이들의 경우에서 몸통 고정 중지하지 않음. 고정 필요성은 특히 환자가 동시에 몸통의 아래 부분을 치료대에서 일으키려는 경향 즉, 앞굽음 경향을 보일 때 분명하다.
- *단계 5, 4, 3* 의 진찰에서 환자는 팔로 기대거나 어깨를 올리면 안 된다. 팔은 이완되어 치료대 위에 머물러 있는다.
- 저항력을 줄 때 다음에 주의. 목뼈머리(경추두개) 경계부에서 머리를 아치형의 둥근 굽힘 동안 뒤굽음으로 누르지 않는다.

구축

목빗근의 구축은 상당히 자주 발생하는데, 선천성 또는 후천성 기운목으로서 말초 및 강직마비 또는 부상 또는 목뼈 차단 후의 반사적 기운목의 경우에서 관찰된다. 구축은 반대편으로의 머리 돌아감과 같은 쪽 어깨로의 기울음으로서 나타난다.

심부 굽힘근의 구축 또는 구조적 단축은 거의 나타나지 않는다. 그러나 목갈비근의 경직(긴장성 띠, "연축")은 매우 빈번하다. 하지만 이것이 구축 또는 구조적 단축과 혼동되어서는 안된다.

첨언

단지 경미하게 약화된 목굽힘근의 판단 – 일례로 잘못된 자세에서 – 에 있어 방금 기술된 동적 검사들은 충분히 정밀하지 않다. 바로 누운 환자가 최소 20초간 힘들이지 않고 떨림 없이 머리를 들어올린 채로(굽혀진) 유지할 수 있으면 우리는 근육조직을 정상 근력이라고 판단한다. 이 검사는 특히 어린이들에게 적합하다. 단 정확한 가슴고정이 선행되어야 한다.

목의 뒤굽이(폄)

개요 (▶ 표 4.2)

기본동작: 130°까지의 범위의 목뼈 뒤굽이.

*5, 4, 3 단계*는 엎드려 누운 자세에서 검사되며, 이 때 머리는 치료대 바깥으로 머물러야 한다. *2 단계*는 옆으로 누워 실시하고, *1, 0 단계*는 이에 반해 머리를 받친 상태에서 엎드려 누워 점검한다. 보통 양쪽을 동시에 조사할 수 있으나, *5, 4, 3 단계*는 또한 한 면만 검사할 수도 있다. 동작은 항상 목뼈를 최대로 굽히면서 시작한다. 척추는 동작 시 고른 정도로 둥글게 힘껏 뒤굽이 된다.

가슴의 고정은 실질적으로 항상 필요한데, 실로 특히 어린이들과 팔이음뼈와 등의 약화된 근육조직을 지닌 환자들의 경우에 그러하다.

동작 시 등세모근의 위쪽 부분의 고저를 관찰하고 대칭성을 판단한다. 그밖에 어깨의 협동운동과 등뼈 신전을 관찰한다. 이 2가지 협동운동은 검사 시에는 차단되어야 하며, 무엇보다도 어깨사이 근육들이 동작 동안 완전히 이완되어야 한다.

동작범위는 등쪽 목 및 등근육의 상호 압박 및 목뼈 가시 접촉에 의해 한정된다.

4

표 4.2

주근육	이는 곳	닿는 곳	신경지배
등세모근 (윗부분만)	위목덜미선의 안쪽 부분, 목덜미인대, 후두융기의 결합조직	빗장뼈어깨돌기끝, 어깨뼈봉우리, 어깨가시	부신경, 목신경얼기 : C2–C4
척주기립근			
• 목엉덩갈비근	제 3, 4, 5, 6 갈비의 각	제 4 – 6(7까지) 목뼈의 가로돌기	등쪽 가지들 : C8, Th1, Th2
• 머리가장긴근	위쪽 등뼈와 아래쪽 목뼈의 가로돌기	꼭지돌기의 등쪽 면	C1–C3, (C4)
• 목가장긴근	위쪽 등뼈의 가로돌기	제 2–5(–7) 목뼈의 뒤쪽 융기	C1–Th1
• 목가시근	마지막 2개의 목뼈와 첫 2개의 등뼈의 가시돌기	제 2–4 목뼈의 가시돌기	등쪽 가지들 : C2–Th1
• 머리가시근	위쪽 등뼈와 아래쪽 목뼈의 가시돌기	뒤통수뼈	

보조근 :	중화근 :	안정화근 :
머리널판근, 목널판근, 머리반가시근, 목반가시근, 뭇갈래근, 큰/작은뒤머리곧은근, 위머리빗근, 가시사이근	양쪽의 근육들은 측면의 움직임을 서로 중화한다.	등뼈와 목뼈 폄근, 마름모근들, 등세모근(아래부분)

양쪽의 검사단계(▶ **그림 4.4a–g**)

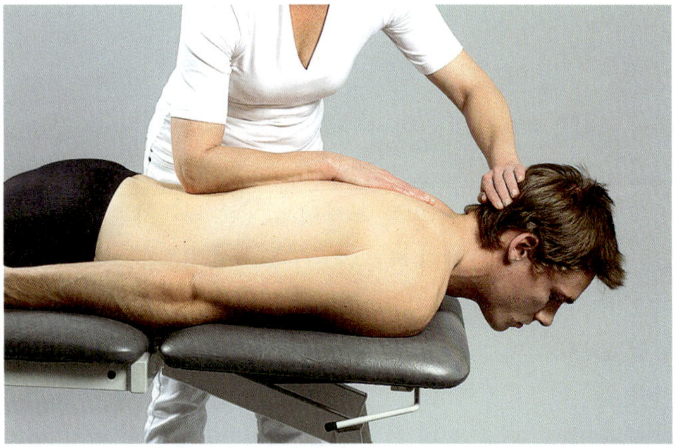

그림 4.4a *단계 5, 4*

시작자세: 엎드려 누워 팔은 몸 옆에 붙이고 머리는 치료대 끝에 내민 채로 듬. 목뼈 최대 굽힘.
고정: 손바닥 어깨 사이에 두어 어깨뼈 위에 자리, 아래팔은 몸통 위에.
동작: 고른 뒤굽음을 완전하게 실행.
저항: 손바닥 전체를 뒤통수에 댐. 압력을 둥글게 정중평면에서 수행.

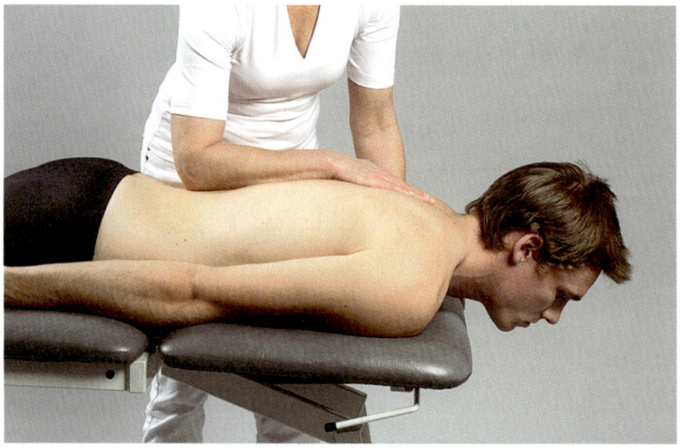

그림 4.4b *단계 3*

시작자세: 엎드려 누워 팔은 몸 옆에 붙이고 머리는 치료대 끝에 내민 채로 듬. 목뼈 최대 굽힘.
고정: 어깨 사이와 전체 몸통 중앙.
동작: 완전한 뒤굽음.

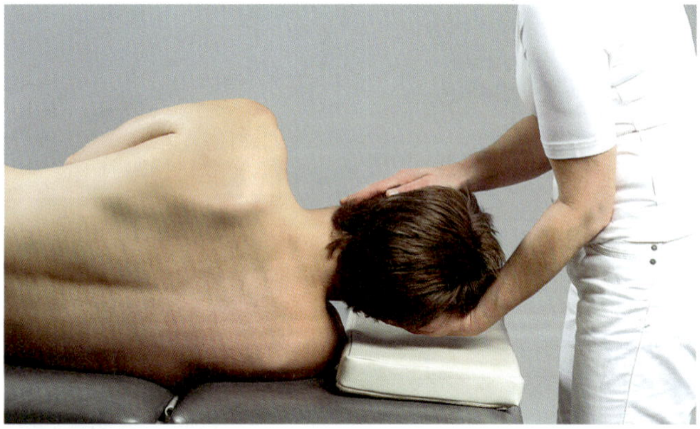

그림 4.4c *단계 2*

시작자세: 옆으로 누워, 위쪽 팔은 치료대 가장자리에 단단히 붙임. 아래쪽 팔은 이완해 앞으로 내밀고 어깨관절에서 90°로 구부림. 손은 머리 아래. 목뼈 최대 굽힘.
고정: 진찰자는 환자의 머리르 아래에서 받치고 이로써 척추가 측면으로 벗어나지 않게 한다.
동작: 머리를 일정한 지탱할 때 목뼈의 최대 뒤굽음 실행.

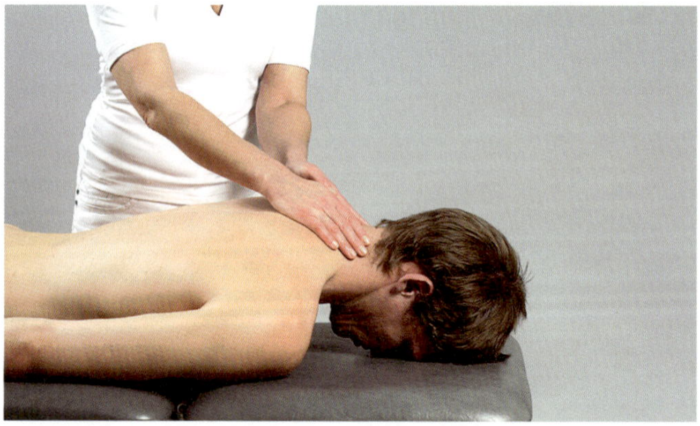

그림 4.4d *단계 1, 0*

시작자세: 엎드림. 머리는 이마로 받침.
동작: 동작시도가 이루어질 때 양쪽 등세모근의 긴장을 부착점 근처 및 위쪽 근섬유를 따라 촉진.

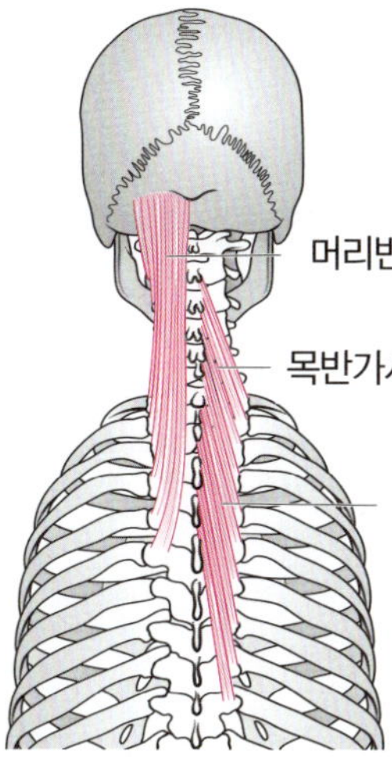

그림 4.4e 폄근

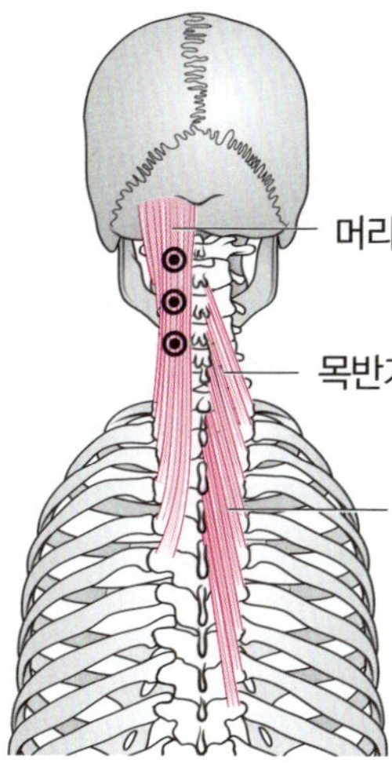

그림 4.4f 목폄근 – 통증유발점

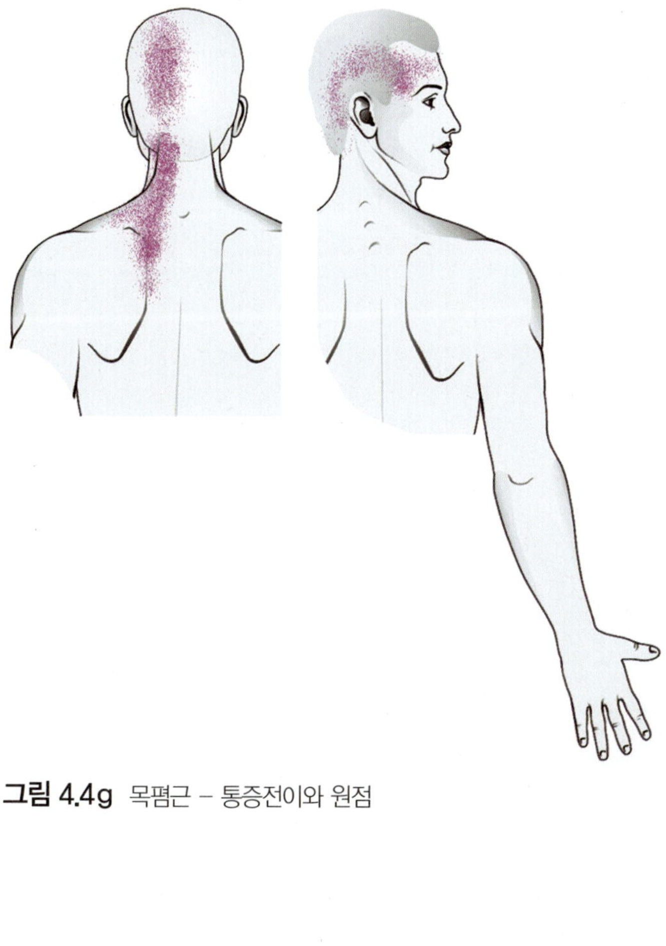

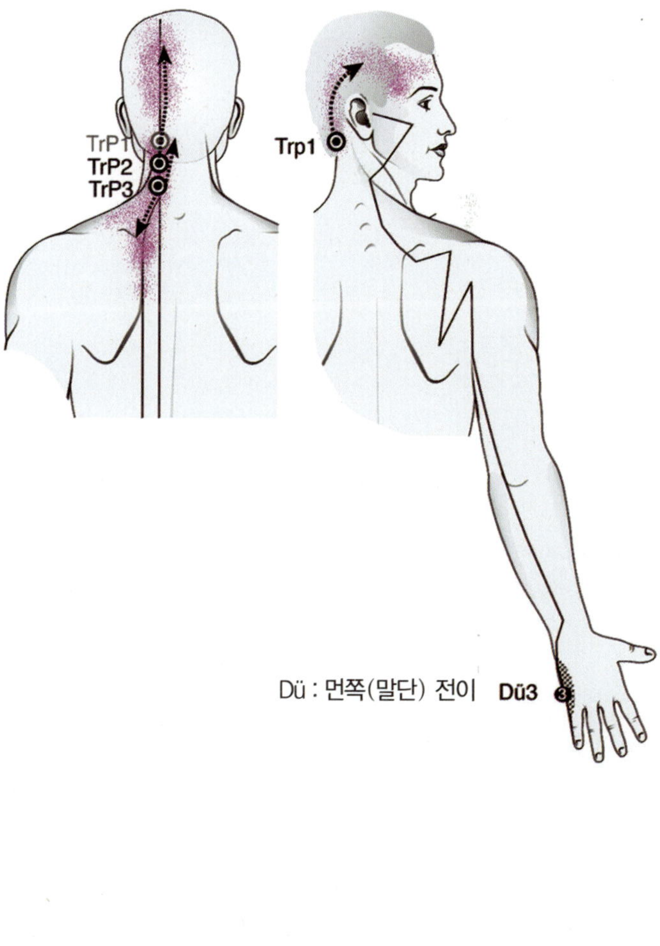

그림 4.4g 목폄근 – 통증전이와 원점

실수와 주의사항

- 병리학적 협동운동이 빈번하다. 환자가 몸통, 어깨뼈 그리고 어깨의 근육을 펴고 이를 통해 몸통이 위로 올라갈 때, 임의의 움직임이 있는 것처럼(가장되어) 보일 수 있다. 그러므로 팔들은 이완되어 놓여 있어야 하며, 환자는 무엇으로 자신을 받치고 있으면 안 된다.
- 제대로 마쳐지지 못하는 상동증의 경우 보통 어깨의 밀어올림이 출현한다. 이 대체는 검사를 무용하게 만드는데, 특히 *단계 0, 1, 2, 3* 에서 그러하다. 때로는 이로 인해 정확한 평가가 불가능하기까지 하다.
- 한쪽 검사에서 뒤굽음과 회전을 잇달아 나눠진 동작으로 실행.

구축

목폄근의 구축 시 목의 굽힘이 제한되고 완전한 정도로의 실행이 불가능하다. 해당 구축은 다만 드물게 고립되며, 일련의 질환에서 등폄근의 구축 또는 기운목과 함께 결합되어 나타나는데, 예를 들어, 회색질척수염 이후의 상태, 강직마비 그리고 몇몇 근육병증의 경우가 있고, 또는 목뼈 운동의 장애 시 반사적으로 조건지어진다. 단순한 단축은 그러나 빈번하다.

4.3.4 몸통의 근육기능검사

몸통의 고정

개요 (▶ 표 4.3)

기본동작: 등으로 누운 자세에서, 골반의 위쪽 가장자리가 치료대에서 일으켜지기 시작하는 순간까지, 앉으려는 식으로 몸통을 둥글게 굽힘. 즉, 동작이 완전한 정도로 실행되지는 않는다.

모든 동작은 등으로 누운 상태에서 검사된다. 주로 *단계 5, 4, 3* 에서는, 허리척주앞굽음을 해소하기 위해 무릎을 살짝 받치는 것이 요구된다. 이러한 자세(엉덩이와 무릎관절을 살짝 구부림)는 또한 엉덩허리근의 활성화를 차단하기 위해서도 선택된다. 이 근육은 충분히 센 경우 대체장치와 함께 단독으로 바로 앉기를 가능하게 해줄 수 있다. 이 동작은 그러므로 주로 엉덩이관절과 골반의 앞기울음에서의 굽힘으로 이루어진다. 여기서 주의할 것은, 몸통이 치료대에서 굴러 나가지 않게 하는 것이다. 즉, 점진적으로 차례차례 우선 목, 그 다음 가슴, 마지막으로 허리부분의 척추를 들어올린다. 동작은 엉덩이의 위쪽 가장자리가 치료대에서 들어올려지기 시작하는 순간에 끝난다.

몸통의 아치형 굽힘은 매우 힘든 일이다. 이 때문에 *단계 5, 4* 에서는 어떠한 저항도 주어지지 않는다. 팔위치 변경을 통해 견인력의 분배를 변화시킨다. *단계 2*는 측면 위치에서 검사되지 않는데, 몸통의 치료대에 대한 강한 마찰력으로 인해 실상 가능하지 않기 때문이다. 이것은 검사결과를 순수하지 않게 할 수 있다.

*단계 5, 4, 3*의 평가에서는 아래쪽 어깨뼈각들 – 앞서 서 있을 때에 뚜렷하게 드러났던 – 사이의 접합선을 올리는 것에 초점을 맞춘다. 배꼽의 움직임은 항상 주의해야 하는데, 제일 강한 사분역 방향으로의 움직임 동안 당겨지기 때문이다.

표 4.3

<table>
<tr><th>주근육</th><th>이는 곳</th><th>닿는 곳</th><th>신경지배</th></tr>
<tr><td colspan="4">단순 굽힘</td></tr>
<tr><td>배곧은근 (대칭적 활성화)</td><td>제 5–7 갈비연골; 칼돌기</td><td>두덩뼈 둘레와 두덩뼈결절 사이</td><td>갈비사이신경 V–XII</td></tr>
<tr><td colspan="4">보조근 : 속빗근/바깥빗근, 큰허리근, 양면 활동에서 배세모근
중화근 : 양쪽의 근육이 서로 회전 또는 가쪽 당김으로의 경향을 상쇄한다.
안정화근 : 엉덩이 굽힘근</td></tr>
<tr><td colspan="4">회전 동반 굽힘</td></tr>
<tr><td>배속빗근</td><td>허리 근막의 심엽(깊은층) 둘레로부터; 엉덩뼈 능선의 안쪽 선으로부터; 샅고랑인대의 가쪽 절반 부분</td><td>마지막 3 갈비뼈의 배쪽 끝; 배곧은근의 둘레에서 2개의 층으로 갈라지는 널힘줄에서</td><td>갈비사이신경 : VII–XII, 엉덩아랫배신경, 엉덩샅굴신경, 음부넙다리신경(Th12, L1)</td></tr>
<tr><td>배바깥빗근</td><td>마지막 8 갈비뼈의 바깥 면의 8개의 끝</td><td>엉덩뼈 능선의 외순(바깥능선), 샅고랑인대, 배곧은근집의 앞층</td><td>갈비사이신경 : V – XI (XII)</td></tr>
<tr><td colspan="4">보조근 : 동시적 몸일으키기에서의 배곧은근, 회전면의 엉덩갈비근, 회전반대면의 반가시근, 뭇갈래근, 돌림근, 넓은등근
중화근 : 배쪽/등쪽 근육들이 서로 굽힘과 폄으로의 경향성을 상쇄. 반대면의 근육들은 옆굽힘 경향성 상쇄
안정화근 : 빗근, 척주기립근, 속늑골사이근</td></tr>
</table>

4

검사단계(▶ 그림 4.5a–h)

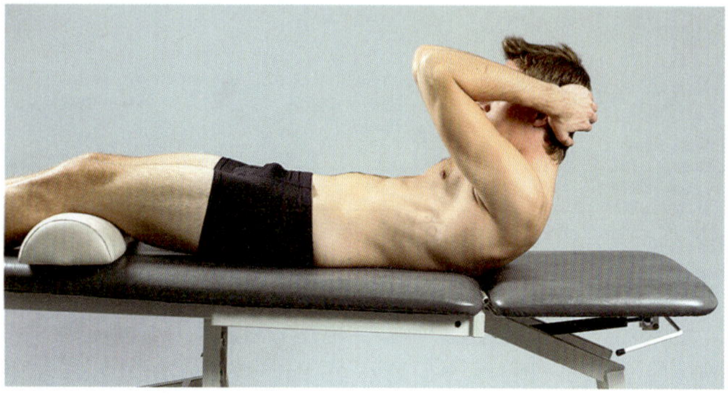

그림 4.5a *단계 5*

시작자세: 바로 누워 무릎을 가볍게 받치고 구부림, 허리척주 앞굽음 해소. 발 이완, 팔은 목 뒤에, 팔꿈치는 앞으로.
고정: 불필요.
동작: 고른 아치형의 몸통굽히기를 골반 앞기울음 없이 실시하여 치료대와 표 사이의 수직 거리가 최소 5cm에 달하도록 한다.
저항: 중단.

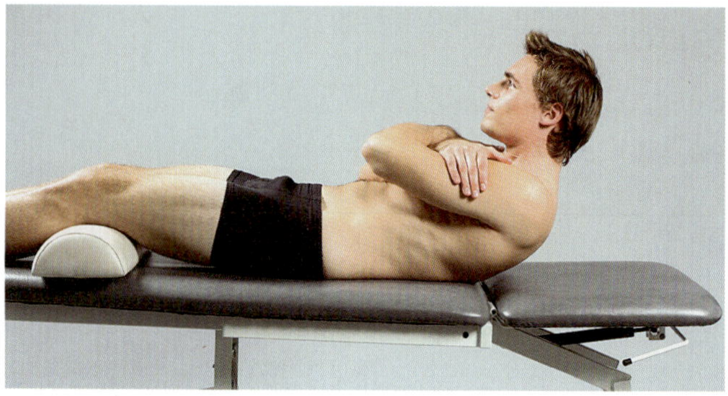

그림 4.5b *단계 4*

시작자세: 바로 누워 무릎을 가볍게 받치고 구부림, 허리척주 앞굽음 해소. 발 이완, 팔은 가슴 앞에서 교차, 손은 위팔에.
고정: 불필요.
동작: 고른 아치형의 몸통굽히기를 골반 앞기울음 없이 실시하여 치료대와 표 사이의 수직 거리가 최소 5cm에 달하도록 한다.
저항: 중단.

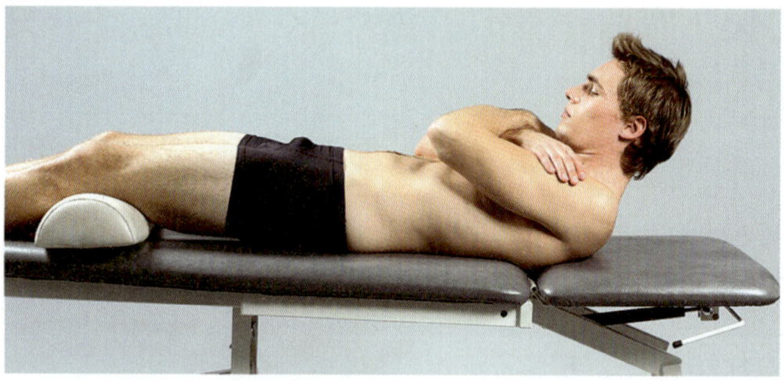

그림 4.5c *단계 3*

시작자세: 바로 누워 무릎을 가볍게 받치고 구부림, 허리척주 앞굽음 해소. 발 이완, 팔은 가슴 앞에서 교차, 손은 위팔에.
고정: 불필요.
동작: 고른 아치형의 몸통굽히기를 골반 앞기울음 없이 실시하여 표지가 치료대에서 벗어나도록 한다.
저항: 중단.

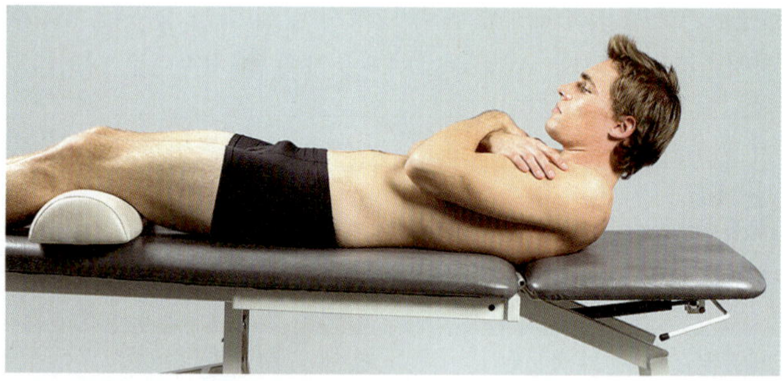

그림 4.5d *단계 2*

시작자세: 바로 누워 무릎을 가볍게 받치고 구부림, 허리척주 앞굽음 해소. 발 이완, 팔은 가슴 앞에서 교차, 손은 위팔에.
고정: 불필요.
동작: 목뼈의 고른 굽힘을 최대 범위로 실행, 위쪽 어깨뼈. 가장자리를 치료대에서 일으키기. 동시에 가슴의 아래쪽 절반은 아래로 밀고 허리뼈는 치료대 쪽으로 누름.

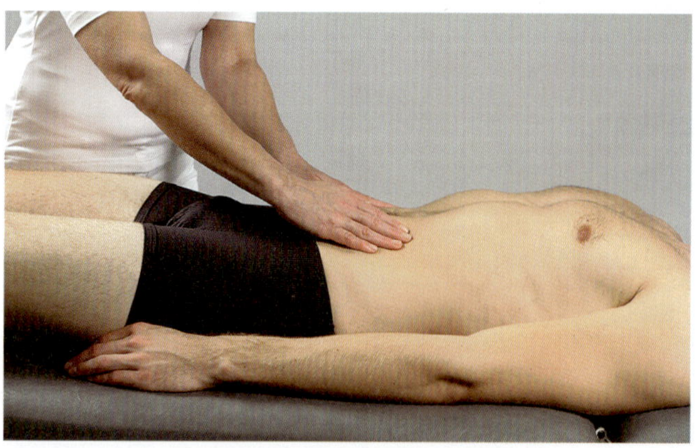

그림 4.5e *단계 1, 0*

시작자세: 바로 누워 무릎을 가볍게 받치고 구부림. 팔은 몸을 따라 위치. 기침, 최대 날숨, 쉿소리(치찰음) 내는 경우 등의 근육긴장을 손바닥과 손가락으로 배벽에서 촉진. 동시에 배꼽을 관찰. 날숨 시에 배꼽이 더 강한 근섬유 쪽으로 당겨진다.

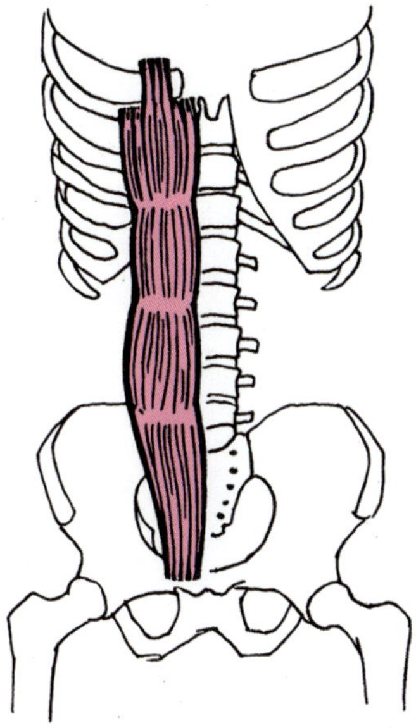

그림 4.5f 배곧은근

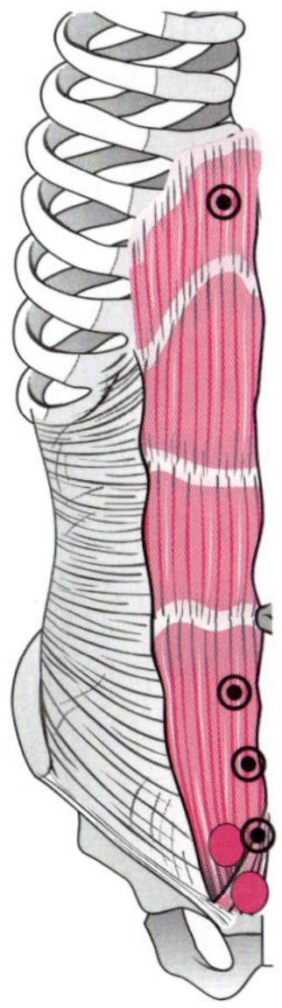

그림 4.5g 배곧은근 – 통증유발점

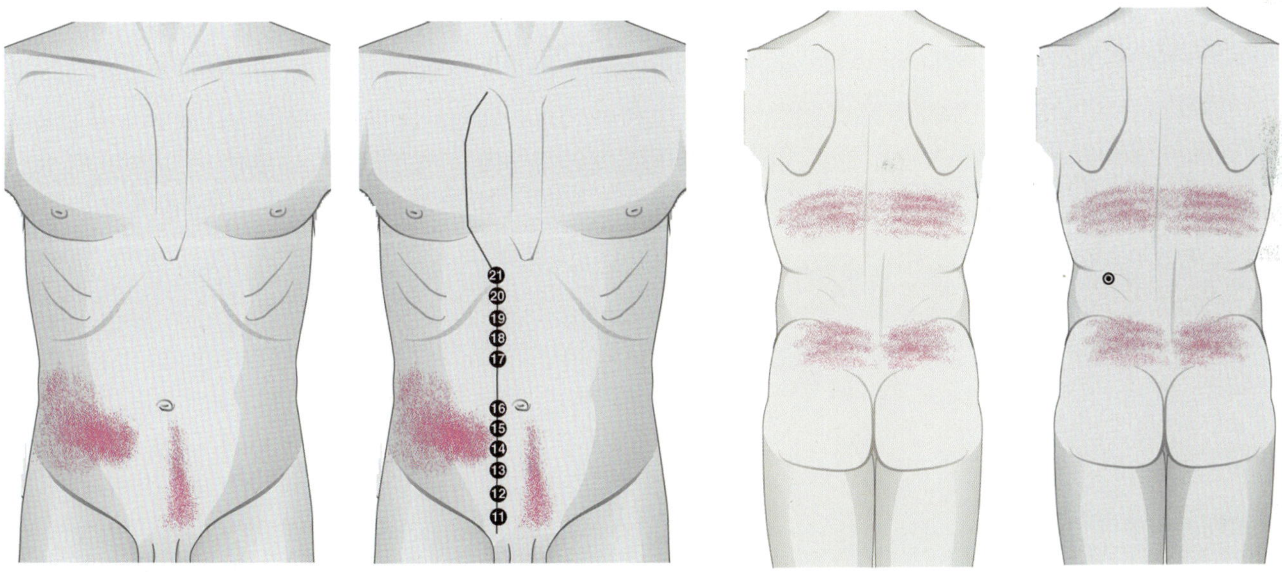

그림 4.5h 배곧은근 – 통증전이와 원점

실수와 주의사항

- 동작이 물흐르듯 고르게 천천히 실행되지 않고 갑작스런 힘으로 시작되면, 몸통이 올라가게 된다.
- 처음에 다양한 어깨 신전을 하게 하는데 동작의 정확한 대칭에는 주목하지 않음
- 동작을 천천히 행해야 하며 몸통이 치료대에서 "뜨게" 둥글게 한다는 원칙이 준수되지 않음. 앞굽음된 허리뼈를 동반한 널빤지와 같은 경직된 치켜들기는 "일괄"허용된다.
- 무릎 아래 받침의 필요성이 간과됨
- *단계 5* 에서 애초에 팔꿈치가 앞쪽을 향하여 강하게 움직이는 것은 허용되어서는 안 된다. 팔꿈치는 항상 같은 위치에 머무른다.
- 다리 띄우기는 허용되며 이로써 엉덩허리근 활성화
- 더 큰 동작범위를 요구하고 골반의 앞기울임을 허용

구축

드물긴 하지만 특히, 배바깥빗근의 가쪽 섬유의 단축이 빈번히 발생하는데, 배빗근을 몸통의 모든 동작상동증을 위해 사용하는 이들에게서 특히 그렇다.

몸통의 뒤굽음(폄)

개요 (▶ 표 4.4)

기본동작: 40–50° 범위의 등굽힘(뻗음)

모든 검사는 엎드려서 진행된다. *단계 5, 4, 3* 에서 가슴은 치료대 가장자리의 위쪽에 위치하고, *단계 2, 1, 0* 에서 신체와 머리는 치료대 위에 놓인다. 동작은 두 가지 시기로 나눠 평가한다. 수평 위치로의 굽음에서 비롯되는 동작에서는 가슴 구역이 평가되고, 최대 뒤굽음으로의 수평면으로부터는 주로 허리 구역의 근육조직이 평가된다. 전체 동작 도중 목뼈는 등뼈의 곧은 연장선 상에 놓여야 한다.

척추의 뒤굽음은 특히 목과 허리구역에서 실질적이며, 이에 반해 가슴 부분에서의 움직임은 미미할 뿐이다.

단계 2 에서는 움직임의 일부만을 검사한다. 측면위치에서의 검사는 적합하지 않은데, 치료대에 대한 몸통의 마찰력이 방해하기 때문이다. 고정은 매우 단단히 그리고 확실히 이루어져야 한다.

단계 1, 0 의 진찰에서는 전체 척추를 따라 신중하게 촉진해야 하는데, 근육긴장의 어떠한 흔적도 지나치지 않기 위해서이다.

동작의 범위는 무엇보다도 가시돌기의 접촉과 관절 돌기 끝에 의해 제한되고, 더 나아가 척추원반의 압박과 척추인대의 당김에 의해서도 그렇다.

환자는 종종 어지럼증을 겪는데, 진료용 치료대 앞에 의지할 수 있는 의자를 놓아 환자가 더 안전하게 느낄 수 있도록 하라.

4

표 4.4

주근육	이는 곳	닿는 곳	신경지배
척주기립근			
• 가장긴근	뒤엉치엉덩인대(Ligg. sacroiliaca dorsales), 엉덩뼈 능선의 뒷부분, 허리뼈와 등뼈의 가시돌기; 등뼈와 목뼈 아래쪽의 가로돌기	허리뼈/등뼈의 가로돌기, 갈비뼈, 목뼈 C5–C2의 가로돌기, 꼭지돌기의 등쪽 면	등쪽 가지들 : L4–C3
• 엉덩갈비근	엉덩뼈 능선; 제 12–3 갈비뼈의 머리쪽 인대	갈비뼈, 목뼈의 가로돌기를 따라 머리족으로 C2까지	등쪽 가지들 : L1–Th1
• 가시근	허리부위에서 목까지의 가시돌기	항상 몇 개의 가시돌기를 뛰어넘어 목뼈까지 나아감	등쪽 가지들 : L2–C2
• 허리네모근	배쪽 층 : 마지막 갈비뼈 등쪽 층 : 위쪽 허리뼈 가로돌기; 마지막 갈비뼈	아래쪽 3–4개의 허리뼈의 가로돌기, 장골요추인대	늑골아래신경 : Th12 허리신경얼기 : L1, L2, (L3)

보조근 :	중화근 :	안정화근 :
반가시근, 가시사이근, 돌림근, 뭇갈래근	양쪽의 근육들은 측면동작으로의 경향성을 서로 중화한다.	특히 엎드린 자세에서의 엉덩이의 폄근

검사단계(▶ 그림 4.6a–h)

그림 4.6 a, b *단계 5, 4*

시작자세: 엎드림, 가슴은 아래로 내린 치료대 머리부분 위로, 몸통 대략 30°로 앞굽음, 팔은 몸을 따라.

고정: 엉덩이, 골반, 허리뼈

동작: 몸통 앞굽음에서부터 가슴부분 수평선까지의 뒤굽음(폄), 이후 계속 허리부분의 최대 뒤굽음까지 나아감.

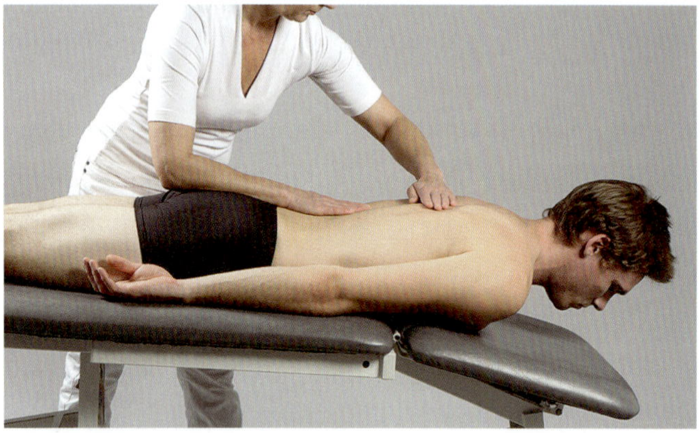

그림 4.6a 저항: 첫 시기에서 저항은 손바닥으로 어깨뼈 중간에.

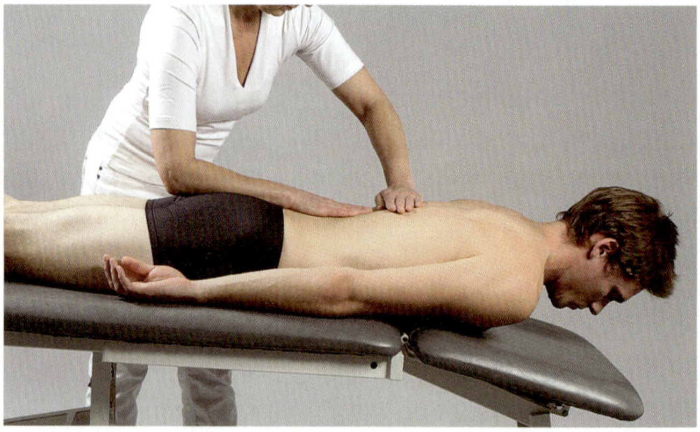

그림 4.6b 두 번째 시기에서 저항은 아래쪽 갈비뼈에 대항하여, 종결부에는 아직 다다르지 않음.

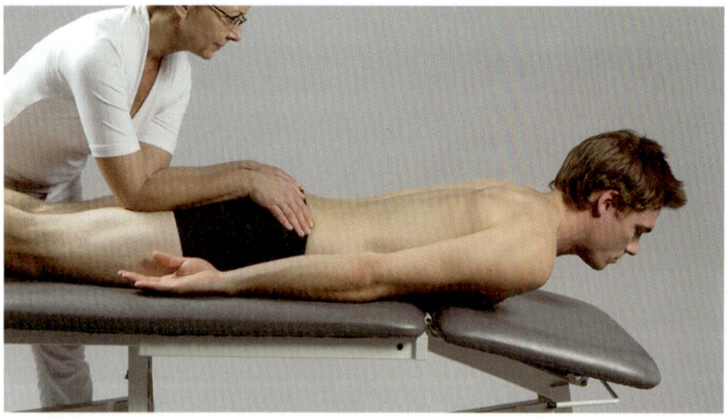

그림 4.6c *단계 3*

시작자세: 엎드림, 가슴은 아래로 내린 치료대 머리부분 위로, 몸통 대략 30°로 앞굽음, 팔은 몸을 따라.

고정: 엉덩이와 골반을 양손으로 꽉 잡음.

동작: 완전한 범위로 매끈하게 등굽힘을 실시.

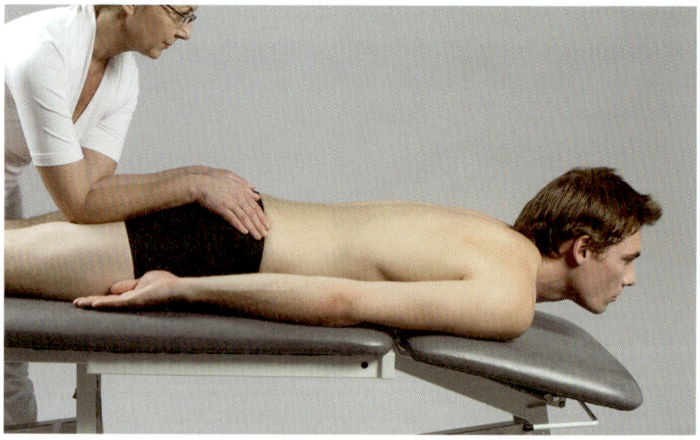

그림 4.6d *단계 2*

시작자세: 엎드림, 팔은 몸을 따라.

고정: 엉덩이와 골반을 양손으로 꽉 잡음.

동작: 몸통 일으키기 – 이를 통해 머리와 이완된 어깨가 올라오도록.

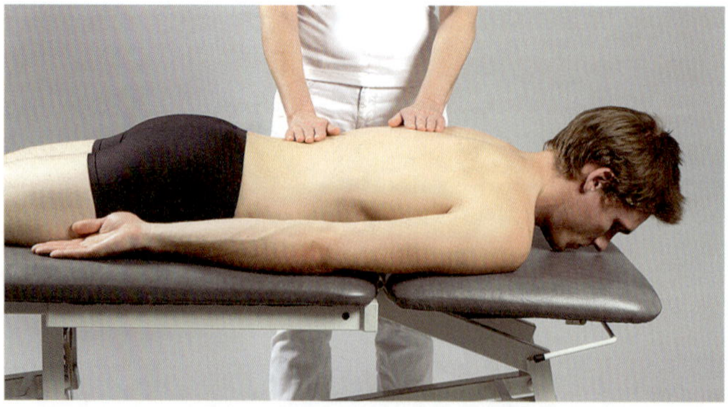

그림 4.6e *단계 1, 0*

시작자세: 엎드림. 턱은 진료대 위에 내려놓음.

환자는 최소한 머리는 들 정도의 동작을 시도하고, 손가락으로 부드럽게 몸통 폄근(척주세움근)의 근육긴장을 전체 척추를 따라 촉진.

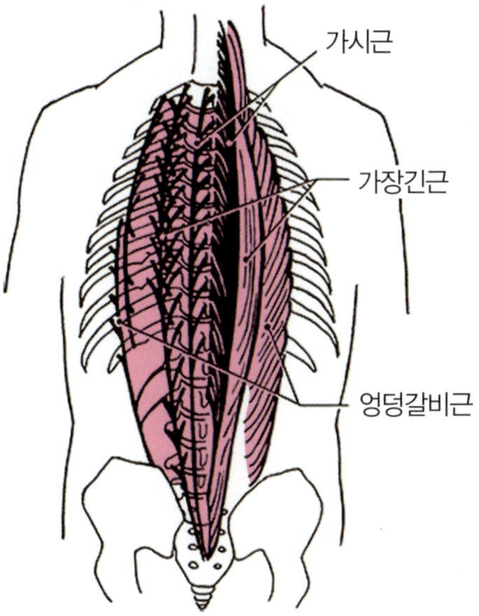

그림 4.6f 척주세움근

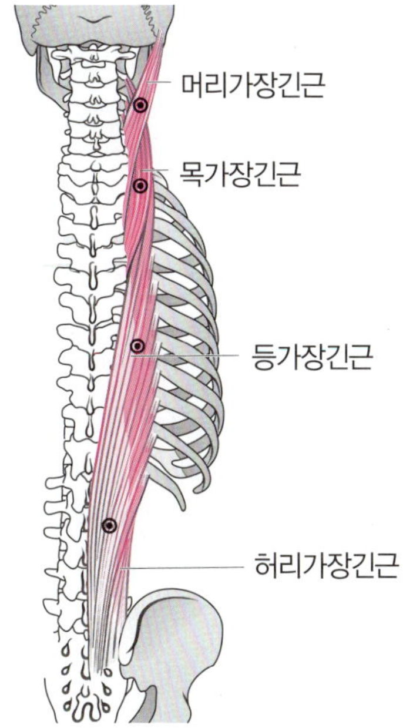

그림 4.6g 척주세움근 – 통증유발점

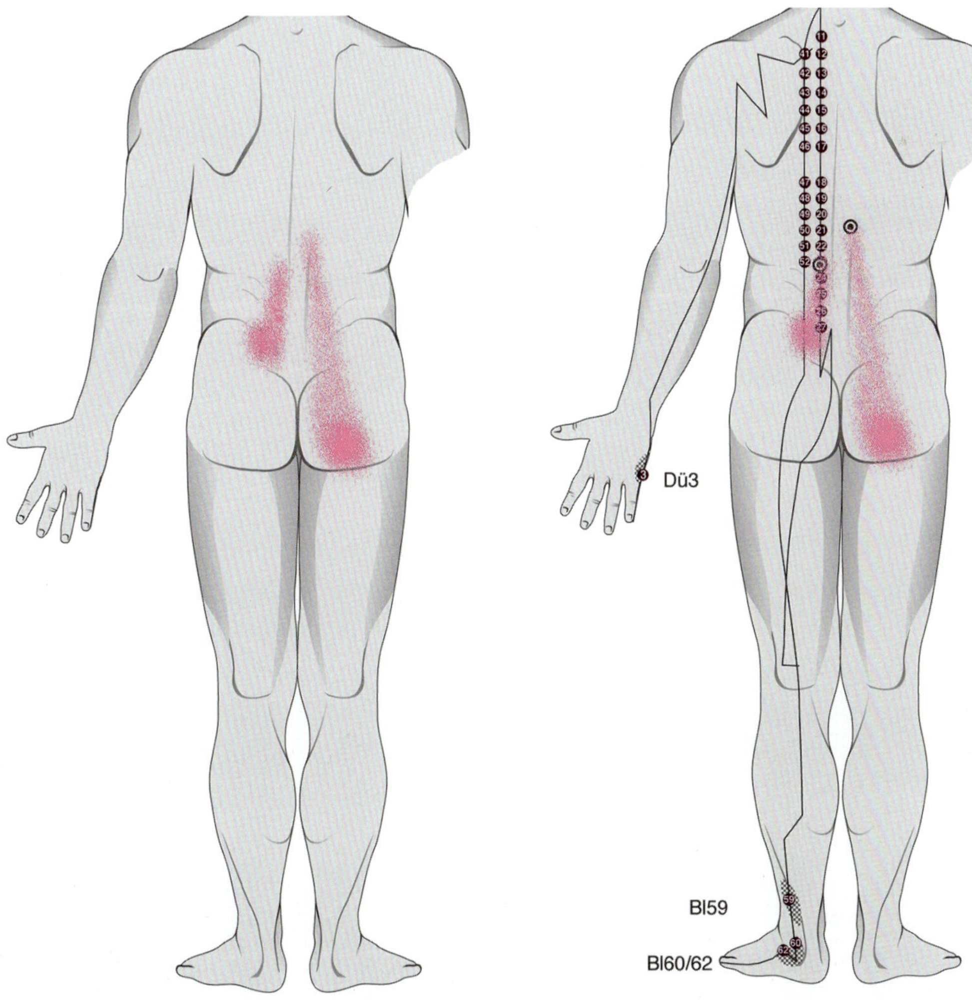

그림 4.6h 척주세움근 – 통증전이와 원점

실수와 주의사항

- 시작 단계의 척추 앞기울임 자세에 충분한 의의를 부여하지 않고, 이로 인해 동작범위가 축소되고 가슴부분을 위한 검사 불이행.
- 어깨뼈 모음과 어깨올림이 동시에 허용되면, *단계 1, 0* 에서의 촉진이 방해받고 어떠한 흔적이 있는 것으로 착각할 수 있다.
- 목뼈가 곧게, 신전된 등뼈 선 내에 있어야 하는 요구사항이 지켜지지 않음. 환자는 동시적 등세모근 긴장을 동반하는 목의 뒤굽음의 도움을 받으려고 하면 안 된다.
- 어떤 경우에도 몸통동작 대신, 골반을 치료대 위로 들면서 양 다리를 골반관절에서 과다하게 펴는 것을 허용해서는 안 된다.
- 조화운동불능이 매우 빈번하다. 그러므로 또한 눈을 이용해, 환자가 근육을 정말로 차례로 활성화하는지 수축파가 대칭적인지 중단 없이 진행되는지 세밀히 관찰해야 한다.

구축

구축은 매우 흔하다. 이는 척추의 정역학 변화에서 나타난다. 대칭적 또는 비대칭적 양면 단축의 경우 매번 척추앞굽음이 출현하고, 비대칭적 일면 단축의 경우 척주옆굽음과 돌림이 발생한다. 척주옆굽음은 구축면을 따라 휘어진다. 단축이 항상 그 전체 진행과정 중에 근육들에 영향을 미치는 것은 아니고, 몇몇 분절을 대상으로 하여 제한적으로 나타날 수 있다. 이는 해당되는 척추 부위의 경사면에서 굽힘 중의 이러한 분절들의 불충분한 폄침과 함께 나타난다.

골반측면 (끌어)올리기를 통한 몸통 한쪽으로 기울이기

개요 (▶ 표 4.5)

기본동작: 골반측면의 끌어올리기. 올리는 쪽의 다리는 머리쪽으로, 엉덩뼈 능선이 거의 가슴우리를 접촉할 정도까지 위치를 변경.

동작은 근섬유 방향으로 실행, 그러므로 검사 대상 다리를 가볍게 대략 20–30°로 벌려야 한다.

단계 1, 0 의 검사는 참으로 어려운데, 허리네모근의 위치가 깊고 표피 근육에 의해 덮어져 있기 때문이다. 따라서 촉진 시 표면에 위치한 근육층은 최대한 이완되어야 한다.

동작범위는 갈비뼈의 엉덩뼈 능선과의 접촉에 의해 제한되며, 그 외에는 반대편 척추 인대의 당김과 반대편 허리네모근의 신축성에 의해 제한된다.

4

표 4.5

주근육	이는 곳	닿는 곳	신경지배
허리네모근	가쪽 층 : 마지막 갈비뼈 등쪽 층 : 3–4개의 위쪽 허리뼈; 마지막 갈비뼈	3–4개의 아래쪽 허리뼈의 가로돌기, 엉덩뼈 능선, 장골요추인대	늑골아래신경 : Th12 허리신경얼기 : L1–L3

보조근 :	중화근 :	안정화근 :
넓은등근, 엉덩갈비근, 배바깥빗근, 배속빗근	서 있을 때 등/복부근육들, 누웠을 때는 주로 등근육들	복부/등/갈비사이 근육들

검사단계(▶ 그림 4.7a–f)

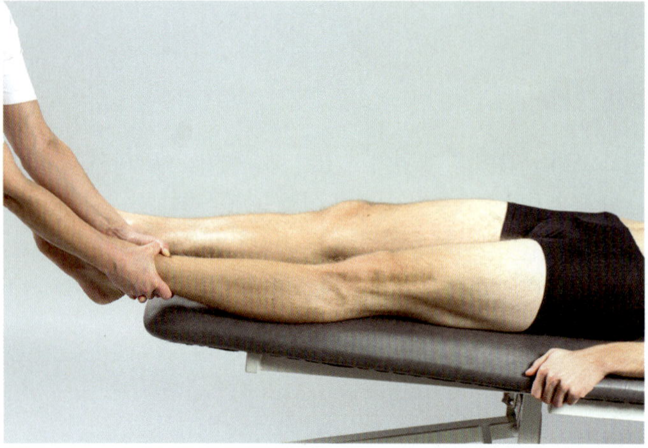

그림 4.7a *단계 5, 4, 3*
시작자세: 바로 누움. 다리는 쭉 뻗어서 20–30° 벌림.
고정: 환자는 치료대 가장자리를 꽉 잡거나 필요할 경우 가슴이 조력자에 의해 안정화된다.
동작: 엉덩이 절반을 가슴우리 쪽으로 끌어올림
저항: 검사 대상 다리를 발목관절 위쪽에서 꽉 잡고 동작방향의 반대로 먼쪽으로 당긴다. 개별 단계는 저항의 강도에 의해 구분된다.

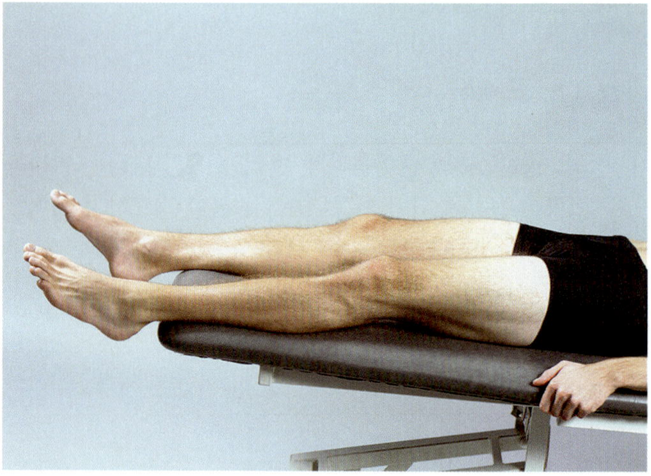

그림 4.7b *단계 2*
시작자세: 바로 누움. 다리는 쭉 뻗어서 (20–30°로)살짝 벌림.
고정: 환자는 치료대 가장자리를 꽉 잡거나 조력자가 가슴을 안정.
동작: 엉덩이 절반을 최대한 머리쪽으로 가슴을 향해 끌어당김.

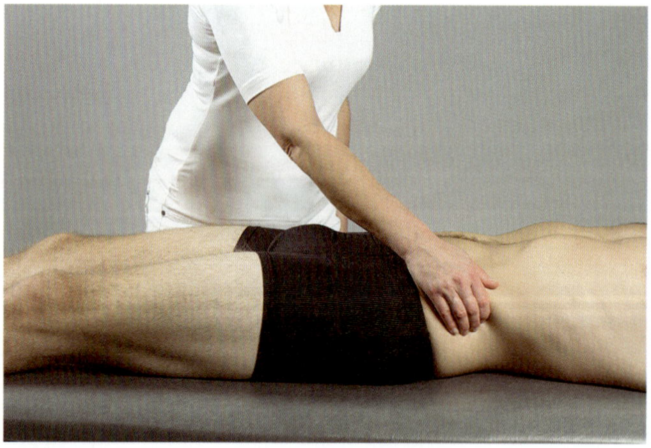

그림 4.7c *단계 1, 0*
시작자세: 바로 누워 다리 뻗고 살짝 벌림.
고정: 검사 대상 다리를 무릎 아래에서 살짝 받침.
동작 시도 중 척주기립근 바깥 가장자리 옆에서의 허리네모근 하부의 근육긴장을 촉진.

4

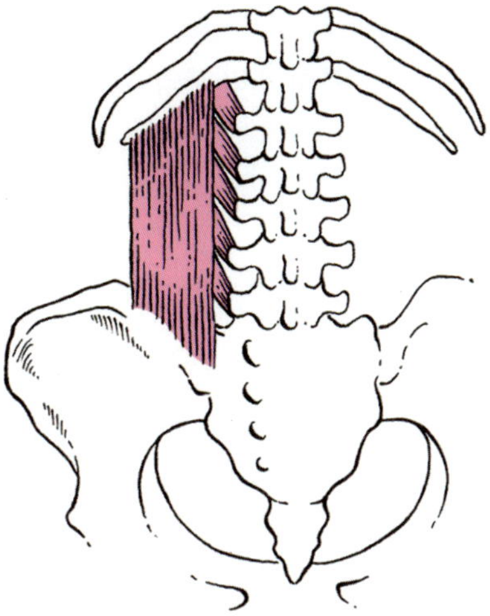

그림 4.7d 허리네모근

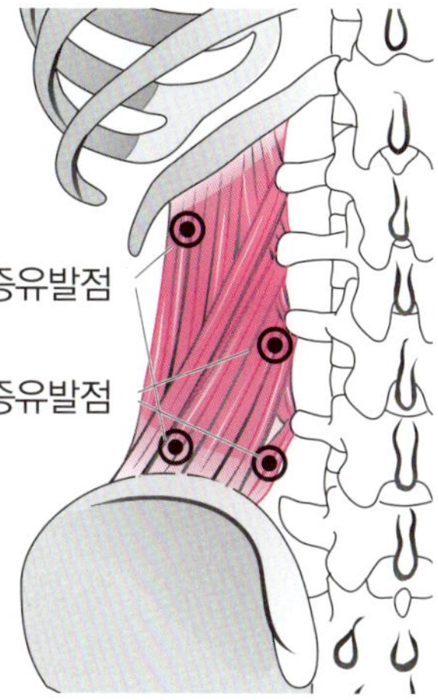

그림 4.7e 허리네모근 – 통증유발점

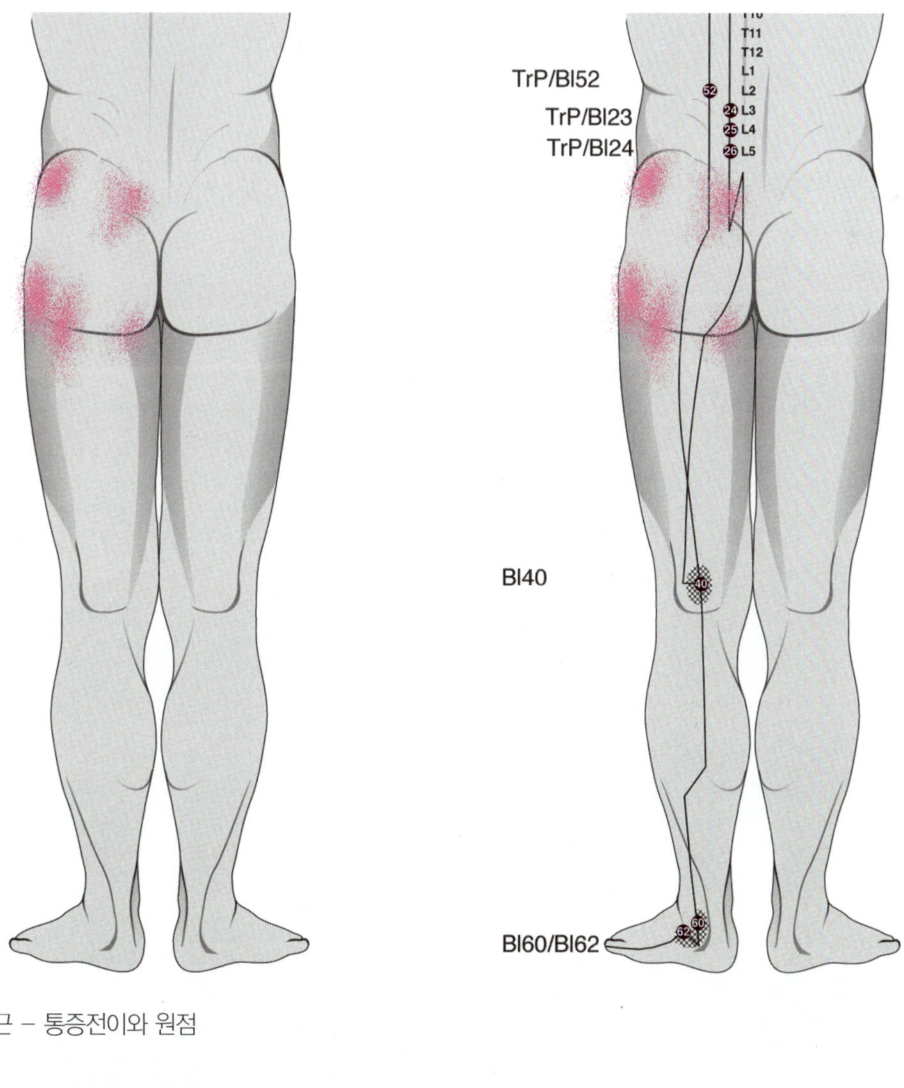

그림 4.7f 허리네모근 – 통증전이와 원점

실수와 주의사항

- 다리의 벌림을 생략해서는 안 된다.
- 때로 가슴 안정화에 너무 적게 신경을 쓴 나머지, 동작과 동시에 의도치 않은 몸통의 한쪽 기울이기를 허용하는 잘못을 범한다.

구축

엉덩이 쪽의 상승과 회전을 동반하는 척주옆굽음에 이른다. 척주옆굽음은 구축면을 따라 휘어진다. 반대편으로의 한쪽으로 기울기는 방해를 받는데, 특히 허리 구역의 펼침이 그렇다.

4.4 팔

Obere Extremität

개요

팔(상부 사지), 그 중에서도 특히 손은 매우 세분화되어 있으며 그 구성에서 – 엄지와 새끼손가락의 대립적 관계와 관련해서 – 전문화되어 있는, 계통발생학적으로 매우 젊은 기관이다. 무엇보다도 손은 움켜잡는 기관이며 그런 만큼 대단히 많은 종류의 매우 정밀한 동작이 가능하다. 서로서로 특정한 의존적 관계를 맺으며 작동하는 복잡한 기능적 단위들의 복합체에 의해 이런 일들이 가능해진다. 이들 중 하나라도 작동을 멈추게 되면, 전체 팔다리의 상호작용에 장애가 오게 된다.

팔이음뼈

동시적 기능적합적 안정성에 있어서의 큰 가동성은 몸통과 팔의 연결에 의해서만 가능하다. 팔은 매우 복잡한 기관 즉, **팔이음뼈**로 구성되어 있다. 여기에는 어깨뼈, 빗장뼈, 위팔뼈가 속한다. 이 뼈들과 가슴은 함께 결합복합체를 형성하는데, 이는 항상 상호 의존적 관계 속에서 협력하여 기능한다. 여기에는 복장빗장 관절, 견갑흉부(어깨가슴 scapulothoracic) 및 어깨빗장(부리빗장)(scapuloclavicular, coracoclavicular)연결, 위팔피막관절(humeral capsular joint), 그리고 다양한 윤활주머니, 인대, 근육군이 속한다.

- **복장빗장관절**은 그 회전동작이 미미하고 모든 방향으로의 동작 범위가 작긴 하지만, 역학적으로 구관절(ball joint)로 이해된다. 빗장뼈움직임은 거의 분리되어 일어나지 않는다. 하지만 이는 어깨관절과 어깨뼈의 움직임의 구성성분으로서 대단히 중요하다. 복장빗장관절에서의 주요 동작은 빗장뼈의 앞쪽으로의(대략 30°), 뒤쪽으로의(대략 30°), 머리쪽으로의(대략 50°), 등쪽으로의(대략 5°) 기울음이다.
- **어깨빗장 연결**은 봉우리빗장관절과 부리빗장관절의 결합으로 구성된다:
  - 봉우리빗장관절은 이미 언급된 복장빗장관절과 유사하게 이루어져 있다. 마찬가지로 3가지의 기본동작을 가능케 하며, 이들 중 가장 중요한 것은 회전이다.
  - 부리빗장 연결은 인대결합이다.
- **어깨가슴(견갑흉부)연결**: 어깨뼈는 가슴에 부착되는 어떠한 독립적 인대장치도 지니지 않는데, 다만 배벽의 근육에 의해 고정된다. 어깨뼈의 독립적 동작은 존재하지 않으며, 항상 빗장뼈가 같이 움직이고 그 역도 성립한다. 어깨뼈는 가슴뼈에 이마면에서 근접하는 것이 아니라, 해당면과 함께 대략 30° 각도의 각을 형성한다. 수직선 축 둘레로 대략 50°의 각도로 회전하며, 이 때 안쪽 가장자리가 가슴에서 들려지고 빗장벼와 어깨뼈 사이의 각 역시 변한다. 어깨관절절구(socket)의 위치는 이 회전의 범위에 좌우된다. 이 각이 커지면 절구는 더 앞으로 돌아가며 반대도 마찬가지이다. 어깨뼈는 즉, 옆쪽 앞으로의(벌림) 움직임과 안쪽 뒤로의(모음) 움직임을 수행할 수 있으며, 상승적 측면에서 들려지고 하강적 측면에서 내려갈 수 있다. 여기에 시상면 축을 중심으로 한 회전이 더해진다.
- **위팔피막관절**은 실제로는 이중 관절이다. 한편으로 이는 실제 어깨관절이면서, 다른 한편으로는 봉우리뼈위팔 연결이다. 하지만 항상 하나의 기능적 단위로 작동한다.
- **어깨관절**은 작고 평평한 절구가 함께 하는 구관절이다. 이로 인해 많은 동작방향과 큰 동작범위가 가능하다. 어깨관절에서의 움직임 쌍은 벌림(옆으로 올림)과 모음(팔 끌어당김), 앞굽이(굽힘, 팔 일으키기)와 뒤굽이(폄, 팔을 뒤쪽으로 올리기) 및 바깥돌림과 안쪽돌림이 있다. 이 기본동작들의 조합을 통해 실로 다양한 동작 방향이 얻어진다. 하지만 90°까지의 애초 순수한 어깨관절 움직임 그리고 그 위로의 어깨가슴 연결에서의 움직임이 팔의 올림을 이루는 것은 아니다. 그보다는, 팔 올림은 팔이음뼈의 모든 구성요소의 동시적 협동의 결과이다.

어깨뼈에서의 움직임에 있어 위에 언급된 메카니즘들만이 중요한 것이 아니라, 또한 일련의 다른 요소들, 예를 들어, 신체 자세, 가슴의 구조, 피부상태, 피하조직 등에도 중대한 의미를 갖는다.

팔꿈치 관절과 손

팔꿈치관절은 복합 관절이다. 여기에는 3가지 뼈가 관여되어 있다. 위팔뼈, 자뼈, 노뼈이다. 이들 연결로 발생하는 관절면의 수가 상당히 많기 때문에 팔꿈치관절은 3가지 부분으로 나뉘어 진다. 위팔노부분관절, 위팔자부분관절, 노자부분관절이다.

팔꿈치관절에서의 가장 중요한 움직임 쌍은 전체범위 140°의 굽힘과 폄 및 160° 범위의 엎침(안쪽돌림)과 뒤침(바깥돌림)이다. 이들 기본 움직임의 조합에 의해 복합적 움직임들이 다시 얻어진다. 자뼈는 회전될 수 없기 때문에, 엎침과 뒤침은 오직 자뼈의 회전에 의해서만 가능하게 된다.

손의 구조는 대단히 복잡하다. 다하여 29개의 뼈가 관여되어 있으며, 여기에는 노뼈, 자뼈, 8개의 손목뼈, 5개의 손허리뼈, 그리고 14개의 손가락뼈가 포함된다. 여기서 참으로 다양한 종류의 동작에 대한 가능성이 비롯된다.

- **손목 관절**은 3개의 주요부분으로 구성된다. (몸쪽)노손목관절, (먼쪽)손목뼈중간관절, 그리고 손목손허리관절이다. 이들 모두 기능적 단위를 형성하며 절대로 단독으로 기능하지 않는다. 기본 움직임은 굽힘 70°, 폄 60-70°, 자쪽 당김(벗어남, 모음) 35°, 노쪽 당김(벗어남, 벌림) 30-35°이다. 이 움직임들의 조합으로 휘돌림(circumduction)이 가능해진다.
- **손허리손가락관절**(손가락기본관절)은 손허리를 몸쪽 손가락마디들과 연결한다. 3마디인 손가락들의 기본관절 내의 기본적 움직임 쌍은 70-90° 범위의 굽힘과 폄 및 20-25° 범위의 모음(손가락 오므리기)과 벌림(손가락 펼치기)이다.
- **손가락뼈사이관절**은 몸쪽과 먼쪽으로 나뉘어져 있다. 엄지는 하나의 손가락뼈사이관절만을 갖는다. 이들은 경첩관절로 폄과 굽힘만이 가능하다. 몸쪽 관절에서 전체 동작범위는 110-130°에 달하고, 먼쪽에서는 이에 반해 다소 덜하다.(대략 70-100°)
- 엄지의 **손목손허리관절**은 전형적인 안장관절이다. 기본적 움직임 쌍은 벌림과 모음 및 맞섬(다른 손가락들에 대한 엄지의 대립)과 거기서 다시 시작자세로 가는 움직임이다. 손의 쥘 수 있는 능력에 있어 결정적인 의미를 갖는다.

팔의 신경

팔은 Th1과 C4와의 소규모 연결과 함께 뿌리 C5-C3로부터 자극을 받는다. 이들 뿌리는 3가지 다발을 형성한다. 가쪽 다발(노쪽), 뒤쪽 다발(등쪽), 안쪽 다발(자쪽)이다. 이들은 (펜싱 등의)시합에서 함께 진행한다. 빗장뼈는 팔신경얼기를 두 부분으로 나눈다.

- 쇄골위(supraclavicularis) 부분
- 쇄골아래(infraclavicularis) 부분

쇄골위 부분 팔신경얼기

쇄골위 부분 팔신경얼기에서 아래의 신경들이 나온다. 근육가지, 긴가슴신경, 가슴신경들, 어깨등쪽신경(N. dorsalis scapulae), 어깨위신경, 가슴등신경, 빗장밑근신경, 어깨밑신경.

- **근육 가지**는 목갈비근들과 긴목근을 담당한다.
- 매우 섬세한 신경인 **빗장밑근신경**(C5, C1)은 빗장밑근을 자극한다.
- **긴가슴신**경(C5-C2)은 앞톱니근을 담당한다. 해당신경의 기능소실은 처음에는 어깨뼈의 위치에서 식별될 수 있고, 어깨뼈는 이후 가슴 안쪽 가장자리에서 튀어나온다. 익상견갑(Scapula alata)을 이야기하는 것이다.
- **가슴신경들**(Nn. Pectorales)(C5-Th1)은 큰가슴근과 작은가슴근을 담당한다.
- **어깨등쪽신경**(C5)은 양 능형근을 담당하고 부분적으로 어깨올림근도 맡는다. 그렇지만 이 근육은 목신경얼기의 가지에 의해서도 자극된다. 동작이상은 근육기능검사에서 식별가능하다.
- **어깨위신경**(C4-C1)은 가시위근, 가시아래근, 그리고 종종 작은원근을 담당한다. 단독으로 손상을 입는 경우는 매우 드물고, 이로 인한 동작 이상은 경미하다. 가시위근은 위팔을 벌림하고 고정근으로서의 세모근의 벌림 작용을 뒷받침한다. 바깥돌림에서는 가시아래근 외에도 작은원근까지 관여된다.
- **가슴등신경**(C7, C8, 때때로 또한 C6)은 넓은 등근, 때로 큰원근까지 담당한다. 가벼운 쇠약을 제일 잘 알 수 있을 때는 환자가 엎드려서 저항에 맞서 양 팔을 안쪽돌림한 상태에서 뒤로 올리는 경우이다.
- **어깨밑신경**(C5, C1)은 어깨밑근과 큰원근을 담당한다. 해당 신경의 손상은 임상적으로 안쪽돌림의 약화에서만 나타난다.

쇄골아래 부분 팔신경얼기

쇄골아래 부분 팔신경얼기가 형성하는 다발로부터 팔과 손을 위한 신경들이 유래한다. 이들은 혼합 신경들이다. 근육피부신경, 겨드랑신경, 정중신경, 자신경, 노신경, 예민한 안쪽아래팔피부신경 및 안쪽위팔피부신경.

- **근육피부신경**(C4-C1)은 운동 가지를 이용해 위팔두갈래근, 부리위팔근, 위팔근을 자극한다. 위팔근과 두갈래근의 기능소실은 보통 식별하기 쉽다. 부리위팔근 - 보통 어깨관절의 모음과 굽힘에 참여하는 - 의 손상은 확진하기 어렵다. 자신의 운동 가지를 방사한 후 이 신경은 가쪽(노쪽)아래팔피부신경으로서 아래팔의 피하조직으로 가고 노쪽 표면을 담당한다.
- 짧고 강한 신경 **겨드랑신경**(C5, C1)은 두 근육, 세모근과 작은원근을 담당한다. 손상은 주로 세모근의 결손에서 알 수 있고, 작은원근의 결손에는 큰 의미가 있지는 않다.

예민한 가지는 **가쪽(노쪽)아래팔피부신경**으로 일컬어진다. 이는 어깨와 팔의 가쪽 면을 자극한다.

정중신경

정중신경(C1-Th1, 때때로 또한 C5)은 매우 긴 신경으로,

그 가지들은 아래팔과 손까지 닿는다. 이는 아래팔의 손바닥쪽의 모든 근육들 – 예외: 자쪽손목굽힘근, 깊은손가락굽힘근의 자쪽 부분 – 과 더 나아가 엄지두덩의 전 근육들 – 예외: 엄지벌림근, 짧은엄지굽힘근의 안쪽, 깊이 위치한 머리 부분 – 을 자극한다. 최종적으로는 앞선 벌레근들까지 자극한다.

정중신경은 다음의 개별 근육들에서 신경 자극을 행한다. 원엎침근, 노쪽손목굽힘근, 긴손바닥근, 얕은손가락굽힘근, 깊은손가락굽힘근(가쪽머리), 긴엄지굽힘근, 네모엎침근, 짧은엄지벌림근, 엄지맞섬근, 짧은엄지굽힘근(얕은머리), 그리고 최종적으로 제 1–2 벌레근.

동작이상 정중신경의 손상에서 명확하게 나타난다. 그러나 일련의 동작손실은 자신경과 노신경에 의해 자극되는 근육조직에 의해 현저히 보상되어, 기능적 결손이 얼핏 보기에는 확장된 자극영역을 토대로 예상하는 것보다는 경미하게 나타난다.

정중신경의 손상은 임상적 진찰에서 일련의 **검사**와 **증상**에 의해 식별될 수 있다. 이들은 주로 다음과 같다.

- *손의 위치:* 무손상의 긴 폄근과 모음근에 의해 엄지가 다른 손가락 쪽으로 당겨짐: "원숭이손"
- *집게손가락의 마지막 마디의 단독 굽힘 검사:* 중간마디는 폄 시 고정. 정주신경의 손상시 마지막 마디의 굽힘이 깊은손가락굽힘근의 마비로 인해 가능하지 않다.
- *엄지마주돌리기 검사.* 양손의 손가락을 서로를 향해 마주 밀고 양 엄지손가락을 상대 엄지 주위로 돌린다. 마비가 있는 면에서 움직임 결손.
- *원 검사:* 엄지손가락 끝을 손허리뼈 머리를 따라 움직인다. 손상이 있는 면에서 움직임이 완전한 정도로(손허리 V까지) 실행되지 않고, 엄지모음근을 가능하게 하는 정도까지의 고작 전반부로만 국한된다. 두 번째 단계 – 맞섬 – 를 엄지손가락들이 실행할 수 없다.
- *접힌 손 증상:* 환자는 손들을 기도할 때처럼 하다 손가락들을 굽히면서 접어야 한다. 손상이 있는 쪽에서 앞선 3 손가락의 굽힘이 불가능하고, 뻗어진 채로 있는다.
- 엄지의 맞섬과 벌림이 불가능.
- 병(또는 컵/잔)을 움켜잡을 때 마비가 있는 면에서 병에 가하는 압력이 더 약하고 엄지와 집게손가락 사이의 주름이 엄지 벌림과 맞섬의 약화로 인해 병에 밀착되지 않는다.
- *주먹시험:* 마비가 있는 쪽에서 환자는 주목을 둥글게 쥘 수 없는데, 앞선 3개의 손가락의 굽힘에 장애가 있기 때문이다.
- 엎침근을 위한 가지들의 분기 위쪽의 정중신경 손상의 경우 또한 엎침이 불가능하다.

근육	분기
원엎침근	팔꿈치관절 위로 가깝게 몸쪽
노쪽손목굽힘근	팔꿈치관절 위로 가깝게 몸쪽
긴손바닥근	팔꿈치관절 아래로 가깝게 먼쪽
얕은손가락굽힘근	팔꿈치관절 아래로 가깝게 먼쪽
긴엄지굽힘근	아래팔의 몸쪽 1/3
깊은손가락굽힘근(노쪽 머리)	아래팔 중간
네모엎침근	아래팔의 먼쪽 1/3
짧은엄지벌림근	손바닥
엄지맞섬근	손바닥
짧은엄지굽힘근	손바닥
제1 – 2 벌레근	손바닥

민감도장애 민감도는 엄지두덩과 엄지굽힘쪽 구역, 손바닥 중간 부분, 2, 3, 그리고 부분적으로 4번째 손가락과 마지막으로 2, 3번째 손가락의 먼쪽 절반의 등쪽 면에서 영향을 받는다. 일반적으로 민감도 장애는 덜 확장적이다. 하지만 현격한 자율신경 장애와 인과관계는 자주 관찰된다.

자신경

자신경은 길고 강한 신경으로서, 섬유는 뿌리 C8–Th1 에서 파생된다. 첫 가지들은 아래팔에서 출현하지만 주요 분기는 손바닥에 가서야 이루어진다. 예민한 피부 가지들은 자쪽 손가장자리의 등쪽과 손바닥쪽 영역, 5번째 손가락, 4번째 손가락의 자쪽 절반, 일정하지 않지만 4번째 손가락 전체 그리고 3번째 손가락의 자쪽 면을 담당한다. 운동적으로 자신경은 주로 작은 손근육들을 담당하는데 다만 맞섬근, 짧은엄지굽힘근(얕은머리), 엄지벌림근 및 제 1–2 벌레근은 예외이다. 자신경은 다음 근육을 자극한다. 아래팔에서 자쪽손목굽힘근, 깊은손가락굽힘근 내부(안쪽) 머리, 손에서 손가락모음근, 뼈사이근(손바닥쪽/등쪽), 제 3–4 벌레근, 짧은엄지굽힘근의 안쪽, 깊은 머리, 멀리로는 짧은손바닥근, 새끼벌림근, 새끼맞섬근, 짧은새끼굽힘근.

자신경 손상의 **동작이상** 및 **임상적 증상**과 **검사**:

- *손의 위치:* 엄지가 손가락뼈사이관절에 고정됨, 4, 5번째 손가락 손허리손가락관절에서 과도하게 뻗음 및 기타 관절에서 고정됨. 2, 3번째 손가락은 제 2–3 벌레근의 좋은 상태로 인해 덜 영향을 받음. 손가락폄근의 우세로 인하여 새끼손가락은 지속적으로 살짝 내뻗어져 있음. "불완전한 할퀸손"
- *새끼손가락의 단독 벌림과 모음 검사:* 질환이 있는 면에서 환자는 새끼손가락을 잡아당길 수도 뻗을 수도 없다.

- *프로망(Froment) 검사(엄지손가락의 모음근을 위한):* 양손의 엄지와 검지를 피고 그 사이에 종이를 잡고 잡아당겨 찢으려고 해 본다. 손상면에서 환자는 먼쪽 엄지 마디를 고정하게 되고 그러므로 종이를 제대로 붙들을 수가 없어, 건강한 손에 의해 종이가 딸려가 버리게 된다.

근육	분기
자쪽손목굽힘근	아래팔의 먼쪽 1/3
제 4, 5 깊은손가락굽힘근	아래팔의 먼쪽 1/3
짧은손바닥근, 단수장근	손바닥
새끼벌림근	손바닥
새끼맞섬근	손바닥
짧은새끼굽힘근	손바닥
제 3, 4 벌레근	손바닥
손바닥족 뼈사이근	손바닥
등쪽 뼈사이근	손바닥
엄지모음근	손바닥
짧은엄지굽힘근(깊은 머리)	손바닥

- *방향타징후:* 첫 마디에서의 단독 구부림을 시도할 때 2, 3번째 손가락은 뻗은 채로 유지할 수 있고 4, 5번째 손가락은 구부러진다.(제 3–4 벌레근의 마비)
- *중지의 동작 검사:* 손상면에서 중지의 가쪽 당김이 불가능하다.

민감도는 손등의 자쪽 절반 및 새끼두덩, 4번째 손가락의 자쪽면에서 이상을 보인다.

노신경

뿌리 C5–C3 에서부터. 노신경은 위팔에서 두 개의 예민한 가지를 전달한다. 뒤위팔피부신경, 그리고 더 먼쪽의 뒤아래팔 피부신경이다. 운동 가지의 분기 이후 노신경은 손등으로 이동한다.

자신경은 즉 팔의 피부라는 큰 예민한 영역을 담당하며, 정확히 말해 뒤위팔피부신경(등쪽)을 통해 위팔의 등쪽 표면을, 뒤아래팔피부신경(등쪽)을 통해서는 아래팔의 등쪽 표면을 담당하는 것이다. 이들 신경의 종말가지는 손등의 바깥(노족) 절반을 담당한다.

노신경은 운동적으로 위팔의 등쪽면, 아래팔의 등쪽/노쪽면의 전체 근육조직을 담당한다. 노신경은 위팔세갈래근, 팔꿈치근, 위팔노근, 긴노쪽손목폄근, 짧은노쪽손목폄근, 손뒤침근, 손가락폄근, 새끼폄근, 긴엄지폄근, 짧은엄지폄근, 집게폄근을 자극한다.

동작이상 및 손상 증상:

- 손의 위치: 앞팔은 엎침되고, 노쪽손목관절 및 몸쪽 손가락관절에서의 계속적인 굽힘. 엄지는 아래로 느슨하게 매달림. 환자가 손처짐을 호소
- 손가락접기 시도: 환자는 손가락을 편 채로 접을 수 없는데, 손이 지속적으로 손바닥쪽으로 젖혀져 있기 때문이다.
- 폄근 검사: 손과 첫 손가락관절을 펴기가 불가능하다. 손가락을 펴려는 시도는 손가락뼈사이관절에서만 손상되지 않은 벌레근들에 의해 성공한다.
- 위팔뼈 중간 위의 손상의 경우 위팔노근, 즉 팔꿈치관절에서의 굽힘과 특히, 뒤침(회외, 밖으로의 돌림)이 영향을 받고, 겨드랑이 내 또는 그보다 더 높은 부위 신경의 손상의 경우 위팔세갈래근과 팔꿈치근 즉, 팔꿈치관절에서의 뻗음이 영향을 받는다.

민감도이상은 이미 언급한 것처럼, 손상 장소에 좌우된다.

피부신경

- **안쪽(자쪽)아래팔피부신경**은 길고 얇은 신경이다. 이 신경은 손바닥쪽/자쪽 아래팔 피부면을 민 감하게 다룬다.
- **안쪽(자쪽)위팔피부신경**은 대단히 연약한 신경으로, 위팔의 자쪽면 피부를 지배한다.

근육	분기
위팔세갈레근	아래팔의 몸쪽 1/3
팔꿈치근	아래팔의 몸쪽 1/3
위팔근(작은 비중의 일정하지 않은 자극)	위팔 중간
위팔노근	위팔의 몸쪽 1/3
긴/짧은노쪽손목폄근	위팔의 몸쪽 1/3
손뒤침근	아래팔의 몸쪽 1/3
손가락폄근	아래팔의 몸쪽 1/3
새끼폄근	아래팔 중간
자쪽손목폄근	아래팔 중간
긴엄지벌림근	아래팔의 먼쪽 1/3
긴엄지폄근	아래팔의 먼쪽 1/3
짧은엄지폄근	아래팔의 먼쪽 1/3
고유집게폄근(M. extensor indicis proprius)	아래팔의 먼쪽 1/3, 손 바로 위

팔의 근육조직

몸통과 팔 사이의 연결을 이루는 주요한 근육들은 그 다수가 납작한(판상) 근육들이다. 이들은 가슴벽의 배쪽과 등쪽에서 발원하며 위팔피막관절의 부근에서 끝난다. 그 중에서도 특별히 중요한 의미를 갖는 근육들은 등쪽, 척추로부터 나오는 근육들로 일명 척추위팔(spinohumeral)근들이다. 이들은 등근육조직의 표면층을 형성한다.

팔이음뼈의 근육들

육안해부학적으로 이들은 아래의 근육들로 나뉜다.

- 팔이음뼈의 부착점으로 내려오는 근육들 즉, 이들은 아래쪽으로 진행하며 이들에 팔이음뼈가 특정한 정도로 매달려 있다: 등세모근의 상부 섬유, 어깨올림근, 마름모근, 앞톱니근의 상부 섬유.
- 수평으로 진행하는 근육들: 등세모근의 중간부 섬유, 앞톱니근, 부분적으로 큰가슴근
- 어깨로 올라가는 근육들: 앞톱니근의 아래 부분, 등세모근의 아래 부분, 넓은등근, 작은가슴근, 큰가슴근의 하부 섬유.

마지막 그룹이 가장 강한 근육들인데, 계통발생학적 발달의 낮은 단계에서 이들은 걸음에 있어 특히 중요한 의미를 갖기 때문이다.

기능적으로도 팔이음뼈의 근육들을 세 가지 그룹으로 나눌 수 있다.

- 몸통과 연결: 등세모근, 마름모근들, 어깨올림근, 앞톱니근, 작은가슴근, 빗장밑근
- 위팔과 연결: 가시위근, 가시아래근, 큰원근, 작은원근, 어깨밑근, 삼각근, 부리위팔근; 이들 전부 어깨뼈에서 나옴. 그 밖에 큰가슴근 – 부분적으로 빗장뼈에서 시작, 넓은등근 – 어깨뼈의 띠에서 나옴.
- 아래팔과 연결: 위팔두갈래근과 위팔세갈래근

아래팔의 근육들

아래팔의 근육은 주로 여러 관절에 걸친 근육들이다. 이들 대부분은 위팔뼈의 위관절융기에서 출발한다. 안쪽에서는 주로 굽힘근, 가쪽에서는 폄근이 나온다. 이들은 노뼈나 손목, 손허리뼈, 또는 손가락마디에 직접적으로 접한다. 근육힘살은 대개 발원점 부근에 위치하는데, 그 폭이 먼쪽으로 가면서 점점 좁아져 근육의 힘줄만이 손목 관절과 손가락 상으로 가게 된다. 엄지는 여기서도 특별한 위치를 점한다. 이 점에 대해서는 다른 곳에서 말하기로 한다.

아래팔근육들은 팔꿈치관절, 손목 관절, 손가락에 작용한다. 팔꿈치의 위치는 그러므로 아래팔 근육조직의 기능 및 근력을 고려할 때 동작범위의 평가에 있어서도 근본적인 중요성을 갖는다. 이에 관한 모든 세부사항은 적합한 검사에서 발견할 수 있다.

손목 관절 동작에 있어 가장 중요한 근육들은 두 개의 노쪽손목폄근들 및 각각의 자쪽손목폄근, 노쪽손목굽힘근, 자쪽손목굽힘근이다.

- 유일한 순수 굽힘근으로는 일관되지 않고 그 중요성은 덜한 긴손바닥근이 있다. 가장 주요한 근육은 자쪽손목굽힘근인데, 이 근육의 기능결손은 손의 굽힘에 있어 가장 심각한 기능소실이다. 또한 굽힘에서, 손가락이 고정되어 있을 때 손가락의 긴 굽힘근들이 관여될 수 있다.
- 손목 관절에서의 유일한 폄은 양 폄근 그룹의 협동에 의해서만 이루어진다. 순수하게 폄만을 수행할 수 있는 근육은 하나도 존재하지 않는다. 폄 동작에서도 긴 손가락폄근들은 손가락이 고정되어 있으면 함께 참여할 수 있다.

손가락 근육들

손가락의 운동기능은 두 가지 유형의 근육에 의해 지배된다.

- 긴 근육들은 위팔과 시작되어 두 아래팔뼈들에서 이미 시작된다. 힘줄만이 손까지 도달한다.
- 짧은 근육들, 일명 손의 내부 근육조직들. 이 근육들의 기능은 긴 근육들의 상태에 의해 직접적으로 좌우된다. 엄지는 특별한 위치를 점한다.
  손가락의 **기본동작**(**엄지는 제외**)은 굽힘, 폄, 그리고 당김이다.
- 손가락의 굽힘은 중복되어 보장되는데, 각 손가락마디가 자신만의 근육들을 지니고 있기 때문이다. 먼쪽 마디에는 깊은 굽힘근이 작용하고, 표피 굽힘근의 중간부와 몸쪽 마디에는 주로 뼈사이근과 벌레근이 작용한다. 긴 근육들은 당연하게도 모든 관절 – 이들 위로 근육들이 멀리 나아가는 – 에 영향을 미친다. 하지만 특정 조건 하에서만 영향력을 행사한다. 모든 근육이 손가락 첫째 관절(손허리손가락관절)을 최대의 힘으로 구부릴 수 있을 때는, 손가락이 다른 관절에서 신전되어 있고 손목 또한 폄 위치(상태)에 머무르고 있을 때이다. 반대로 손가락뼈사이 관절뿐만 아닌 손목에서의 굽힘은 긴 굽힘근의 기능부전으로 이끌 수 있고 사실상 근육 활동을 없애버린다.
- 폄은 다소 덜 보장된다. 하나의 유일한 긴 근육에 의해 수행되는데, 손가락폄근이다. 새끼손가락과

4

집게손가락만이 추가적으로 몇 개의 폄근을 갖추고 있다. 벌레근 또한 손가락뼈사이관절에서의 폄을 야기하는데, 그렇지만 그 활동은 현저한 정도로 첫째 관절의 위치에 좌우된다. 뼈사이근과 벌레근의 기능은 지금까지는 아직 세세하게 알려져 있지 않다. 확실한 것은, 뼈사이근이 더 큰 힘을 발휘할 수 있다는 것이다 – 비록 더 금방 피로해지긴 하지만 말이다. 이에 반해 벌레근들은 더 약하지만, 지구력이 더 강하고 손가락의 최대 굽힘 시에도 그렇게 빨리 피로해지지 않는다. 이들의 발원은 깊은 손가락굽힘근의 힘줄과 같이 위치가 바뀌는데, 이를 통해 항상 알맞은 시작 긴장도를 유지한다.

- 손가락의 모음은 주로 손바닥쪽 뼈사이근에 의해 맡아진다. 벌림은 등쪽뼈사이근과 새끼벌림근에 의한다.

근육들의 중화 및 안정화작업은 손과 손가락에서 현저한 정도로 서로 섞인다. 일상에서 빈번한 수의적 움직임에서 활동은 손과 손가락의 짧은 근육에서 – 사실상 모두/대부분의 긴 근육들에서 나타난다. 상호간의 근력관계와 하나 또는 다른 근육 활동의 우세는 공간에서의 팔의 위치와 동작에 요구되는 근력에 의해 좌우된다. 손의 적합한 위치 부여와 신중하고 올바른 고정을 통해 대부분의 근육들을 최대한 구분할 수 있다.

엄지손가락은 맞섬에 대한 능력으로 인해 특별한 위치를 점한다. 대단히 큰 동작 자유도는 다하여 10가지의 근육들에 의해 보장된다. 세부적으로 근육이 야기하는 움직임은 다음과 같다.

- 손가락뼈사이관절에서의 굽힘 – 긴엄지굽힘근
- 손가락뼈사이관절에서의 폄 – 긴엄지폄근
- 첫째 관절에서의 굽힘 – 짧은엄지벌림근, 짧은엄지굽힘근, 짧은엄지모음근, 손가락뼈사이관절 내 굽힘 후 긴엄지굽힘근의 도움 하에서
- 첫째 관절에서의 폄 – 긴엄지폄근, 짧은엄지펴폄근
- 벌림(손바닥 면) – 긴엄지벌림근, 짧은폄근
- 모음(손바닥 면) – 엄지벌림근, 긴엄지폄근과 긴엄지굽힘근에 의해 뒷받침
- 일명 손바닥 벌림(손바닥에서 나가는 직각) – 짧은엄지벌림근, 짧은엄지굽힘근, 긴엄지벌림근과 또한 아마도 맞섬근의 도움 하에
- 일명 손바닥 모음(손바닥으로 향하는 직각) – 제 1 등쪽 뼈사이근에 의해
- 맞섬 – 이 결합 동작은 손바닥벌림과 함께 시작되어 이후 일명 자쪽 모음으로 넘어간다.

그리고 첫째 관절(손허리손가락관절)에서의 가벼운 굽힘이 있다. 주로 이는 엄지맞섬근에 의해 엄지손가락의 방향을 전환하는 안쪽돌림으로 이어진다. 그 범위는 60°에 달한다.

추가적 주의사항

- 가슴에 어깨뼈를 고정시키는 근육들은 동시에 팔의 동작 대부분에 있어 고정근이다. 이 때 관계되는 근육의 수와 요구되는 힘의 양은 당연히 공간 내의 팔의 위치에 직접적으로 좌우된다. 그러므로 근력이 아래팔에서 얼마나 약해졌는지 확인하기 위해서는, 근육기능검사를 항상 전체 팔에 대하여 수행해야 한다. 이 때 무엇보다도 팔의 몸쪽 부분을 고정해야 한다.
- 손의 긴 근육들은 힘의 발휘를, 짧은 근육들은 이에 반해 미세운동을 맡는다. 이 때 엄지는 기능적으로 가장 중요한 부분이다. 따라서 엄지의 손실은 보험법상으로 특히 높게 산정되어 그 비율은 손의 기능 상실의 40%까지도 차지한다.

4

4.4.1 어깨뼈의 근육기능검사

어깨뼈의 모음

개요 (▶ 표 4.6)

기본동작: 모음, 척추에서의 끌어당김.

단계 5, 4, 3 은 일반적으로 엎드린 상태에서 팔은 몸 옆에 두고 양쪽에서 동시에 검사된다. 머리는 턱을 바닥에 두어 편히 놓아 위쪽 등세모근을 이완할 수 있도록 한다. *단계 2, 1, 0* 은 앉은 상태에서 한쪽에서 검사된다. 이 때 검사 대상 팔은 앞으로 뻗어 편안하게 진찰용 벤치 위에 놓는다. 진료용 치료대는 검사 대상 팔이 가슴과 직각을 이룰 수 있을 정도의 높이를 지녀야 한다.

단계 1, 0 또한 엎드린 상태에서 검사될 수 있다. 가슴의 고정은 특히 *단계 2* 에서 요구된다. 동작은 어깨관절이 같이 움직이는 것 없이 어깨뼈에 의해서만 수행된다. 이론적으로 등세모근의 중간부 섬유만이 순수한 모음을 야기하는데, 한편 마름모근들은 모음 외에도 회전까지 불러일으킨다. 즉, 이들은 어깨뼈의 아래쪽 각을 더 강하게 척추를 향해 끌어당긴다. 그렇지만 실제로는 두 근육군 간의 구별은 가능하지 않다. 등세모근의 심각하고 단독적인 손상의 경우에만 마름모근들의 섬유 진행을 손으로 촉진할 수 있다.

중요한 것은 저항을 제대로 주는 것인데, 전체 동작 동안 이를 같은 방향으로 유지할 수 있어야 한다.

집게손가락만을 유일한 받침으로 쓸 때 어깨뼈 위에서 쉽게 미끄러질 수 있기 때문에, 우리는 전체 손바닥을 저항으로서 사용하고, 어깨뼈의 하부로의 미끄러짐의 강도에 따라 추가적으로 집게손가락과 이 후 그 밖의 손가락들을 사용해 맞서 누른다.

동작은 등근육조직에서의 어깨뼈의 압박에 의해 제한된다.

4

표 4.6

주근육	이는 곳	닿는 곳	신경지배
등세모근(중간부 섬유)	목덜미인대, 목과 머리쪽 등뼈의 가시돌기	봉우리, 어깨가시	부신경, 목신경얼기 : C2–C4
작은마름모근	제 6–7 목뼈의 가시돌기	안쪽 어깨뼈가장자리의 위쪽 1/4	등쪽 어깨 신경 : C4–C5
큰마름모근	제 1–4 등뼈의 가시돌기	어깨뼈 안쪽 연(Margo 가장자리) – 작은 마름모근의 꼬리쪽	

보조근	중화근	안정화근
등세모근의 위쪽/아래쪽 섬유	마름모근들과 등세모근의 아래 부분은 서로 수직적 위치변동과 회전을 상쇄	복부근육들과 척주세움근

검사단계 (▶ 그림 4.8a–j)

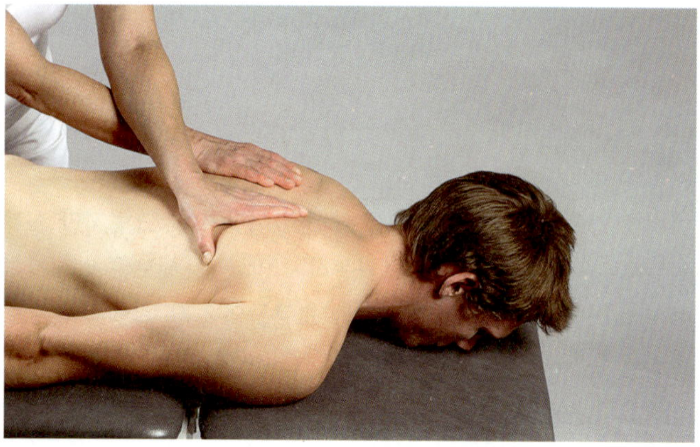

그림 4.8a *단계 5, 4*

시작자세: 엎드려서, 머리는 턱을 치료대 위로 해 중간 위치에 놓고, 팔은 몸 옆에 중 간 위치에. 어깨 이완.
고정: 불필요.
동작: 환자는 치료대에서 팔을 약간 들어 어깨뼈를 서로를 향해 당기고 꼬리쪽 어깨뼈각을 안쪽으로 돌린다.
저항: 척추 가장자리와 어깨뼈 아래쪽 각을 검지와 엄지 사이로 잡고, 집게손가락 전체로는 움직임방향에 대항하여 누른다.

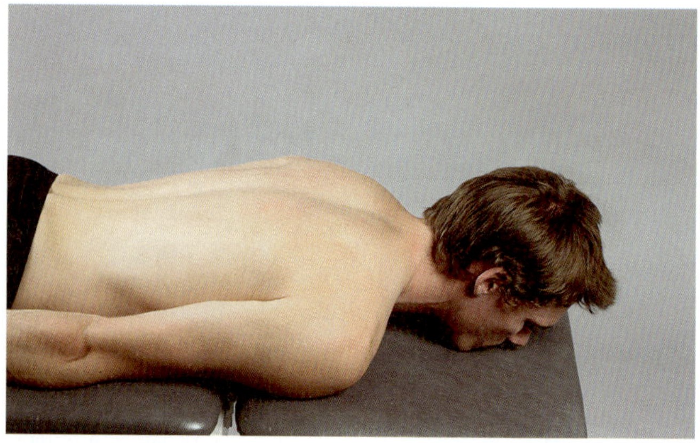

그림 4.8b *단계 3*

시작자세: 엎드려서 머리는 중간 위치에 놓이고 팔은 몸 옆에, 어깨는 이완.
고정: 아래 몸통 영역 고정 가능, 하지만 요구되진 않는다.
동작: 환자는 어깨뼈의 위치를 척추 쪽으로 안을 향하여 변경한다.

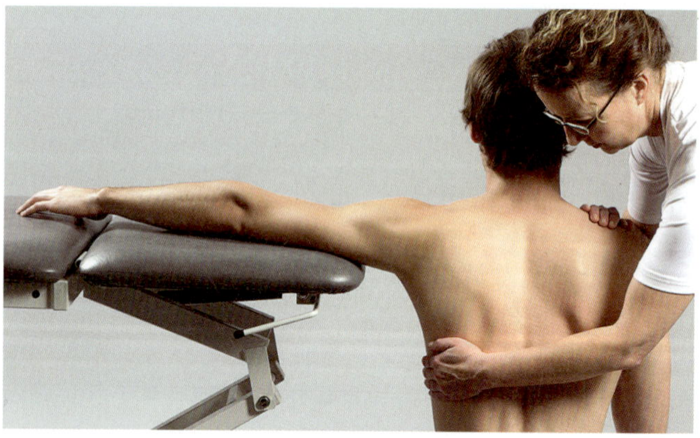

그림 4.8c *단계 2*

시작자세: 의자에 앉은 상태에서 검사 치료대로 향함. 이 팔을 어깨관절에서의 앞굽이/앞돌림과 벌림 사이의 위치로 하면서, 팔꿈치는 펴고 아래팔은 엎침하여 치료대에 수평으로 놓음.
고정: 한 손으로 반대쪽의 어깨를 붙잡음, 다른 손으로는 검사면에서 가슴을 안정화.
동작: 환자는 치료대 상에서 팔을 안으로 끌면서 어깨뼈의 모음을 실시.

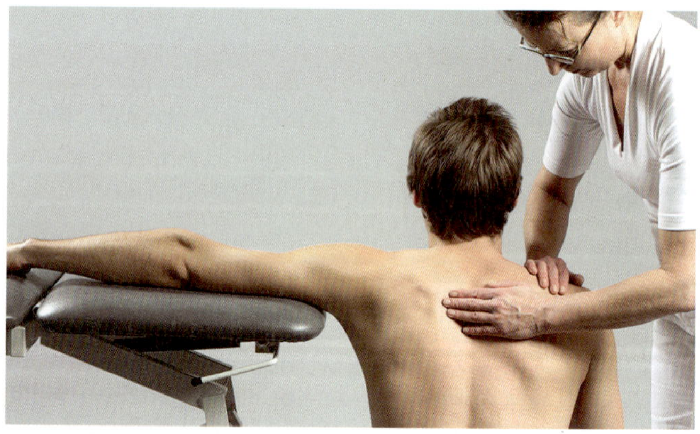

그림 4.8d *단계 1, 0*

시작자세: 의자에 앉아서, 검사하는 팔의 측면을 치료대로 돌림. 어깨관절은 앞굽이 사이, 팔꿈치관절은 폄, 아래팔은 엎침. 위팔은 수평으로 놓음.
고정: 한 손은 상대쪽 어깨에 놓고, 다른 손은 등세모근의 중간 부분에서의 근육수축을 어깨뼈의 안쪽가장자리와 척추 사이에서 촉진.

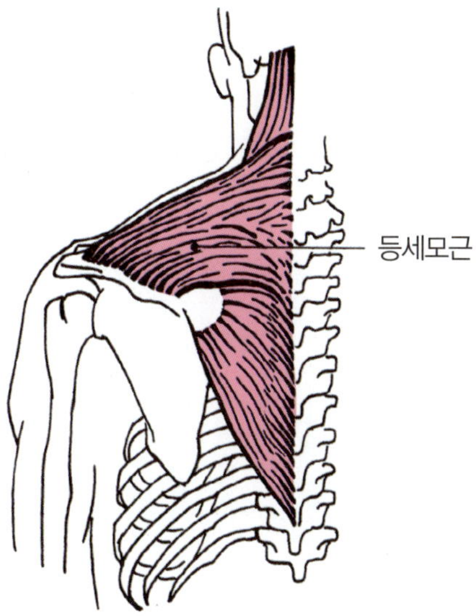

그림 4.8e 등세모근

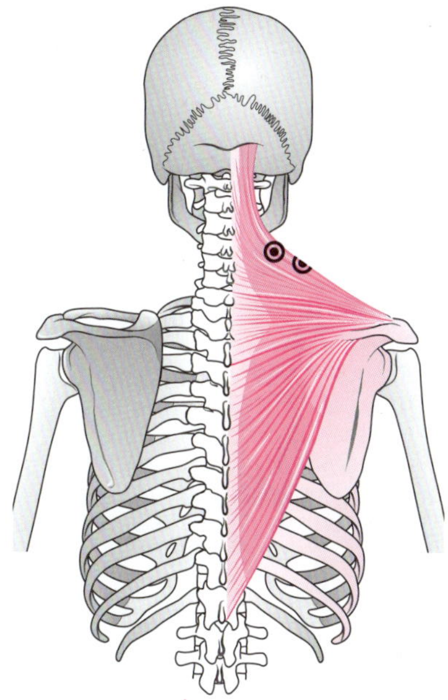

그림 4.8f 등세모근 – 통증유발점

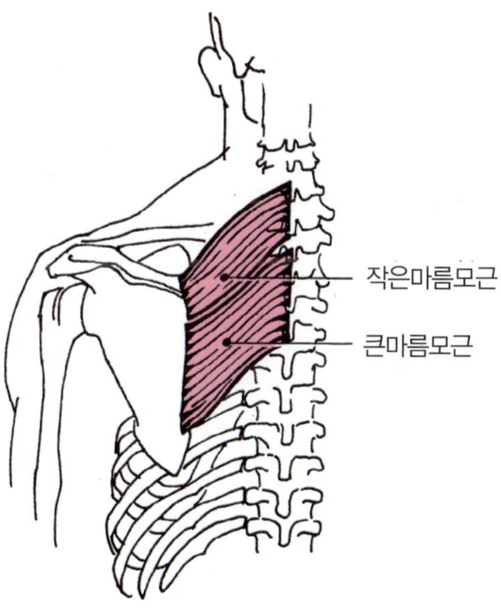

그림 4.8g 마름모근

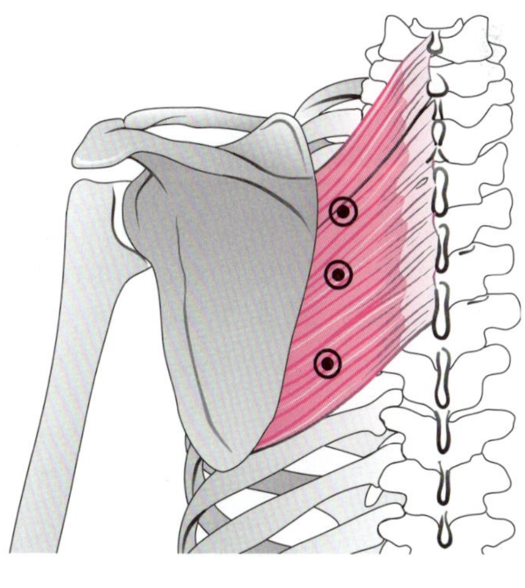

그림 4.8h 마름모근들 – 통증전이와 원점

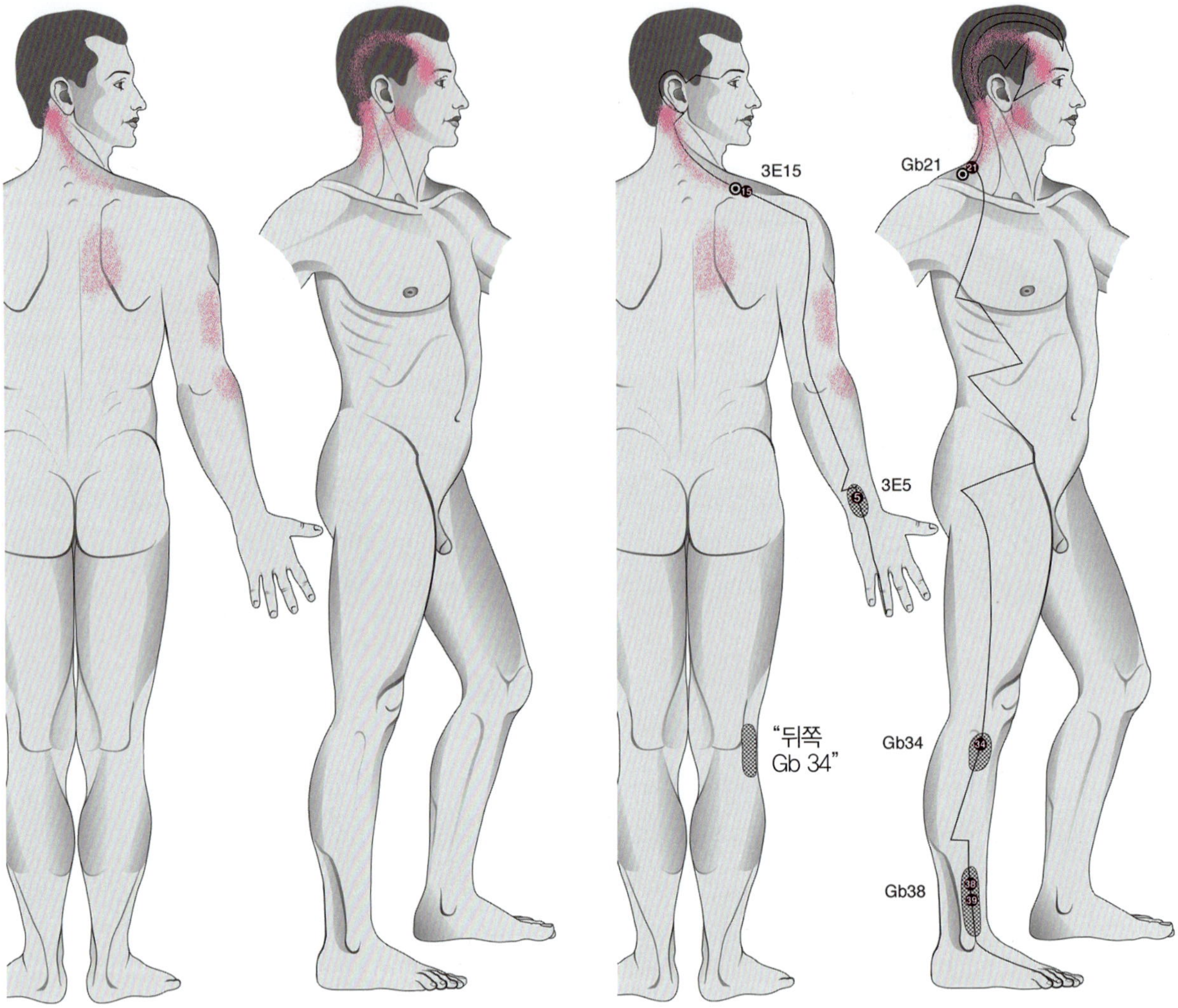

그림 4.8i 마름모근들 – 통증유발점

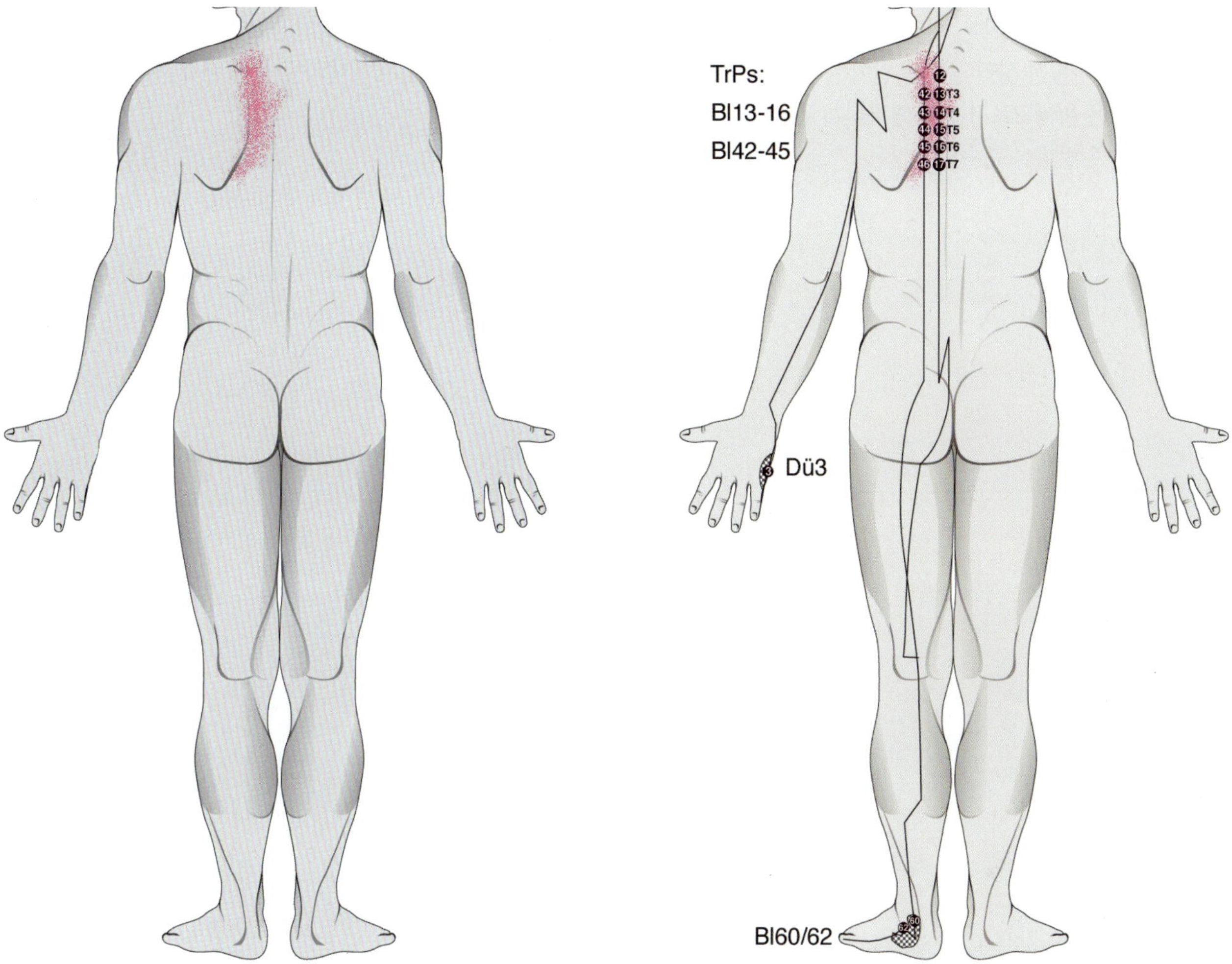

그림 4.8j 마름모근들 – 통증전이와 원점

실수와 주의사항

- 가슴은 돌려져서는 안 된다. 환자가 등세모근을 쓰는 일 없이 가슴을 살짝 돌리는 일이 자주 있다. 이러한 동작은 *단계 2*로서 잘못 평가되게 된다.
- 저항의 올바른 방향이 준수되지 않음.
- 저항을 전체 동작 동안 같은 크기로 유지하지 않음.
- *단계 5, 4, 3* 에서 주의: 환자가 삼각근의 어깨뼈 부분을 사용하지 않고, 어깨뼈의 동작을 어깨관절에서의 움직임을 통해 대체.

구축은 실질적으로 발생하지 않는다.

어깨뼈의 꼬리쪽옮김과 모음

개요 (▶ 표 4.7)

기본동작: 어깨뼈의 모음과 꼬리쪽옮김(내림을 동반하는 모음)

모든 동작은 엎드려서 검사한다. 검사 대상 팔은 비스듬히 바깥쪽을 향해 높이 신전하고 조금 앞을 향한다. 이 자세는 팔을 등세모근의 아래쪽 검사 대상 섬유의 방향으로 보낸다. 어깨근육이 충분히 세다고 하더라도, 팔을 받치는 것이 유용할 수 있다. *단계 3* 에서 저항을 살짝 부여하며, 이는 *단계 5, 4* 와 같은 방향이다. 환자의 위치 때문에 팔의 자체 무게에 맞서는 동작은 가능하지 않다.

동작의 범위는 등세모근, 어깨올림근, 빗장사이 인대의 위쪽 부분들의 신축성에 의해 제한된다. 이는 큰가슴근의 구축으로 인해 축소될 수 있다. 심하게 단축된 큰가슴근의 경우 팔은 치료대 높이 아래에서 지탱해주어야 하며, 그렇지 않을 경우 수동적으로 어깨뼈의 벌림이 발생하게 된다.

4

표 4.7

주근육	이는 곳	닿는 곳	신경지배
등세모근(아래쪽 섬유)	꼬리쪽 등뼈의 가시돌기	어깨뼈가시의 안쪽 가장자리	부신경, 목신경얼기 : C2–C4

보조근 :	중화근 :	안정화근 :
등세모근, 중간부 섬유, 마름모근들 – 모음	큰가슴근은 움직임의 모음요소를 상쇄	척주기립근과 복부근육들은 척추를 안정화, 갈비사이근과 복부근육들은 갈비뼈를 안정화(특히 저항에 대하여)

검사단계(▶ 그림 4.9a–c)

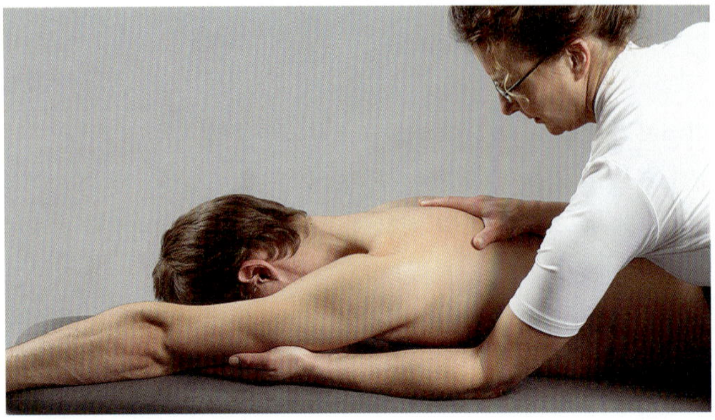

그림 4.9a *단계 5, 4, 3*

시작자세: 엎드려서 이마는 치료대에 댐, 검사 대상 아닌 팔은 몸 옆에, 검사 대상 팔은 위쪽으로 신전해서 안쪽돌림. 팔꿈치 폄. 손등은 위쪽으로 가리킴.
고정: 아래팔 밑에서 1/3 지점에서 받침
동작: 어깨뼈의 동시적 모음과 꼬리쪽옮김.
저항: 집게손가락과 엄지손가락 사이에서 어깨뼈각 아래를 손으로 잡음. 이 각을 몸쪽 방향으로 바깥을 향해 누름. 단계들은 주어진 저항의 강도에 따라 달라진다.

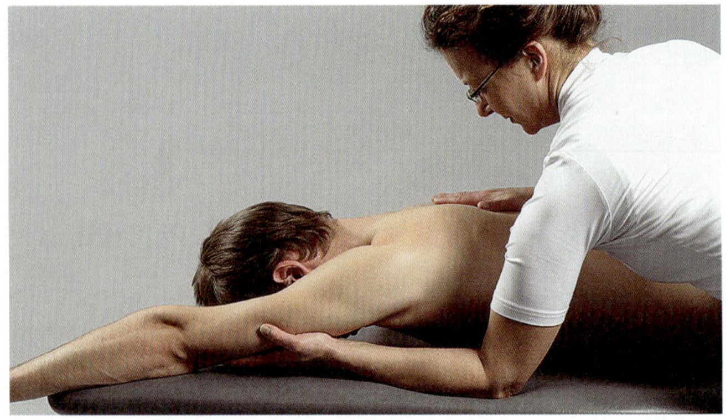

그림 4.9b *단계 2*

시작자세: 엎드려서 이마는 치료대에 댐, 검사 대상 팔은 머리옆에서 위쪽으로 신전. 손등은 위쪽으로 가리킴.
고정: 몸통과 위팔의 지탱.
동작: 환자는 어깨뼈를 꼬리쪽으로 위치변경하고 모음한다.

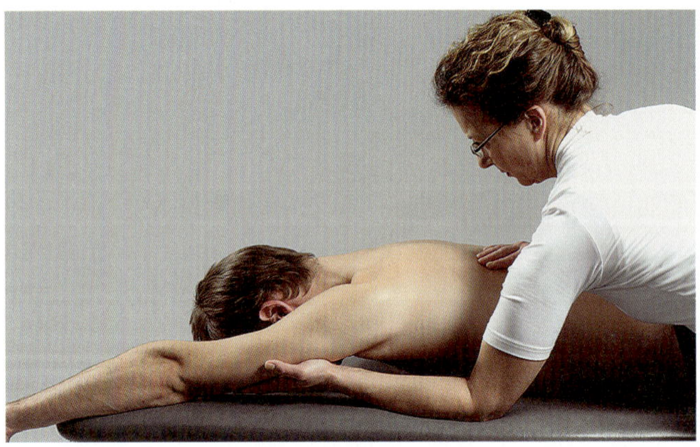

그림 4.9c *단계 1, 0*

시작자세: 엎드려서 이마는 치료대에 댐, 검사 대상 팔은 머리옆에서 위쪽으로 신전하고 안쪽으로 회전. 동작시도 시 후반부 등뼈들과 어깨뼈 사이의근섬유를 촉진.

실수와 주의사항

팔을 올바른 위치로 보내는 것을 거의 항상 잊게 된다. 팔의 몸통에 평행하게 위쪽을 뻗는 것은 맞지 않는데, 등세모근의 L아래쪽 부분이 자신의 섬유 방향이 아닌 쪽으로 수축할 수 있기 때문이다.

구축은 거의 일어나지 않는다.

어깨뼈 올림

개요 (▶ 표 4.8)

시작동작: 어깨뼈 위쪽으로 올리기

단계 5, 4, 3 은 앉아서, *단계 2, 1, 0* 은 엎드려 누워서 검사한다. 대개 양쪽의 근육들을 동시에 진찰한다. 이러면 비대칭적 손상의 경우 근력 차이를 더 잘 알 수 있다. 동시에 대칭적 손상에서는 편안하게 중간 위치에 머무는 머리에 주의하여 한쪽으로 기울여지지 않게 한다.

동작범위는 주로 목덜미(등쪽목)근육조직에 대한 등세모근 근육다발의 압박에 의해 제한된다.

표 4.8

주근육	이는 곳	닿는 곳	신경지배
등세모근(위쪽 부분)	목덜미 선의 안쪽 부분의 결합조직적; 속후두융기; 목덜미인대	빗장뼈어깨돌기 끝	부신경, 목신경얼기 : C2–C4
어깨올림근	첫 네 목뼈의 가로돌기	어깨뼈위각	어깨등쪽신경 : C2–C5

보조근	중화근	안정화근
보조근 : 큰/작은마름모근, *단계 4, 5* 에서는 목빗근(쇄골 부분)	중화근 : 앞톱니근은 모음요소를 상쇄, 마름모근들과 기타 부분의 등세모근은 회전을 상쇄.	안정화근 : 한쪽(편측으로) 활동시 반대편의 가쪽 목굽힘이 목뼈를 안정화하고 뒤굽음은 억제한다.

4

검사단계(▶ 그림 4.10 a–g)

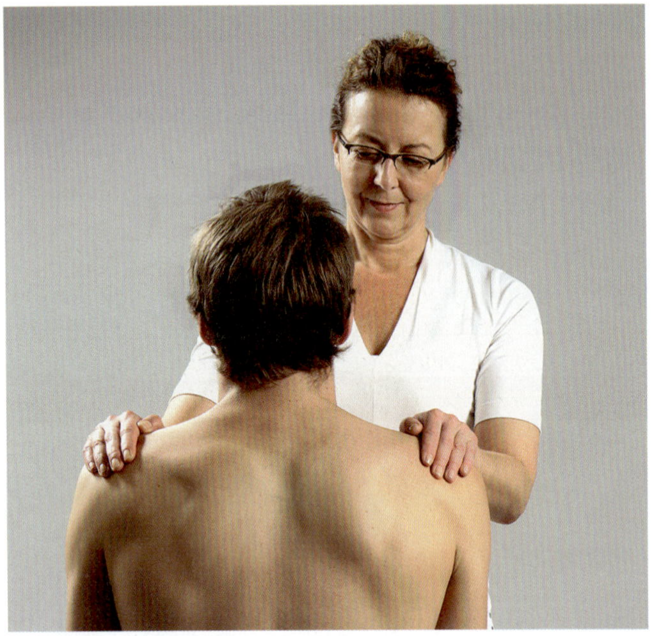

그림 4.10 a *단계 5, 4*

시작자세: (팔치료대 없는) 의자에 앉음, 팔은 몸 옆에 매달려 있음.
고정: 불필요.
동작: 환자는 양 어깨를 최대한 높게 올림.
저항: 손바닥을 어깨 위에 놓고, 특히 팔이음뼈에 맞서 압력.
진찰자는 환자 뒤에 선다.(그림에서는 순전히 촬영상의 이유로 인하여 앞에 서 있음.)

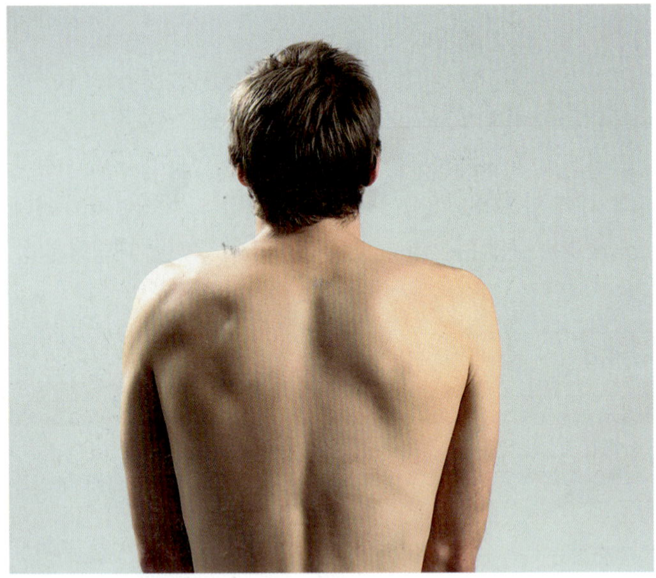

그림 4.10 b *단계 3*

시작자세: 앉음, 팔은 몸 옆에 매달림.
고정: 불필요.
동작: 양 어깨를 완전한 정도로 위로 당김.

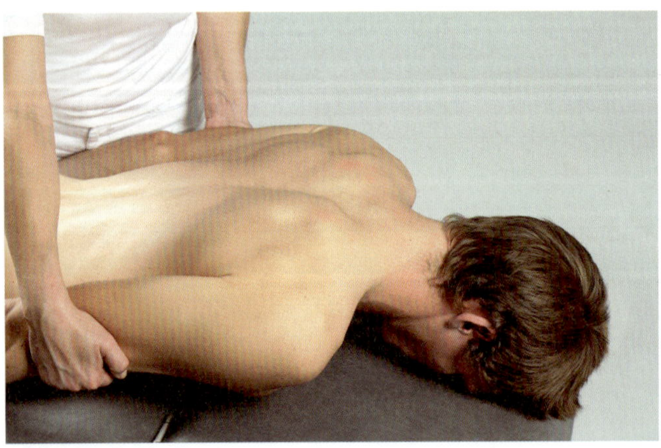

그림 4.10 c *단계 2*

시작자세: 엎드림, 머리는 치료대 위로 받침. 팔은 몸 옆
고정: 사실상 불필요. 진찰자는 환자의 팔(어깨)을 어래쪽과 양 측면에서부터 받침.
동작: 환자는 어깨를 최대한 높이 당긴다.

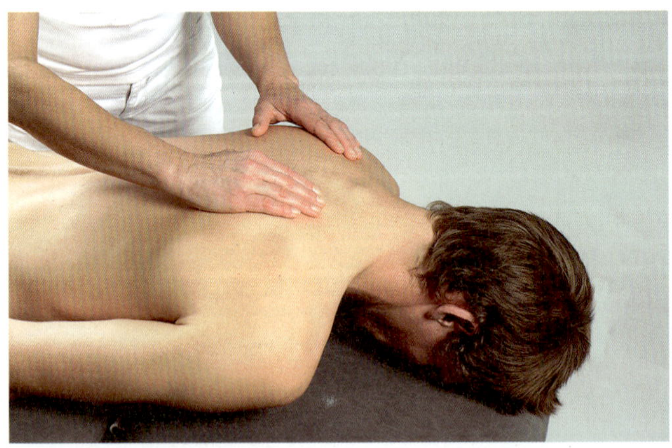

그림 4.10 d *단계 1, 0*

시작자세: 엎드림, 머리는 치료대 위로 받침. 팔은 몸 옆
척추를 따라 자리한 등쪽 목의 면 상에 근섬유의 긴장을 촉진.
등세모근의 쇄골부분을 빗장뼈와의 연결지점에서 촉진,
등세모근의 다발 사이의 하부 어깨올림근을 촉진.

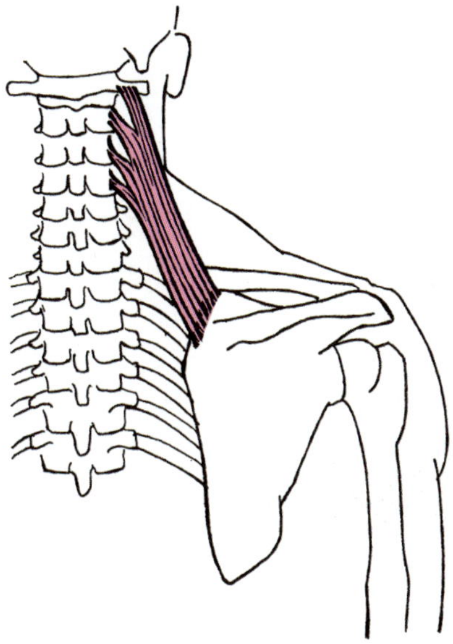

그림 4.10e 어깨올림근

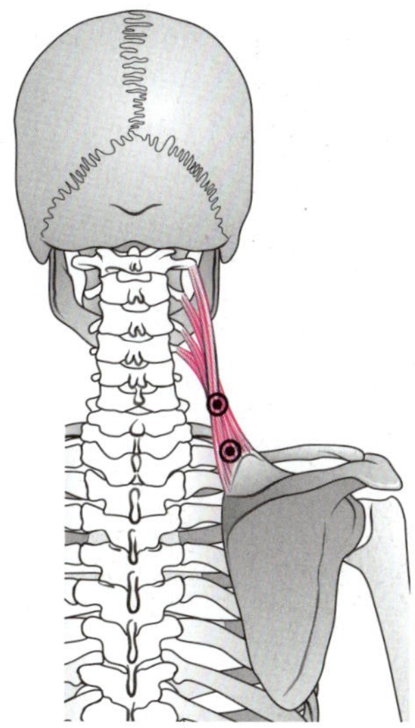

그림 4.10f 어깨올림근 – 통증유발점

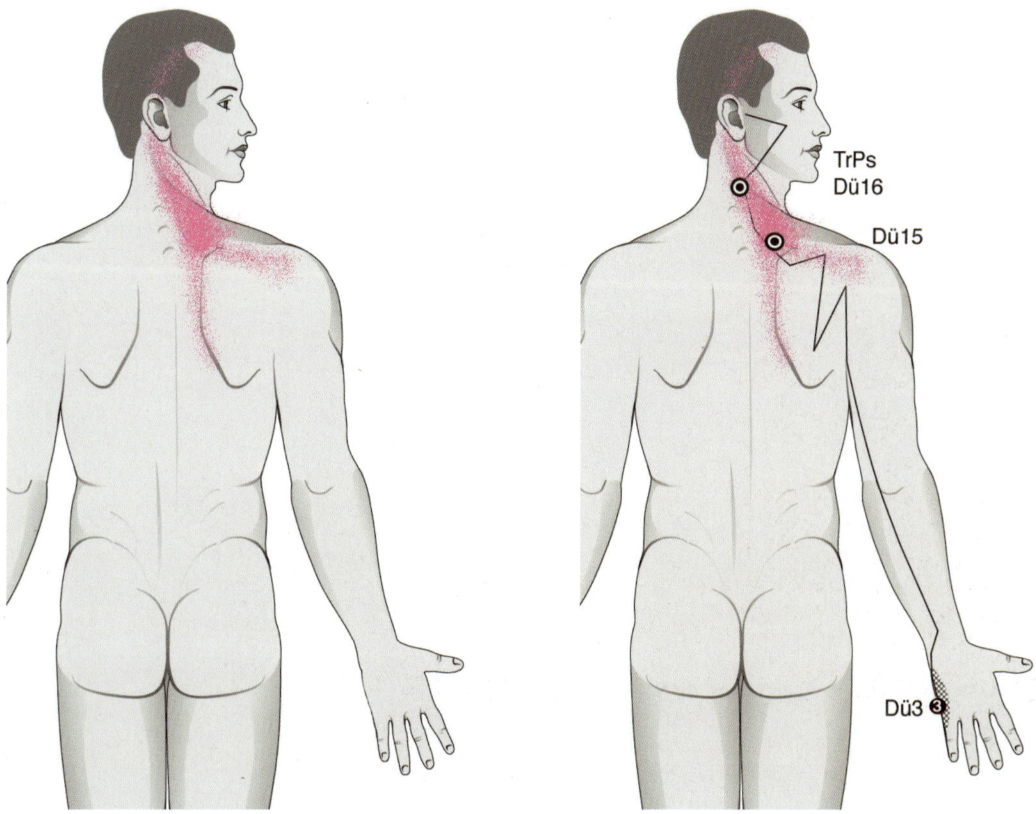

그림 4.10g 어깨올림근 – 통증전이와 원점

오류

- 보통 실수가 일반적으로 발생하지는 않는다. 단 *단계 2* 에서 때때로 잊는 점은, 어깨를 지탱해주는 것이다. 어깨가 동작 동안 치료대 위로 가라앉으면 안 되기 때문이다.

구축

대부분의 경우 목빗근의 구축과 동시에 존재한다. 어깨뼈의 올림과 구축면으로의 머리의 기울임에서 나타난다.

어깨뼈의 회전을 동반하는 벌림

개요 (▶ 표 4.9)

기본동작: 가벼운 회전을 동반하는 어깨뼈의 벌림(이 때 아래쪽 어깨뼈각이 척추로부터 벗어남).

단계 5, 4, 3 은 바로 누워서, *단계 2, 1, 0* 은 앉아서 위팔을 지지한 상태에서 검사.

앞톱니근(가쪽)은 팔이음뼈에서 특히 더더욱 중요한 근육이다. 그러므로 해당 근육의 엄밀한 평가는 한층 더 중요하다. 손상은 즉시 어깨뼈 위치에서 식별된다. 이 어깨뼈는 증상이 있는 면에서 가슴벽의 안쪽 가장자리와 함께 들뜨게 된다. 즉, "날개어깨뼈(익상견갑) Scapula alata"이다.

앞톱니근은 우리가 **어깨뼈의 아래쪽 고정근**이라고 일컫는 근육군에 속한다. 이로 인해 진찰은 매우 중요하다. 유감스럽게도 경미한 쇠약의 경계선 사례에서는 근육기능검사에서 별로 알 수 있는 것이 없다. 이 때는 팔굽혀펴기의 조사가 더 적합하다.

가슴은 *단계 5, 4, 3* 에서 고정되어야만 한다. 모든 단계에서 앞을 향해 올려진 팔은 몸통과 직각 또는 그 이상의 각도를 형성하게 된다.

동작의 범위는 마름모근들과 부리빗장인대의 등세모근 부분의 신축성에 의하여 제한된다.

4

표 4.9

주근육	이는 곳	닿는 곳	신경지배
앞톱니근(가쪽)	선두 8–9개의 갈비뼈의 가쪽 벽의 8–9개의 닿는 곳	어깨뼈 안쪽 연(Margo) (내부 표면)	긴가슴신경 : C5–C7(C8)

보조근 : 큰/작은가슴근	중화근 : 앞톱니근과 작은가슴근이 서로 회전요소를 제한.	안정화근 : 복부근육, 속갈비사이근, 어깨올림근

4

검사단계(▶ 그림 4.11a–g)

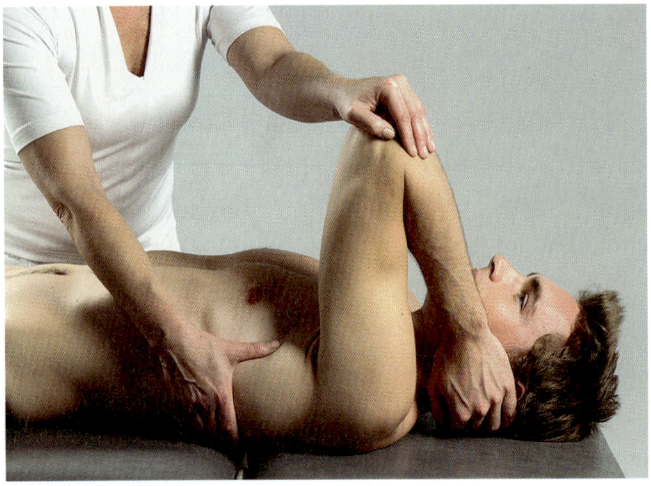

그림 4.11a *단계 5, 4*

시작자세: 바로 누움, 다리 굽힘, 검사대상 팔을 팔꿈치에서 완전히 구부리고 어깨관절에서 90° 구부림. 아래팔은 중간위치, 어깨뼈는 치료대 위에 편안하게.

고정: 손바닥을 이용해 아래쪽 어깨뼈각 아래의 몸통 가쪽면을 고정

동작: 환자는 팔을 앞쪽으로 밀고, 이 때 어깨뼈를 벌림하고 동시에 회전한다.

저항: 손바닥을 이용해서 팔꿈치에서 동작방향의 반대로.

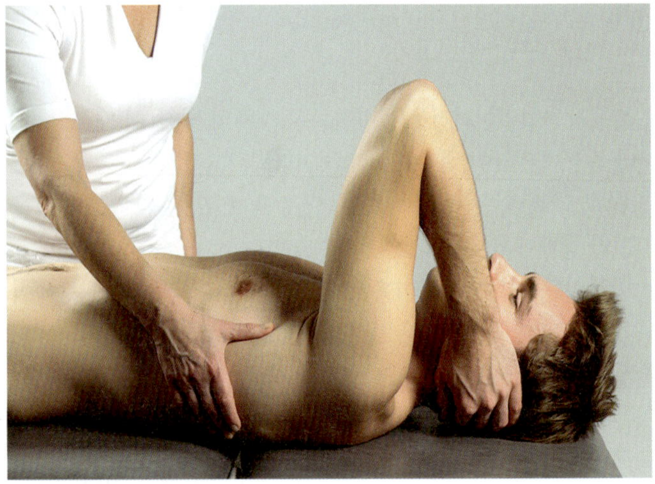

그림 4.11b *단계 3*

시작자세: 바로 누움, 다리 굽힘, 검사대상 팔을 팔꿈치에서 완전히 구부리고 어깨관절에서 90° 구부림. 아래팔은 중간위치, 어깨뼈는 치료대 위에 편안하게.

고정: 손바닥을 이용해 아래쪽 어깨뼈각 아래의 몸통 가쪽면을 고정

동작: 환자는 팔을 앞쪽으로 밀고, 이 때 어깨뼈를 벌림하고 동시에 회전한다.

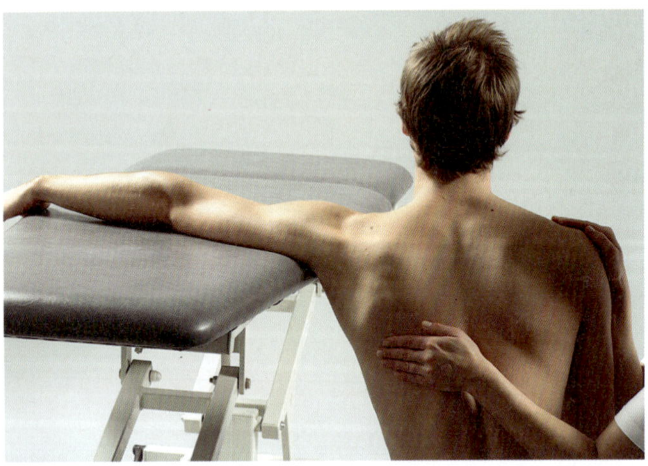

그림 4.11c *단계 2*

시작자세: 앉음, 검사 대상 팔을 앞쪽으로 90° 굽히고 뻗어 치료대 위에 놓음. 아래팔은 중간위치.

고정: 가쪽 가슴벽과 반대쪽 어깨.

동작: 환자는 팔을 앞쪽으로 밀고, 이 때 어깨뼈는 벌림과 가벼운 회전을 수행.

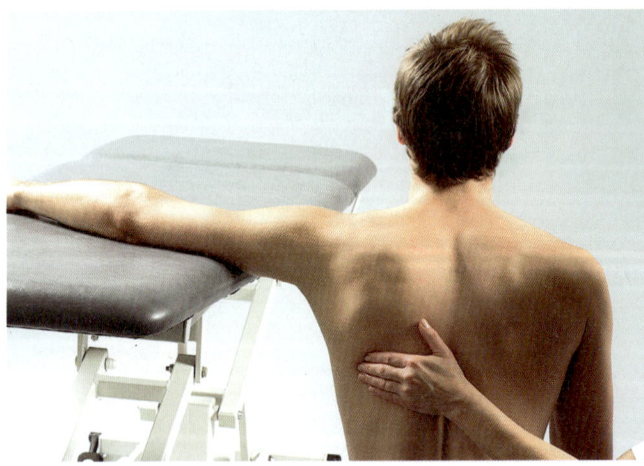

그림 4.11d *단계 1, 0*

시작자세: 앉음, 검사 대상 팔은 90° 구부려 치료대 위에 놓음 (노쪽 면으로 놓음).

고정: 가슴, 필요시.

동작 시도 시 어깨뼈의 위치변화 또는 (돌출한) 어깨뼈의 척추 가장자리에서의 근육긴장을 촉진.

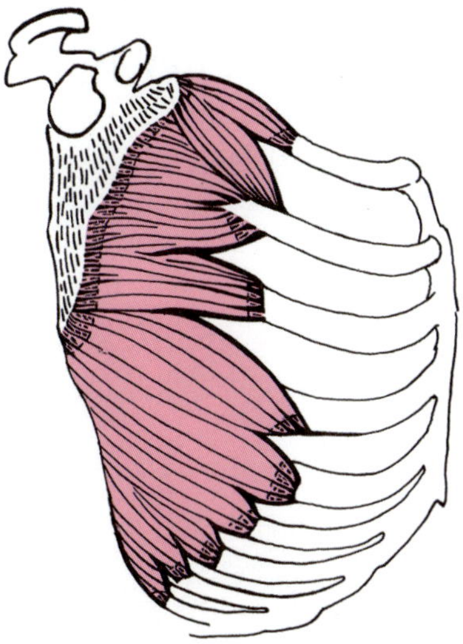

그림 4.11e 앞톱니근

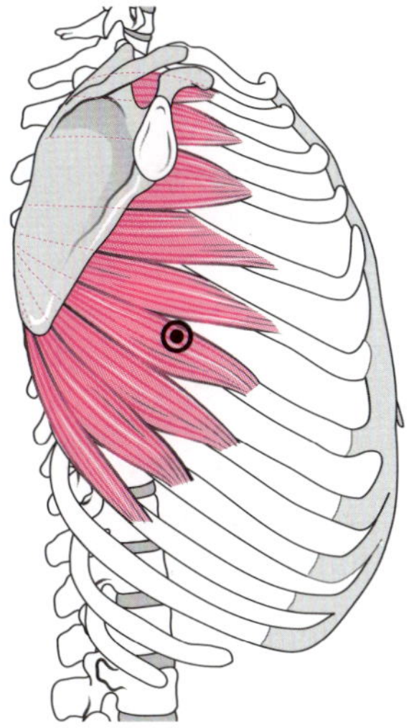

그림 4.11f 앞톱니근 – 통증유발점

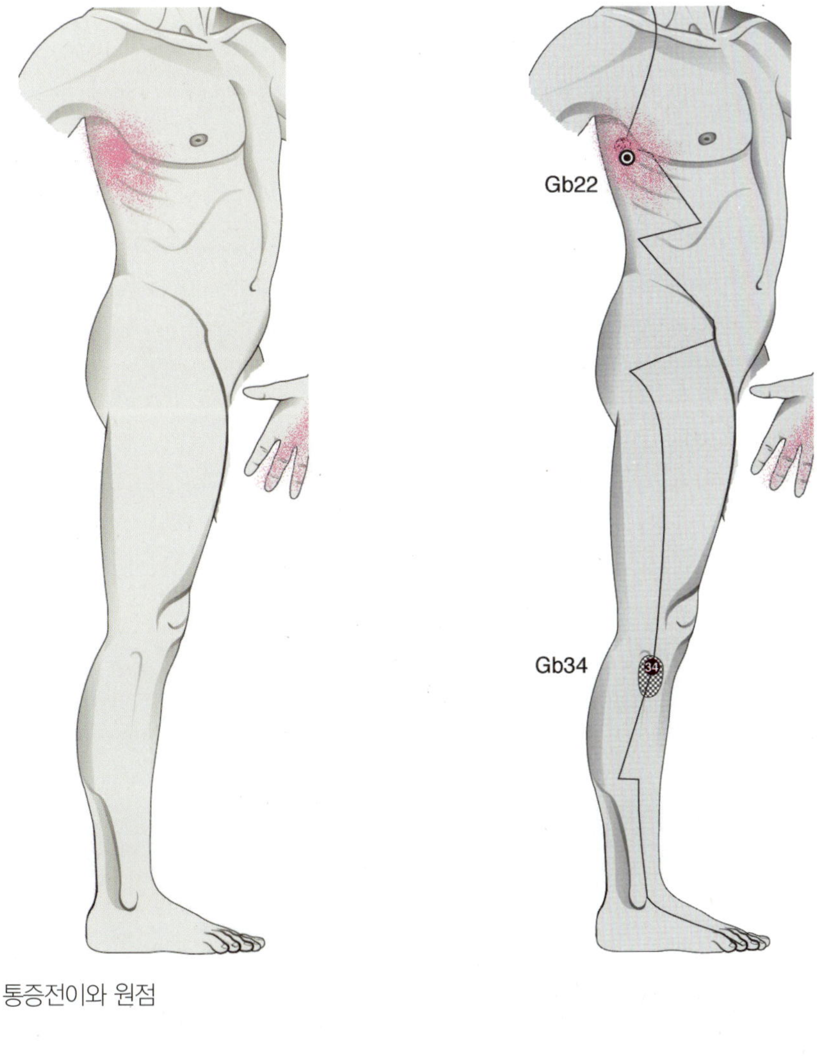

그림 4.11g 앞톱니근 – 통증전이와 원점

실수와 주의사항

- 어깨뼈동작의 올바른 실행에 충분한 가치를 두지 않음. 드물지 않게 진찰자가 벌림만으로만 만족하는 경우가 벌어짐.
- 몸통이 회전되지 말아야 한다는 점을 자주 잊음. (특히, *단계 3, 2* 에 적용)
- *단계 1* 에서 촉진을 매우 세밀히 진행해야 하는데, 근섬유의 일부를 등세모근이 덮고 있기 때문이다. 긴장의 흔적이 알아채지 못한 채로 쉽게 남아 있을 수 있다.
- 팔이음뼈의 올림이 허위로 경험됨.

팔이음뼈의 **구축**은 사실상 일어나지 않는다.

4.4.2 어깨관절의 근육기능검사

어깨관절에서의 앞방향경사(앞굽이)

개요 (▶ 표 4.10)

기본동작: 어깨관절에서 팔을 앞쪽으로 90°까지 올림.

단계 5, 4, 3 은 앉아서, *단계 2*는 검사 대상이 아닌 팔의 측면으로 누워서, *단계 1, 0* 은 바로 누워서 검사. 동작은 어깨 관절에서부터 나오고, 어깨뼈는 어떠한 상황에서도 움직이면 안 되는데, 그러므로 고정이 필요하다. 검사 대상 팔은 안쪽 돌림되어야 한다. 그러므로 이를 팔꿈치관절에서 가볍게 굽히는 것이 유익하다. 이러면 아래팔은 회전이탈을 보이게 된다. 어깨관절의 앞방향경사는 자주 연합운동을 야기하는 동작에 속하는데, 이 연합운동은 검사 시 세밀히 차단되어야 한다.

동작은 제한되지 않는데, 가능한 종결 위치까지 동작이 수행되지 않기 때문이다.

4

표 4.10

주근육	이는 곳	닿는 곳	신경지배
삼각근(빗장뼈 부분)	빗장뼈의 바깥쪽 1/3	위팔삼각근거친면	겨드랑신경 : (C4), C5, (C6)
부리위팔근	어깨뿌리돌기	위팔뼈의 자쪽면	근육피부신경 : (C6), C7

보조근	중화근	안정화근
보조근 : 삼각근 – 중간부 부위, 큰가슴근 – 빗장뼈 부분, 위팔두갈래근	중화근 : 가시아래근, 작은원근	안정화근 : 등세모근, 빗장밑근, 어깨뼈고정근

4

검사단계 (▶ 그림 4.12a–h)

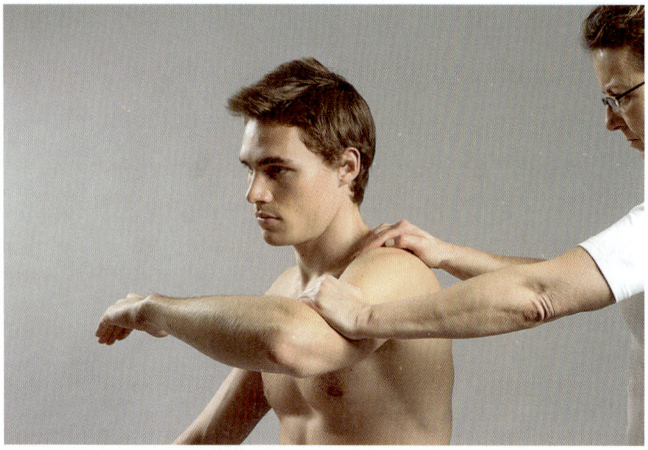

그림 4.12a *단계 5, 4*

시작자세: 앉음, 팔은 신체 옆에 안쪽돌림(손바닥은 아래쪽 방향), 팔꿈치 90° 위치로 굽히기.
어깨뼈를 위쪽에서 고정. 진찰자는 환자 뒤에 섬.
자세: 팔을 90°까지 앞으로 올림.
동작: 구부린 팔꿈치관절 상부의 아래쪽 위팔 1/3 상에서 손바닥으로 동작방향에 맞섬.

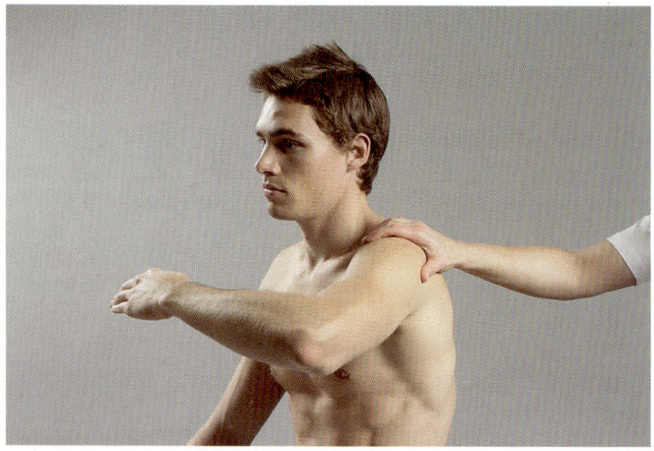

그림 4.12b *단계 3*

시작자세: 앉음, 팔은 신체 옆에 안쪽돌림, 팔꿈치 90° 위치로 굽히기.
어깨뼈를 위쪽에서 고정.
동작: 어깨관절에서 90°까지 앞굽이.

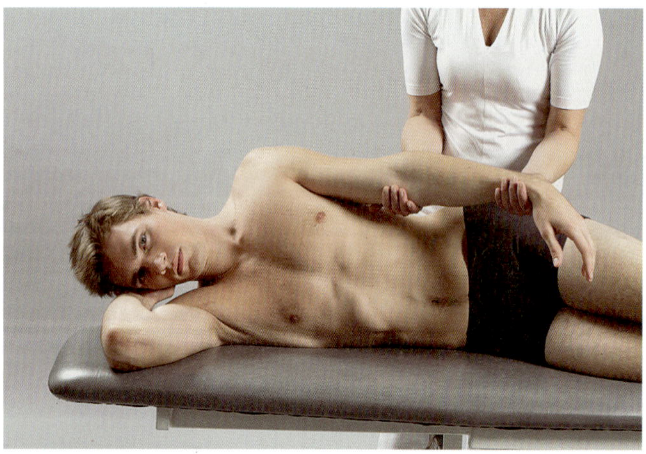

그림 4.12c *단계 2*

시작자세: 검사 대사잉 아닌 쪽을 아래로 옆으로 누워 살짝 뒤로 돌린다. 검사 대상 팔을 안쪽돌림하고 어깨관절에 놓는다. 치료사는 환자의 팔을 붙든다.
동작: 어깨관절에서 90°까지 앞굽이.

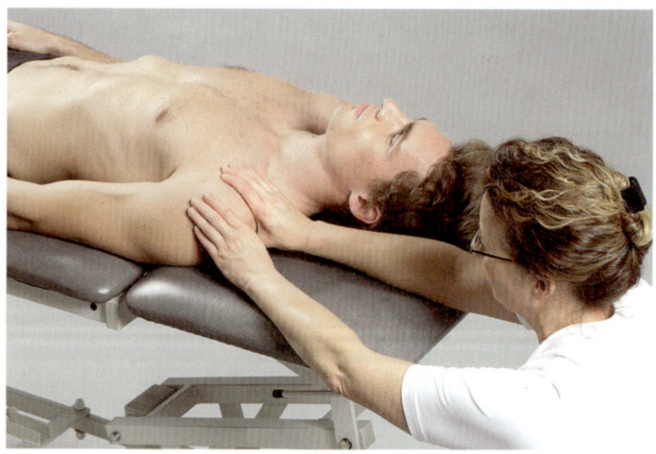

그림 4.12d *단계 1, 0*

시작자세: 바로 누워서 검사 대상 팔을 안쪽돌림하여 신체 옆에 놓음.
동작 시도 시 환자의 삼각근의 빗장뼈 부분 근섬유를 어깨관절의 앞쪽 면 상에서 촉진한다.

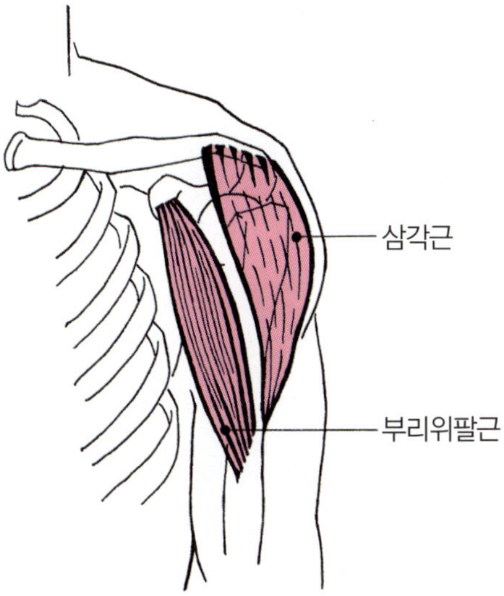

그림 4.12e 삼각근과 부리위팔근

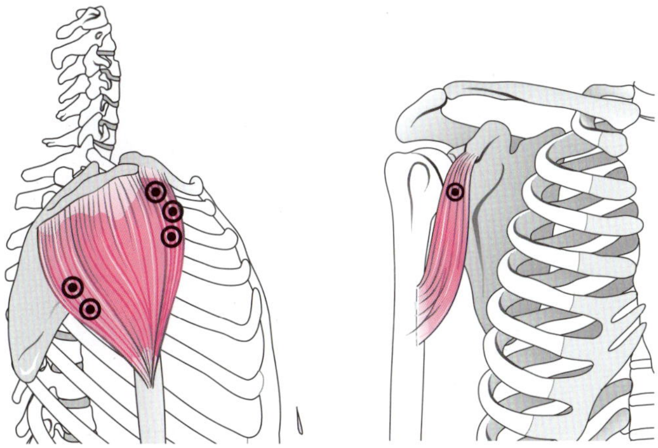

그림 4.12f 삼각근과 부리위팔근 – 통증유발점

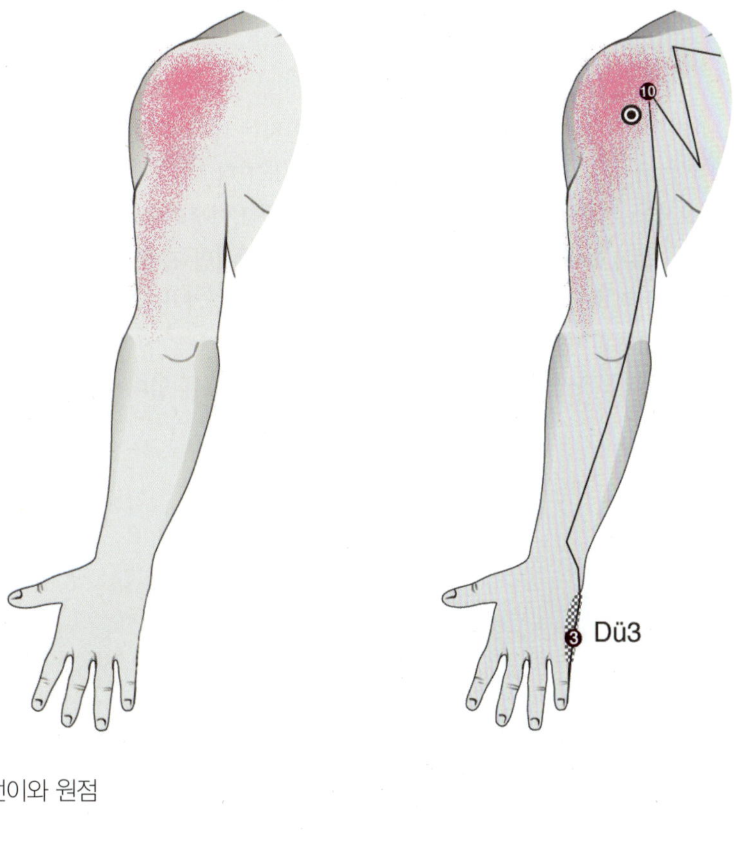

그림 4.12g 삼각근 – 통증전이와 원점

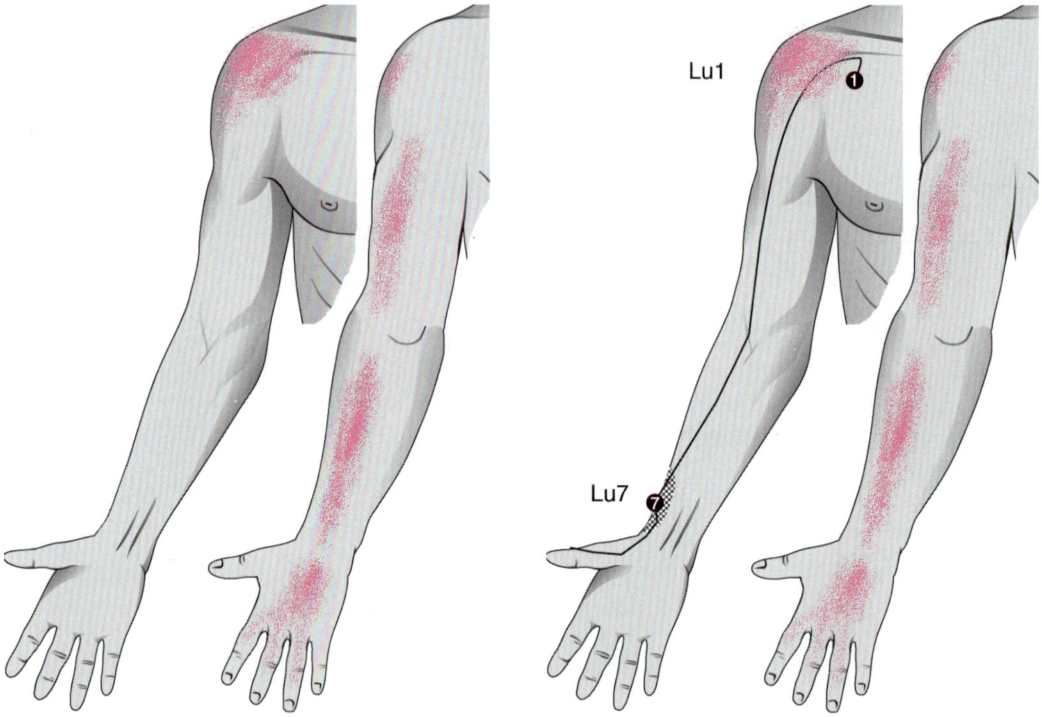

그림 4.12h 부리위팔근 – 통증전이와 원점

실수와 주의사항

- 어깨관절에서 바깥돌림이 허용될 때, 위팔두갈래근이 해당 움직임을 특정한 정도로까지 대체할 수가 있다.
- 동작이 어깨관절에서만 수행되는 것이 아니라, 또한 어깨뼈와 복장빗장관절의 연합운동을 허용한다.
- 팔이 동작 동안 수직(세로)평면으로부터 벗어나고 벌림연합운동을 수행한다. 이는 대개 동작 끝에서 일어난다.
- 환자는 때때로 팔의 올림을 몸통을 뒤로 구부려서 도우려고 시도한다.
- *단계 2* 이후의 검사에서 판의 존재를 잊고 팔을 손을 사용해서만 지탱. 이는 허용되지 않는다. 어깨의 고정과 정확한 평가가 불가능해지기 때문이다.

구축은 드물게 일어난다.

4

어깨관절의 뒤방향경사(뒤굽음, 폄)

개요 (▶ 표 4.11)

기본동작: 어깨관절에서의 이마면(정면) 뒤쪽으로의 30–40° 범위의 뒤굽음.

*단계 2*는 검사 대상 아닌 면으로 옆으로 누워 진찰하고, 다른 기타 단계들은 엎드려 검사한다. 팔은 안쪽돌림되어야 한다. 동작은 어깨관절에서만 일어나고, 어깨뼈 자체는 움직이지 않은 채로 있는다.

넓은등근은 매우 강한 근육이다. 이 검사는 무엇보다도 넓은등근의 기능을 평가한다. 기타 근육들은 부차적인 의미만을 지닌다.

동작범위는 부분적으로는 어깨관절에서의 앞굽음에 관여된 근육들의 신축성에 의해 제한되고, 다른 한편으로는 부리어깨봉우리인대와 어깨뼈봉우리(acromion)의 위팔큰결절의 부딪힘에 의하여 제한된다.

4

표 4.11

주근육	이는 곳	닿는 곳	신경지배
넓은등근	척추부분 : Th7의 가시돌기, 엉치뼈까지; 등허리근막의 고정된 널힘줄로부터 갈비뼈부분 : 마지막 3–4 개의 갈비뼈의 3–4개의 부착점 엉덩이부분 : 엉덩뼈바깥능선	작은결절능선	가슴등신경 : C6–C8
큰원근	겨드랑 어깨뼈 가장자리의 꼬리쪽 1/4; 어깨벼의 꼬리쪽 각의 등쪽면	작은결절능선	어깨밑신경 : (C5), C6 (C7)
삼각근(어깨뼈부분)	어깨뼈가시	위팔삼각근거친면	겨드랑신경 : (C4), C5 (C6)

보조근	중화근	안정화근
위팔세갈래근(긴머리), 작은원근, 어깨밑근, 큰가슴근(복장근 부분)	삼각근(어깨뼈 부분), 가시아래근, 작은원근; 모두 특히 안쪽돌림을 억제	세갈래근과 부리위팔근은 어깨를 고정, 마름모근들은 어깨뼈, 복부근육 고정, 속갈비사이근들은 갈비뼈 안정화, 척주세움근은 척추 고정

검사단계(▶ **그림 4.13 a–h**)

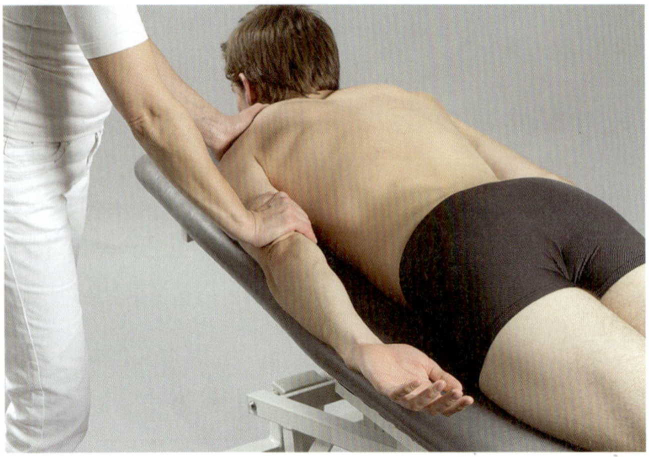

그림 4.13a *단계 5, 4*

시작자세: 엎드림, 머리는 중간위치, 검사 대상 팔 안쪽돌림 (손바닥은 위쪽으로)하여 신체 옆에 팔이음뼈 고정.

동작: 어깨관절에서 이마면 뒤쪽으로 30–40° 정도의 뒤굽음.

저항: 위팔의 아래쪽 1/3 지점에서 손을 이용해 팔꿈치 바로 위에서 동작과 반대 방향으로.

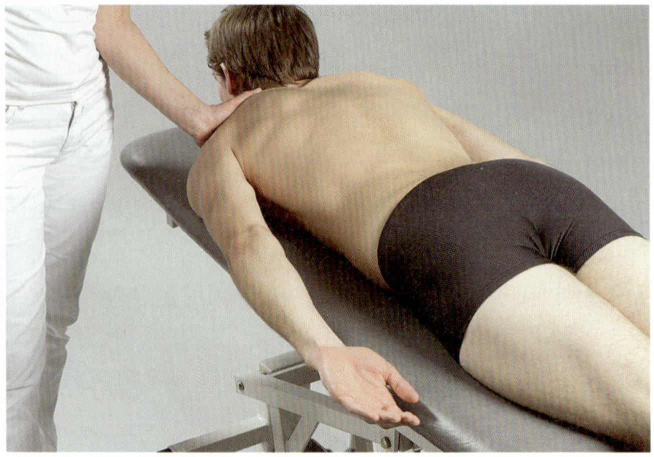

그림 4.13b *단계 3*

시작자세: 엎드림, 머리는 중간위치, 검사 대상 팔 안쪽돌림하여 신체 옆에 팔이음뼈 고정.

동작: 어깨관절에서의 이마면 뒤쪽으로의 30–40° 범위의 뒤굽음.

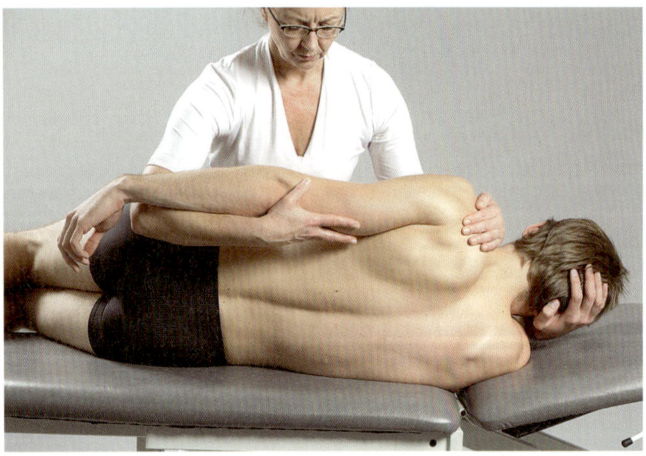

그림 4.13c *단계 2*

시작자세: 검사 대상이 아닌 면으로 옆으로 노워 검사 대상 팔을 펴서 진찰자의 팔 위로 안쪽돌림한 상태로 놓음, 어깨관절은 가볍게 앞굽음, 아래쪽 팔은 몸 아래에 놓음.

팔이음뼈 고정.

동작: 환자는 팔을 어깨관절에서의 시작자세로부터 이마면 뒤로의 뒤굽음으로 이끈다.

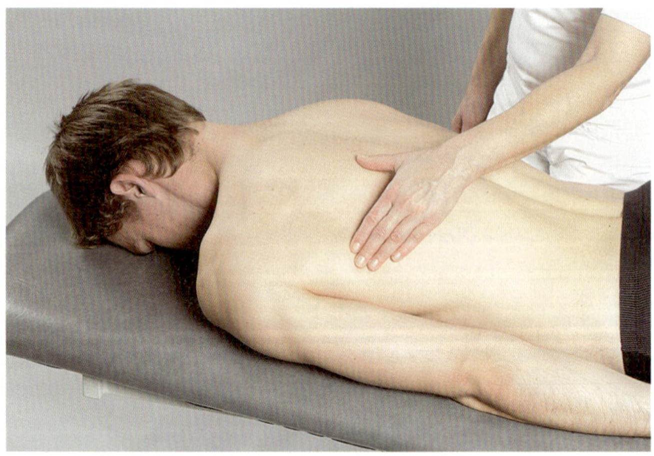

그림 4.13d *단계 1, 0*

시작자세: 엎드림, 머리는 이마를 치료대에 두어 놓음, 팔은 신체 옆에 안쪽돌림하여 놓음.

환자의 동작시도 시에 어깨뼈의 겨드랑 가장자리의 꼬리쪽. 근육긴장을 촉진. 큰원근은 넓은등근의 머리쪽에 있다.

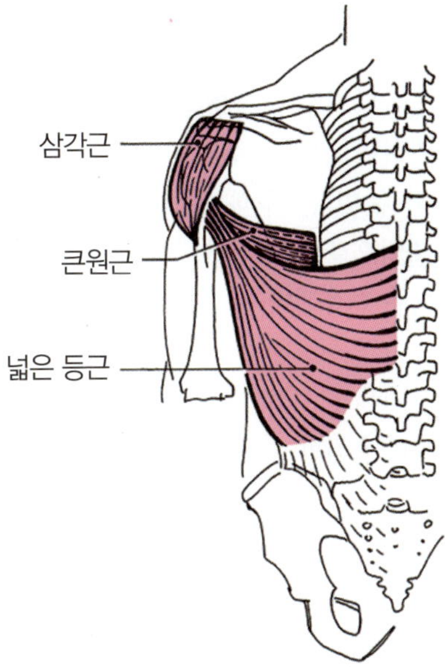

그림 4.13e 삼각근, 큰원근, 넓은등근

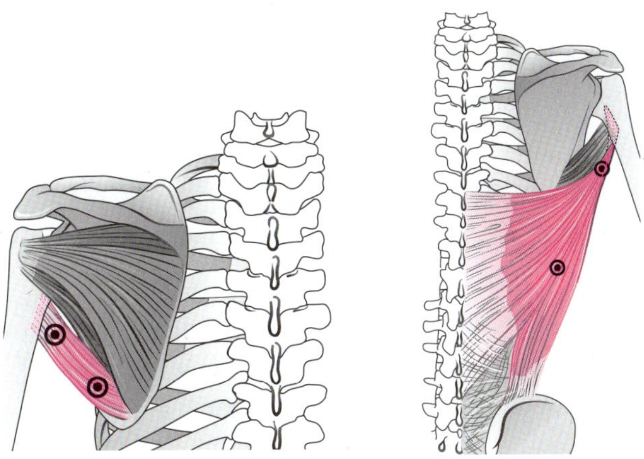

그림 4.13f 큰원근과 넓은등근 – 통증유발점

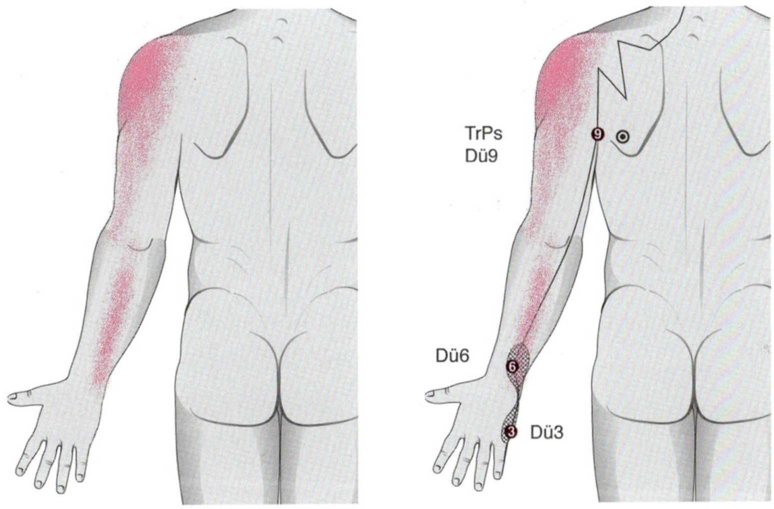

그림 4.13g 큰원근 – 통증전이와 원점

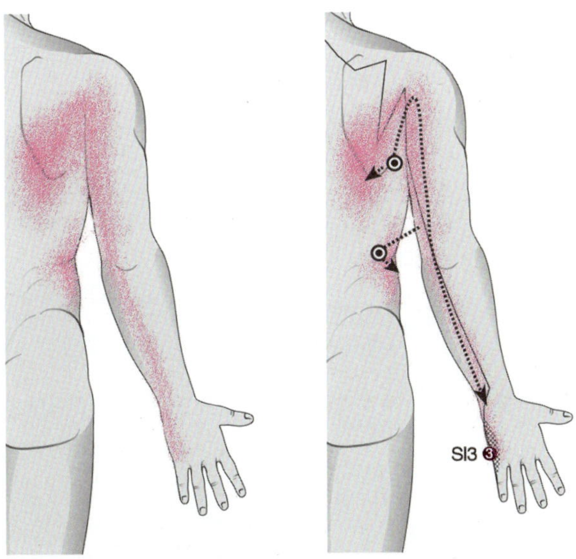

그림 4.13h 넓은등근 – 통증전이와 원점

실수와 주의사항

- 검사 대상 팔을 동작 동안 안쪽돌림한 채로 유지해야 하는 점이 자주 망각된다.
- 편의를 위하여 *단계 2*의 검사에서 팔을 평평한 판을 이용해 받치지 않고, 검사자 본인이 직접 받치는 일. 이는 허용되지 않는데, 올바른 평가가 불가능해지기 때문이다. 게다가 어깨가 고정될 수 없으며, 대체운동이 가능하게 된다.
- 동작은 어깨관절에서만 진행되어야 한다. 어깨는 움직이지 않은 채로 유지되어야 하며 무엇보다도 배쪽으로 기울면서 동작범위의 확대로 이르러서는 안 된다. (이 때 어깨는 배머리쪽으로 당겨질 수도 있음).
- 주근육이 약하면, 동작이 주로 복장빗장 관절에서 수행되는 일이 벌어질 수 있다. 이 때 가슴근(주로 작은가슴근)은 어깨뼈를 벌림으로 당긴다.
- 어깨뼈 모음은 허용된다.

구축

어깨관절에서의 올림과 바깥돌림이 제한된다.

어깨관절에서의 벌림

개요 (▶ 표 4.12)

시작동작: 어깨관절에서의 팔의 90°까지의 측면 올림

단계 5, 4, 3 은 앉아서, *단계 2, 1, 0* 은 바로 누워서 검사한다. 진찰에 있어 특히 팔의 올바른 시작자세가 중요하다. 반드시 요구되는 사항은 아니지만, 팔꿈치관절을 굽히고 검사하는 것이 유익하다. 아래팔은 회전 위치의 모든 편차를 보여주게 된다.

고정은 어깨뼈의 충분히 강한 근육조직의 경우에서도 요구된다. 어깨관절에서의 가장 중요한 벌림근은 삼각근과 가시위근이다. 가시위근은 관절와강의 위팔뼈머리를 고정하고 삼각근이 움직임을 시작하는 것을 가능하게 해준다. 그러므로 우리는 검사 시 가시위근을 간과하지 말아야 하며, 이 근육의 미미한 긴장이라도 등세모근의 섬유 아래의 깊숙한 촉진을 이용해 검사하는 시도를 한다.

어깨관절의 벌림은 수많은 대체운동에 의해 동반되는 팔이음뼈 영역의 움직임 중 하나이다. 그러므로 우리는 최대한 순수한 움직임에 주목하며, 무엇보다 최대한의 정도로 등세모근의 차단에 주력한다. 환자가 미리 어깨뼈를 약간 아래로 끌고 머리를 검사면으로 기울이면 동작이 수월해진다.

검사 동작범위 90° 내에서 근육들과 어깨관절 주머니가 병리적으로 단축되지 않았다는 가정 하에 동작은 제약되지 않는다.

어깨관절의 활동적 벌림은 자동적으로 가벼운 어깨뼈의 회전협동운동에 의해 동반되게 된다. 90° 벌림 조건 하에서 10° 벌림마다 1°의 어깨뼈회전이 기대될 수 있다.

표 4.12

주근육	이는 곳	닿는 곳	신경지배
삼각근(어깨뼈봉우리 부분)	어깨뼈봉우리	위팔삼각근거친면	겨드랑신경 : (C4), C5, (C6)
가시위근	어깨가시위오목, 가시위근막	큰결절의 머리쪽 면	어깨밑신경 : (C4), C5, (C6)

보조근	중화근	안정화근
보조근 : 삼각근 (빗장뼈 및 어깨뼈 부분), 가시아래근, 큰가슴근(빗장뼈부분), 위팔두갈래근(긴머리)	중화근 : 가시아래근, 작은원근	안정화근 : 등세모근, 빗장밑근, 앞톱니근

4

검사단계(▶ 그림 4.14a–g)

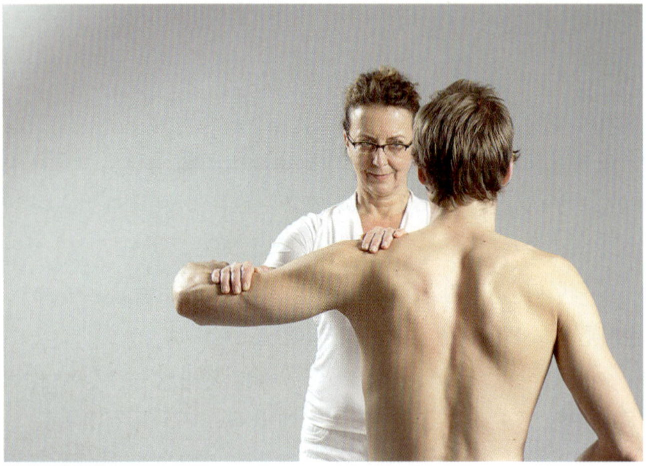

그림 4.14a *단계 5, 4*

시작자세: 앉아서, 팔은 팔꿈치에서 90° 구부림, 아래팔은 위쪽을 가리킴.

고정: 위쪽에서 어깨뼈봉우리, 어깨뼈가시, 빗장뼈 상으로.

진찰자는 손 전체를 이용해 검사 대상 팔의 어깨뼈와 어깨의 올림을 억제한다. 벌림 시 어깨에서의 경미한 어깨뼈 회전은 생리학적인 것으로 간주된다.

동작: 어깨관절에서 90°까지 이르는 벌림.

저항: 손바닥을 이용해 팔꿈치 바로 위에서 위팔 아래쪽 1/3부분에 맞서서 실행. 진찰자는 환자 뒤에 선다. (그림에서는 순전히 촬영상의 이유로 인하여 앞에 서 있음.)

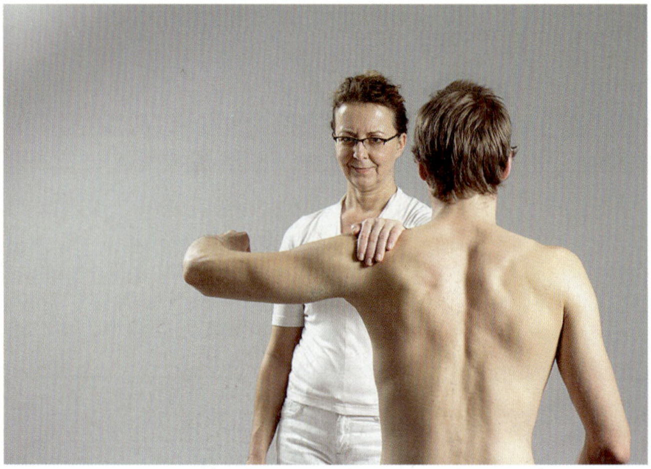

그림 4.14b *단계 3*

시작자세: 앉아서, 5를 직각으로 구부림, 아래팔은 앞쪽을 향함.

고정: 어깨뼈가시, 어깨뼈봉우리, 빗장뼈.

동작: 어깨관절에서 90°까지 이르는 벌림.

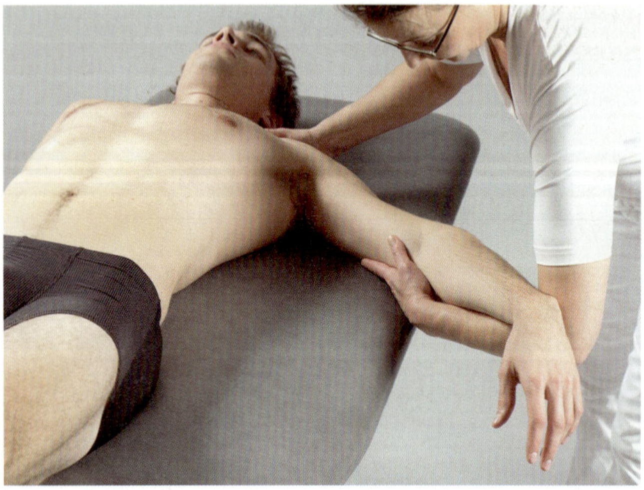

그림 4.14c *단계 2*

시작자세: 바로 누워서, 팔과 손은 신체 옆에 밀착.

고정: 손가락과 손바닥을 빗장뼈, 어깨뼈봉우리, 어깨뼈가시에 댐. 아래팔은 진찰자가 든다.

동작: 치료대 위에서 팔의 위치변경을 통한 90° 에 이르는 벌림.

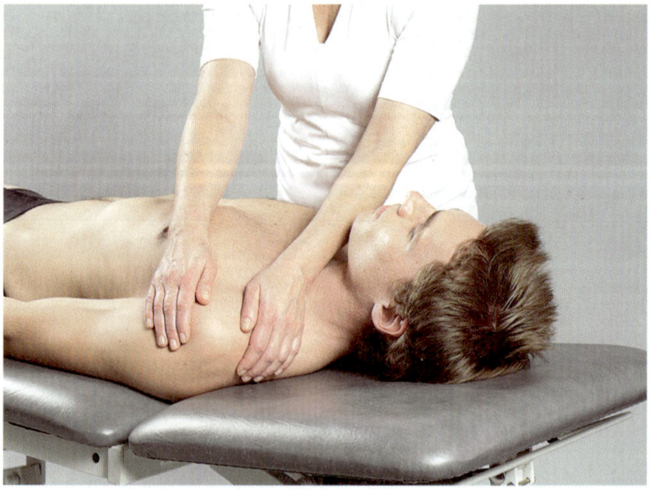

그림 4.14d *단계 1, 0*

시작자세: 바로 누워서, 팔과 손바닥을 신체에 밀착.

삼각근의 아께뼈봉우리 부분의 근육 경련(움찔 반응)은 배쪽 위팔 1/3 부분의 바깥면에서의 부착점에서 촉진가능하다. 가시위근은 등세모근의 섬유를 가로질러 촉진가능하다.

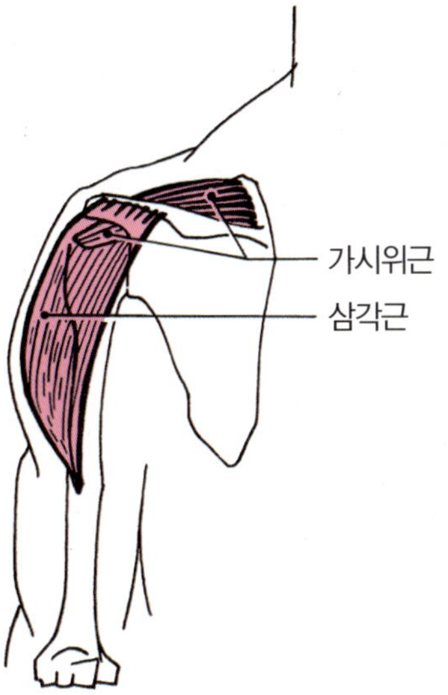

그림 4.14e 가시위근과 삼각근

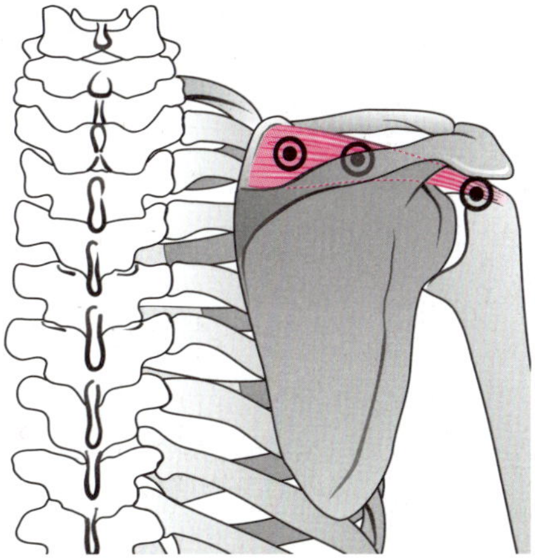

그림 4.14f 가시위근 – 통증유발점

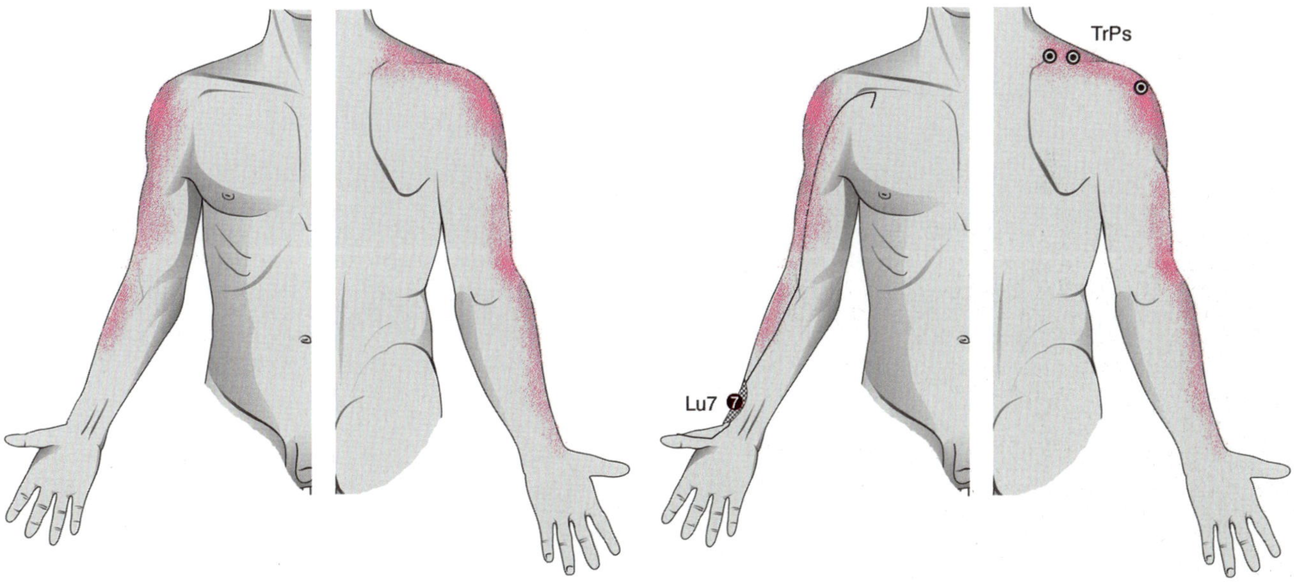

그림 4.14g 가시위근 – 통증전이와 원점

실수와 주의사항

- 환자는 부분적으로라도 동작을 팔이음뼈의 높이당김(올림)으로 대체해서는 안 된다.(특히 *단계 2*)
- 환자는 *단계 2* 에서의 동작 동안 팔의 어떠한 바깥돌림도 수행해서는 안 된다. 이렇게 되면 아래팔은 뒤침위치로 가게 되고 위팔두갈래근의 긴 머리 및 삼각근의 앞쪽 섬유가 활성화될 수 있다.
- 환자는 몸통을 검사 대상이 아닌 쪽으로 기울여서는 안 된다.
- 환자는 팔이음뼈의 올림을 피해야 한다.

구축은 사실상 일어나지 않으며, 기껏해야 벌림 위치에서 오래 지속된 팔의 고정 후에 일어난다.

어깨관절에서의 벌림위치로부터의 수평 뒤굽음

개요 (▶ 표 4.13)

기본동작: 위팔의 수평면적 동작의 시작자세로서 90° 이상의 앞굽음을 영점(이마면)을 넘겨 뒤쪽 측면으로. 전체 동작의 범위는 120°에 달하는데, 단 *단계 5, 4, 3* 에서는 나중 20–30° 만을 검사한다.

동작범위는 주로 어깨관절 주머니의 앞쪽 섬유의 긴장에 의해서 제한된다.

표 4.13

주근육	이는 곳	닿는 곳	신경지배
삼각근(어깨뼈부분)	어깨뼈가시	위팔삼각근거친면	겨드랑신경 : (C4), C5, (C6)

보조근 :	중화근 :	안정화근 :
가시아래근, 작은원근, 넓은등근	삼각근(어깨뼈봉우리 부분)과 가시위근이 넓은등근과 작은원근의 모음요소를 상쇄 ; 가시아래근과 작은원근은 회전요소를 상쇄.	등세모근, 마름모근이 어깨뼈를 안정화

4

검사단계 (▶ **그림 4.15a–g**)

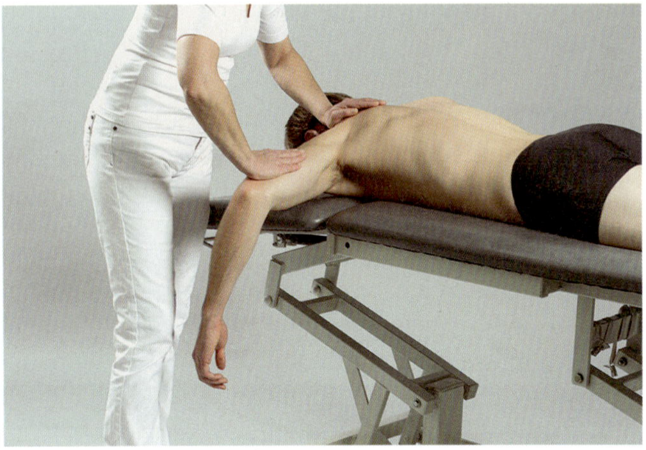

그림 4.15a *단계 5, 4*

시작자세: 엎드림, 머리는 이마를 치료대 받치도록 위치. 검사대상 팔 어깨관절에서 90° 벌리고, 팔꿈치관절에서 90° 구부림.
고정: 가시에 걸쳐 어깨뼈를 고정.
동작: 이 시작자세로부터 뒤굽음.
저항: 위팔의 아래쪽 1/3 에서 팔꿈치 관절 바로 위에서 동작방향에 맞서서.

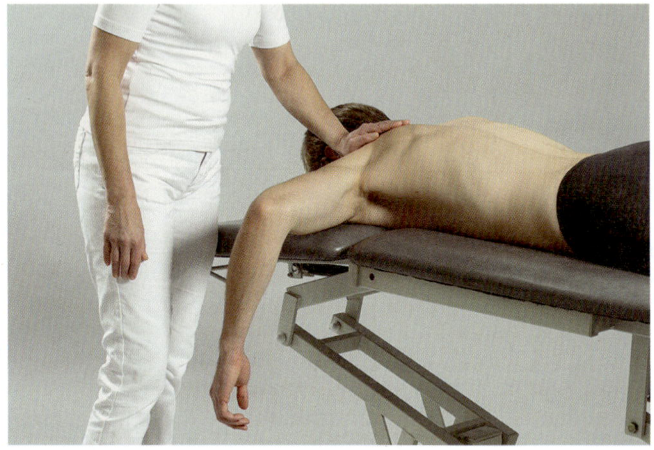

그림 4.15b *단계 3*

시작자세: 엎드림, 머리는 이마를 치료대 받치도록 위치. 검사대상 팔 어깨관절에서 90° 벌리고, 팔꿈치관절에서 90° 구부림.
고립 팔이음뼈 고정.
동작: 기술된 시작자세로부터의 위팔의 뒤굽음.

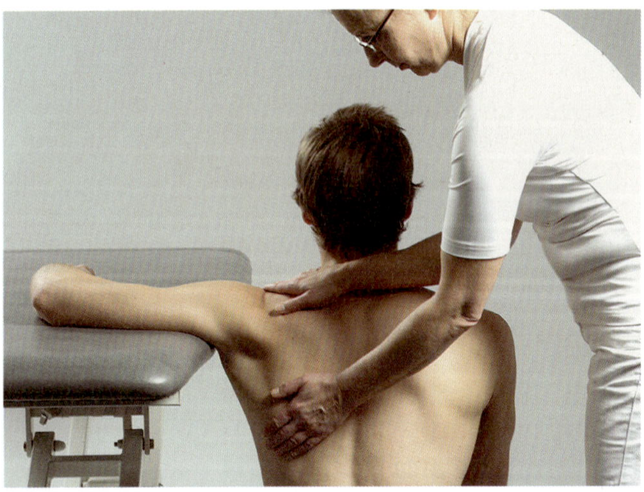

그림 4.15c *단계 2*

시작자세: 의자에 앉아, 검사면을 치료대로 돌리고, 검사 대상 팔을 치료대 위에 수평으로 놓음. 팔은 어깨관절에서 90° 앞굽음되고 살짝 벌림된다. 팔꿈치관절은 직각으로 구부림.
고정: 팔이음뼈와 가슴벽.
동작: 환자는 기술된 시작자세로부터 동작을 가능한 정도까지 수행.

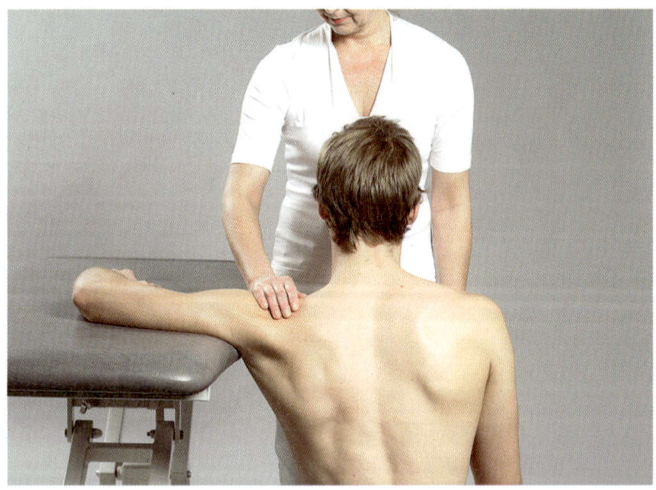

그림 4.15d *단계 1, 0*

시작자세: 앉아서, 검사대상 팔을 치료대 위에 놓고, 어깨관절은 직각의 앞굽음/벌림 위치 중간에, 팔꿈치관절 굽힘.
동작 시도 시 삼각근의 어깨뼈봉우리 부분의 섬유를 어깨 뒷면에서 촉진.

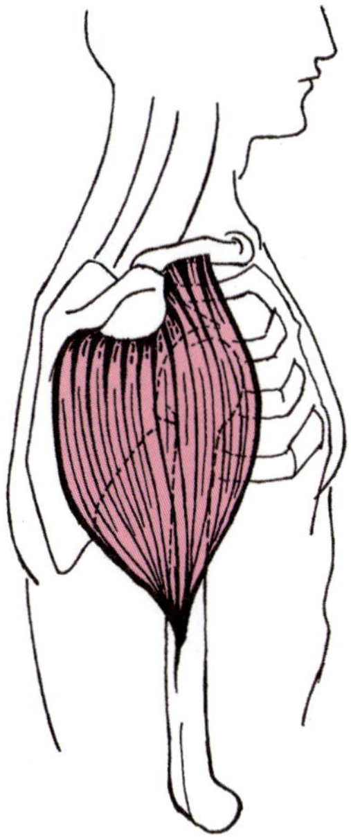

그림 4.15e 삼각근

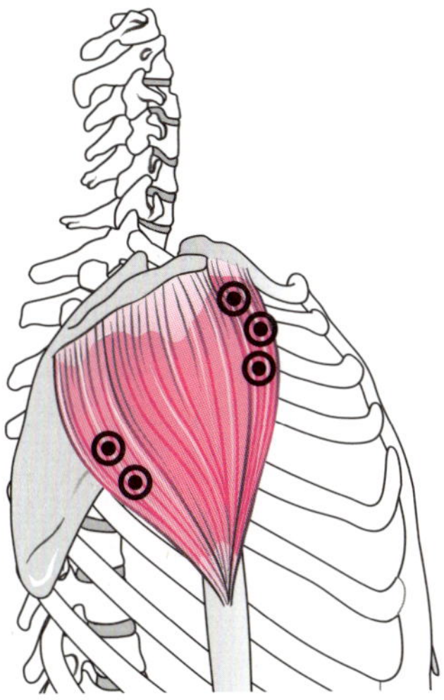

그림 4.15f 삼각근 – 통증유발점

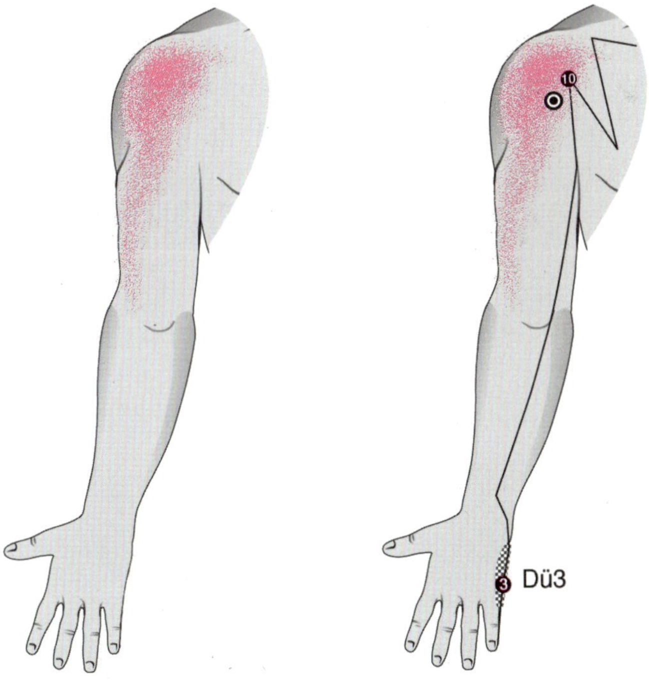

그림 4.15g 삼각근 – 통증전이와 원점

실수와 주의사항

- 동작은 대체로 어깨관절에서 일어나야 한다. 환자는 동작을 어깨뼈의 모음이나 몸통의 돌림으로서 대체하거나 도움을 받으려고 하면 안 된다.
- 대체를 시도하려고 할 때 위팔세갈래근에 의해 팔꿈치가 펼쳐짐.

구축은 사실상 일어나지 않는다.

4

어깨관절의 벌림영점으로부터의 수평 앞굽음

개요 (▶ 표 4.14)

기본동작: 수평면에서 어깨관절에서의 위팔의 앞쪽 이끔 – 벌림(옆두기)에서 순수한 수평굽힘으로(앞두기); 동작의 범위는 120–130°(▶ **그림 4.16b–d**는 마무리 자세가 달성된 모습을 보여준다.)

단계 5, 4, 3 은 누워서 진찰, *단계 2, 1, 0* 은 앉아서 진찰하며 이 때 검사 대상 팔을 치료대에 받쳐 놓는다. 또한 진찰 치료대의 높이는 그 위에 놓인 팔이 몸통과 직각을 이루는 정도여야 한다.

전체 큰가슴근의 활성화시 순수한 모음이 이루어진다.

단계 5, 4, 3 을 위해서는 특정한 정도로까지 빗장뼈와 복장갈비 부분이 구분될 수 있는데, 이는 팔의 시작자세 변경과 저항 방향 변경으로 가능하다. 최대로 활성화될 근섬유의 진행과 일치하도록 팔을 위치시키고 저항을 부여하게 된다. 빗장뼈 부분의 근섬유는 하강 진행하며, 그러므로 팔은 몸통과 예각을 이루는데 70°가 가급적 좋다.

복장갈비 근육부분의 섬유는 이에 반해 수평적으로 상승 진행한다. 이 섬유들에 있어서 몸통과 팔은 둔각을 이루며, 110°가 가장 좋다. 하지만 각각의 그룹은 보통 검사되지 않는다. 이들은 운동을 정확하게 지시하는 자세를 논할 때만 중요하다.

동작범위는 검사 대상 영역에서 위팔의 가슴벽에 대한 접촉에 의해 제한된다.

표 4.14

주근육	이는 곳	닿는 곳	신경지배
큰가슴근	빗장뼈부분 : 빗장뼈의 안쪽 1/3의 배쪽 가장자리 복장갈비부분 : 복장뼈의 가쪽 가장자리, 참갈비뼈의 연골 배부분 : 배곧은근집	큰결절능선	배쪽가슴신경 : 빗장뼈 부분 : C5, C6 복장갈비 부분 : C6, C7 배쪽 부분 : C8, Th1

보조근	중화근	안정화근
삼각근(빗장뼈부분), 부리위팔근, 등세모근(중간부)	없음	등세모근(윗부분)과 때에 따라 빗장밑근이 빗장뼈를 중화, 앞톱니근과 등세모근(중간부)가 어깨뼈를 안정화

검사단계 (▶ 그림 4.16a–h)

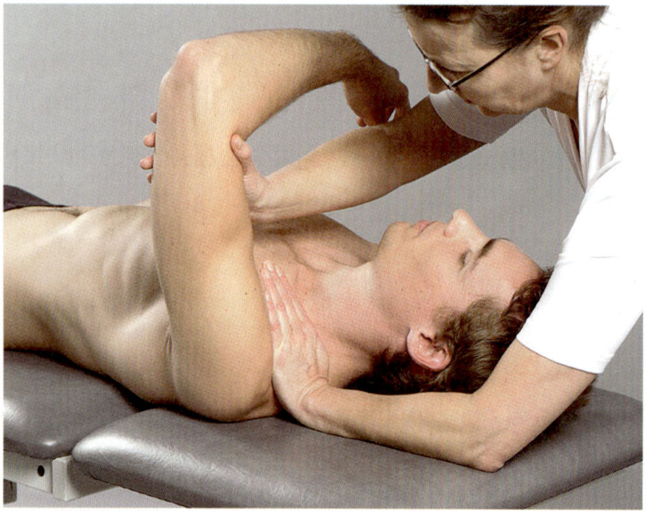

그림 4.16a *단계 5, 4*

시작자세: 바로 누움, 검사 대상 팔 어깨관절에서 벌림, 팔꿈치 관절에서는 굽힘.
고정: 팔이음뼈.
동작: 환자는 팔이 시작자세에서 벗어나 앞에 두도록 유도 (90°, 그림에서는 달성되어 있음).
저항: 위팔 아래쪽 1/3지점 팔오금 위쪽에서 팔꿈치 동작방향과 반대로.

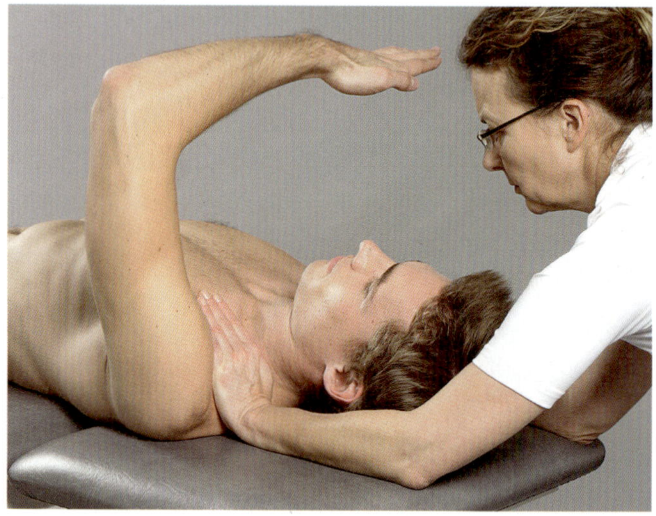

그림 4.16b *단계 3*

시작자세: 바로 누움, 검사 대상 팔 벌림하고 팔꿈치에서 구부림
고정: 팔이음뼈.
동작: 시작자세로부터 어깨관절에서 앞굽음(앞에 두기)으로 (그림에서는 달성되어 있음).

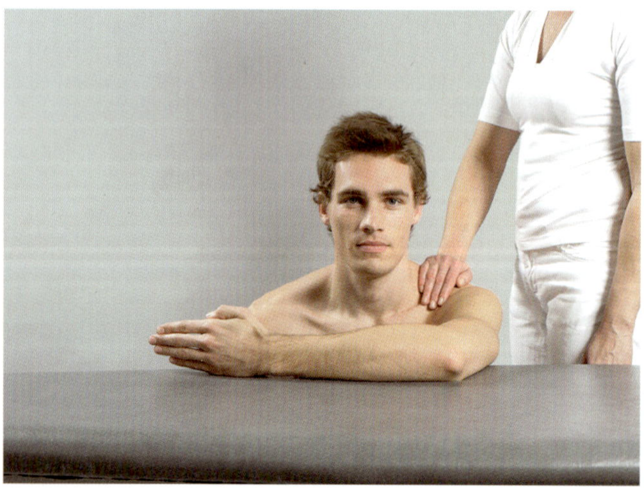

그림 4.16c *단계 2*

시작자세: 앉아서, 검사 대상 팔을 벌림으로 구부려 치료대 위에
고정: 검사면의 어깨뼈.
동작: 팔을 치료대 위에서 최대한 앞쪽으로 앞굽음 되도록 미끄러뜨림(그림에서는 달성되어 있음).

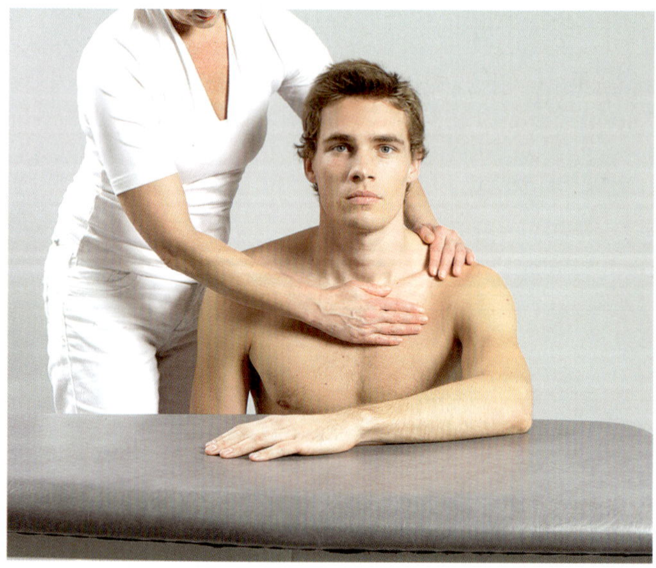

그림 4.16d *단계 1, 0*

시작자세: 앉아서, 검사 대상 팔의 측면을 치료대로 돌림. 진찰 대상 팔은 벌림하고, 팔꿈치에서 구부리며, 손바닥은 치료대로 향한다.
동작 시도 시 큰가슴근을 큰결절능선에서의 부착점 부근 및 앞쪽 가슴벽에서의 근섬유 진행경로와 앞쪽 겨드랑에서 촉진.

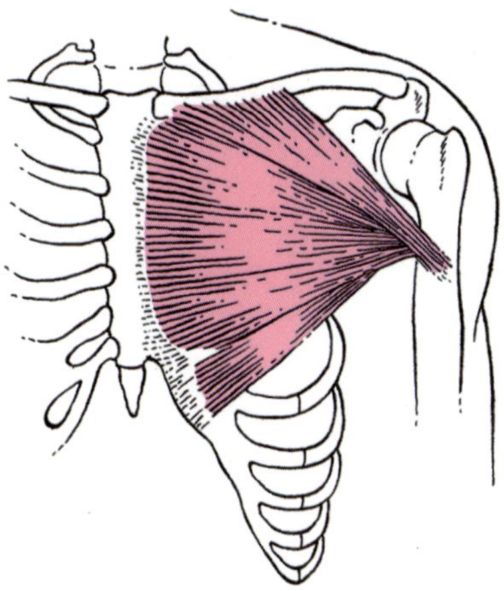

그림 4.16e 큰가슴근

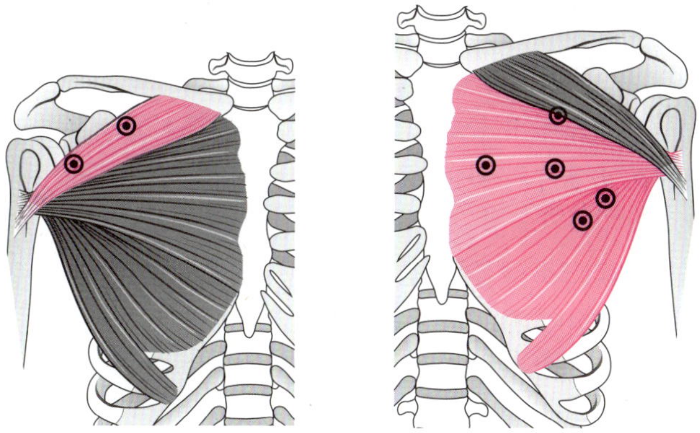

그림 4.16f 큰가슴근 – 통증유발점

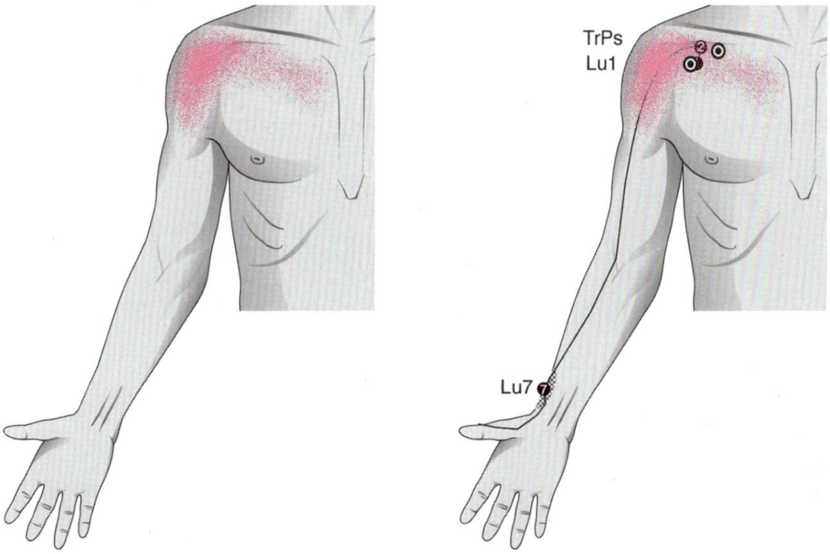

그림 4.16g 빗장뼈 부분 큰가슴근 – 통증전이와 원점

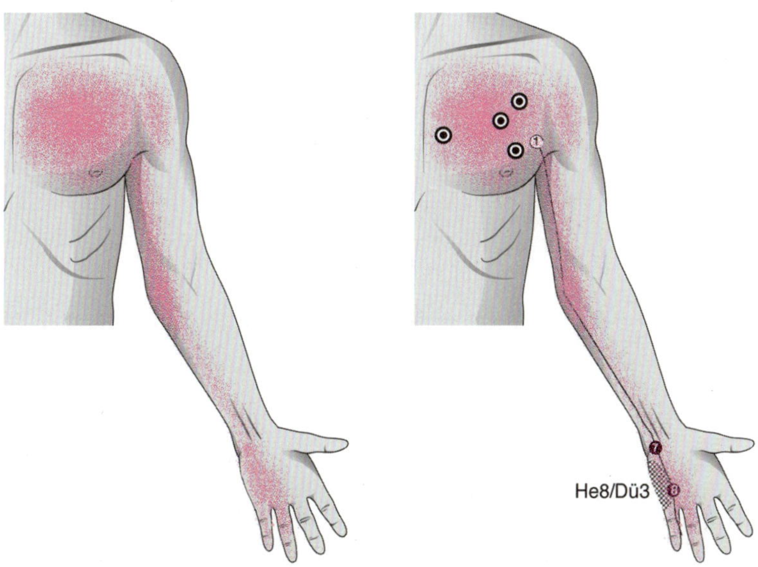

그림 4.16h 배쪽/복장갈비 부분 큰가슴근 – 통증전이와 원점

4

실수와 주의사항

- 환자는 종종 동작을 등세모근의 윗부분의 도움으로 또는 전체 팔이음뼈근육들의 긴장 하에 실행하려고 시도한다.
- *단계 5, 4* 에서 환자는 때로, 팔꿈치관절(위팔두갈래근)에서의 강화된 굽힘을 통해 저항을 극복하려는 시도를 한다. 그러므로 팔꿈치관절의 동일한 위치를 내내 유지하는 것이 필요한데, 즉 *단계 5, 4* 에서는 가볍게 굽힌 자세를 유지하고, 기타 단계에서는 편 자세를 유지하는 것이 더 바람직하다.

구축

어깨관절의 벌림으로부터의 뒤굽음의 정도가 감소한다. 어깨는 앞으로 당겨져 있고, 어깨뼈는 벌림되어 있다.

어깨관절에서의 바깥돌림

개요 (▶ 표 4.15)

기본동작: 어깨관절에서의 바깥돌림. 80–90°의 범위 내에서 검사.

모든 단계 는 엎드려 누워서 진찰한다. *단계 5, 4, 3* 에서는 팔을 어깨관절에서 대략 90°로 벌림하고(벌림영점), 위팔은 그대로 올려놓고 아래팔은 진찰치료대의 가장자리에 걸쳐 매달리게 한다. *단계 2, 1, 0* 에서는 전체 팔이 매달리게 되고 그러므로 어깨관절이 앞굽음된다.(90°)

동작 수행시 삼각근의 어깨뼈봉우리부분이 자주 보조근으로서 관여된다. *단계 5, 4, 3* 에서는 등세모근이 고정근으로 활성화된다. 환자가 삼각근을 차단시키지 못하며 올바른 머리의 자세에도 불구하고 등세모근을 이완하지 못한다면, 바로 누워 진찰하는 것이 더 좋다. 이 때 팔은 어깨관절에서 가볍게 벌림되고 팔꿈치관절은 굽힘되어야 한다. 대개 이러한 변경은 불필요하다. 이 두 번째 진찰유형에 따라 검사하는 경우, 진료기록에 이 사항을 기입해야 한다. 치료대 모서리에서 팔을 손바닥이나 또는 작은 방석 등으로 덧대는 것을 권장한다. 환자가 때로 단단한 치료대 모서리에 눌려 아프다고 할 때가 있기 때문이다.

어깨뼈 고정은 삼각근이 쇠약해진 어린이들과 환자들의 경우에서 필요하다. 동작범위는 어깨관절내 안쪽돌림에 관여된 근육들의 신축성 및 부리위팔인대와 관절주머니의 긴장에 의해 제한된다.

4

표 4.15

주근육	이는 곳	닿는 곳	신경지배
가시아래근	가시아래오목의 안쪽 3/4, 가시아래근막	큰결절의 중간쪽 표면	어깨위신경 : (C4), C5, (C6)
작은원근	등쪽면의 가쪽 어깨뼈 가장자리의 중간 2/3	큰결절의 꼬리쪽 표면	겨드랑신경 : C5, 자주 어깨위신경의 가시 또한 : (C4), C5, (C6)

보조근 :	중화근 :	안정화근 :
삼각근(어깨뼈 부분)	없음	등세모근(중간부 섬유)와 마름모근이 어깨뼈를 안정화

검사단계 (▶ 그림 4.17a–g)

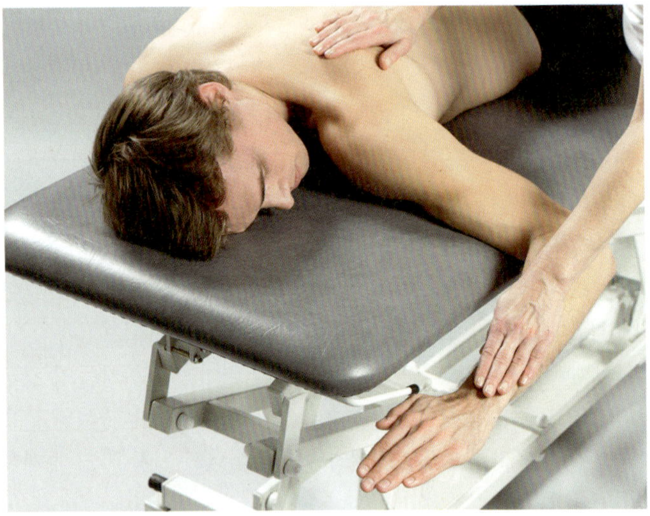

그림 4.17a *단계 5, 4*

시작자세: 엎드림, 머리는 얼굴을 검사대상 쪽으로 돌린 상태. 팔은 치료대 위에 놓고, 어깨관절에서 90°만큼 벌리고 팔꿈치관절에서 90°만큼 굽힘. 아래팔은 가장자리 넘어 매달림.
고정: 어깨뼈.
동작: 환자는 어깨관절에서 바깥돌림을 완전한 정도로 실시. 아래팔은 이 때 앞쪽, 위쪽으로 움직임. 동작이 끝날 때 손바닥은 바닥을 향해 있고, 아래팔은 수평을 유지.
저항: 손바닥으로 손목 위의 아래팔 아래쪽 1/3에 맞섬.

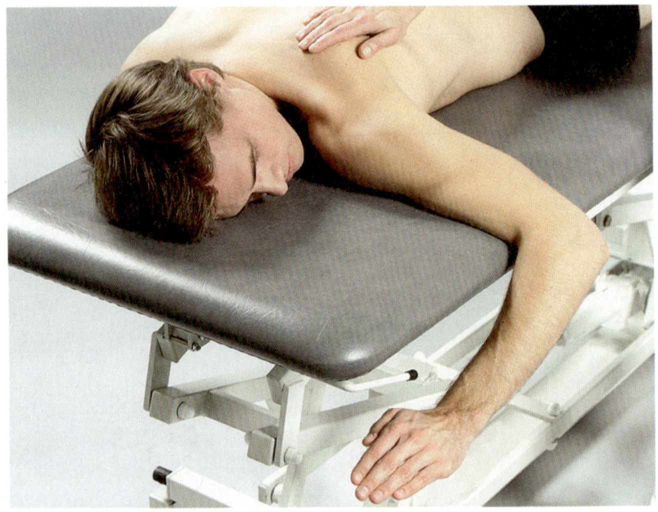

그림 4.17b *단계 3*

시작자세: 엎드림, 얼굴은 검사 대상 쪽으로 돌림. 위팔은 치료대 위에 놓고 어깨관절에서90° 벌림. 아래팔은 치료대 가장자리 너머에 매달림.
고정: 어깨뼈.
동작: 환자는 어깨관절에서 완전한 바깥돌림을 실시. 이 때 아래팔은 수직 위치에서 수평 위치로 가고, 동작 완료시에는 손바닥이 아래쪽을 향한다.

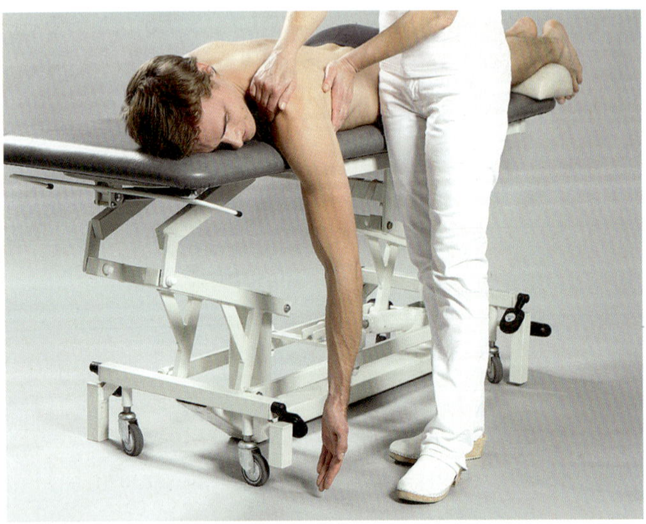

그림 4.17c *단계 2*

시작자세: 엎드림. 치료대 가장자리에 바짝 위치. 얼굴은 검사 대상 쪽으로 돌림. 팔은 치료대 바깥으로 자유롭게 매달리고 어깨관절에서 안쪽을 향해 돌려짐.
고정: 가시 위에서 한손으로는 어깨뼈를, 다른 손으로는 겨드랑 가장자리를 붙듦.
동작: 환자는 어깨관절에서 완전한 바깥돌림 – 이는 팔꿈치의 위치에서 읽어낼 수 있음 – 실행.

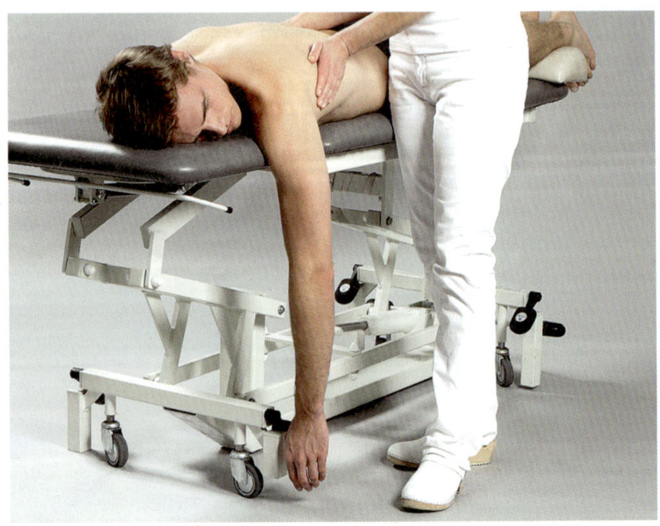

그림 4.17d *단계 1, 0*

시작자세: 엎드림, 얼굴은 검사 대상 쪽으로 돌림.
팔은 어깨관절에서 안쪽을 향하여 돌려지고 치료대 가장자리 아래로 자유롭게 매달림.
동작 시도 시에 가쪽 어깨뼈 가장자리의 머리쪽 절반에 걸쳐 작은원근을, 그리고 거기서 곧장 머리쪽으로 가시아래근을 세밀히 촉진.

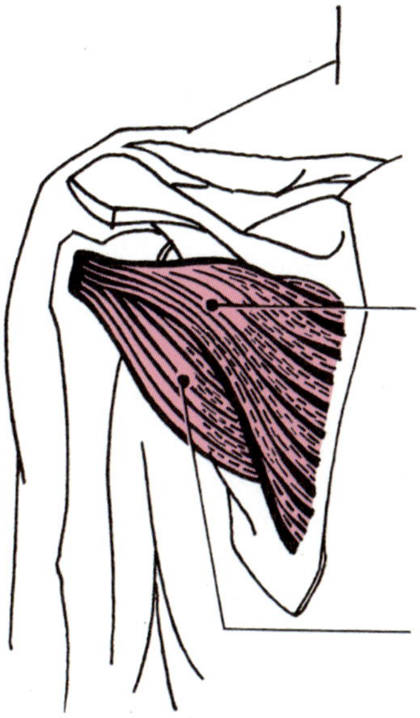

그림 4.17e 가시아래근과 작은원근

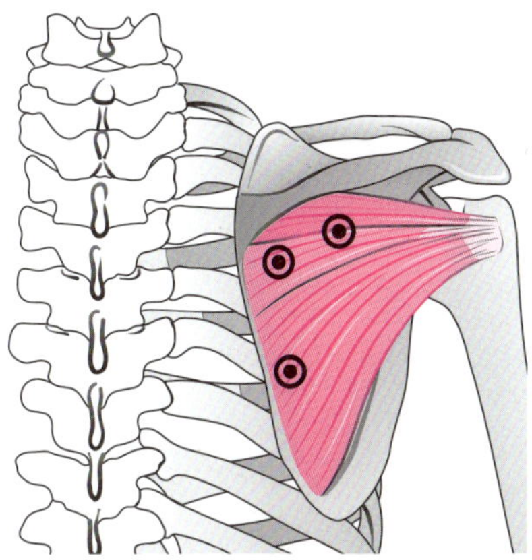

그림 4.17f 가시아래근 – 통증유발점

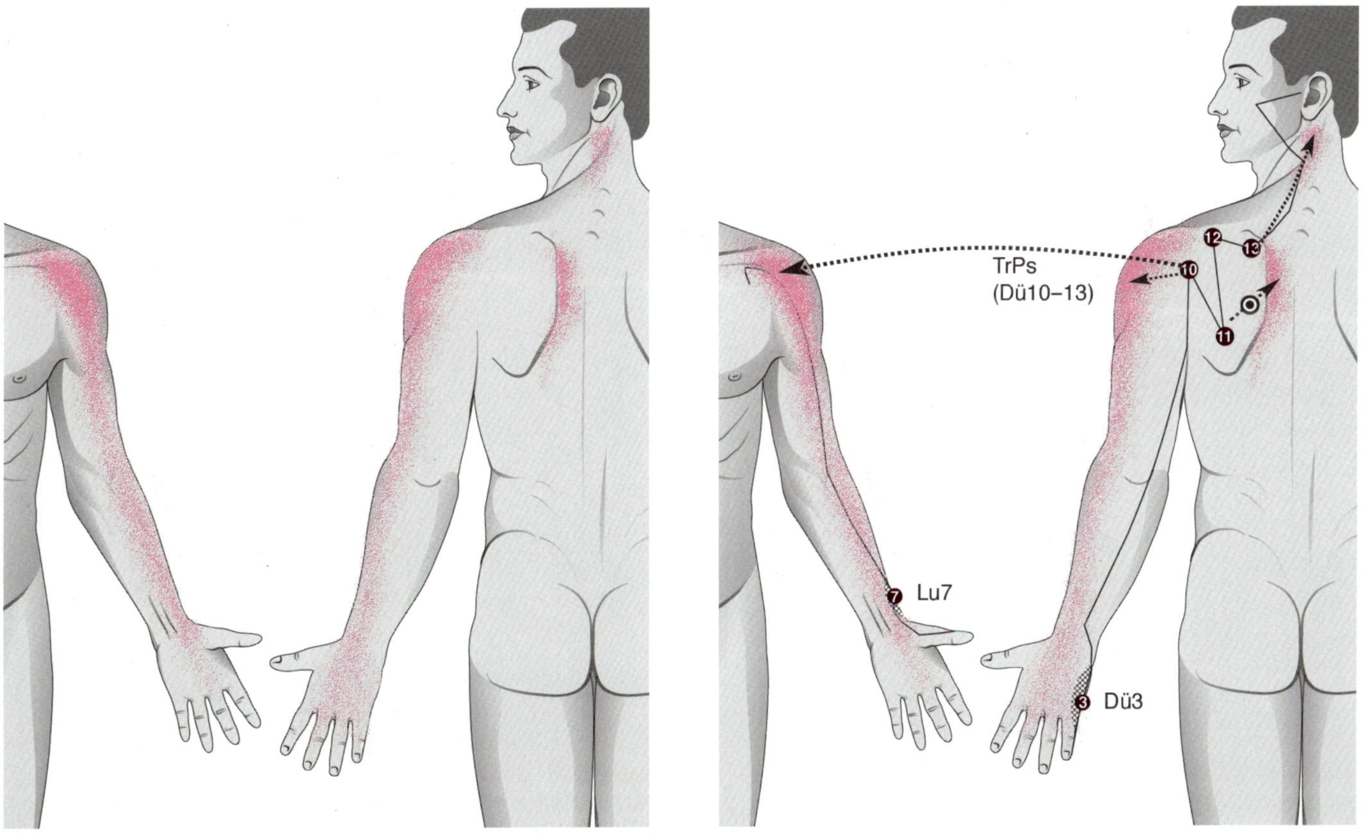

그림 4.17g 가시아래근 – 통증전이와 원점

실수와 주의사항

- 다음에 주의: *단계 5, 4, 3* 에서의 진찰에서 아래팔, 손목, 손의 근육조직이 이완을 유지.
- *단계 5, 4* 에서 큰 저항이 실시될 때 환자가 이와 동시에 팔꿈치와 손목을 뻗으려고 시도하는 일이 발생.
- *단계 2* 에서 다음에 주의: 해당 동작은 사실 아래팔이 아니라 어깨관절에서 출발하는 것이다.

구축은 드물다. 발생하는 경우 위팔이 바깥돌림된다.

어깨관절에서의 안쪽돌림

개요 (▶ 표 4.16)

기본동작: 어깨관절에서의 안쪽돌림. 80–90°의 동작범위 내에서 검사.

모든 단계 는 엎드려서 검사한다. *단계 5, 4, 3* 에서는 팔은 어깨관절에서 90° 벌림하며(벌림영점), 아래팔은 치료대 너머로 자유롭게 늘어뜨린다. *단계 2, 1, 0* 에서는 전체 팔을 진료벤치로 밖으로 바깥돌림한다.

고정 필요성은 팔이음뼈의 근육조직의 상태와 그 고정력에 좌우된다.

바깥돌림의 진찰과 유사하게 여기서도, 벤치 가장자리에서 손이나 방석으로 덧대는 것이 유익하다.

움직임 범위는 관절 주머니의 긴장 및 근육의 신축성 – 어깨관절에 바깥돌림에 관여되는 – 에 의해 제한된다.

표 4.16

주근육	이는 곳	닿는 곳	신경지배
어깨밑근	어깨뼈의 안쪽면	위팔뼈작은결절	어깨밑신경 : C5, C6, (C7, C8)
큰가슴근	빗장뼈 부분 : 빗장뼈의 안쪽 1/3의 내부 가장자리	작은결절능선	배쪽가슴신경들 : 빗장뼈부분 : C5, C6
	복장갈비 부분 : 복장뼈의 가쪽 가장자리; 참갈비뼈의 연골		복장갈비부분 : C6, C7
	배쪽 부분 : 배곧은근집		배쪽부분 : C8, Th11
넓은등근	척추부위 : Th7의 가시돌기부터 엉치뼈까지; 허리뼈와 허리근막의 고정된 널힘줄의 엉치뼈에서부터	작은결절능선	가슴등신경 : C6–C8
	갈비뼈부위 : 마지막 3–4 개의 갈비뼈에서부터		
	골반부위 : 엉덩뼈바깥능선		
큰원근	가쪽 어깨뼈둘레의 꼬리쪽 1/4; 꼬리쪽 어깨뼈각의 등쪽면	작은결절능선	어깨밑신경 : (C5), C6, (C7)

보조근	중화근	안정화근
삼각근(빗장뼈 부분), 위팔두갈래근, 부리위팔근	삼각근(빗장뼈 부분), 부리위팔근과 큰가슴근이 넓은등근과 큰원근의 뒤굽음당김을 억제	큰가슴근과 앞톱니근이 어깨뼈를 안정

검사단계 (▶ 그림 4.18a–g)

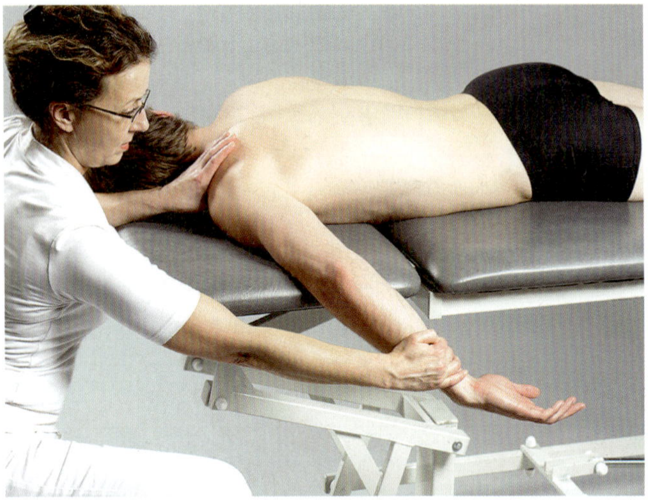

그림 4.18a *단계 5, 4*

시작자세: 엎드림, 팔은 어깨 관절에서 90° 벌리고 팔꿈치 관절에서 90° 굽힘, 아래팔은 아래로 늘어뜨림.

고정: 어깨뼈 가시 고정.

동작: 환자는 어깨관절에서 완전한 안쪽돌림을 수행. 아래팔은 이 때 뒤쪽, 위쪽 방향의 사분원을 그린다.(종결시 손바닥이 위를 향함)

저항: 손바닥으로 손목 위의 아래팔 아래쪽 1/3 에서.

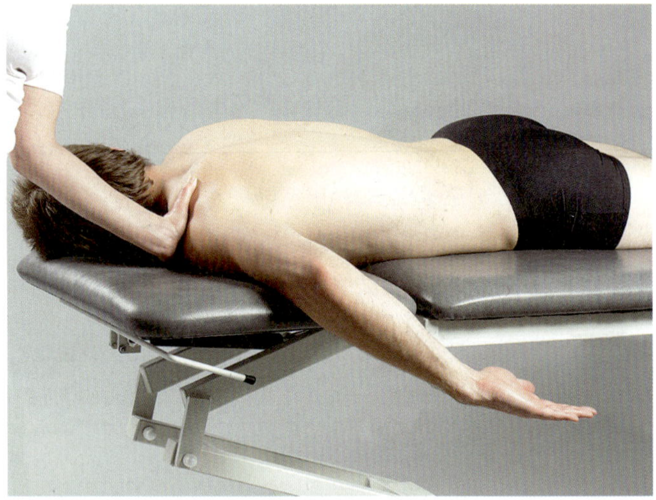

그림 4.18b *단계 3*

시작자세: 엎드림, 머리는 검사되는 쪽으로 회전, 팔은 어깨관절에서 90° 벌림, 아래팔은 아래로 늘어뜨림.

고정: 어깨뼈에서.

동작: 어깨뼈에서 완전한 정도로 안쪽돌림.

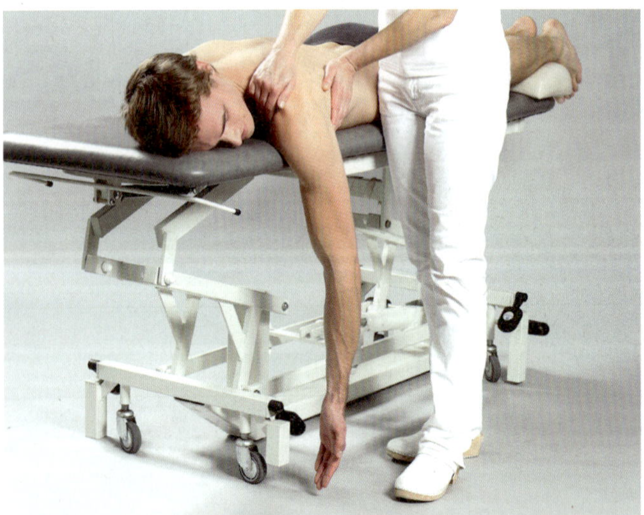

그림 4.18c *단계 2*

시작자세: 치료대 가장자리에 가까이 엎드림. 팔은 쭉 뻗어 자유롭게 치료대 가장자리 너머로 늘어뜨리고 어깨관절에서 바깥돌림.

고정: 어깨뼈와 빗장뼈.

동작: 어깨관절에서 완전히 가능한 정도로 안쪽돌림.

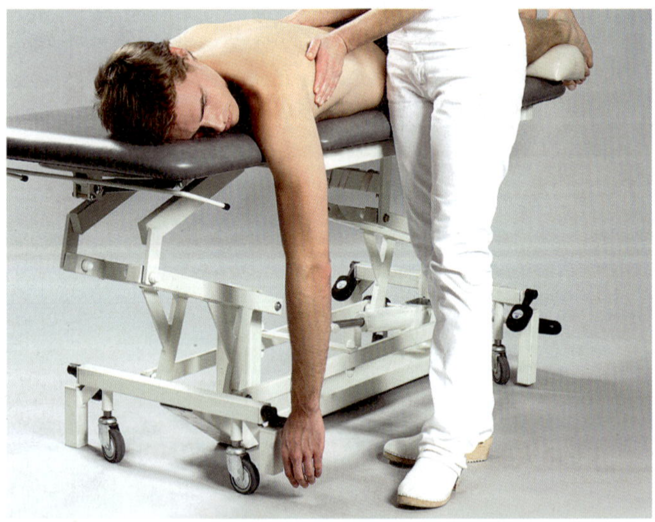

그림 4.18d *단계 1, 0*

시작자세: 치료대 가장자리에 가까이 엎드림. 팔은 너머 아래로 바깥돌림하여 늘어뜨림.

겨드랑이 밑의 어깨밑근을 부착점 주변에서 촉진. 근육의 위치가 깊으므로, 긴장을 확인하기가 어렵다. 넓은등근과 큰원근은 뒤쪽 겨드랑주름에서, 큰원근은 앞쪽 겨드랑주름에서 촉진.

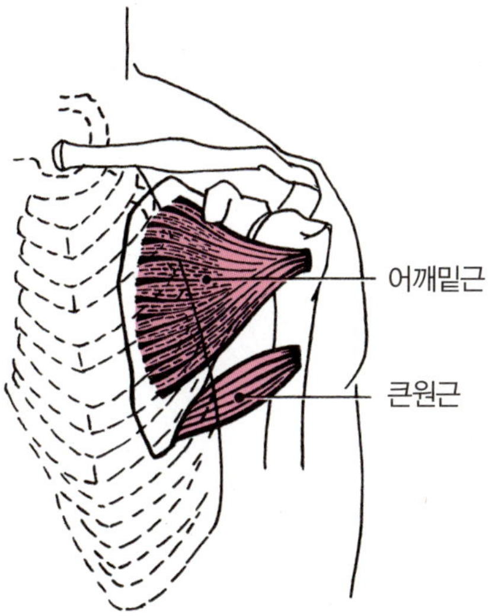

그림 4.18e 어깨밑근과 큰원근

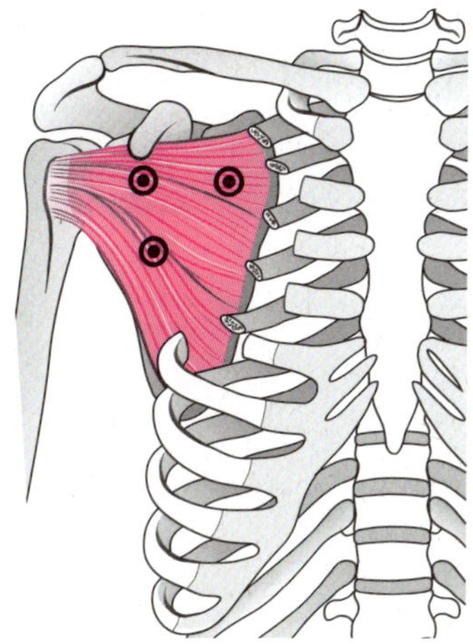

그림 4.18f 어깨밑근 – 통증유발점

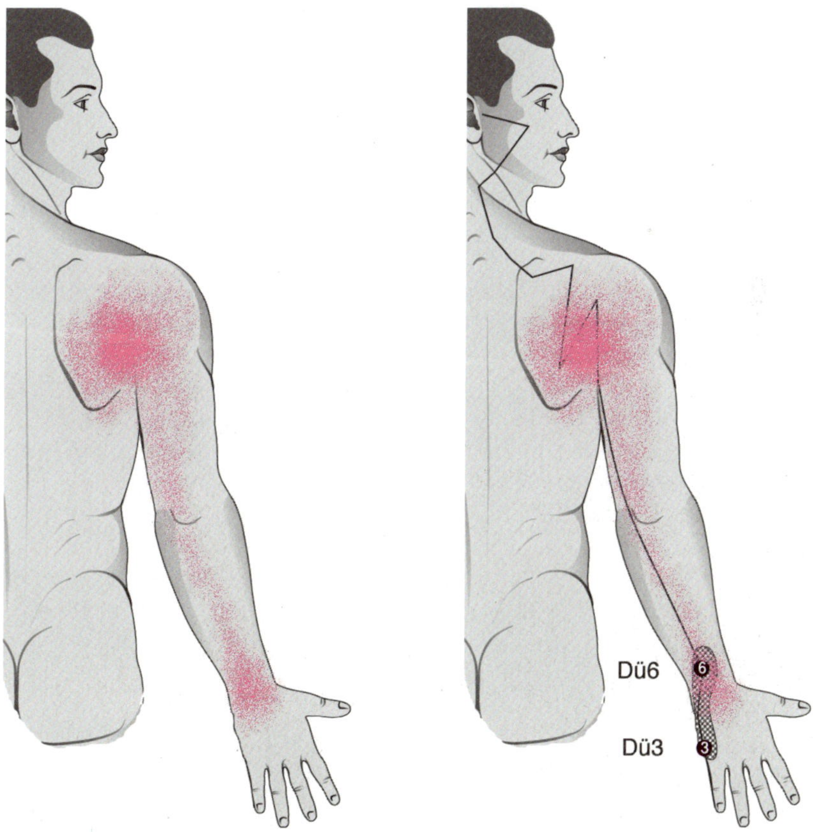

그림 4.18g 어깨밑근 – 통증전이와 원점

실수와 주의사항

사실상 실수가 일어나진 않지만, *단계 5, 4, 3* 에서는 손목과 손가락의 근육이 이완되고, 팔꿈치관절의 고정이 항상 90°에 달해야만 한다. 큰가슴근이 우세하면, 모음에 대한 경향성이 존재하게 된다.

구축

팔은 안쪽으로 돌림된다. 바로 누웠을 때 환자는 팔을 자유롭게 밖으로 뻗어서 치료대 위 신체 옆에 놓을 수 없다.

4.4.3 팔꿈치관절의 근육기능검사

팔꿈치관절의 고정

개요 (▶ 표 4.17)

기본동작: 150° 범위의 팔꿈치관절에서의 굽힘

단계 5, 4, 3 은 앉아서, *단계 2*는 눕거나 앉아서, *단계 1, 0* 은 바로 누워 검사한다. 이 동작의 검사에서 아래팔과 손의 위치는 특히 중요하다. 인간에게 팔꿈치 관절에서의 굽힘은 참으로 중요한 동작이다. 그러므로 이는 아래팔의 다양한 돌림자세에서 다양한 정도의 힘으로 작용하는 전체 근육 무리들에 의해 보장된다.

- 위팔두갈래근에게는 아래팔의 뒤침이 제일 유익한 자세이다. 이는 시작자세로 간주되며, 팔꿈치관절의 굽힘 진찰은 여기서부터 출발한다.
- 위팔노근은 아래팔이 중간위치, 즉 뒤침과 엎침 사이에 있을 때 가장 큰 힘을 행사한다.
- 위팔근은 아래팔이 엎침되었을 때 동작에 가장 강하게 관여한다. 이 자세에서 동작에는 큰엎침근 또한 관여된다. 그러나 아래팔의 회전 자세에서 위팔근의 활성화가 모든 팔꿈치관절 굽힘에서 분명하다.

위팔노근은 주로 저항에 맞서는 동작에 사용되는 힘을 비축하고 있다. 팔꿈치관절 굽힘에 함께 관여하는 다른 근육들은 손과 손가락의 긴 근육들로, 이들은 위팔뼈의 위관절융기에서 유래한다. 여기에는 특히 노쪽손목굽힘근, 자쪽손목굽힘근, 긴/짧은노쪽손목폄근, 긴손바닥근 그리고 얕은손가락굽힘근이 속한다. 이들을 사용할 때에 손목과 손가락의 위치는 팔꿈치굽힘이 시도되면서 필연적으로 바뀌게 된다. 특히 저항에 대항하는 굽힘의 경우 가벼운 폄(뒤굽음) 경향성이 어깨에서 나타난다. 이를 억제하기 위해서 팔꿈치관절은 어느 정도 고정되어야 하는데, 그 움직임을 방해할 정도까진 아니어야 한다.

이 동작의 평가시 잊지 말아야 할 점은, 앞서 말한 바에도 불구하고 가장 중요한 굽힘근은 위팔두갈래근이라는 것이다. 이 근육은 모든 위치의 굽힘에 – 항상 최대 근력을 발휘하는 것은 아니더라도 – 관여한다. 그러므로 세분화가 타당하고 특히 중요한데, 그 후에야 더 상세한 치료 행위가 특정되기 때문이다. 우리는 치료적으로 항상 위팔두갈래근을 강화하여 이 근육이 주근육으로서의 역할을 수행할 수 있도록 노고를 기울인다. 이것이 성공적이지 않으면, 위팔노근과 위팔근을 주 굽힘근으로 훈련하는 것으로 넘어간다. 그러므로 진찰에서 각각의 굽힘근들을 구별하고 이와 관련된 소견들을 문서화해야 한다.

굽힘을 완전히 편 상태가 이루어진 지점에서 시작하지 않는다면, 경미한 정도의 위팔두갈래근 쇠약은 근육기능검사에서 식별할 수 없다. 그러므로 검사를 항상 팔꿈치 최대 뻗음 상태에서 시작하는 것이 요구된다. 가벼운 근육약화를 제일 잘 알 수 있는 것은, 동작(특히 저항에 맞서는)이 과다폄에서 출발하고 동작의 최초 4° 내에서 정상 근력을 보이는지에 주의할 때이다. 이러한 동작 시작은 근육 기능에 있어 매우 불편한 자세이며 그러므로 완전한 근력사용이 요구되게 된다.

동작범위는 위팔갈고리오목으로의 자뼈갈고리돌기의 들어감과 아래팔과 위팔의 배쪽 면의 근육들의 압박에 의해 제한된다.

4

표 4.17

주근육	이는 곳	닿는 곳	신경지배
위팔두갈래근	긴머리 : 어깨뼈절구 위의 관절위결절 짧은머리 : 부리돌기	노뼈결절, 섬유는 자쪽면쪽 향해 아래팔근막으로 (섬유띠)	근육피부신경 : C5, C6
위팔근	위팔뼈의 먼쪽 절반의 앞면에서부터 팔꿈치관절주머니까지, 부분적으로 또한 안쪽/가쪽 두갈래근 근육사이막	자뼈거친면의 갈고리돌기의 아래	근육피부신경 : C5, C6; 노신경에서 비롯하는 보조섬유
위팔노근	위팔뼈 요골쪽 가장자리	노뼈경상돌기	노신경 : C5, C6

보조근	중화근	안정화근
노쪽손목굽힘근, 자쪽손목굽힘근, 자쪽손목폄근, 긴노쪽손목폄근, 긴손바닥근, 원엎침근	원엎침근과 위팔두갈래근은 서로 회전요소를 상쇄한다.	큰가슴근, 삼각근의 앞쪽 부분과 부리위팔근이 위팔뼈를 수직적 자세에서 유지

검사단계 (▶ 그림 4.19a–g)

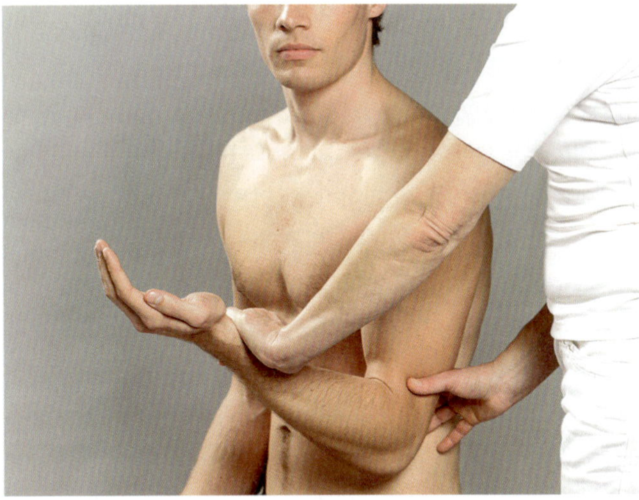

그림 4.19a *단계 5, 4*

시작자세: 앉아서 검사 대상 팔을 신체 옆에 펴고 아래팔은 뒤침 (위팔두갈래근).
고정: 팔꿈치 위쪽의 위팔의 등쪽면. 관절은 놔둔다.
동작: 팔꿈치관절에서의 완전한 정도로의 굽힘
저항: 곡선을 그리는 아래팔의 아래쪽 절반에 대하여 동작방향의 반대로 준다. 아래팔은 전체 동작 동안 종축(뒤침)에 대해 같은 위치를 유지한다.

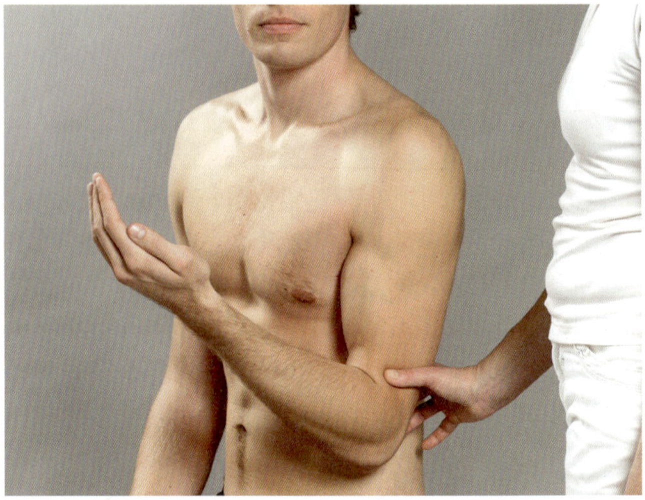

그림 4.19b *단계 3*

시작자세: 앉아서 팔은 신체 옆에 편다. 아래팔은 뒤침 (위팔두갈래근).
고정: 한 손으로 위팔뼈돌기 위쪽에서 후방에서부터 위팔의 먼쪽을 잡는다.
동작: 팔꿈치관절에서 완전한 굽힘. 아래팔은 전체 동작 동안 종축에 대하여 같은 위치를 유지.

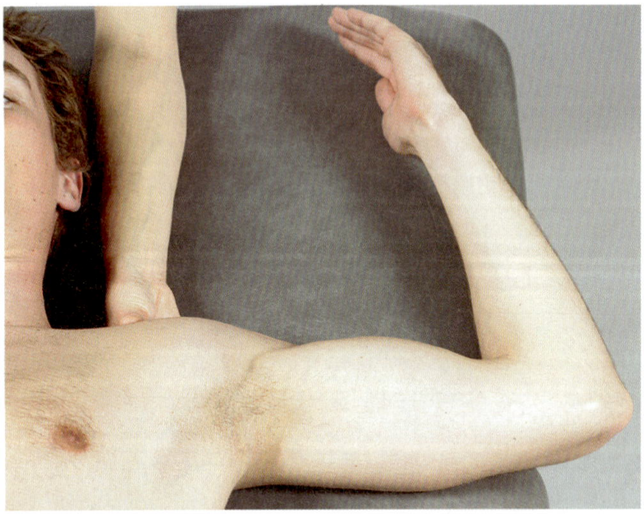

그림 4.19c *단계 2*

시작자세: 누워서 위팔을 90° 벌림하고 바깥돌림, 팔꿈치관절에서 폄.
아래팔은 노쪽 모서리로 치료대 위에 놓인다.(위팔두갈래근)
고정: 어깨 지역과 필요에 따라서 위팔 돌기까지도.
동작: 치료대 위의 위팔의 위치 변경을 통한 팔꿈치관절에서 완전한 굽힘. 아래팔은 전체 동작 동안 종축에 대한 같은 위치를 유지.

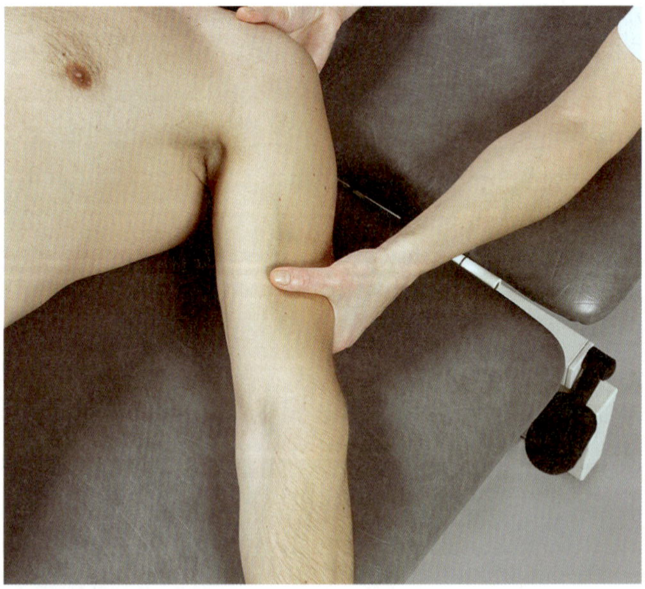

그림 4.19d *단계 1, 0*

시작자세: 바로 누워서 검사 대상 팔을 어깨관절에서 살짝 벌림, 팔꿈치 살짝 굽힘.
고정: 아래팔 중간위치.
위팔두갈래근의 힘줄은 팔꿈치에서 근육부착점 부근에서 촉진 가능하고, 그 근섬유는 위팔의 배쪽면에서 촉진 가능하다. 위팔노근은 발원 지점 근처에서, 그리고 근섬유를 따라서 촉진 가능하다. 팔꿈치머리의 위쪽에서 그리고 근섬유 진행을 따라 위팔의 아래 1/3의 바깥면 상에서 위팔근 탐색.

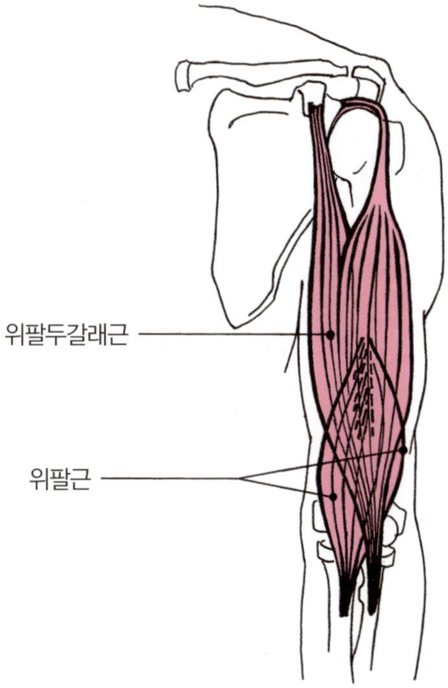

그림 4.19e 위팔두갈래근과 위팔근

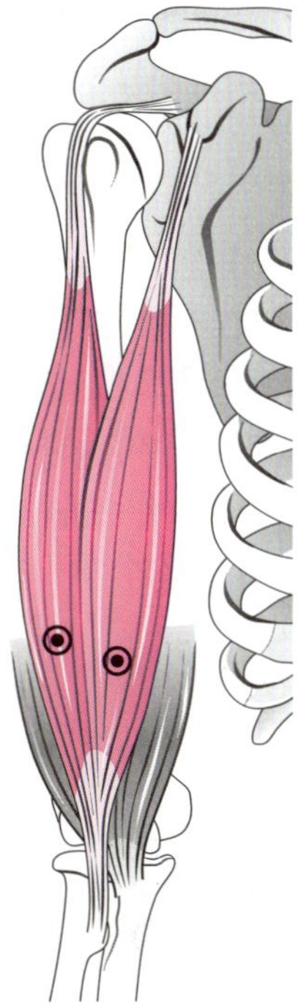

그림 4.19f 위팔두갈래근 – 통증유발점

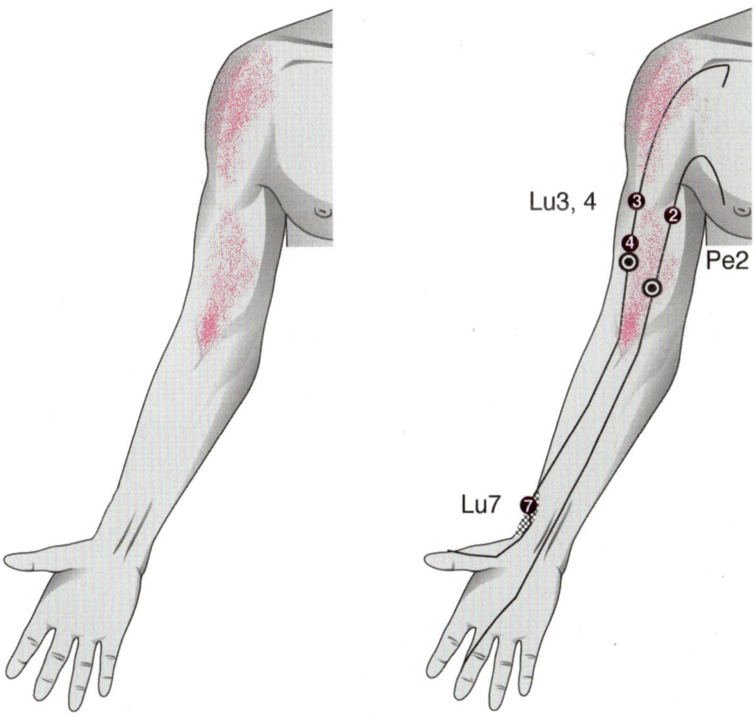

그림 4.19g 위팔두갈래근 – 통증전이와 원점

실수와 주의사항

기술한 바에 따르면, 아래의 실수가 종종 발생하는 것이 당연하다.

- 각각의 시작자세들이 정확히 구분되지 않고 동작들이 전체적으로만 평가됨.
- 손굽힘근의 활성화가 자주 간과됨. 뒤침된 아래팔의 경우에 동작을 이들 근육이 뒷받침하는 경우, 팔꿈치 굽힘과 동시에 손목의 굽힘에도 이르게 됨.
- 마찬가지로 손목폄근의 기능이 등한시된다. 뒤침된 아래팔의 경우에 이들 근육이 손목관절 굽힘의 대체에 관여하는 경우, 동시에 손목의 폄에 이르게 된다. 아래팔 중간위치에서의 팔꿈치굽힘근의 대체시 손은 손목에서 노쪽굽힘과 폄 상태로 당겨진다.
- 움직이지 않은 채로 있어야 하는 위팔뼈끝의 올바른 고정을 간과한다.
- 팔꿈치를 완전히 편 상태에서 시작하지 않는다.

구축

구축은 단축의 정도에 따라 현저함에서 다양한 차이를 보이는 팔꿈치관절의 굽힘으로 나타난다.

팔꿈치관절의 폄

개요 (▶ 표 4.18)

기본동작: 90° 범위의 팔꿈치관절에서의 폄

단계 5, 4, 3 은 엎드려서 진찰하며, 어깨관절은 90° 벌림, 아래팔은 치료대 가장자리 밖으로 자유롭게 늘어뜨린다. *단계 2*는 눕거나 앉은 자세에서 진찰하고, *단계 1, 0* 은 엎드려서 검사한다. 팔이 위치한 치료대 끄트머리 팔오금 아래에 작은 방석이나 손을 이용해 받치면서 환자의 팔 또한 살짝 안정화해준다.

팔꿈치관절의 폄은 주로 위팔세갈래근에 의해 담당된다.

팔꿈치근의 기능은 대개 간과되는데, 실상은 이 근육의 손상으로 인해 펴는 힘이 20% 정도 감소될 수 있다. 따라서 의심이 가는 경우, 이 근육의 긴장을, 더 정확히 말해 가쪽 위관절융기 뒤에서 촉진하는 것이 바람직하다.

동작의 범위는 팔꿈치오목에서의 자뼈팔꿈치머리의 접촉에 의해 제한된다.

표 4.18

주근육	이는 곳	닿는 곳	신경지배
위팔세갈래근	긴머리 : 가쪽 어깨뼈가장자리의 위쪽 1/4과 관절아래결절	자뼈팔꿈치머리	노신경 : 긴머리 : C6, C7, C8
	가쪽 머리 : 위팔뼈의 바깥 뒤쪽면 큰결절에서부터 노신경 고랑까지		가쪽 머리 : C6, C7
	안쪽 머리 : 위팔뼈의 뒤쪽면 노신경고랑에서부터 팔꿈치관절주머니까지		안쪽 머리 : C7, C8
팔꿈치근	위팔뼈자쪽위관절융기, 노뼈바깥쪽인대	자뼈팔꿈치머리, 자뼈 닿는 면	노신경 : C7, C8

주근육 :	중화근 :	안정화근 :
아래팔의 폄근	없음	큰가슴근(복장뼈 부분), 넓은등근, 큰원근

검사단계 (▶ **그림 4.20 a–g**)

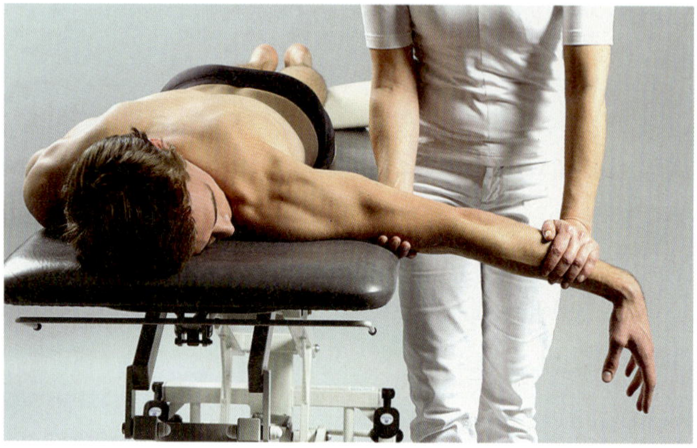

그림 4.20 a *단계 5, 4*

시작자세: 엎드림, 검사대상 팔 어깨관절에서 90° 벌림. 아래팔은 치료대에서 밖 밑으로 늘어뜨림.
고정: 손바닥을 이용해 위팔 아래쪽 1/3의 배쪽면에.
동작: 정지 지점까지 팔꿈치관절 폄.
저항: 손을 이용해 손목 바로 위 아래팔의 먼쪽 1/3의 등쪽면에서 실시.

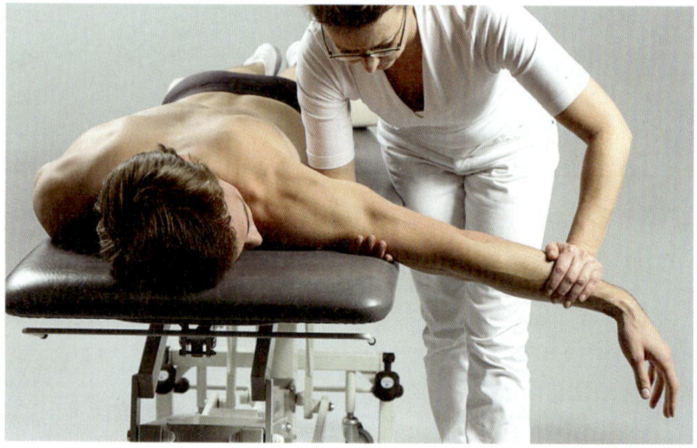

그림 4.20 b *단계 3*

시작자세: 엎드림, 검사대상 팔 어깨관절에서 90° 벌림. 아래팔은 직각으로 굽혀 치료대 밖 밑으로 자유롭게 놔둠.
고정: 손바닥을 이용해 위팔 아래쪽 1/3의 배쪽면에.
동작: 팔꿈치관절 폄.

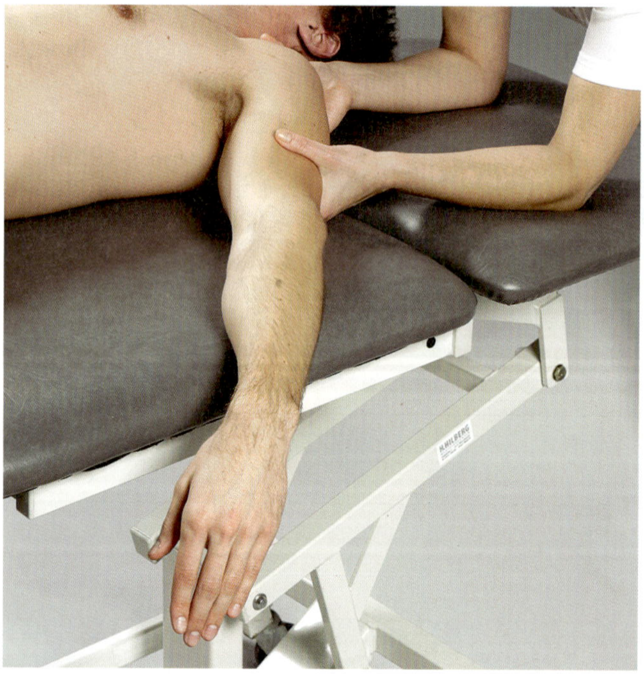

그림 4.20 c *단계 2*

시작자세: 누워서 검사대상 팔을 치료대 위에 어깨관절에서 벌림하여 놓음.
고정: 위팔과 팔이음뼈.
동작: 팔꿈치관절 폄. 아래팔은 치료대 위에서 위치를 변경한다.

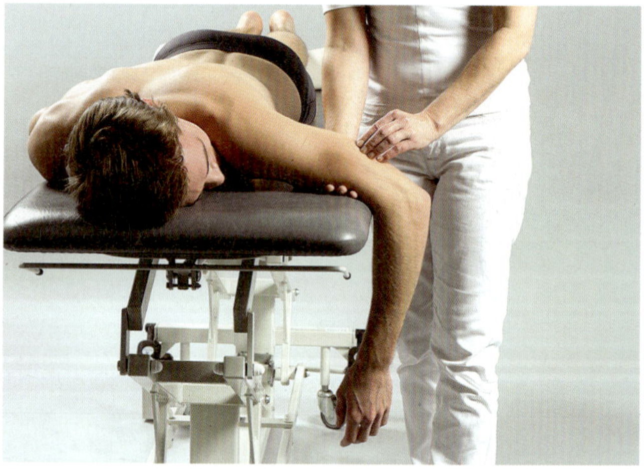

그림 4.20 d *단계 1, 0*

시작자세: 엎드려서 검사대상팔을 어깨관절에서 벌림. 아래팔은 치료대 밖 밑으로 매달림.
위팔세갈래근의 힘줄은 팔꿈치의 등쪽면에서의 부착지점에서 촉진된다. 근섬유는 위팔에서의 진행경로에서 촉진 가능하다. 팔꿈치근은 가쪽 위관절융기 뒤에서 촉진한다.

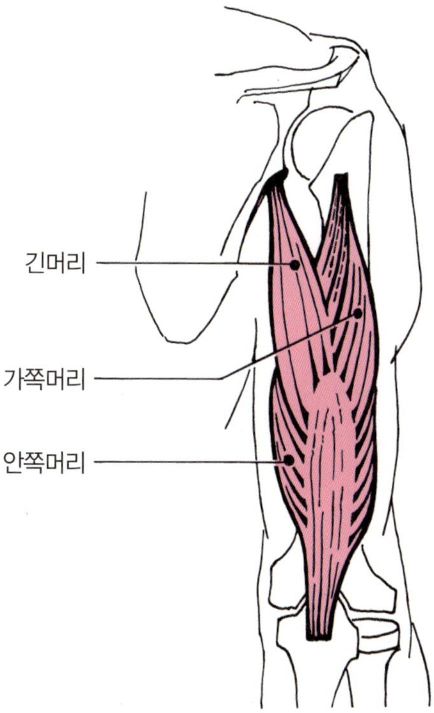

그림 4.20e 위팔세갈래근

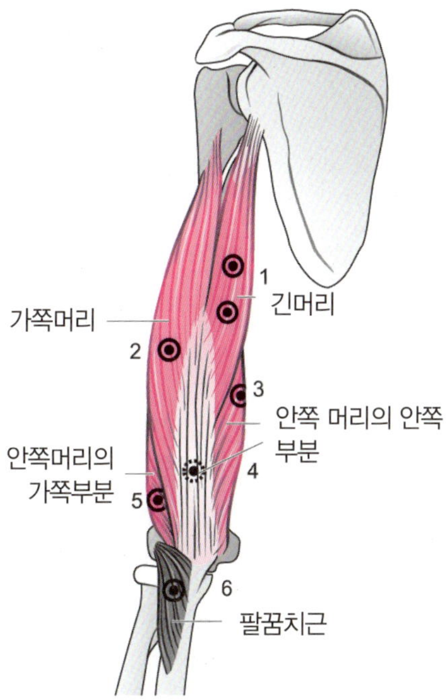

그림 4.20f 위팔세갈래근 – 통증유발점

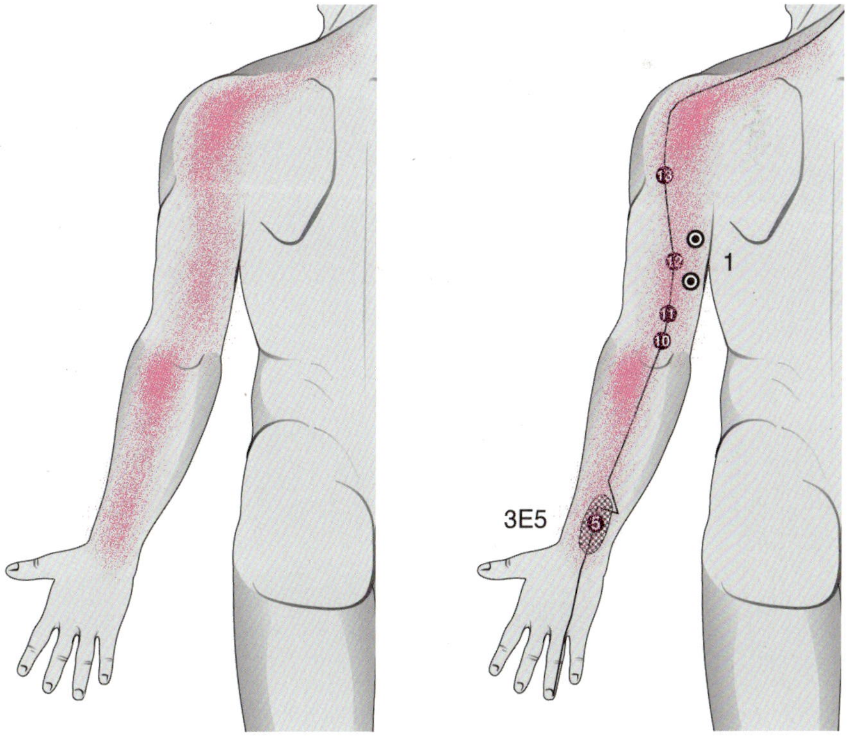

그림 4.20g 위팔세갈래근 – 통증전이와 원점

실수는 거의 발생하지 않는다.

구축

구축은 팔꿈치관절에서의 굽힘의 악화와 고정범위의 감소에서 나타난다.

4.4.4 아래팔의 근육 기능 검사

아래팔의 뒤침

개요 (▶ 표 4.19)

기본동작: 아래팔의 뒤침(바깥쪽을 향한 돌림).

시작자세: 엎침. 움직임이 180°의 범위를 보인다.

*5, 4, 3 단계*는 앉은 자세에서, *2 단계*는 똑바로 누운 자세에서, 1, *0 단계*는 엎드린 자세에서 위팔을 벌리고 아래팔을 치료대 끝 너머로 늘어트린채 검사한다. 팔오금은 손이나 작은 베개로 받쳐준다.

*5, 4 단계*에서 어깨이음구조의 근육들 상태 또한 좋은 경우 위팔의 고정이 필요하다; 힘이 없는 근육의 경우 *3 단계*에서 특히 아래팔이 받쳐져야 한다. 뒤침근육은 깊이 위치해 있고 얕은 곳에 위치한 아래팔 폄근들이 동시에 완전히 이완됐을 때만 손으로 만질 수 있다. 하지만, 촉진이 어렵고 평가가 부정확하다.

운동 범위는 인대의 긴장, 뼈사이막의 먼 부분, 아래팔 엎침근육들의 신장성에 따라 제한된다.

표 4.19

주근육	이는 곳	닿는 곳	신경지배
위팔두갈래근	긴 갈래 : 접시오목 위 접시위결절 짧은 갈래 : 부리돌기	노뼈결절, 섬유들이 아래팔근막의 안쪽면으로 이어짐	근육피부신경 : C5, C6
뒤침근육	얕은 근섬유다발 : 위팔뼈의 가쪽위관절융기, 노쪽곁인대, 노뼈머리띠인대 깊은 근섬유다발 : 자뼈의 뒤침근육 능선	노뼈머리를 둘러싸고 노뼈의 가쪽 및 뒤쪽 면 몸쪽 1/3지점에 닿음	노뼈신경 : (C5), C6, (C7)
보조근 : 위팔노근 – 엎침에서 중립 자세까지	중화근 : 위팔세갈래근과 팔꿈치근은 위팔두갈래근의 굽힘부분들을 들어올린다.		안정화근 : 위팔세갈래근, 팔꿈치근, 위팔두갈래근은 위팔자관절을 고정한다(굽힘–폄)

검사단계(▶ 그림 4.21a–g)

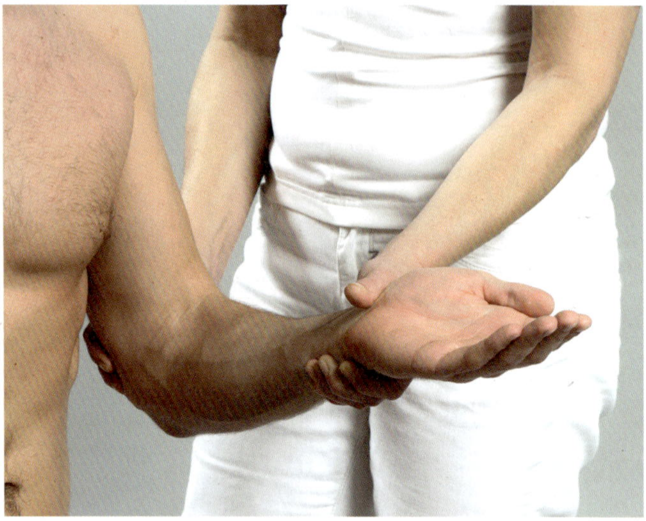

그림 4.21a *단계 5, 4*

시작자세: 앉은 채로, 위팔은 신체 옆에, 팔꿉관절은 90°까지 굽힘, 아래팔은 엎침 상태, 손목관절및 손가락의 근육들은 이완시킴.
고정: 팔꿉관절 바로 위쪽 위팔의 아래쪽 1/3 부분.
움직임: 환자는 아래팔을 엎침 상태에서 완전히 뒤침 상태로 만든다.
저항: 손바닥의 아래쪽 끝에 아래팔로 자뼈의 붓돌기쪽으로 움직이는 방향에 반대하여 최대한으로 누름, 집게손가락과 손바닥으로 자뼈머리를 누름. 저항은 손 전체를 사용하여 뒤쪽에서, 집게손가락으로 가장 세게, 엄지손가락으로 지지함.

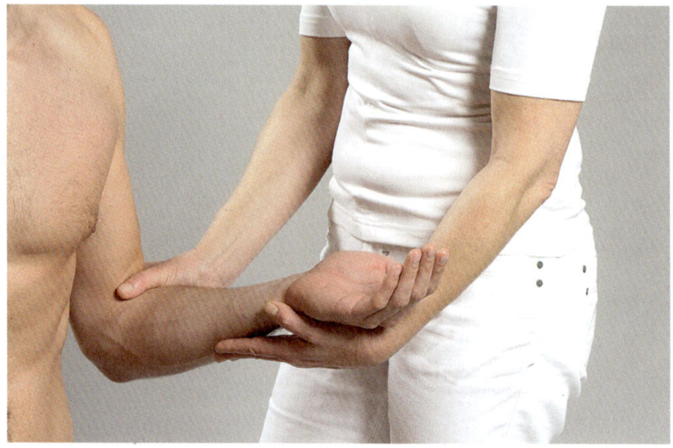

그림 4.21b *단계 3*

시작자세: 앉은 채로, 위팔은 신체 옆에, 팔꿉관절은 90°까지 굽힘, 아래팔은 엎침 상태, 손목관절및 손가락의 근육들은 이완시킴.
고정: 팔꿉관절에 가까운 위팔의 아래쪽 1/3 부분. 검사자는 다른 손으로 환자의 아래팔을 받친다.
움직임: 아래팔의 완전한 뒤침.

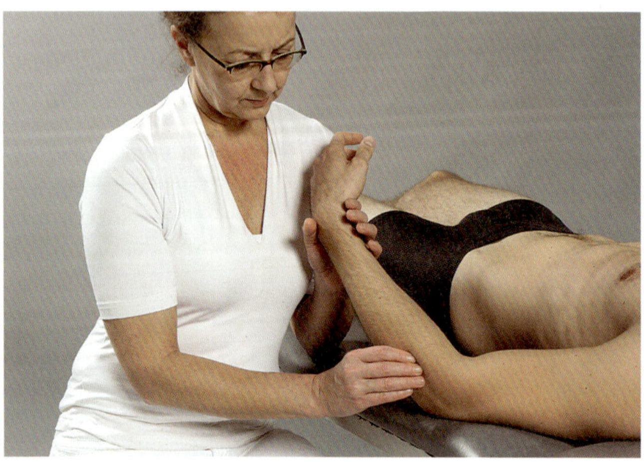

그림 4.21c *단계 2*

시작자세: 똑바로 누운 자세, 팔은 어깨관절을 30°까지 벌림. 검사자가 엎친 아래팔을 팔꿉관절을 굽힌 채 잡음; 손가락과 손목관절의 근육들은 이완시킨다.

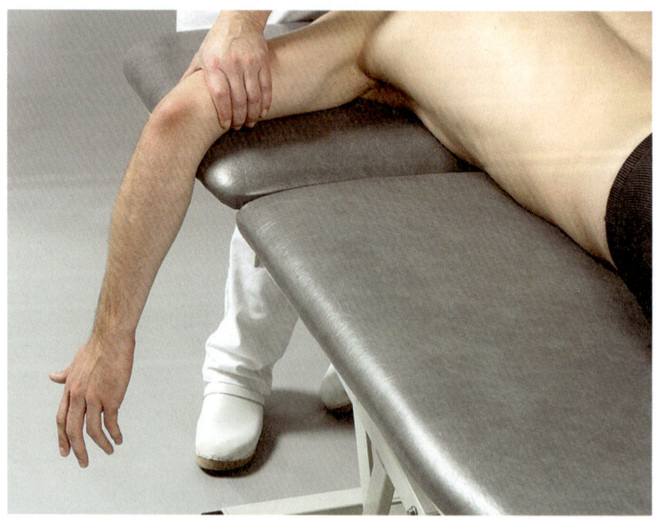

그림 4.21d *단계 1, 0*

시작자세: 엎드린 자세, 팔은 어깨관절을 30°까지 벌림. 검사자가 엎친 아래팔을 팔꿉관절을 굽힌 채 잡음; 손가락과 손목관절의 근육들은 이완시킨다.
고정: 필요하지 않음.
움직임을 시도하는 동안, 뒤침근육이 아래팔 위쪽 1/4부분의 노뼈 모서리에 깊은 촉진으로 닿을 수 있도록 노력한다. 위팔두갈래근은 그 닿는 곳 주변에 팔꿈치오금과 섬유가 뻗은 부분에서 손으로 만질 수 있다.

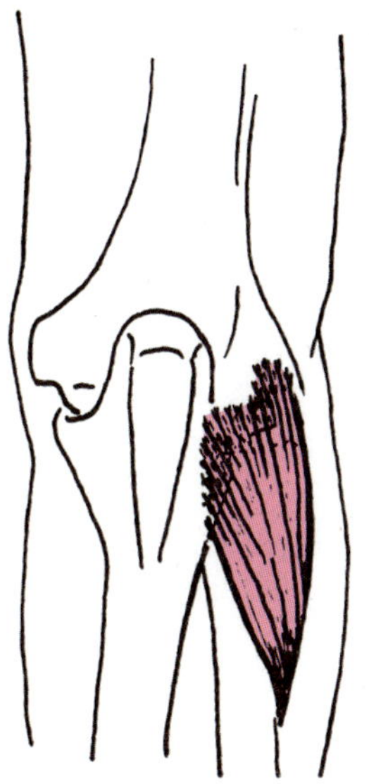

그림 4.21e 뒤침근

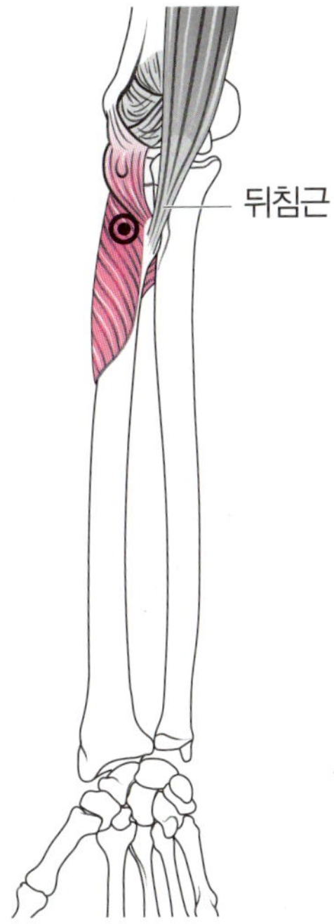

그림 4.21f 뒤침근 – 통증유발점들

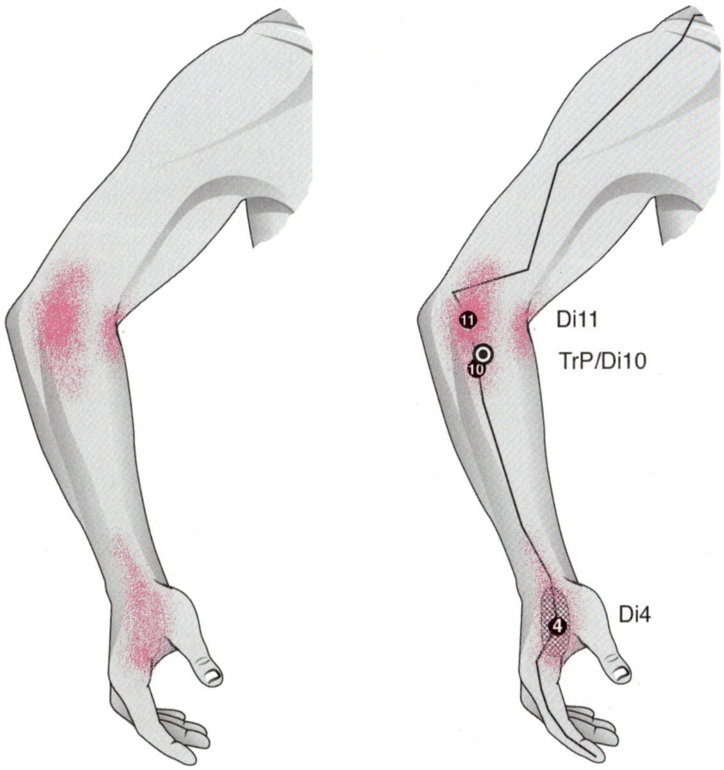

그림 4.21g 뒤침근 – 통증 전이와 멀리 떨어진 전이지점들

실수와 주의사항

- 움직임 내내 팔꿈치가 직각으로 굽혀진 상태를 유지한다.
- 팔꿉관절은 움직임 동안 항상 동일한 위치에 머무르고, 이에 따라 위팔은 단단히 고정되어야 한다. 그렇지 않으면, 환자가 뒤침 대신 어깨관절의 굽힘, 모음, 가쪽돌림을 수행할 수 있다. 이는 무엇보다 *5, 4, 3 단계* 와 관련이 있다.
- 손목관절과 손가락의 근육들은 이완되어야 하고, 폄근들이 움직임의 마무리에 사용되어서는 안된다.
- *5, 4 단계* 에서 손목관절이 비틀어지지 않도록 잡아줘야 한다.

구축

팔꿉관절은 굽혀지고, 아래팔은 뒤침 상태가 된다. 이에 따라, 아래팔의 엎침 상태가 필요한 기능들을 수행할 수 없다.

아래팔의 엎침

개요 (▶ 표 4.20)

기본동작: 아래팔의 엎침(안쪽 돌림, 손을 안쪽으로 돌림).

시작자세: 뒤침. 전체 움직임이 180°의 범위를 보인다.

5, 4, 3 단계 는 앉은 자세에서, *2, 1, 0 단계* 는 똑바로 누운 자세에서 검사한다. 팔오금은 손이나 작은 베개로 받쳐준다.

3 단계 에서 아래팔이 항상 받쳐져야 한다. 네모엎침근은 매우 깊은 곳에 위치하고 그로 인해 손으로 만지기가 어렵다. 운동 범위는 뼈사이막, 안쪽손목곁인대, 등쪽노손목인대의 먼 부분에 대한 긴장에 따라 제한된다.

표 4.20

주근육	이는 곳	닿는 곳	신경지배
원엎침근	위팔 갈래 : 위팔의 안쪽위관절융기, 안쪽 근육사이막의 앞면 자 갈래 : 자뼈거친면	노뼈 바깥면 중심 부근	정중신경 : C6, (C7), 가끔 근육피부신경의 섬유들 또한
네모엎침근	자뼈 손바닥쪽 면의 먼 쪽 1/4 부위	노뼈 손바닥쪽 면의 먼쪽 1/4 부위	정중신경의 앞뼈사이신경 : (C6, C7), C8, Th1
보조근 : 노쪽손목굽힘근, 긴손바닥근, 긴노쪽손목폄근	중화근 : 위팔세갈래근과 팔꿈치근은 위팔두갈래근의 굽힘부분들을 들어올린다.		안정화근 : 위팔세갈래근, 팔꿈치근, 위팔두갈래근은 팔꿈치관절을 안정화시킨다.

검사단계 (▶ **그림 4.22a–g**)

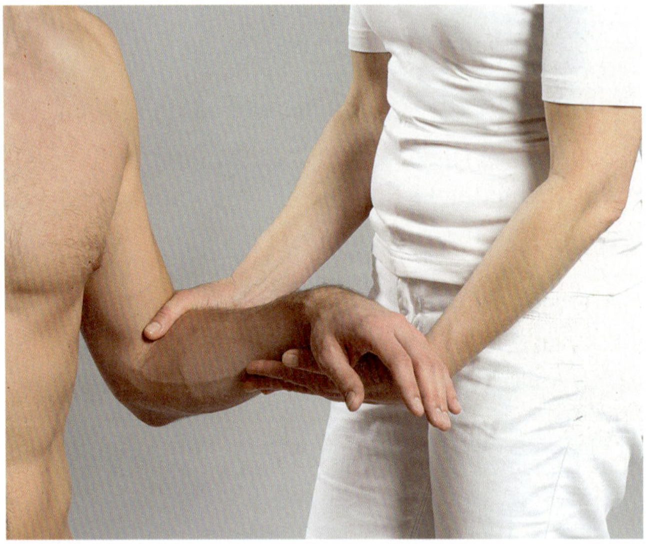

그림 4.22a *단계 5, 4*

시작자세: 앉은 채로, 위팔은 신체 옆에, 팔꿉관절은 90°까지 굽힘, 아래팔은 뒤침 상태. 손목관절 및 손가락의 근육들은 이완시킴.
고정: 손바닥과 손가락을 사용하여 팔꿉관절 위에 위치한 위팔의 아래쪽 1/3 부분을 고정.
움직임: 완전한 엎침.
저항: 붓돌기 위쪽 아래팔 손바닥방향에 위치한 손목관절 위에서 움직이는 방향에 반대하여.

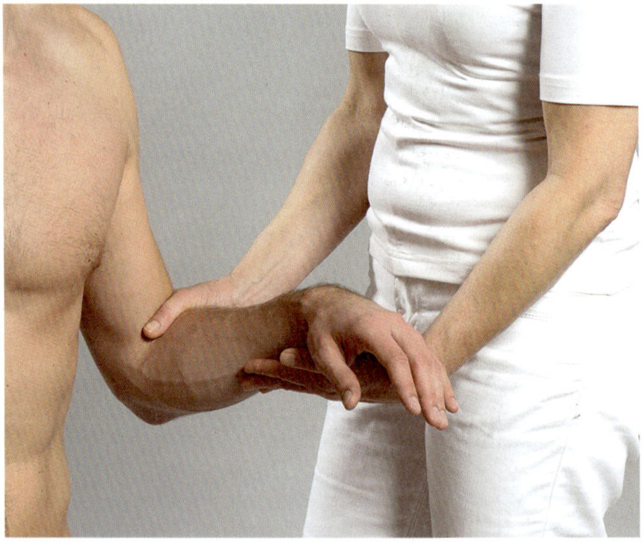

그림 4.22b *단계 3*

시작자세: 앉은 채로, 위팔은 신체 옆에, 팔꿉관절은 90°까지 굽힘, 아래팔은 뒤침 상태, 손괄절 및 손가락의 근육들은 이완시킴.
고정: 손으로 팔꿉관절 바로 위쪽 위팔의 아래쪽 1/3부분을 고정. 다른 손으로는 아래팔을 받친다.
움직임: 아래팔의 완전한 엎침.

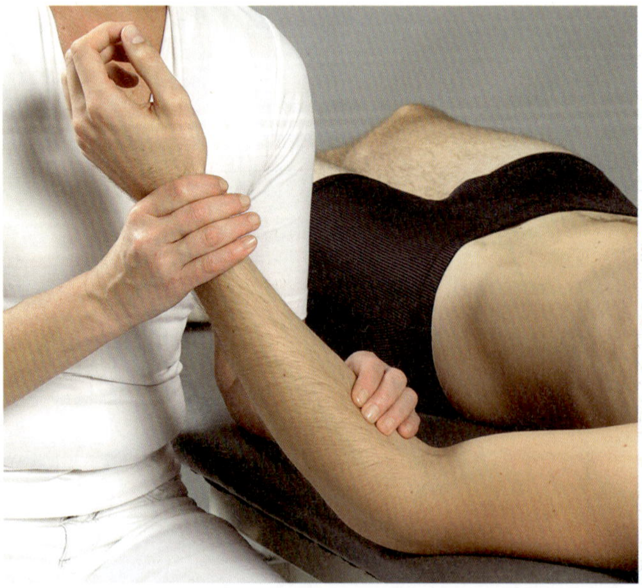

그림 4.22c *단계 2, 1, 0*

시작자세: 똑바로 누운 자세, 양팔은 신체 옆에, 팔꿉관절은 살짝 굽혀서 뒤침 상태로. 움직이는 동안 원엎침근을 아래팔의 앞면 팔꿈치관절 아래에서 그리고 네모엎침근을 손목관절 위에서 촉진한다.

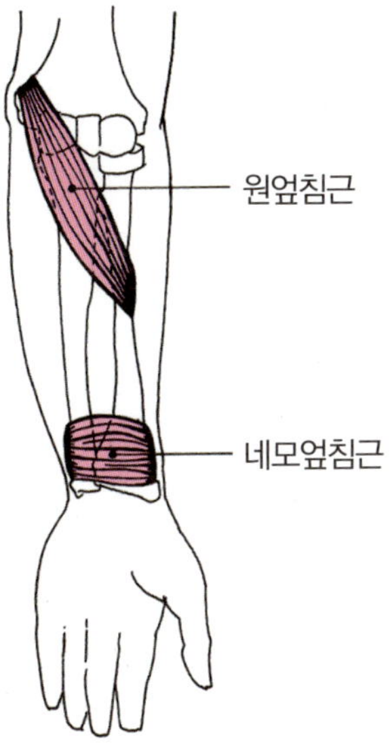

그림 4.22d 원엎침근과 네모엎침근

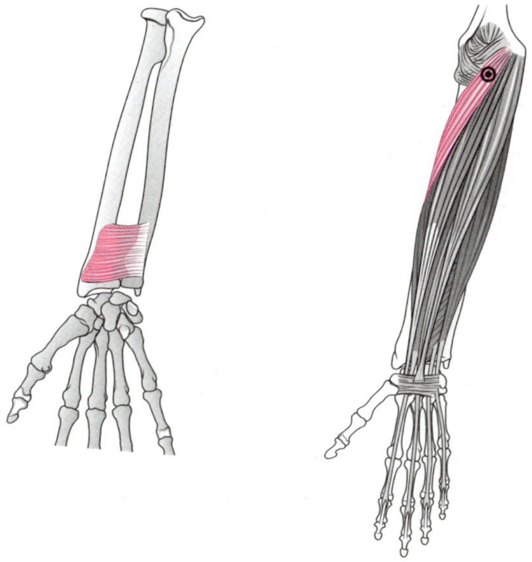

그림 4.22e 원엎침근과 네모엎침근 – 통증유발점들

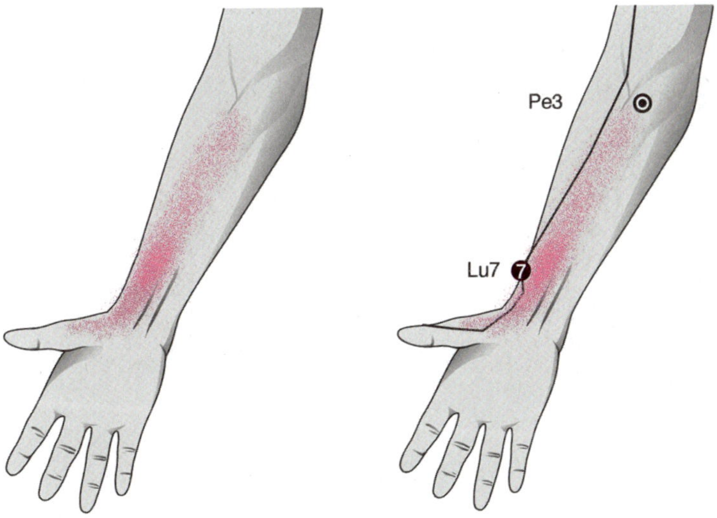

그림 4.22f 원엎침근 – 통증 전이와 멀리 떨어진 전이지점들

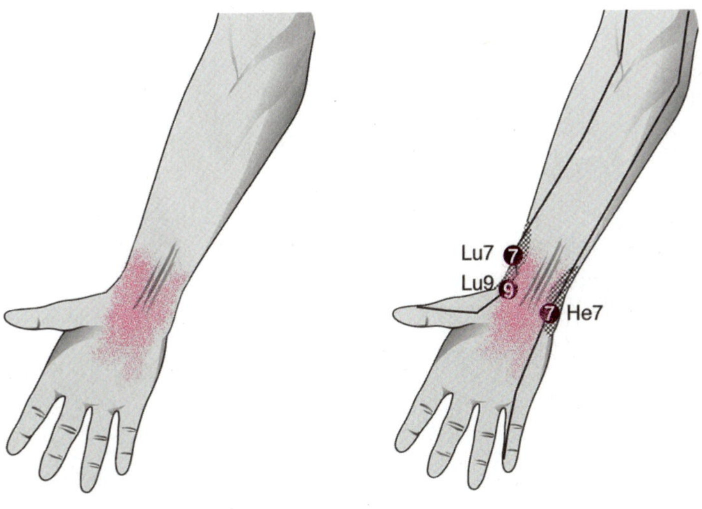

그림 4.22g 네모엎침근 – 통증 전이와 멀리 떨어진 전이지점들

실수와 주의사항

- 위팔을 고정시켜야 하지만 등한시한다. 환자는 어깨관절을 벌리고 안쪽으로 돌려서 아래팔을 엎침 상태로 만든 것처럼 보일 수 있다.
- 팔꿈치오금은 90°까지 굽혀지고 항상 같은 자세를 유지해야 한다.
- 이 움직임을 손목관절과 손가락의 굽힘근들의 활성화를 통해 끝까지 수행해서는 안된다.

구축

아래팔은 뒤침 상태가 되고, 엎침 동작이 힘들어진다.

4.4.5 손목관절의 근육 기능 검사

손의 굽힘

개요 (▶ 표 4.21)

기본동작: 굽힘. 굽힘의 운동범위는 60° 이상이다.

손의 굽힘은 두가지 관절을 사용하는 노쪽손목굽힘근과 자쪽손목굽힘근을 사용한다. 약하고 일정하지 않은 긴손바닥근이 동참한다. 두 근육 모두 위팔뼈에 이는 점이 있으므로, 시작자세를 정확히 관측해야 한다.

모든 단계들은 앉은 채 또는 똑바로 누운 채 검사하고, 검사 대상인 팔은 치료대 위에 놓는다. *5, 4, 3 단계*에서 아래팔을 뒤침 상태로 만들고, *2, 1, 0 단계*에서 뒤침 자세와 중립 자세 사이에 위치시킨다. 손가락들은 움직임 동안 이완시키고 능동적으로 굽혀져서는 안된다. 움직임이 마무리 될 때 손가락 폄근들의 긴장으로 인해 손가락들이 오히려 살짝 펴진다.

정확한 시작자세를 취하기 위해서, 아래팔의 고정은 필수적이다.

운동 범위는 노뼈쪽 손목관절의 인대들에 의해 제한된다. 병적 상황에서 손목관절과 손가락의 단축된 폄근들도 이와 같이 움직임을 약화시킨다. 이는 주로 움직임이 마무리될 때 손가락의 더욱 폄짐을 알아볼 수 있게 한다.

4

표 4.21

중심근육	이는 곳	닿는 곳	신경지배
자쪽손목굽힘근	위팔뼈 갈래 : 위팔뼈의 안쪽위관절융기 자뼈 갈래 : 자뼈의 모서리	콩알뼈, 갈고리뼈를 거쳐, 손바닥 널힘줄로 들어감	자신경 : (C7), C8, (Th1)
노쪽손목굽힘근	위팔뼈의 안쪽위관절융기	집게손가락 손허리뼈바닥의 손바닥 면	정중신경 : (C6, [C7], C8)
보조근 : 손가락과 엄지손가락의 긴 굽힘근들			

검사단계(▶ 그림 4.23a–h)

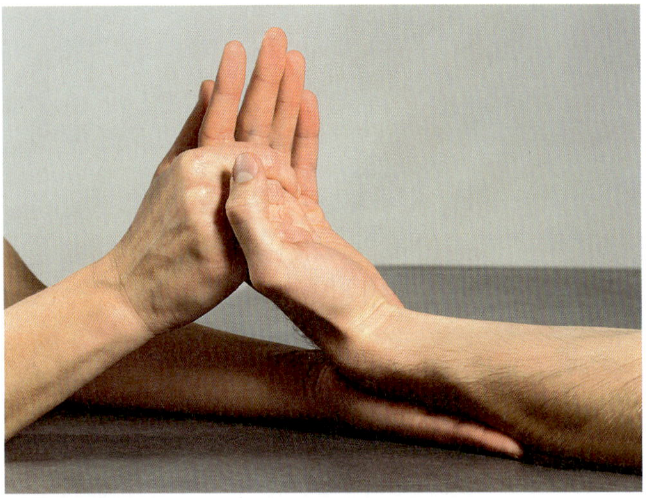

그림 4.23a *단계 5, 4*

시작자세: 앉은 채 또는 똑바로 누운 자세로. 검사 대상인 팔은 치료대 위에 얹는다, 팔꿈치는 살짝 굽히고, 아래팔은 뒤침 상태로, 손은 아래팔의 연장선에 놓고, 손가락들은 이완시킨다.
고정: 아래팔의 아래쪽 1/3 부분을 주근육을 압박하지 않고 고정.
움직임: 손목관절의 굽힘. 손가락들은 이완되었다가, 움직임이 끝날 때 폄근들의 신축성 긴장에 의해 펴진다.
저항: 손바닥을 이용해 움직이게 되는 방향에 반대로. 주로 손허리손가락관절에 힘을 가한다. 이 때, 노쪽 면(노쪽손목굽힘근)과 자쪽 면(자뼈손목굽힘근)에 교대로 힘이 가해진다.

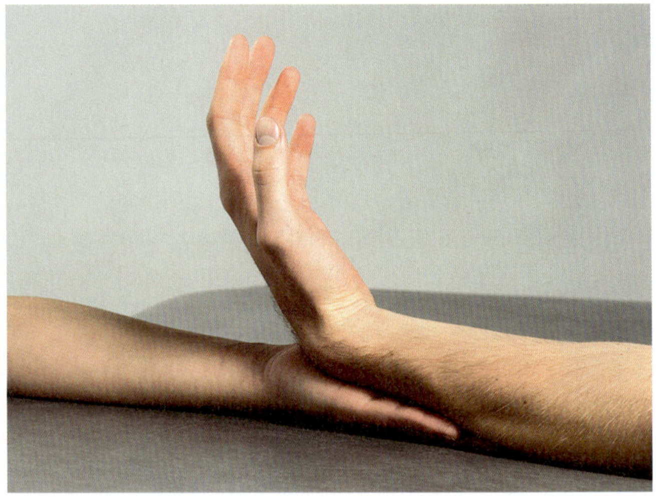

그림 4.23b *단계 3*

시작자세: 앉은 채 또는 똑바로 누운 자세, 팔을 치료대 위에 올리고, 팔꿈치를 살짝 굽히며, 아래팔은 뒤침 상태를 만들고, 손의 축은 아래팔의 연장선과 일치시키며, 손가락들은 이완시킨다.
고정: 아래팔의 아래쪽 1/3 부분.
움직임: 완전한 굽힘. 노쪽 면과 자쪽 면을 교대로 평가.

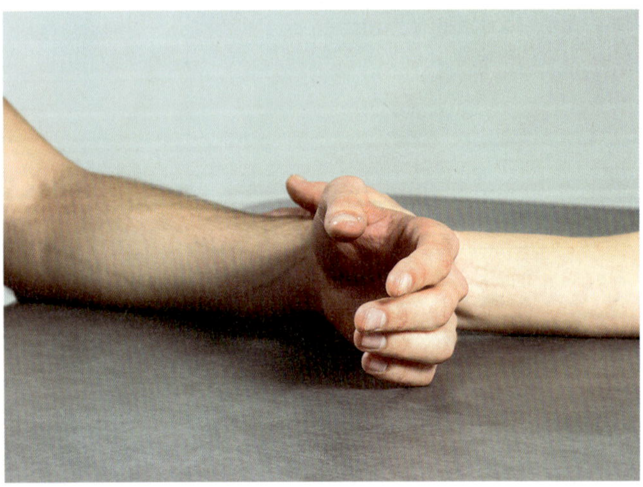

그림 4.23c *단계 2*

시작자세: 똑바로 누운 자세 또는 의자에 앉은 채, 팔을 치료대 위에 두고, 팔꿈치를 살짝 굽히며, 아래팔은 뒤침 자세와 중립 자세 중간의 자세로 만들고, 손의 축은 아래팔의 연장선과 일치시키며, 손가락들은 이완시킨다.
고정: 아래팔 아래쪽 1/3 부분을 손등을 살짝 잡아서 고정. 손목관절은 자유롭게 유지시켜서, 움직임 시 방해되지 않도록 한다.
움직임: 손목관절의 굽힘, 손의 자쪽 모서리를 치료대 위에서 밀어준다. 손가락들은 이완 상태를 유지한다.

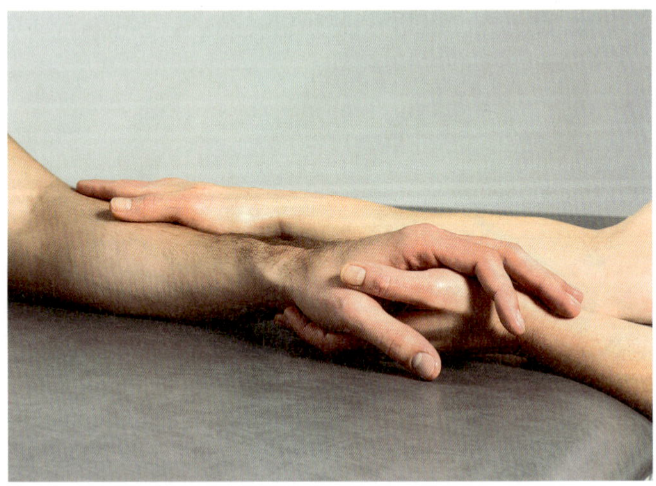

그림 4.23d *단계 1, 0*

시작자세: 아래팔을 중립 자세로 둔다. 촉진하는 손은 손바닥을 잡고, 손가락들로 굽힘근들의 힘줄–근육 접합부를 촉진한다.
능동적 움직임 시 근육의 긴장을 손목관절의 손바닥쪽 면에 위치한 힘줄에서 촉진한다.

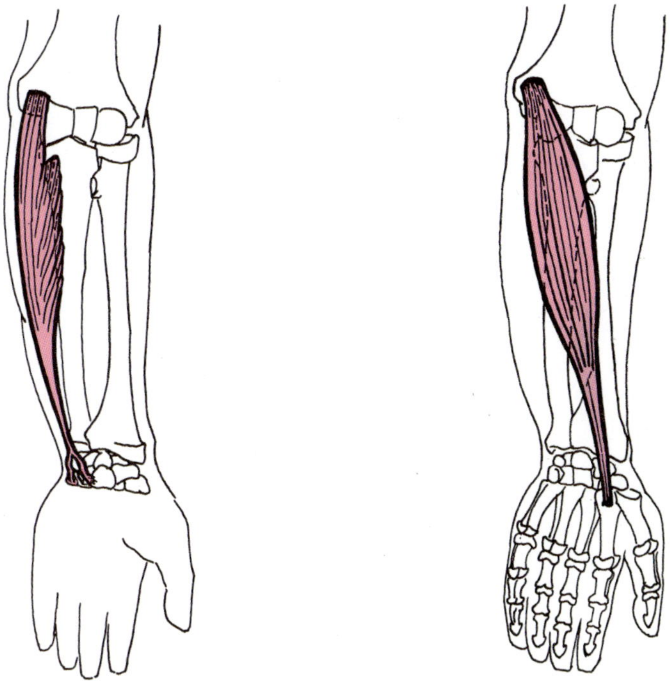

그림 4.23e 자쪽손목굽힘근과 노쪽손목굽힘근

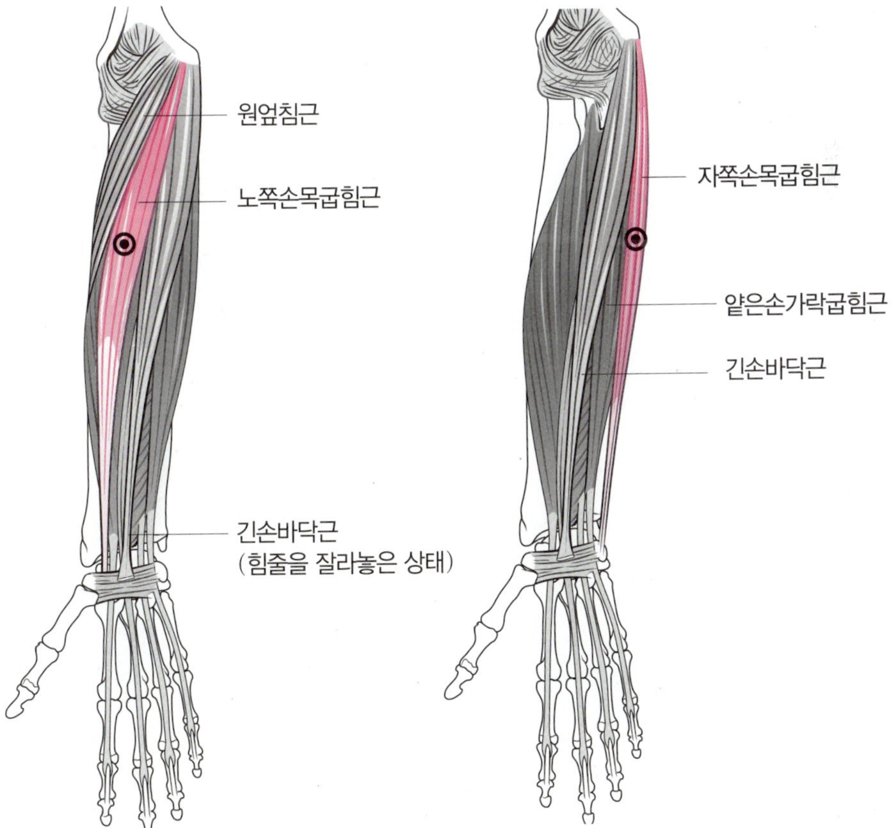

그림 4.23f 노쪽손목굽힘근과 자쪽손목굽힘근 – 통증유발점들

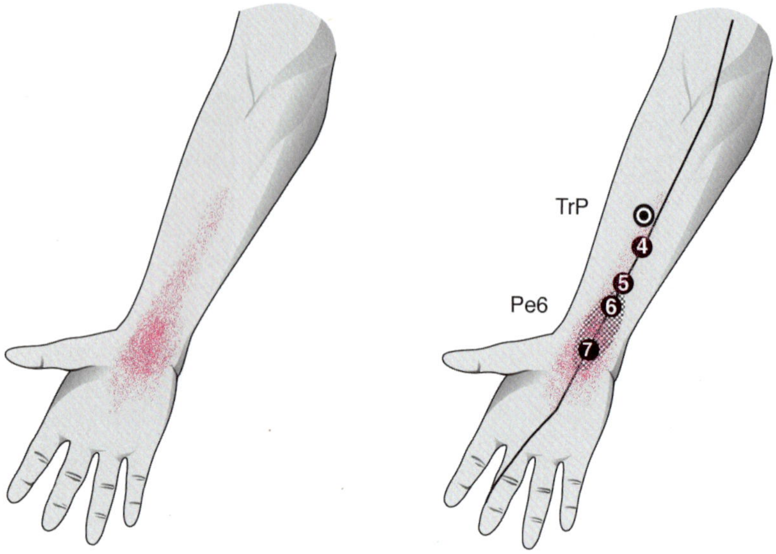

그림 4.23g 노쪽손목굽힘근 – 통증 전이와 멀리 떨어진 전이지점들

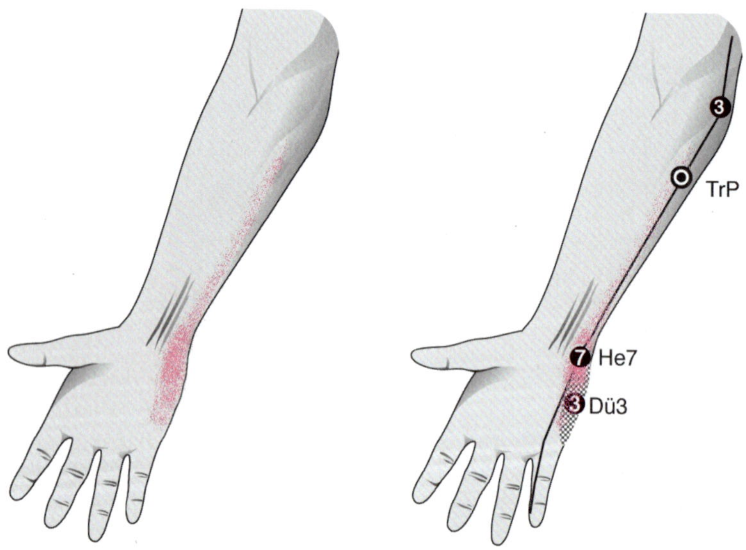

그림 4.23h 자쪽손목굽힘근 – 통증 전이와 멀리 떨어진 전이지점들

실수와 주의사항

동작을 올바르게 수행하면 실질적으로 오류가 발생하지 않는다.

- 움직임 내내 손가락들을 완전히 이완시켜야 한다. 능동적으로 손가락을 굽히려 하는 양상은 보완적 움직임을 수행하려는 경향이다. 이는 특히 새끼손가락에서 나타나는데, 이후 이 손가락은 이후 손허리손가락관절을 굽히고 손가락뼈사이관절을 편다. 손가락의 올바른 이완되면 움직임의 마지막에 그 경계가 펴진다.
- 근육의 긴장에 대한 촉진 시, 주변부가 좁은 나머지 굽힘근들의 힘줄에서 나타나는 긴장을 헷갈리지 않고 평가하도록 주의해야 한다. 또한, 노쪽동맥의 맥박을 근육의 경련과 헷갈릴 수 있다.

구축

미약한 굽힘과 아래팔을 엎침 상태로 만들려는 경향과 함께 손목관절의 노쪽방향 벌림

손의 폄

개요 (▶ 표 4.22)

기본동작: 손목관절의 폄. 이에 대한 움직임의 범위는 70°를 나타낸다.

폄은 2개의 중심 근육군에 의해 수행된다. 이 근육군들의 동시 수축은 손목관절에서 온전한 폄이 결과로서 발생한다.

모든 단계들은 앉은 채 또는 똑바로 누운 자세로 검사된다. *5, 4, 3 단계*에서 아래팔은 엎침 상태이고, *2, 1, 0 단계*에서는 엎침 상태와 중립 상태 중간 자세이며 손은 아래팔의 연장선에 놓인다. 손가락들은 움직임 내내 완전히 이완되어야 한다. 움직임이 끝날 때, 손가락들은 굽힘근들의 신축성 긴장에 의해 수동적으로 굽혀질 수 있다. 움직일 때 손가락이 펴지는 경향이 존재하면, 이는 손가락의 공통적 폄근들에 의해 보상적 움직임을 하려는 시도를 의미한다.

아래팔을 올바른 위치에 유지시키기 위해, 고정이 필수적이다.

표 4.22

주근육	이는 곳	닿는 곳	신경지배
자쪽손목폄근	위팔뼈의 가쪽위관절융기, 자뼈의 뒤쪽 모서리, 아래팔의 얕은 근막	다섯째손허리뼈거친면	노신경 : (C6), C7, (C8)
긴노쪽손목폄근	위팔뼈의 가쪽위관절융기, 위팔뼈의 가쪽 모서리	집게손가락 손허리관절 바닥의 손등쪽 및 노쪽 면	노신경 : (C5), C6, C7, (C8)
짧은노쪽손목폄근	위팔뼈의 가쪽위관절융기, 팔꿉관절의 가쪽곁인대	가운데손가락 손허리관절 바닥의 손등쪽 및 노쪽 면	노신경 : (C5), C6, C7, (C8)
보조근 : 긴엄지벌림근, 긴엄지폄근, 짧은엄지폄근			

검사단계 (▶ 그림 4.24a–h)

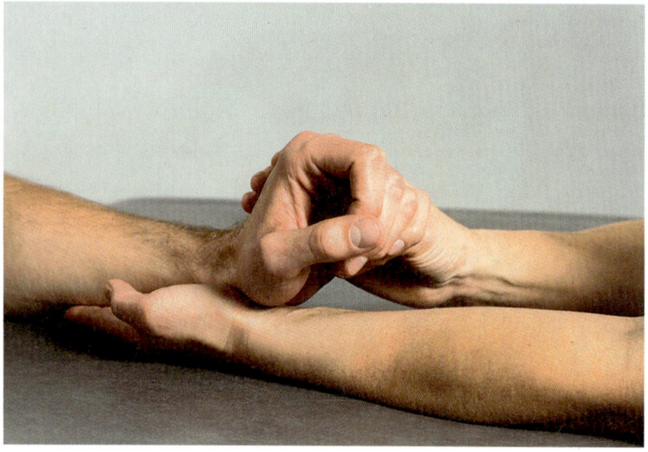

그림 4.24a *단계 5, 4*

시작자세: 똑바로 누운 자세 또는 의자에 앉은 채, 검사 대상인 팔은 치료대 위에 올려놓고, 아래팔은 엎침 상태로 두며, 팔꿈치는 살짝 굽히고, 손은 아래팔 축의 연장선에 일치시키며, 손가락들은 이완시킨다.

고정: 아래팔의 아래쪽 1/3 부분을 손바닥으로 고정하고, 손등면은 자유롭게 두며, 손목관절은 움직임을 방해하지 않아야 한다.

저항: 손바닥으로 환자의 손등부분을 움직임에 반대되는 방향으로 압박하며, 주로 손허리관절의 머리쪽을 향해 누른다.

이 때, 노쪽 면과 자쪽 면에 교대로 힘이 가해진다.

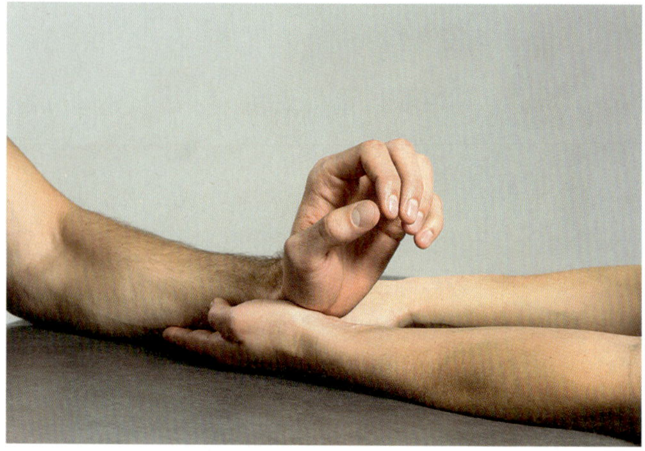

그림 4.24b *단계 3*

시작자세: 똑바로 누운 자세 또는 앉은 채, 검사 대상인 팔을 치료대 위에 올려놓고, 아래팔은 엎침 자세로 두며, 팔꿈치는 살짝 굽히고, 손은 아래팔 축의 연장선에 일치시키며, 손가락들은 이완시킨다.

고정: 아래팔의 아래쪽 1/3 부분을 손바닥으로 고정.

움직임: 폄; 이때 노쪽 면과 자쪽 면에 교대로 힘을 가한다.

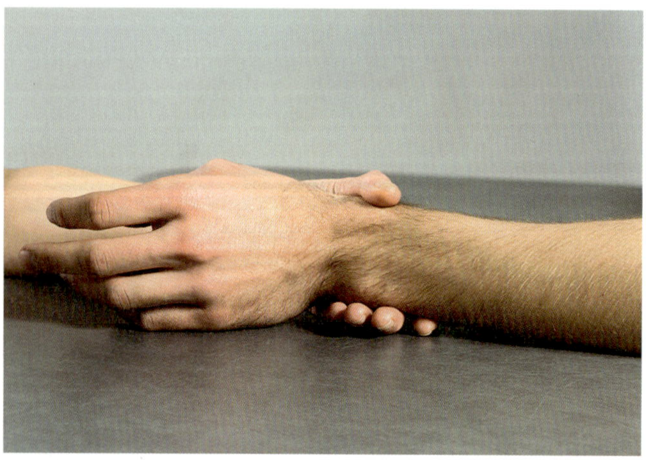

그림 4.24c *단계 2*

시작자세: 똑바로 누운 자세 또는 앉은 채, 검사 대상인 팔을 치료대 위에 올려놓고, 아래팔은 엎침 자세로 두며, 팔꿈치는 살짝 굽히고, 손은 아래팔 축의 연장선에 일치시키며, 손가락들은 이완시킨다.

고정: 아래팔의 아래쪽 1/3 부분을 손 전체를 사용하여 고정.

움직임: 폄, 자쪽 손 가장자리를 치료대 위에서 완전한 운동 범위로 밀고, 손가락들은 움직이지 않게 유지하며, 최대한 굽힘을 시도한다.

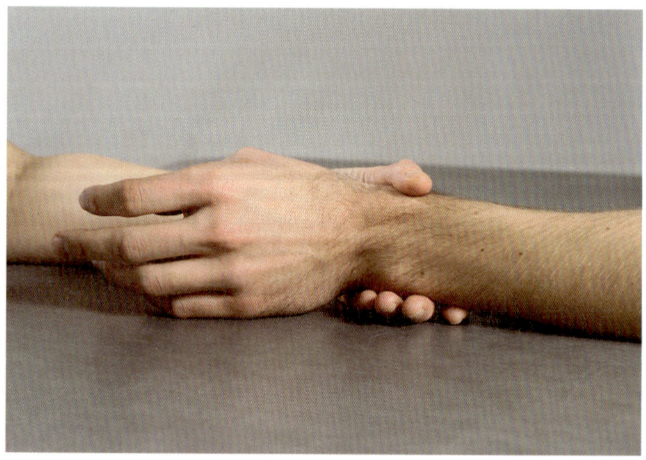

그림 4.24d *단계 1, 0*

긴장된 힘줄을 움직이는 동안 손등에서 촉진한다. 손목관절은 손의 폄근 힘줄들을 앞으로 신장시키기 위해 굽혀져야 한다.

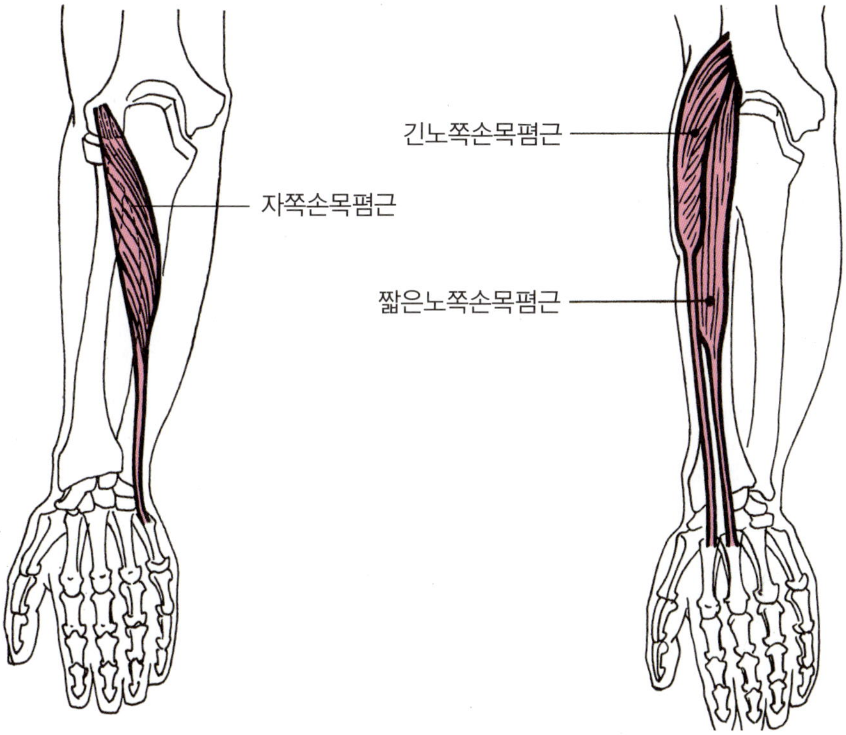

그림 4.24e 자쪽손목폄근과 노쪽손목폄근

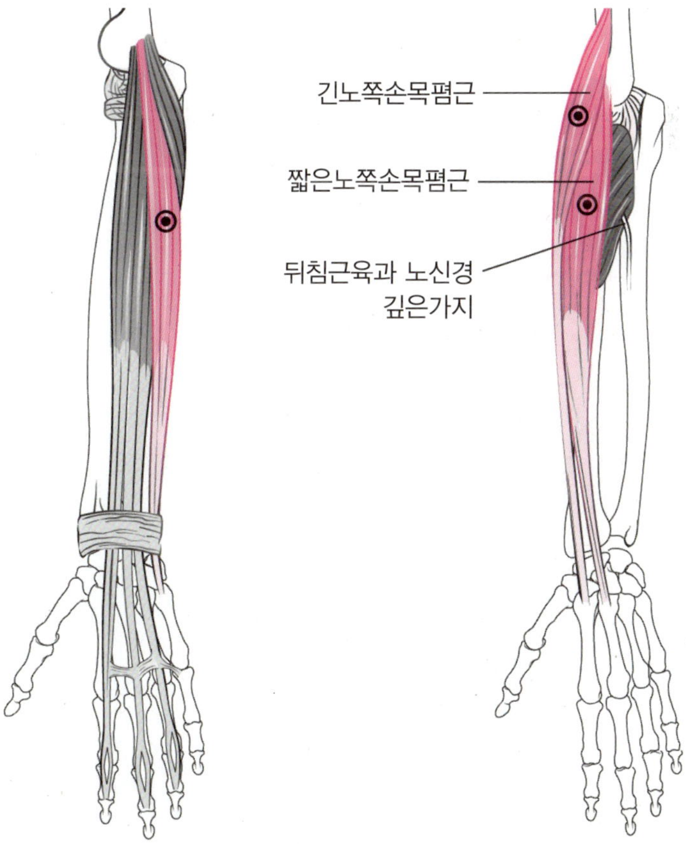

그림 4.24f 자쪽손목폄근과 노쪽손목폄근 – 통증유발점들

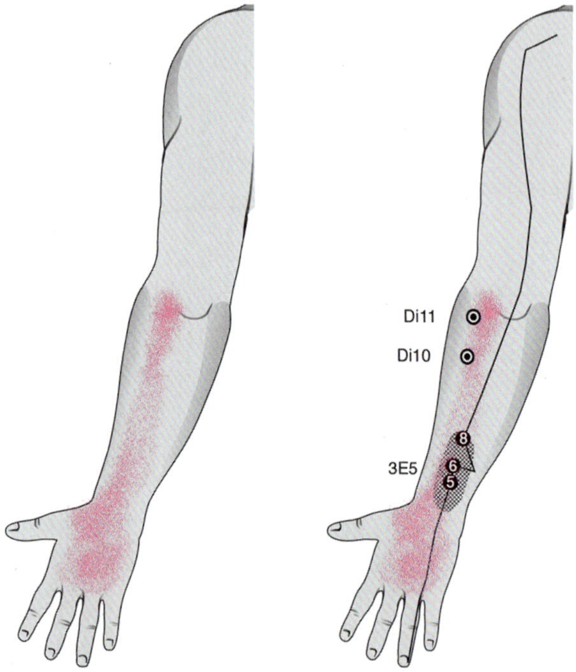

그림 4.24g 노쪽손목폄근 – 통증 전이와 멀리 떨어진 전이지점들

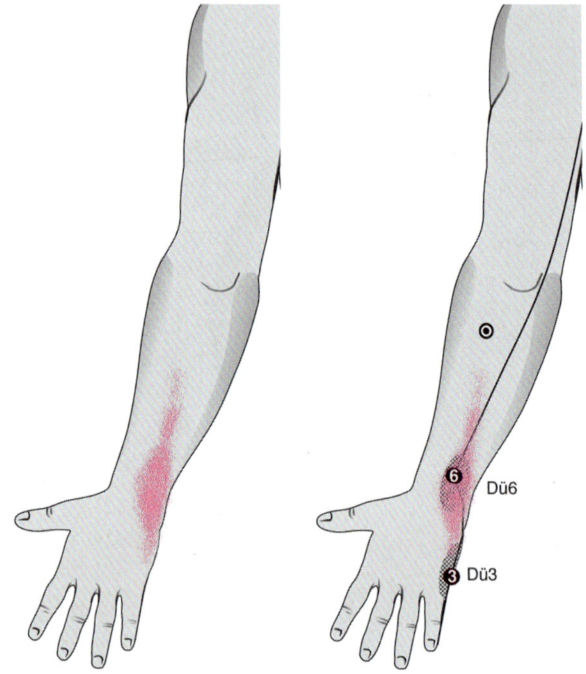

그림 4.24h 자쪽손목폄근 – 통증 전이와 멀리 떨어진 전이지점들

실수와 주의사항

- 자주 고정을 잊어버린다.
- 손가락들은 움직임 내내 이완된 상태여야 하며, 펴지지 말아야 하고, 움직임의 마지막에 수동적으로 긴장된 굽힘근들에 의해 오히려 살짝 굽혀져야 한다. 이 때 손가락들이 동시에 펴지려는 경향이 보이면, 이는 손가락폄근에 의한 보상적 움직임을 뜻한다.

구축

손목관절은 살짝 펴져야 한다. 이 관절의 굽힘 운동 범위와 모음–벌림–운동이 제한된다.

4.4.6 손가락관절들의 근육 기능 검사

손허리손가락관절의 굽힘

개요 (▶ 표 4.23)

기본동작: 손가락사이관절이 펴진 상태에서 손허리손가락관절의 굽힘. 운동 범위는 90°를 나타낸다.

모든 검사들은 똑바로 누운 자세 또는 앉은 채 수행된다. 이 때, 아래팔은 치료대 위에 놓고 *5 ,4, 3, 2, 1, 0 단계*를 위해 뒤침 상태가 되어야 한다.

손허리뼈의 고정은 모든 검사단계에서 필수적이다; 손은 움직임 내내 아래팔 축의 연장선과 일치되어야 한다.

벌레근들은 특히 손허리손가락 관절들의 굽힘근이지만, 해당 근육이 손가락널힘줄에 닿기 때문에 손가락사이 관절의 폄을 돕는다.

운동 범위는 주로 관절구조에 의해 제한된다.

표 4.23

주근육	이는 곳	닿는 곳	신경지배
벌레근들 (총 4개)	손바닥에 위치한 깊은손가락굽힘근의 힘줄	몸쪽 손가락관절의 바닥, 집게손가락부터 새끼손가락 노쪽면에서부터의 손등널힘줄	엄지손가락과 집게손가락 그리고 종종 가운데손가락도 정중신경의 지배를 받음 : (C7), C8, Th1 가운데손가락과 반지손가락은 자신경의 지배를 받음 : (C7), C8, Th1
바닥쪽뼈사이근 (총 3개)	집게손가락 손허리뼈 바닥의 자쪽 면, 반지손가락과 새끼손가락의 손허리뼈 바닥의 노쪽 면 (가운데손가락은 바닥쪽뼈사이근이 없다)	같은 쪽의 손가락 첫마디뼈 바닥, 손가락의 손등널힘줄	자신경 : C8, (Th1)
등쪽뼈사이근 (총 4개)	이중으로, 항상 두 손허리뼈들이 서로 마주보는 면	힘줄은 손허리손가락관절을 감싸며 뻗어있고 집게손가락부터 새끼손가락까지의 첫마디뼈 바닥에 닿는다 : • 엄지손가락과 집게손가락의 힘줄은 집게손가락과 가운데손가락의 노쪽면에 • 가운데손가락과 반지손가락의 힘줄은 가운데손가락과 반지손가락의 자쪽면에 (가운데손가락은 2개의 등쪽뼈사이근을 가짐) 손가락의 손등널힘줄	자신경 : C8, (Th1)
보조근 : 깊은손가락굽힘근, 짧은새끼굽힘근, 얕은손가락굽힘근			

검사단계 (▶ **그림 4.25 a–e**)

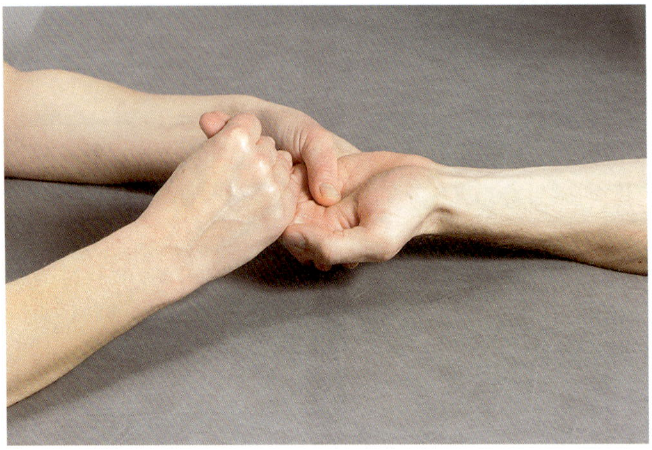

그림 4.25 a 시작자세: 똑바로 누운 자세 또는 앉은 채, 팔꿉관절을 살짝 굽히며, 아래팔은 뒤침 상태로 치료대 위에 놓고, 손가락을 편다.

고정: 손허리뼈머리.

5, 4 단계 의 움직임: 엄지손가락을 제외한 손가락들의 손허리손가락관절을 굽히는데 모든 손가락을 동시에 또는 보다 좋은 방법은 하나씩 굽힌다. 손가락사이관절은 편 채 유지한다.

저항: 움직이는 방향에 반대하여 손가락 첫마디뼈의 손바닥쪽 면에, 그리고 심지어 집게손가락부터 새끼손가락을 한번에 또는 보다 좋은 방법은 하나씩.

3, 2 단계 의 움직임: 집게손가락부터 새끼손가락까지 손허리손가락관절을 굽힘, 동시에 또는 보다 좋은 방법은 하나씩.

1, 0 단계 의 움직임: 움직이는 동안 벌레근들의 긴장을 손바닥에서 촉진한다. 손가락들은 손가락사이관절들을 펴고, 손은 아래팔 축의 연장선에 위치시킨다.

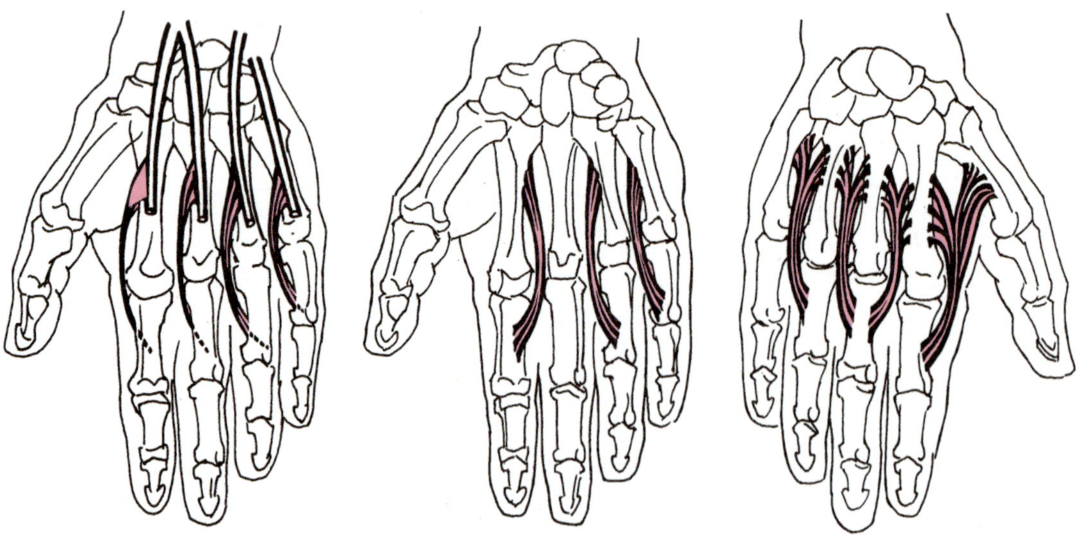

그림 4.25 b 사이근들과 벌레근들

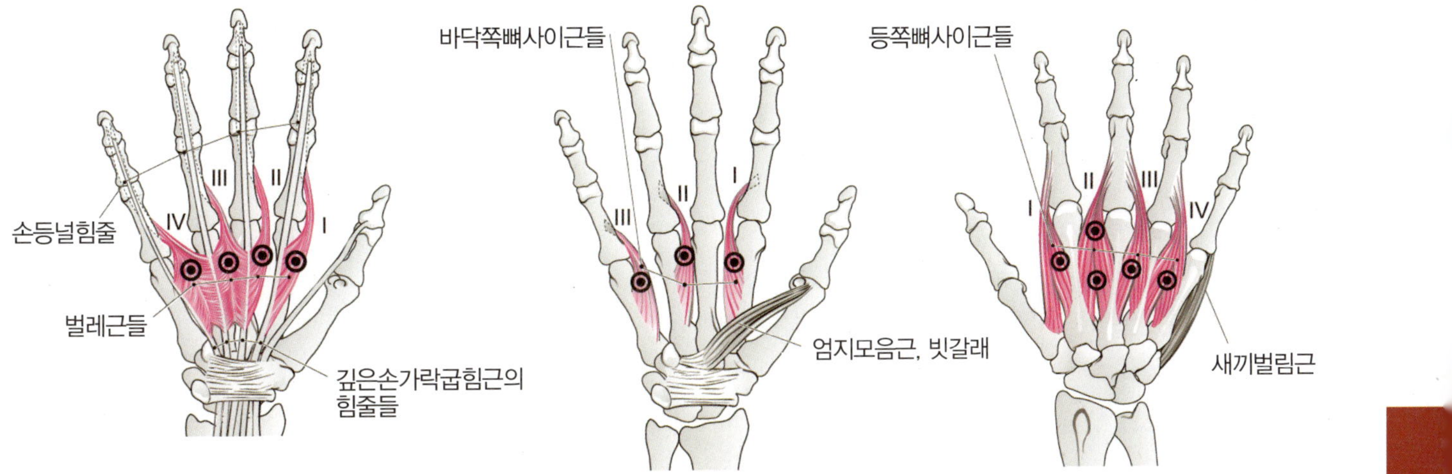

그림 4.25c 등쪽뼈사이근들, 바닥쪽뼈사이근들, 벌레근들 – 통증유발점들

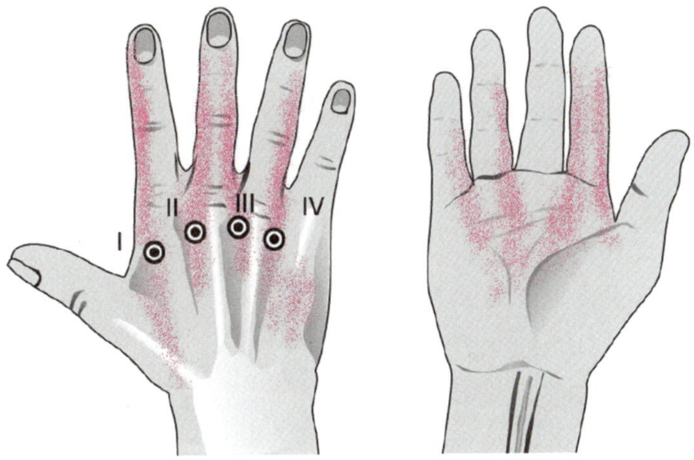

그림 4.25d 등쪽뼈사이근들, 바닥쪽뼈사이근들 – 통증 전이와 멀리 떨어진 전이지점들

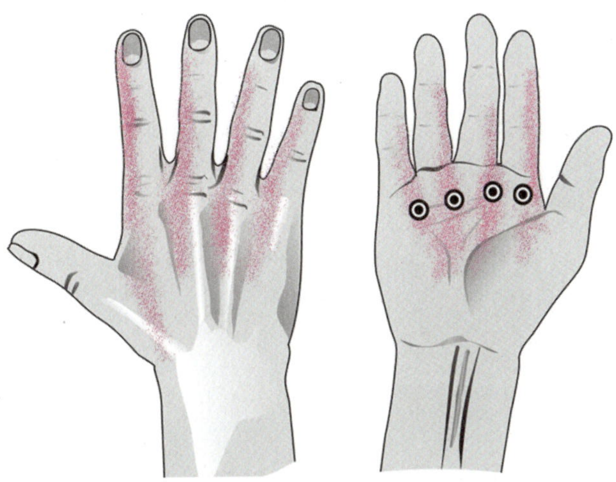

그림 4.25e 벌레근들 – 통증 전이와 멀리 떨어진 전이지점들

실수와 주의사항

- 손허리뼈를 고정해야 하는 것을 잊어먹는다.
- 손을 아래팔 축의 연장선에 두어야 하는 것을 유의하지 않는다; 또한 손가락들이 손가락사이관절에서 펴진 상태로 있어야 한다.
- 이 움직임은 손허리손가락관절에서만 수행되어야 한다.
- 저항은 사실상 손가락 첫마디뼈에 반대하여 발생하고, 몸쪽 손가락뼈사이관절이나 먼쪽 손가락뼈사이관절에서는 절대 발생하지 않는다.

구축

손가락뼈사이관절이 펴진 채 손허리손가락관절들이 굽혀진다. 손허리손가락관절이 과다하게 펴질 때, 손가락뼈사이관절들은 굽혀지지 않는다. 반대로 손가락뼈사이관절들이 굽혀졌을 때, 손허리손가락관절이 펴지지 않는다.

손허리손가락관절의 폄 (MP)

개요 (▶ 표 4.24)

기본동작: 손허리손가락관절들에서의 폄. 이때, 시작자세는 손허리손가락관절들이 최대한 굽혀진 자세이다. 운동 범위는 100°를 나타낸다.

5, 4, 3, 2, 1, 0 단계 에서 검사 대상인 팔은 엎침 상태이다. 모든 검사에서 고정은 무조건 필수적이다. 저항은 모든 손가락에 각각 가해지는 것이 가장 좋다.

움직임 시 손가락들은 이완시키고, 손가락사이관절들은 살짝 굽힌다.

운동 범위는 일단 손바닥 면 관절주머니의 긴장에 따라 제한되고, 한편으로는 손바닥인대들로 그리고 이 인대들이 단축되었을 경우에는 굽힘근들의 신축성 긴장에 의해 제한된다.

4

표 4.24

주근육	이는 곳	닿는 곳	신경지배
손가락폄근	위팔뼈의 가쪽위관절융기	집게손가락부터 새끼손가락까지 손가락사이관절들의 뒷면에 4개의 힘줄로 닿음	노신경 : (C5), C6, (C7)
집게폄근	자뼈 뒷면의 긴엄지폄근에서 먼쪽, 옆에 붙은 뼈사이막	집게손가락의 먼쪽 손가락사이관절	노신경 : (C6), C7, (C8)
새끼폄근	위팔뼈의 가쪽위관절융기, 손가락폄근에서 자쪽	손가락폄근의 힘줄과 병합됨	노신경 : C7, (C8)
중화근 : 얕은손가락굽힘근은 손가락사이관절들을 굽힌 채 유지시킨다.			

검사단계 (▶ **그림 4.26 a–d**)

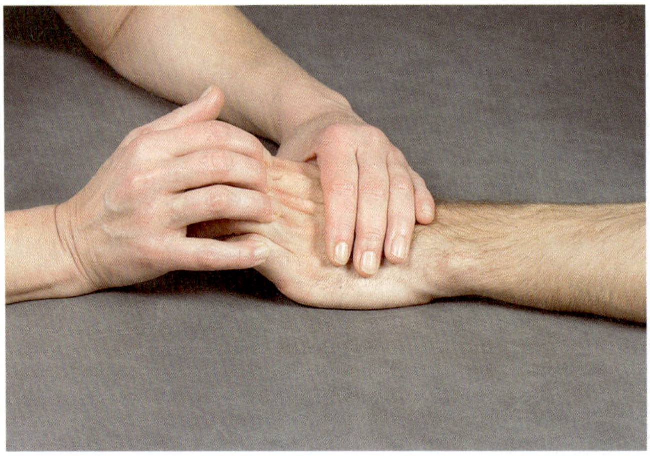

그림 4.26 a 시작자세: 앉은 채 또는 똑바로 누운 자세, 팔꿉관절을 살짝 굽히며, 아래팔은 치료대 위에 엎침 자세로 두고, 손은 아래팔 축의 연장선에 일치시킨다.
손가락들은 손가락사이관절에서 살짝 굽혀지지만, 그와 다르게 손허리손가락관절은 완전히 굽혀진다.
고정: 손목관절과 손허리뼈를 노쪽 면에서 감싼다, 환자의 손은 아래팔 축의 연장선에 위치시킨다.

움직임: 손허리손가락관절의 완전한 폄.
저항: *5, 4 단계* 에서는 집게손가락부터 새끼손가락까지 첫마디뼈의 등쪽 면에 반대하여 저항.
3 단계 움직임: 손허리손가락관절의 완전한 폄.
2 단계 움직임: 손허리손가락관절을 가능한 한 편다.
1, 0 단계 움직임: 손가락폄근의 힘줄을 손등의 손허리뼈위에서 촉진한다.

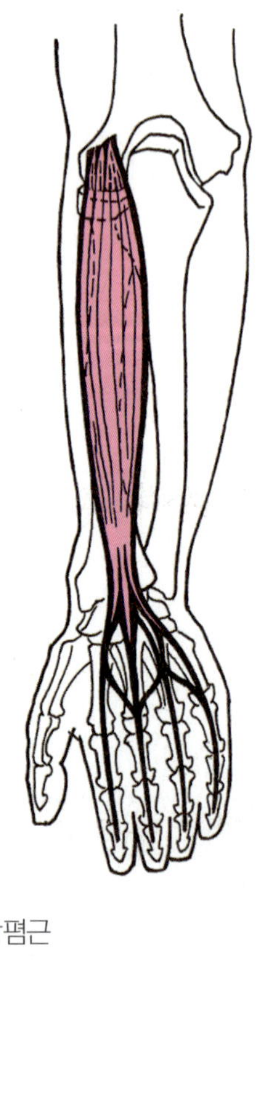

그림 4.26 b 손가락폄근

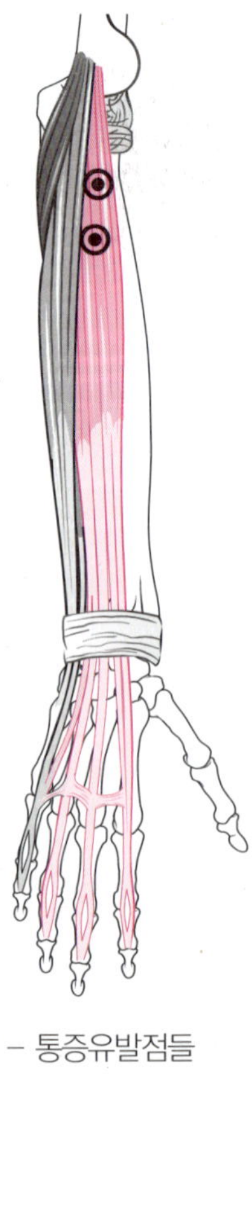

그림 4.26 c 손가락폄근 – 통증유발점들

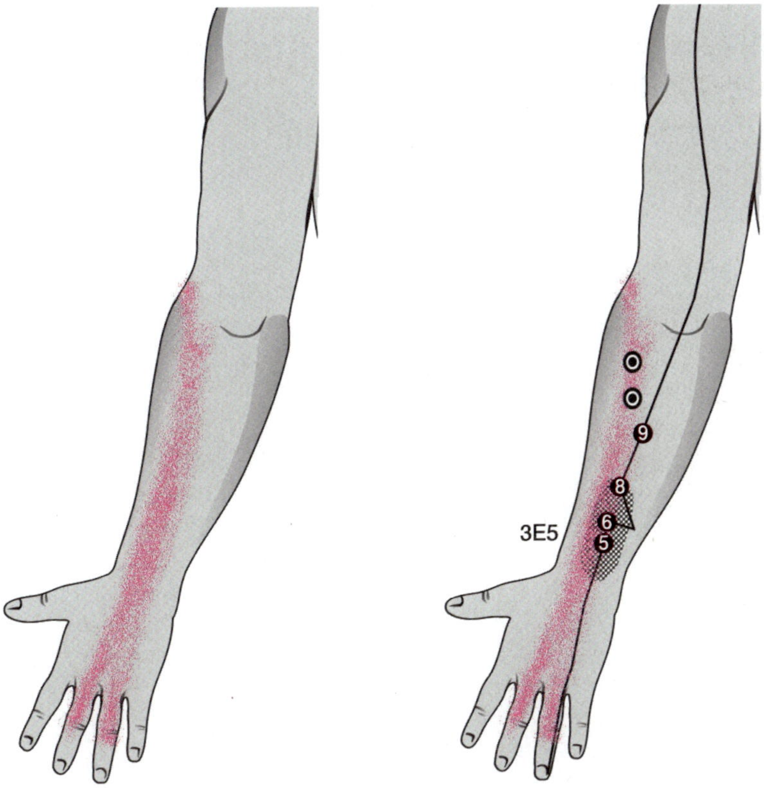

그림 4.26 d 손가락폄근 – 통증 전이와 멀리 떨어진 전이지점들

실수와 주의사항

- 손가락사이관절들이 자주 펴지고(벌레근들에 의해), 그 이후 긴손가락폄근이 잘못 활성화된다. 이로 인해, 잘못된 진단, 예를 들어, 주변부 신경들의 장애(노신경과 자신경)이 내려진다.
- 손목관절이 제대로 고정되지 않으면, 손목폄근들이 보다 큰 힘을 사용하는 것처럼 보일 수 있으며, 이는 이후 손가락폄근들의 활성화로 이어진다.

구축

손목관절을 굽힐 때, 손허리손가락관절들이 과다하게 펴진다.

손가락의 모음 (MP)

개요 (▶ 표 4.25)

기본동작: 손가락들을 벌림상태에서 모음. 손가락의 모음은 바닥쪽뼈사이근들(안쪽)에 의해 이뤄진다. 이는 총 3개의 근육으로, 즉 집게손가락, 반지손가락, 새끼손가락의 근육이다. 가운데손가락에는 바닥쪽뼈사이근이 존재하지 않는다.

운동 범위는 손가락의 반대방향 접촉에 의해 제한된다.

표 4.25

주근육	이는 곳	닿는 곳	신경지배
바닥쪽뼈사이근들 (총 3개)	집게손가락 손허리뼈 바닥의 자쪽 면, 반지손가락과 새끼손가락 손허리뼈 바닥의 노쪽 면 (가운데손가락에는 바닥쪽뼈사이근이 없다)	같은 방향의 손가락 첫마디뼈 바닥, 손가락의 손등널힘줄	자신경 : C8, (Th1)
보조근 : 집게폄근 (집게손가락을 위한)			

검사단계 (▶ 그림 4.27a–d)

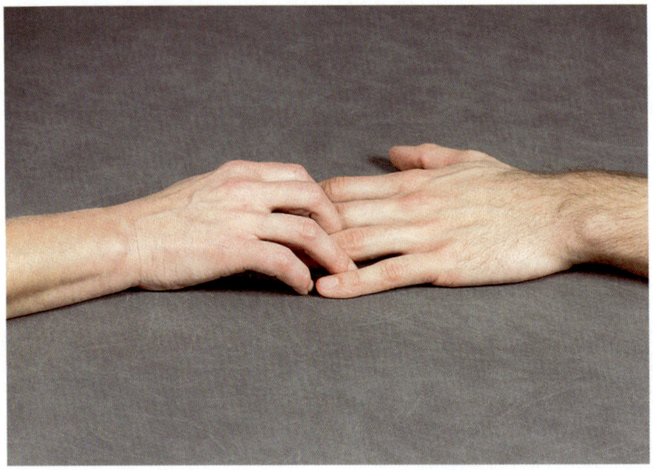

그림 4.27a 시작자세: 똑바로 누운 자세 또는 앉은 채, 아래팔과 손은 치료대 위에 손바닥쪽 면을 올려놓고, 손가락을 벌린다.

고정: 검사자의 손가락을 환자의 손가락 사이에 놓고 촉진한다.

움직임: 최대한의 벌림에서 집게손가락, 반지손가락, 새끼손가락을 동일한 속도로 모아준다.

5, 4 단계 움직임: 최대 저항에서의 모음.

3 단계 움직임: 개별 손가락 각각의 위치에 따라 모음 (가운데손가락에 접근시킴).

2 단계 움직임: 집게손가락, 반지손가락, 새끼손가락의 모음, 가운데손가락은 가만히 있는다.

1, 0 단계 움직임: 집게손가락, 반지손가락, 새끼손가락의 첫마디뼈 안쪽면 바닥에서 근육의 긴장을 촉진한다. 경우에 따라서는 움직임 방향으로 한 손가락의 경련만 감지할 수 있다.

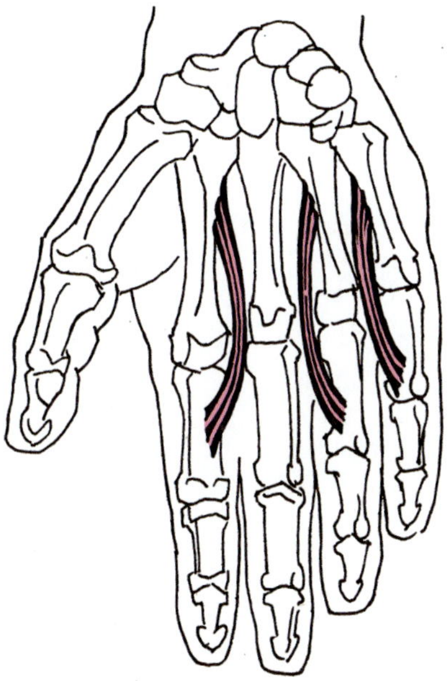

그림 4.27b 바닥쪽뼈사이근들

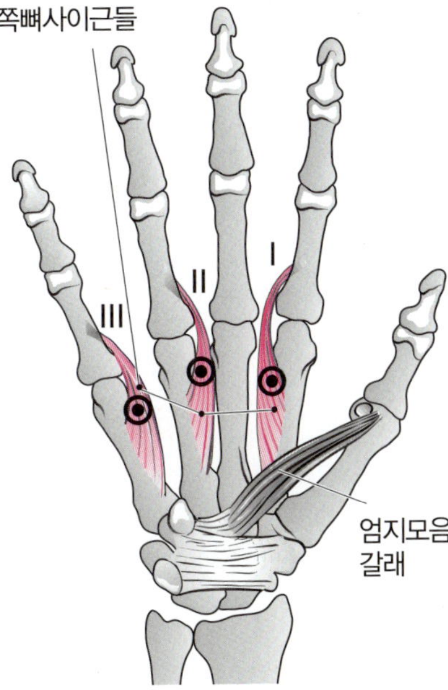

그림 4.27c 바닥쪽뼈사이근들 – 통증유발점들

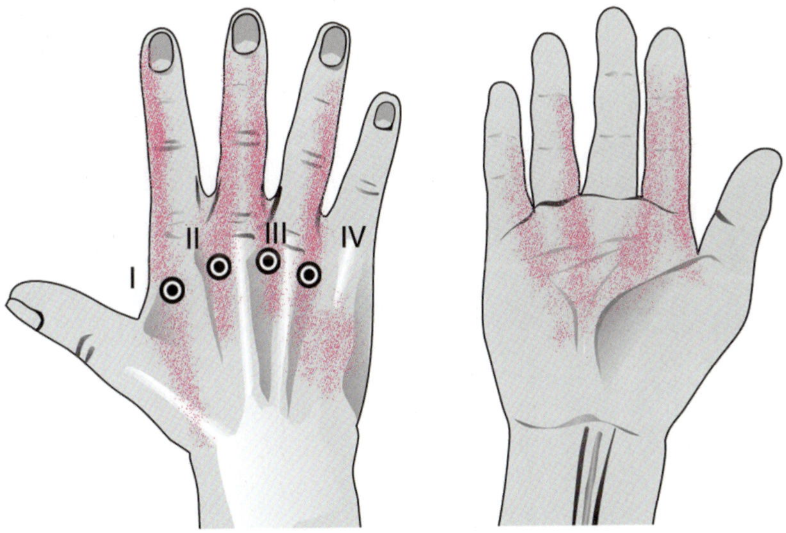

그림 4.27d 바닥쪽뼈사이근들 – 통증 전이

오류가 거의 발생하지 않는다.

구축

손가락사이관절들의 폄과 함께 손허리손가락관절들의 굽힘과 모음. 손허리손가락관절들이 과다하게 펴진 경우에는, 손가락사이관절들을 굽힐 수 없다. 손가락사이관절들이 굽혀진 상태에서 손허리손가락관절들 또한 펼 수 없다.

손가락의 벌림 (MP)

개요 (▶ 표 4.26)

기본동작: 20°에서 25° 사이로 펼친 손가락들을 벌림.

다른 손가락 관절들의 작용을 제외하고 다른 근육들이 같이 움직이는 것을 제한하기 위해 손가락 첫마디뼈에 저항을 준다. 당연히, 이들로 인해 저항이 줄어든다.

4개의 등쪽뼈사이근들이 존재하고, 2개가 가운데손가락에 닿는다.

운동 범위는 주로 관절의 모양에 따라 제한된다.

표 4.26

주근육	이는 곳	닿는 곳	신경지배
등쪽뼈사이근들 (총 4개)	이중으로, 항상 2개 손허리뼈의 서로 마주보는 면	힘줄은 손허리손가락관절을 감싸며 뻗어있고 집게손가락부터 새끼손가락까지의 첫마디뼈 바닥에 닿는다 : • 엄지손가락과 집게손가락의 힘줄은 집게손가락과 가운데손가락의 노쪽면에 • 가운데손가락과 반지손가락의 힘줄은 가운데손가락과 반지손가락의 자쪽면에 (가운데손가락은 2개의 등쪽뼈사이근을 가짐) 손가락의 손등널힘줄	자신경 : C8, (Th1)
새끼벌림근	콩알뼈, 손목가로인대	새끼손가락 첫마디뼈 바닥의 자쪽 면, 새끼손가락폄근의 널힘줄	자신경 : (C7), C8, Th1

4

검사단계 (▶ 그림 4.28a-d)

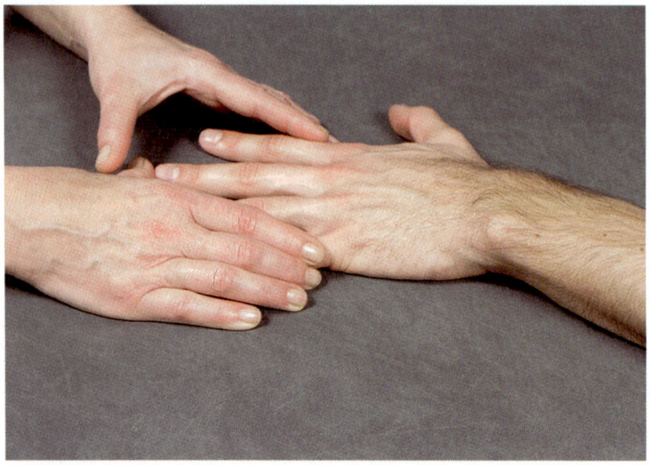

그림 4.28a 시작자세: 앉은 채 또는 똑바로 누운 자세. 아래팔, 손, 손가락(벌린 상태)은 치료대 위에 손바닥쪽 면을 올려놓고, 검사자의 양손을 집게손가락과 새끼손가락의 옆에 위치시켜 촉진한다.

5, 4 단계 움직임: 완전한 범위로 벌림.

저항: 각 손가락 첫마디뼈를 독립적으로 그리고 하나씩 노쪽 그리고 자쪽 면에.

3, 2 단계 움직임: 자쪽 모서리에서 집게손가락과 가운데손가락을, 즉 첫번째와 두번째 뼈사이근들을 검사한다.

1, 0 단계 움직임: 각 근육들이 연속해서 긴장되는 것을 손허리뼈머리 사이에서 손으로 느낄 수 있다.

더 좋은 방법: 움직이는 방향으로 손가락의 경련을 관찰한다.

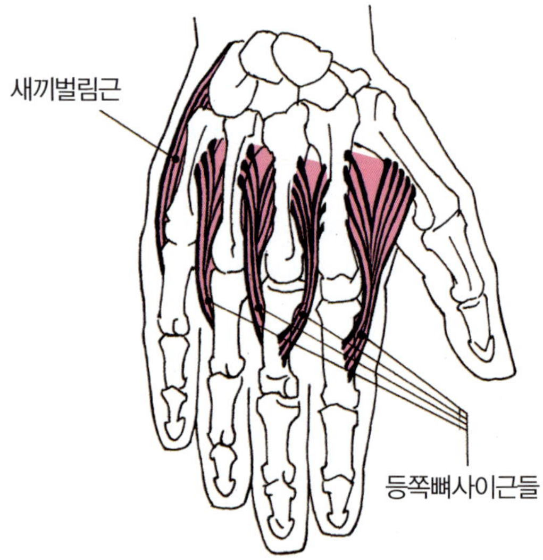

그림 4.28b 등쪽뼈사이근들과 새끼벌림근

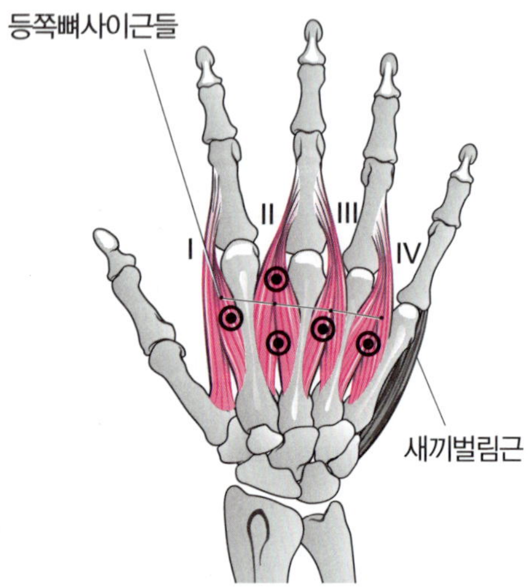

그림 4.28c 등쪽뼈사이근들과 새끼벌림근 - 통증유발점들

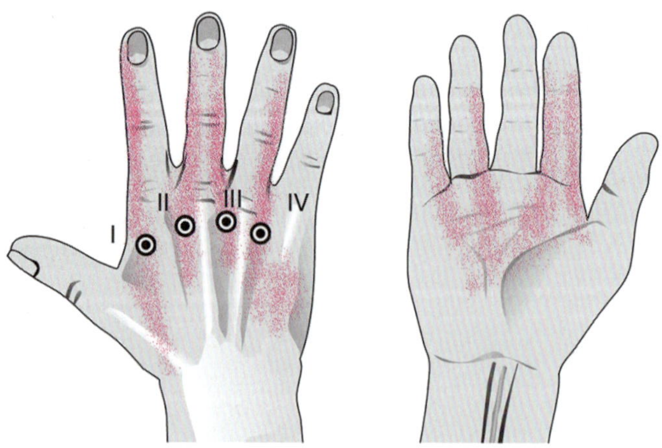

그림 4.28d 등쪽뼈사이근들과 새끼벌림근 - 통증 전이

오류는 실질적으로 발생하지 않는다.

구축

손가락들이 펴진다. 손허리손가락관절이 굽혀졌을 때, 손가락사이관절들을 굽힐 수 없다. 반대로 손가락들이 손가락사이관절에서 굽혀졌을 때, 손허리손가락관절들을 굽힐 수 없다.

몸쪽 손가락사이관절의 굽힘 (Proximal interphalangeal joint, PIP)

개요 (▶ 표 4.27)

기본동작: 손허리손가락관절을 편 채 몸쪽 손가락사이관절들을 굽힘. 운동 범위는 대략 100°를 나타낸다.

모든 단계 는 앉은 채 또는 누운 채 검사된다; 아래팔은 치료대 위에 엎침 상태로 놓는다. 손가락뼈들이 가볍기 때문에 *3 단계*와 *2 단계*가 크게 다르지 않다. 손가락들을 같이 검사하지 않고, 개별적으로 검사한다.

고정이 중요하다: 엄지손가락과 가운데손가락으로 손가락 첫마디뼈 양쪽을 잡고, 집게손가락으로 해당 손허리뼈머리를 받쳐서, 손허리뼈손가락관절을 살짝 과하게 편다.

운동 범위는 몸쪽 손가락사이관절에 의해 제한된다.

표 4.27

주근육	이는 곳	닿는 곳	신경지배
얕은손가락굽힘근	위팔갈래 : 위팔뼈의 가쪽위관절융기, 자뼈의 갈고리돌기 노갈래 : 노뼈결절의 먼쪽에서 원엎침근의 닿는 곳까지	엄지손가락을 제외한손가락 가운데마디뼈 바닥	정중신경 : C7, C8, Th1 가끔 자신경도 이 근육을 지배한다.

4

검사단계 (▶ **그림 4.29a–d**)

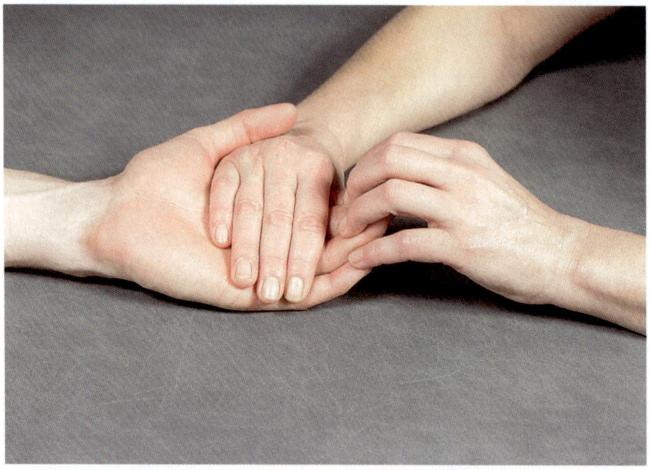

그림 4.29a 시작자세: 앉은 채 또는 똑바로 누운 자세, 팔꿉관절을 살짝 굽히며, 아래팔을 엎침 상태로 만들고, 손은 아래팔 축의 연장선에 일치시킨다. 모든 손가락들을 편다.

고정: 검사 대상인 손가락들의 첫마디뼈들을 단단히 붙잡아서, 움직임 내내 과하게 펴진 상태가 되게 한다.

5, 4 단계 움직임: 먼쪽 손가락사이관절의 완전한 굽힘. 손가락으로 가운데마디뼈의 손바닥면을 압박해서 저항을 줌.

3, 2 단계 움직임: *5, 4 단계* 와 같이.

저항: 중지.

1, 0 단계 움직임: 검사 대상 손가락의 첫마디뼈 손바닥면에서 힘줄을 촉진한다.

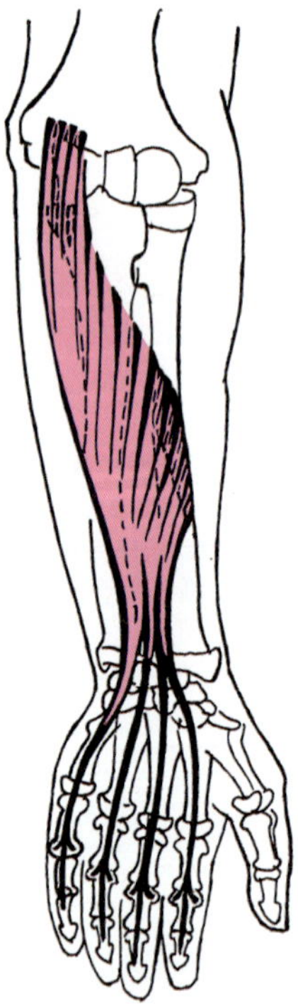

그림 4.29b 얕은손가락굽힘근

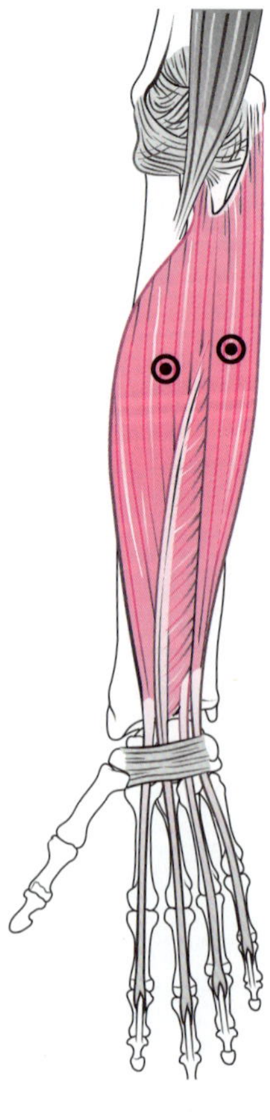

그림 4.29c 얕은손가락굽힘근 – 통증유발점들

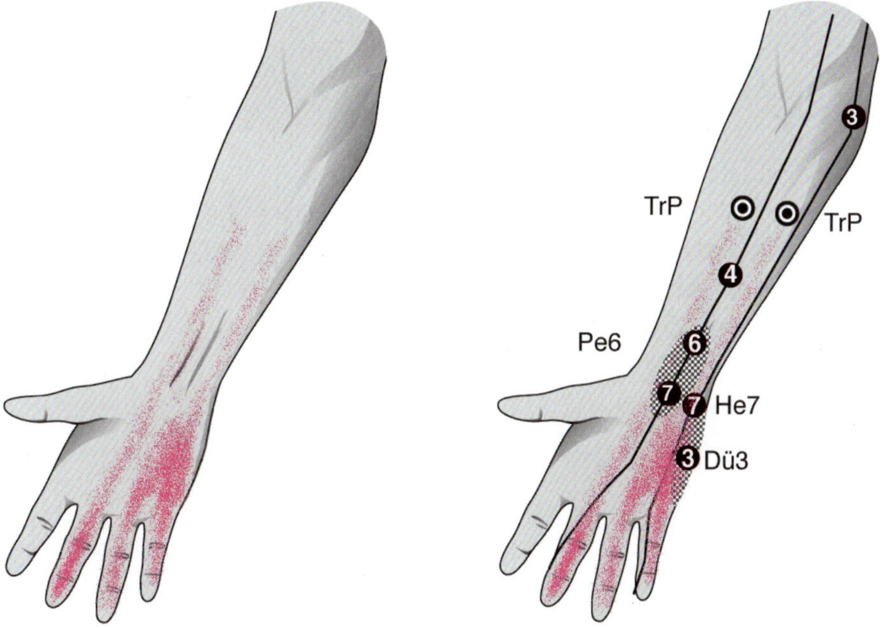

그림 4.29 d 얕은손가락굽힘근 – 통증 전이와 멀리 떨어진 전이지점들

실수와 주의사항

- 손을 움직임 내내 아래팔 축의 연장선에 위치시켜야 하는 것을 잊어먹는다.
- 올바른 굽힘과 손허리손가락관절이 과다 신전되어야 하는 것에 대해 주의하지 않는다.
- 먼쪽 손가락사이관절은 움직임 내내 펴져있어야 하고, 굽혀져서는 안된다.

구축

손목관절이 펴졌을 때 손허리손가락관절과 몸쪽 손가락사이관절이 굽혀진다.

먼쪽 손가락사이관절의 굽힘 (Distal interphalangeal joint, DIP)

개요 (▶ 표 4.28)

기본동작: 손가락관절들이 모두 펴질 때 먼쪽 손가락사이관절들이 굽혀짐. 운동 범위는 대략 80°를 나타낸다.

모든 단계에서 아래팔이 뒤침 상태인 채 검사한다. 손가락의 무게가 가볍기 때문에 *2 단계*와 *3 단계*가 특별히 구별되지 않는다. 기본적으로 각 손가락들을 개별적으로 검사한다; 손가락 모두를 한번에 검사하면 부정확하고 평가를 하기에 적절하지 않다. 고정시키는 원칙은 몸쪽 손가락사이 관절을 검사할 때와 같고, 여기에서는 몸쪽 손가락사이관절들이 펴진 상태를 유지시킨다. 운동 범위는 관절 구조에 따라 제한된다.

표 4.28

주근육	이는 곳	닿는 곳	신경지배
깊은손가락굽힘근	자뼈 손바닥쪽 면의 몸쪽 1/3 부분, 뼈사이막의 인접한 부분	엄지손가락을 제외한 손가락들의 끝마디뼈 손바닥쪽 면	정중신경(일반적으로집게손가락): C7,C8,Th1 자신경(일반적으로 가운데손가락부터 새끼손가락까지): (C7), C8, Th1

4

검사단계 (▶ **그림 4.30 a–d**)

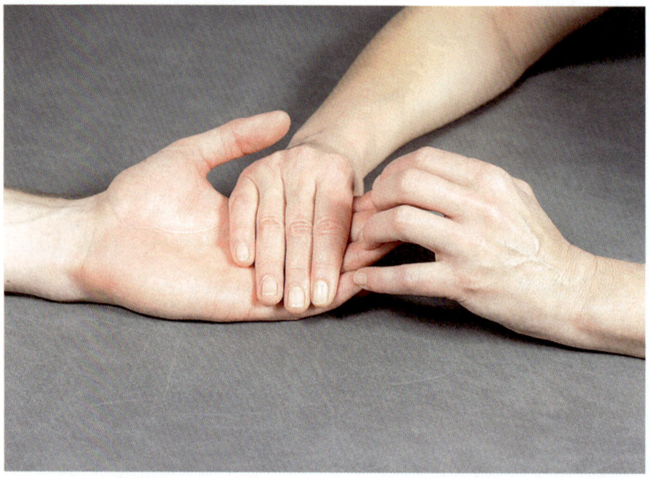

그림 4.30 a 시작자세: 똑바로 누운 자세 또는 앉은 채, 팔꿉관절을 살짝 굽히며, 아래팔은 뒤침 상태로 만들고, 손은 아래팔 축의 연장선에 일치시킨다.

모든 손가락들을 펴준다.

고정: 손가락 가운데마디뼈를 측면에서 고정.

5, 4 단계 움직임: 손가락 끝마디뼈의 완전한 굽힘

저항: 검사 대상인 손가락의 끝마디뼈 손바닥쪽 면.

3, 2 단계 움직임: 손가락 끝마디뼈의 굽힘.

1, 0 단계 움직임: 검사 대상인 손가락의 가운데마디뼈의 손바닥쪽 면에서 힘줄을 촉진한다.

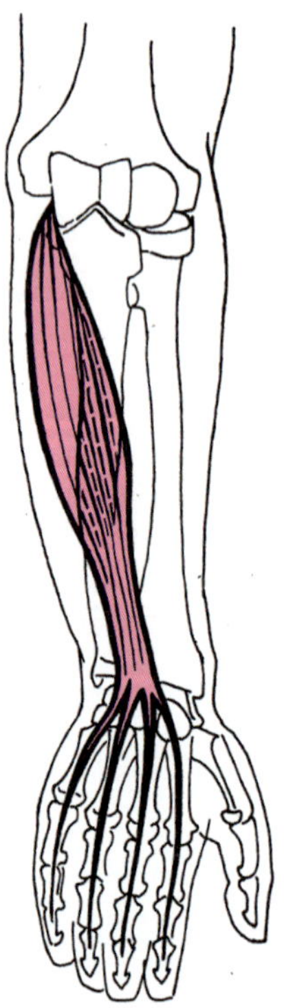

그림 4.30 b 깊은손가락굽힘근

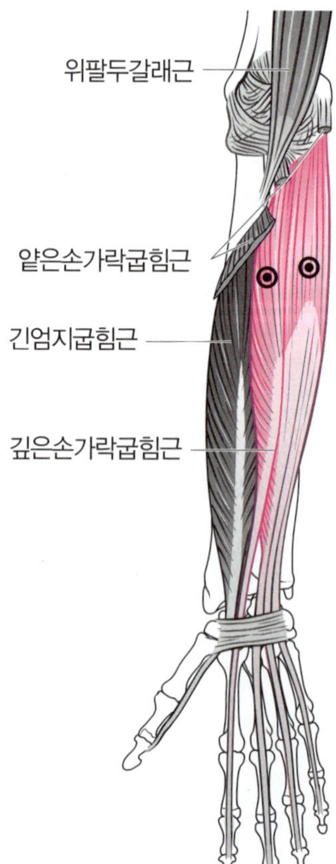

그림 4.30 c 깊은손가락굽힘근 – 통증유발점들

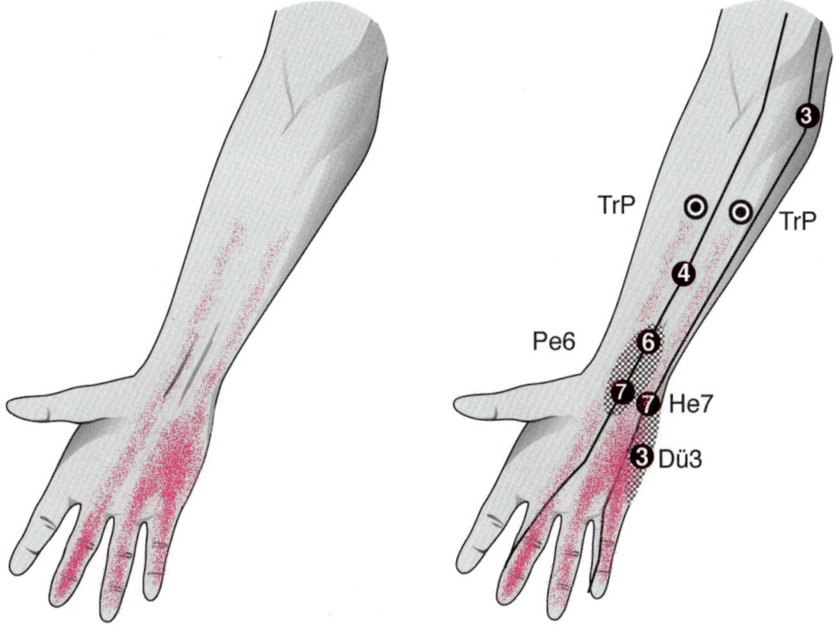

그림 4.30 d 깊은손가락굽힘근 – 통증 전이와 멀리 떨어진 전이지점들

실수와 주의사항

- 손목관절을 펴줘야 하는 것을 유의하지 않는다.
- 손가락 가운데마디뼈의 고정을 주의하지 않는다. 손가락은 양 측면에서 고정되어야 하고, 이에 따라 움직일 때 힘줄이 눌리지 않는다.
- 나머지 손가락관절들이 움직임 내내 펴진 상태를 유지한다.

구축

모든 손가락관절들이 굽혀진다.

4.4.7 엄지손가락 관절들의 근육 기능 검사

모음

개요 (▶표 4.29)

기본동작: 엄지손가락의 모음
시작자세: 벌린 상태.
안장관절의 운동 범위가 50°를 나타낸다.

엄지손가락이 검사되고, 이에 따라 엄지손가락은 손바닥 면에서 계속해서 움직인다. 손바닥에 수직한 움직임("손바닥쪽 모음")은 엄지모음근의 기능이 아니고, 주로 첫번째 등쪽뼈사이근의 기능에 따른 결과이다. 운동 범위는 엄지손가락과 집게손가락 손허리뼈의 접촉에 따라 제한된다.

표 4.29

주근육	이는 곳	닿는 곳	신경지배
엄지모음근	가로갈래 : 가운데손가락의, 때때로 집게손가락의 손허리뼈 손바닥쪽 면 빗갈래 : 알머리뼈, 집게손가락과 가운데손가락 손허리뼈 바닥의 손바닥쪽 면	엄지손가락 손허리손가락관절의 관절주머니, 엄지손가락 손허리뼈의 자쪽 바닥	자신경의 깊은가지 : (C7), C8, (Th1)
보조근 : 짧은손가락굽힘근과 긴손가락굽힘근, 긴손가락폄근, 첫번째 등쪽뼈사이근			

검사단계 (▶ 그림 4.31a–d)

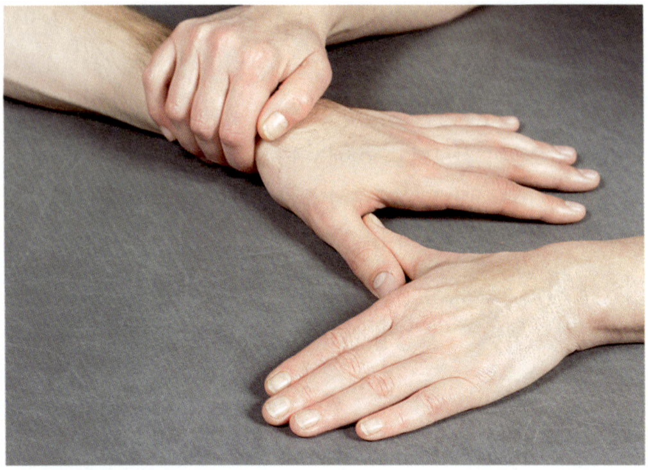

그림 4.31a 시작자세: 앉은 채 또는 누운 채, 아래팔은 치료대 위에 엎침 상태로 두며, 손은 아래팔 축의 연장선에 일치시키고, 손가락들은 펴주며, 엄지손가락을 벌린다.
고정: 손목관절. 검사자의 엄지손가락은 피검사자의 엄지손가락의 자쪽 면에 위치시켜 촉진한다.
5, 4 단계 움직임: 엄지손가락의 손바닥 면 위에서의 완전한 모음.
저항: 엄지손가락의 손허리뼈를 주로 압박하면서 엄지손가락의 자쪽 그리고 손바닥쪽 면을 압박한다.
3 단계 움직임: 엄지손가락의 손바닥 면 위에서의 모음.
2 단계 움직임: 엄지손가락의 손바닥 면 위에서의 완전한 모음.
1, 0 단계 움직임: 엄지손가락과 집게손가락의 손허리뼈 사이의 움직임의 자취.

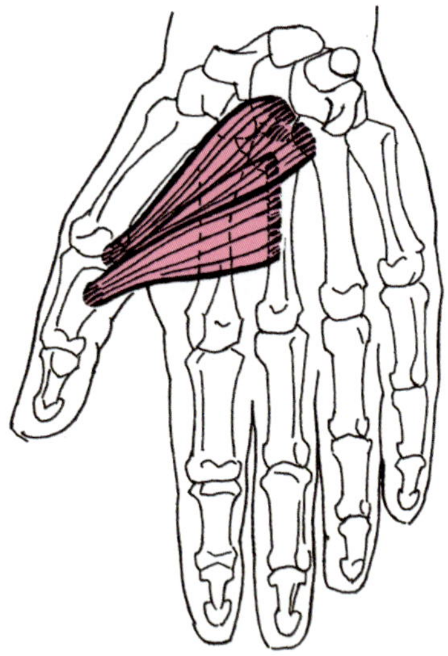

그림 4.31b 엄지손가락모음근

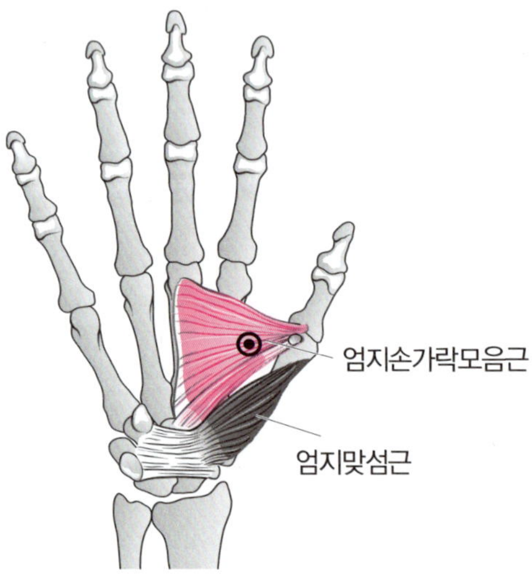

그림 4.31c 엄지손가락모음근 – 통증유발점들

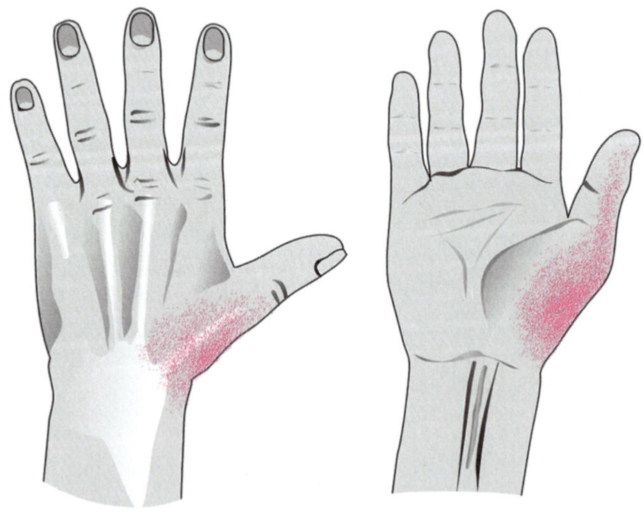

그림 4.31d 엄지손가락모음근 – 통증 전이와 멀리 떨어진 전이지점들

실수와 주의사항

움직임이 손바닥 면에서 이뤄지는지 그리고 움직임동안 엄지손가락의 손허리손가락관절과 먼쪽 손가락사이관절이 펴진 상태를 유지해야 하는 것을 유의하지 않는다.

구축

엄지손가락의 모음 상태. 완전한 범위의 벌림은 불가능하다.

엄지안장관절의 벌림

개요 (▶ 표 4.30)

기본동작: 엄지손가락를 60°~70°까지 벌림. 모든 단계에서 아래팔은 엎침 상태이다. 손은 움직임 내내 항상 아래팔 축의 연장선에 위치해야 한다.

엄지손가락의 벌림은 2가지 근육(긴벌림근과 짧은벌림근)에 의해 수행된다. 완전한 벌림은 엄지손가락의 손바닥 면에서의 측면 움직임을 뜻한다. 이 움직임은 짧은벌림근의 보조와 함께 긴벌림근에 의해 수행된다. 짧은엄지벌림근은 이와 반대로 손바닥에 수직한 움직임을 수행한다: "손바닥쪽 벌림". 이러한 움직임을 위해 짧은벌림근의 힘살에 힘줄 한가닥을 제공하는 긴엄지손가락벌림근 외에도 짧은엄지굽힘근이 같이 작용하고 엄지맞섬근 또한 함께 사용될 수 있다. 그러나, 이러한 움직임은 상당히 어렵다; 훈련없이는 건강한 사람도 이 움직임을 정확하게 하기 어렵다. 따라서, 원칙적으로 완전한 벌림만 검사하고 짧은벌림근은 개략적으로만 검사한다. 구별은 말초신경(노신경, 정중신경) 마비에 대한 감별 진단을 할 때 유용하다.

운동 범위는 주로 엄지손가락과 집게손가락 사이 연조직의 긴장에 따라 제한된다.

4

표 4.30

주근육	이는 곳	닿는 곳	신경지배
긴엄지벌림근	자뼈 몸쪽 1/3부분의 등쪽면, 뼈사이막의 인정한 부분, 노뼈 뒷면의 가운데 부분	엄지손가락 손허리뼈 바닥의 노쪽 면, 짧은엄지벌림 힘살의 근섬유다발	노신경 : (C6), C7, (C8)
짧은엄지벌림근	손배뼈결절, 손목가로인대	엄지손가락 손허리뼈바닥의 노쪽 면	정중신경 : (C6, C7), C8, (Th1)
보조근 : 짧은엄지폄근			

검사단계 (▶ 그림 4.32a–e)

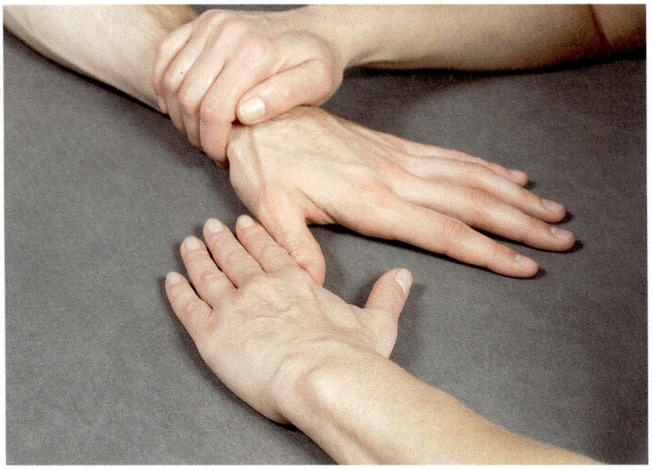

그림 4.32a 시작자세: 똑바로 누운 자세 또는 앉은 채, 아래팔은 치료대 위에 엎침 상태로 올려놓고, 손은 아래팔 축의 연장선에 위치시키며, 엄지손가락은 벌려준다. 나머지 손가락들은 이완시킨다.

고정: 손목관절. 검사자의 집게손가락을 엄지손가락의 노쪽에 위치시킨다.

5, 4 단계 움직임: 손바닥 면에서 엄지손가락의 완전한 벌림.

저항: 첫번째 손허리뼈의 노쪽 모서리.

3 단계 움직임: 손바닥 면에서 엄지손가락의 벌림.

2 단계 움직임: 모아진 엄지손가락의 완전한 벌림.

1, 0 단계 움직임: 긴엄지벌림근의 힘줄를 노뼈의 붓돌기를 거쳐 해부학상 코담배갑(Tabatièr anatomique)의 손바닥쪽 모서리에서 촉진하며 짧은엄지벌림근은 엄지두덩바닥의 노쪽에서 촉진한다.

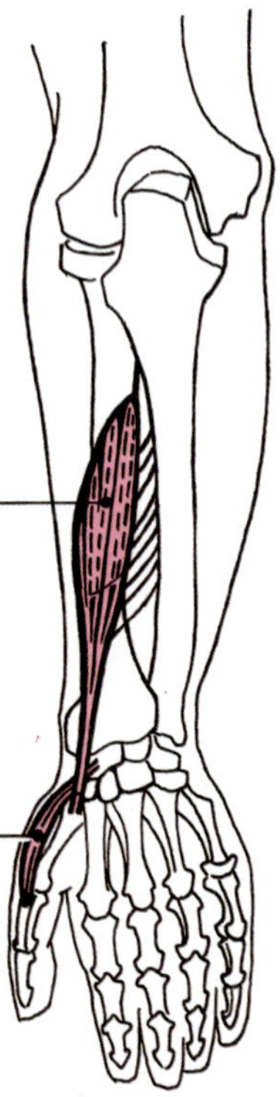

그림 4.32b 긴엄지벌림근과 짧은엄지벌림근

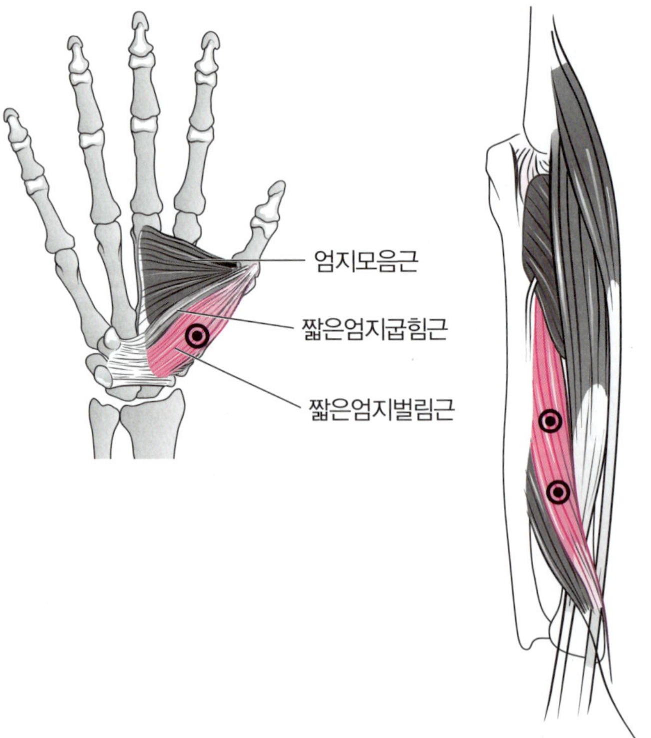

그림 4.32c 짧은엄지벌림근과 긴엄지벌림근 – 통증유발점들

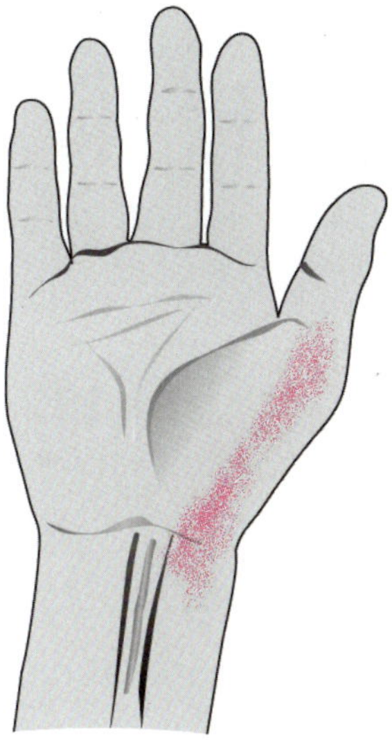

그림 4.32d 짧은엄지벌림근 – 통증 전이

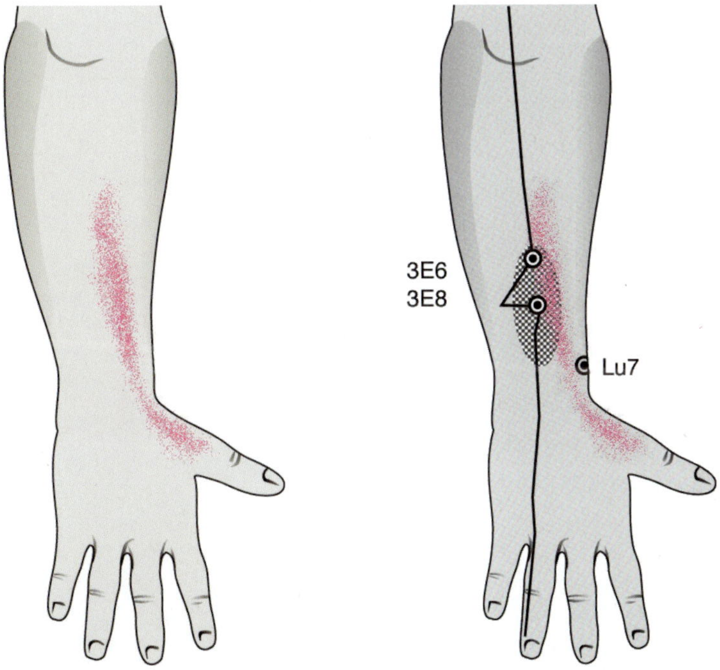

그림 4.32e 긴엄지벌림근 – 통증 전이와 멀리 떨어진 전이지점들

실수와 주의사항

- 아래팔과 손의 정확한 위치에 주의하지 않는다.
- 움직임이 항상 손바닥 면에서 정확하게 수행되는지 유의하지 않는다.
- 손의 고정을 잊어버리고 손목관절이 같이 움직이게 된다.

구축

엄지손가락의 벌림 상태와 긴벌림근이 단축 시 손이 살짝 노쪽으로 벌려지기도 함.

엄지손가락과 새끼손가락, 맞섬

개요 (▶ 표 4.31)

기본동작: 엄지손가락과 새끼손가락의 맞섬.

엄지손가락의 맞섬은 복합적인 움직임이다. 이 움직임은 엄지안장관절의 손바닥쪽 벌림으로 시작하고, "자쪽 모음"으로 이러지며, 그 후 안장관절이 살짝 굽혀지고 회전하여 맞섬의 최종 자세로 넘어간다. 이에 따라, 해당 움직임에는 여러가지 근육들이 사용된다: 먼저 벌림근들, 게다가 짧은엄지굽힘근, 엄지모음근; 본래의 맞섬이 실행될 때서야 엄지맞섬근이 주근육으로 활성화된다. 맞섬근의 주기능은 돌림과 맞섬이다. 이 움직임은 엄지안장관절에서 시작한다. 나중에 손허리손가락관절의 굽힘이 추가된다. 검사에서는 특히 엄지손가락의 맞섬을 평가한다; 해당 움직임의 범위는 60°를 나타내고, 엄지손가락 첫번째마디의 돌림에서 측정한다. 이 움직임은 엄지안장관절에서 발생한다.

3 단계 와 *2 단계* 는 구별되지 않는다.

새끼손가락의 맞섬 에는 새끼맞섬근 이외에도 네번째 벌레근, 새끼벌림근, 짧은새끼굽힘근이 사용된다.

말초 신경 마비에 대해 평가할 때는 엄지맞섬근이 정중신경의 지배를 받고, 새끼맞섬근은 이와 다르게 자신경의 지배를 받는 것을 유의해야 한다.

운동 범위는 엄지손가락과 새끼손가락이 맞닿을 때까지 검사한다.

4

표 4.31

주근육	이는 곳	닿는 곳	신경지배
엄지맞섬근	큰마름뼈결절, 손목가로인대	첫째 손허리뼈 전체를 따라 노쪽 모서리	정중신경 : (C6), C7, C8, Th1
새끼맞섬근	갈고리뼈갈고리, 손목가로인대	다섯째 손허리뼈의 자뼈 모서리	자신경 : (C7), C8, Th1
보조근 : 엄지모음근, 엄지손가락의 벌림근들과 굽힘근들	중화근 : 움직임의 2번째 단계 에서 손목의 굽힘과 노쪽 벌림에 대한 긴엄지굽힘근의 경향이 손목관절의 폄기능에 의해 제한된다. 엄지손가락폄근은 짧은엄지굽힘근을 제한한다.	안정화근 : 손바닥의 모든 근육들은 서로 길항적으로 작용한다.	

검사단계 (▶ 그림 4.33a–d)

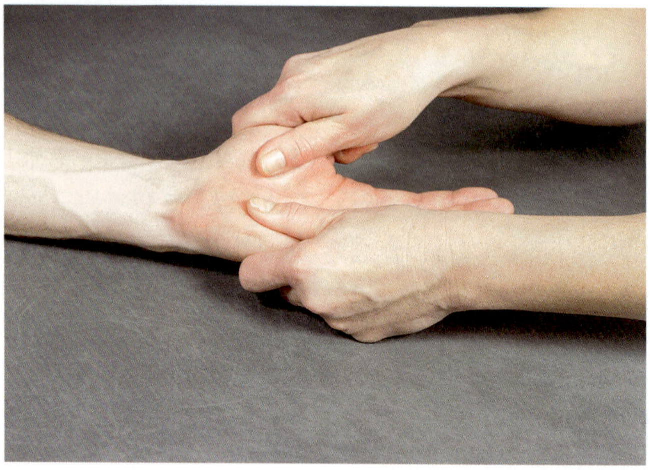

그림 4.33a 시작자세: 똑바로 누운 자세 또는 앉은 채, 아래팔은 치료대 위에 뒤침 상태로 놓고, 손은 아래팔 축의 연장선에 위치시키며, 손가락들은 펴준다.

고정: 필요하지 않음.

5, 4 단계 움직임: 엄지손가락과 새끼손가락의 맞섬, 이때 돌림이 강조된다.

저항: 첫번째부터 다섯번째까지의 손허리뼈머리 손바닥쪽 면.

3, 2 단계 움직임: 저항이 없음.

1, 0 단계 움직임: 첫번째 손허리뼈의 손바닥쪽 및 노쪽 모서리에서 근육힘살을 촉진한다. 새끼맞섬근은 새끼두덩에서 손으로 만지기 매우 어렵다; 깊은 곳에 위치하고 있어서 평가가 불가능하다.

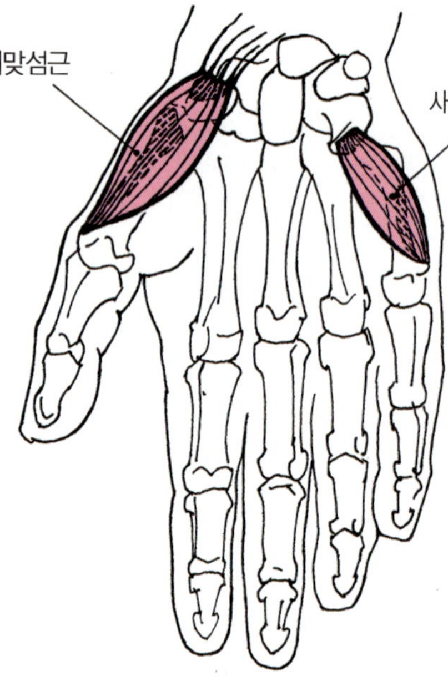

그림 4.33b 엄지맞섬근과 새끼맞섬근

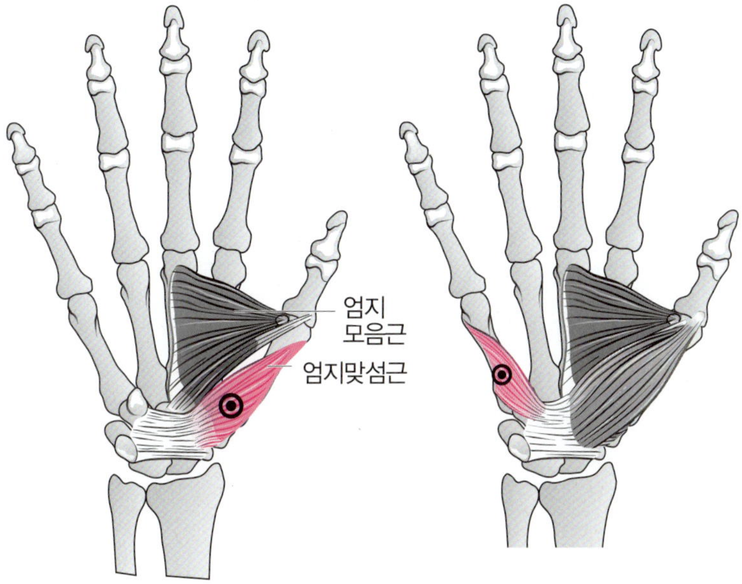

그림 4.33c 엄지맞섬근과 새끼맞섬근 – 통증유발점들

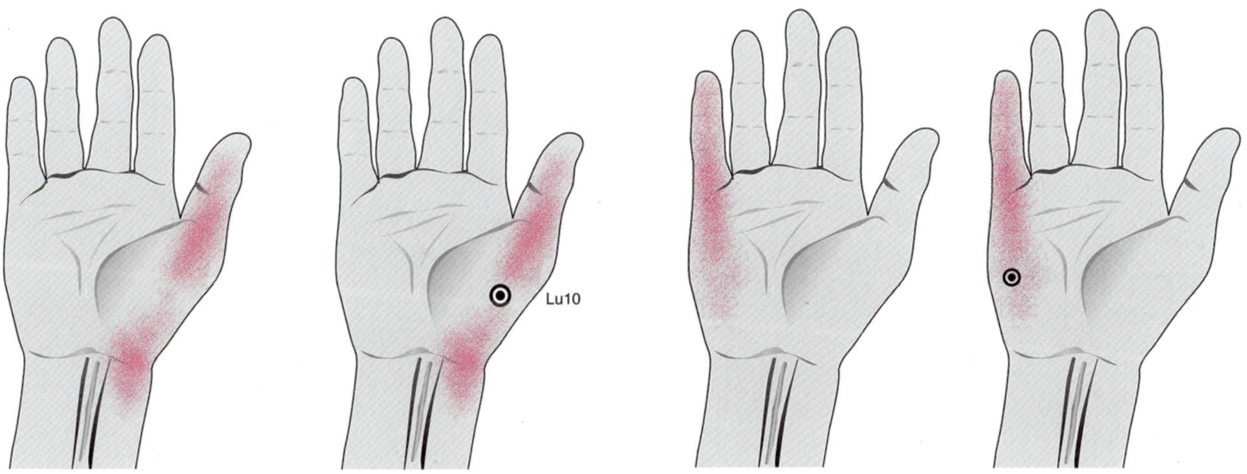

그림 4.33d 엄지맞섬근과 새끼맞섬근 – 통증 전이와 멀리 떨어진 전이지점들

실수와 주의사항

- 엄지손가락의 손바닥쪽 벌림과 함께 올바른 움직임 – 맞섬의 본질을 형성한다 – 을 유의하지 않는다; 엄지손가락 홀로 행하는 모음과 굽힘 또한 묵인되고 맞섬으로 평가된다.
- 저항이 올바르게 부여되지 않는다. 최대한의 힘으로 맞섬에 반대하는 저항을 부여해야 하고 벌림, 모음, 굽힘에 대해서는 저항을 절대 부여하지 않아야 하는 것을 잊어서는 안된다.

구축

구축은 거의 발생하지 않고 엄지손가락 또는 새끼손가락의 미약한 돌림과 맞섬에서만 나타난다.

엄지손가락 손허리손가락관절의 굽힘

개요 (▶ 표 4.32)

기본동작: 엄지손가락 손허리손가락관절이 80~90°까지 굽혀짐, 하지만 관절 가동성에 따라 변화폭이 큼.

검사를 할 때 아래팔은 치료대 위에 뒤침 자세로 위치시킨다. 안장관절이 굽혀지면 특히 마지막 단계 에서처럼 운동 조건들이 악화되므로, 첫번째 손허리뼈의 고정은 필수적이다.

2 단계 와 *3 단계* 는 구별되지 않는다.

운동 범위는 관절의 구조에 따라 제한된다.

표 4.32

주근육	이는 곳	닿는 곳	신경지배
짧은엄지굽힘근	얕은갈래 : 손목가로인대	종자뼈의 노쪽 엄지면	정중신경 : C6, C7 자신경 : C7, C8, Th1
	깊은갈래 : • 큰마름뼈 • 작은마름뼈 • 알머리뼈	종자뼈의 자쪽 엄지면	

보조근 : 짧은엄지벌림근, 엄지모음근, 긴엄지굽힘근

4

검사단계 (▶ 그림 4.34a–d)

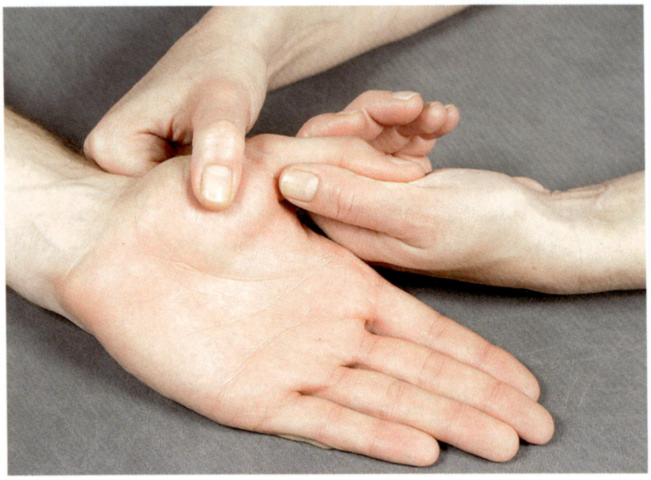

그림 4.34a 시작자세: 앉은 채 또는 똑바로 누운 자세로, 아래팔은 치료대 위에 뒤침 상태로 놓으며, 엄지손가락을 편 채 벌리고, 나머지 손가락들은 이완시킨다.

고정: 엄지두덩을 압박하지 않으면서 첫번재 손허리뼈를 시작자세에서 고정시킨다.

5, 4 단계 움직임: 저항은 손가락을 이용하여 엄지손가락 첫마디뼈 손바닥면에 부여한다. *3, 2 단계* 움직임: 저항이 없음.

1, 0 단계 움직임: 첫번째 손허리뼈의 손바닥 면에서 근육힘살을 손으로 만진다.

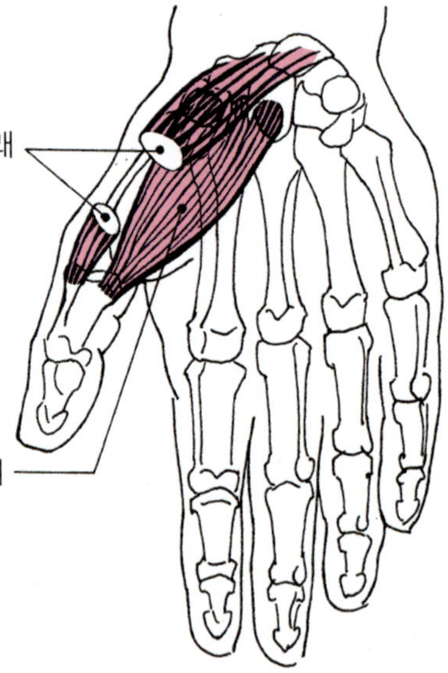

그림 4.34b 짧은엄지굽힘근

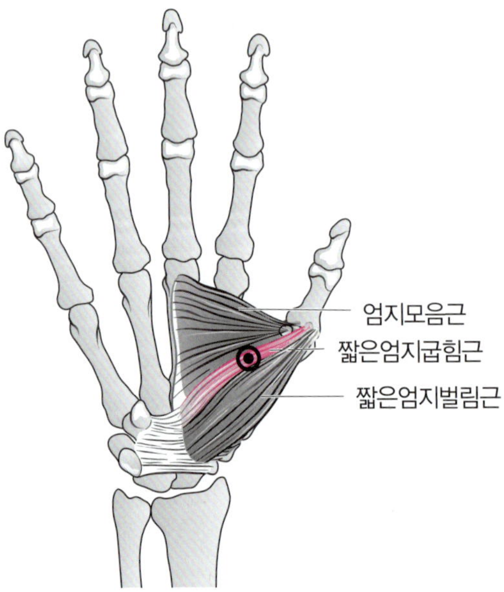

그림 4.34c 짧은엄지굽힘근 – 통증유발점들

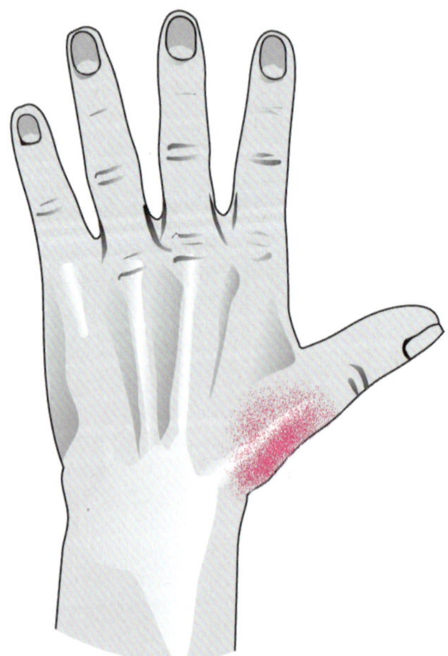

그림 4.34d 짧은엄지굽힘근 – 통증 전이

오류

- 첫번째 손허리뼈를 고정해야 하지만 잊어먹는다.
- 엄지손가락 끝마디뼈를 굽히면 안된다.

구축

엄지손가락 손허리손가락관절이 굽혀짐.

엄지손가락 손허리손가락관절의 폄

개요 (▶ 표 4.33)

기본동작: 엄지손가락 손허리손가락관절의 폄.

시작자세: 최대한의 굽힘.

모든 검사단계에서 아래팔은 엎침 상태로 위치시킨다. 손은 항상 아래팔 축의 연장선에 놓인다.

*3 단계*와 *2 단계*는 구별되지 않는다.

운동 범위는 관절 구조와 손바닥의 인대에 의해 제한된다.

표 4.33

주근육	이는 곳	닿는 곳	신경지배
짧은엄지폄근	노뼈의 뒷면, 긴엄지벌림근의 먼쪽, 뼈사이막	엄지손가락 손허리손가락관절 바닥의 뒷면	노신경 : (C6), C7, (C8)
보조근 : 긴엄지폄근			

검사단계 (▶ **그림 4.35a–d**)

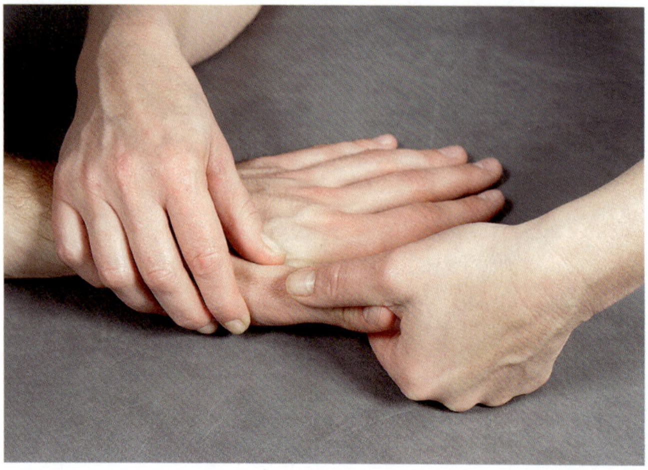

그림 4.35a 시작자세: 앉은 채 또는 누운 채, 아래팔은 치료대 위에 엎친 상태로 두며, 손은 아래팔 축의 연장선에 위치시키고, 엄지손가락은 모음과 벌림의 중간 상태로 둔 채 손허리손가락 관절에서 고정시키며, 나머지 손가락들은 이완시킨다.

고정: 첫번째 손허리뼈를 살짝 고정시킨다. 손은 항상 아래팔 축의 연장선에 위치시킨다.

5, 4 단계 움직임: 엄지손가락 손허리손가락관절의 폄. 엄지손가락 첫마디뼈 뒷면에 저항을 부여한다.

3, 2 단계 움직임: 저항이 없음.

1, 0 단계 움직임: 첫번째 손허리뼈 바닥에서 힘줄을 촉진한다.

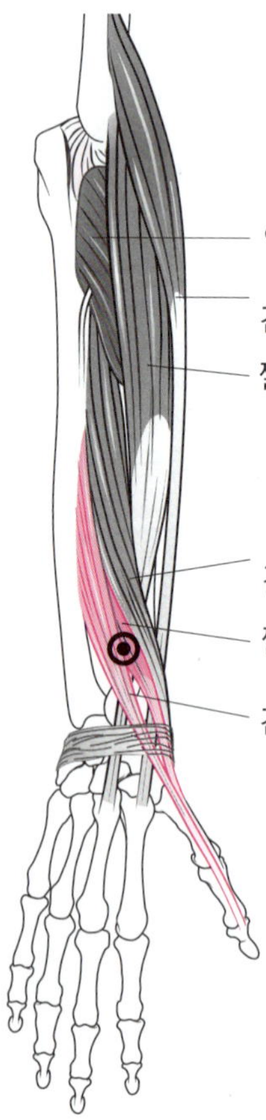

그림 4.35c 짧은엄지폄근 – 통증유발점들

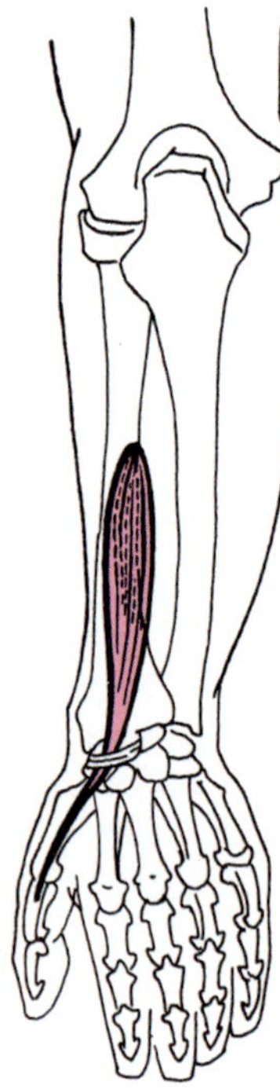

그림 4.35b 짧은엄지폄근

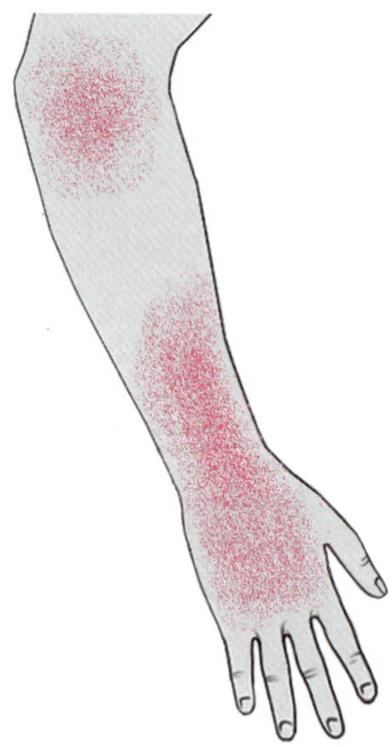

그림 4.35d 짧은엄지폄근 – 통증 전이

실수와 주의사항

- 움직임이 정말 엄지손가락 손허리손가락관절에서 수행되는지 특별히 주의해야 한다.
- 긴엄지폄근의 힘줄과 헷갈릴 수 있으므로 세심한 촉진이 필요하다.

구축

엄지손가락 손허리손가락관절이 완전히 굽혀지지 않는다.

먼쪽 손가락사이관절의 굽힘

개요 (▶ 표 4.34)

기본동작: 엄지손가락 먼쪽 손가락사이관절을 80°까지 굽힘.

검사를 할 때 아래팔은 뒤침 상태이다. 근육이 기능하기 가장 용이한 자세를 유지하기 위해서, 첫마디뼈의 고정은 필수적이다.

*2 단계*와 *3 단계*는 구별되지 않는다.

운동 범위는 관절 구조에 따라 제한된다.

표 4.34

주근육	이는 곳	닿는 곳	신경지배
긴엄지굽힘근	노뼈 손바닥쪽 면의 중간 1/4 부분, 인접한 뼈사이막	엄지손가락의 끝마디뼈	정중신경 : (C6), C7, C8, (Th1)

4

검사단계 (그림없음)

5, 4 단계

시작자세: 누운 채 또는 앉은 채, 아래팔은 치료대 위에 뒤침 상태로 놓고, 엄지손가락은 편 채 벌리며, 나머지 손가락들은 이완시킨다.

고정: 엄지손가락 첫마디뼈를 양쪽에서 고정.

움직임: 엄지손가락 먼쪽 손가락사이관절의 완전한 굽힘.

저항: 엄지손가락 끝마디뼈의 손바닥쪽 면에 저항을 부여함.

3, 2 단계 시작자세, 고정, 움직임은 *5, 4 단계*와 같다. 저항은 부여하지 않는다.

1, 0 단계

시작자세: 누운 채 또는 앉은 채. 아래팔은 치료대 위에 뒤침 상태로 놓는다.

고정: 엄지손가락 첫마디뼈.

환자가 움직이는 동안 엄지손가락 첫마디뼈의 손바닥쪽 면에서 힘줄의 긴장을 손으로 만진다.

▶ **그림 4.36a–c**는 긴엄지굽힘근과 통증유발점들,

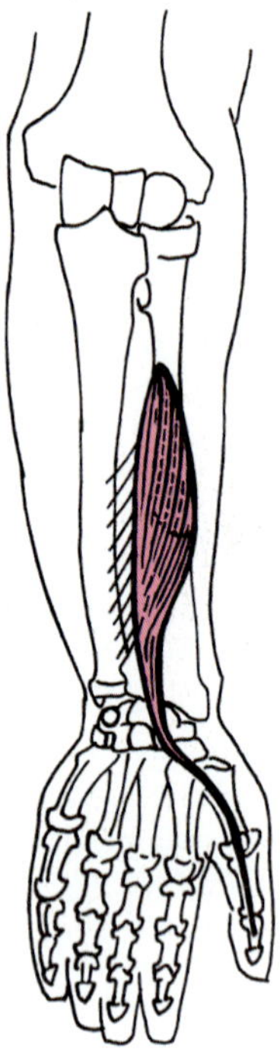

그림 4.36a 긴엄지굽힘근

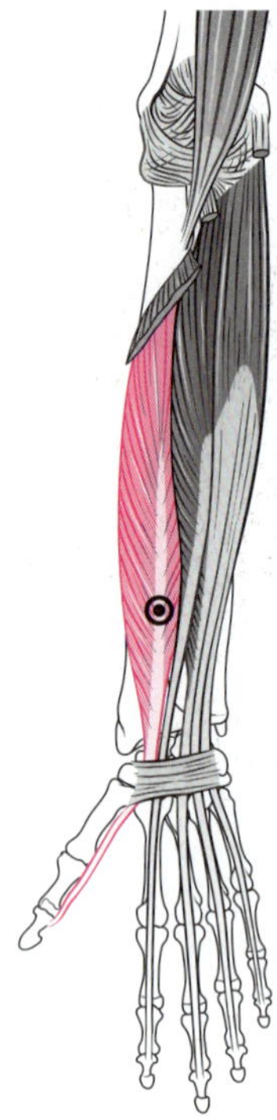

그림 4.36b 긴엄지굽힘근 – 통증유발점들

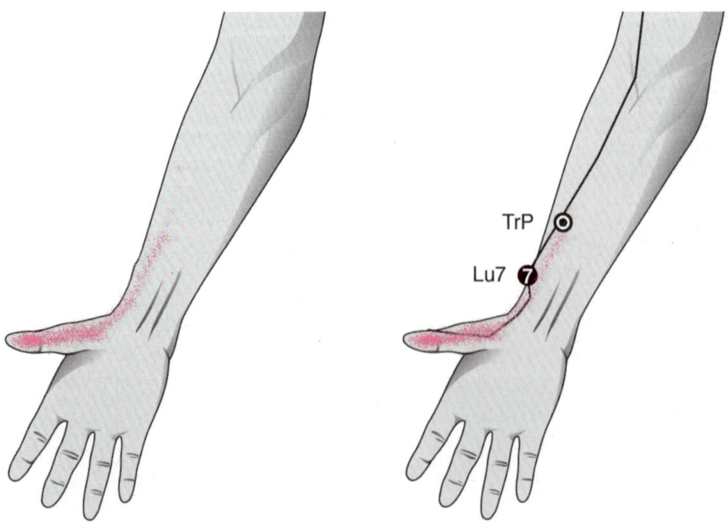

그림 4.36c 긴엄지굽힘근 – 통증 전이와 멀리 떨어진 전이지점들

통증 전이 및 멀리 떨어진 전이지점들을 보여준다.

일반적으로 **오류**는 발생하지 않는다.

구축

엄지손가락 끝마디뼈가 굽혀진다.

엄지손가락 먼쪽 손가락사이관절의 폄

개요 (▶ 표 4.35)

기본동작: 엄지손가락 먼쪽 손가락사이관절이 최대한 굽힌 상태에서 펴짐.

검사하는 동안 아래팔은 뒤침 상태로 있으며, 손은 항상 아래팔 축의 연장선에 위치한다. 손목관절의 폄은 동시에 긴폄근의 이완을 유발하고 이로 인해 엄지손가락 관절의 운동 조건들을 현저히 악화시킨다.

*3 단계*와 *2 단계*는 구별되지 않는다.

운동 범위는 주로 관절 주머니의 긴장에 따라 제한된다.

4

표 4.35

주근육	이는 곳	닿는 곳	신경지배
긴엄지폄근	자뼈 뒷면의 가운데 1/3 부분, 뼈사이막	엄지손가락 끝마디뼈 바닥의 뒷면	노신경 : (C6), C7, C8

4

검사단계(그림없음)

5, 4 단계

시작자세: 앉은 채 또는 누운 채, 아래팔은 치료대 위에 뒤침 상태로 놓고, 엄지손가락은 먼쪽 손가락사이관절을 굽히며, 손허리손가락관절을 펴고, 나머지 손가락들은 이완시킨다.

고정: 엄지손가락 첫마디뼈를 양쪽에서 고정. 손은 정확히 아래팔 축의 연장선에 위치시킨다.

움직임: 먼쪽 손가락사이관절의 폄.

저항: 엄지손가락 손톱에 저항을 부여함.

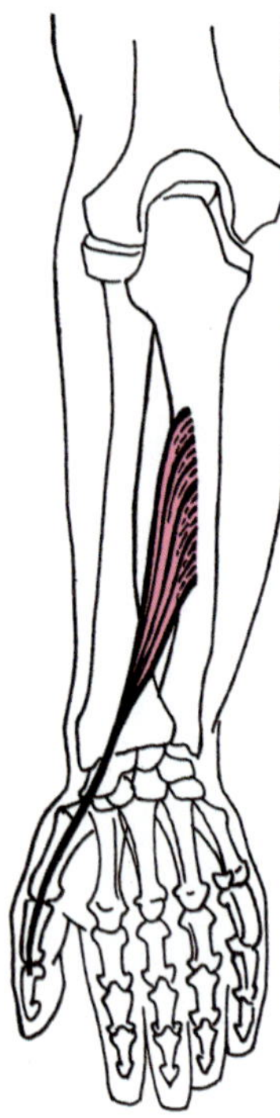

그림 4.37a 긴엄지폄근

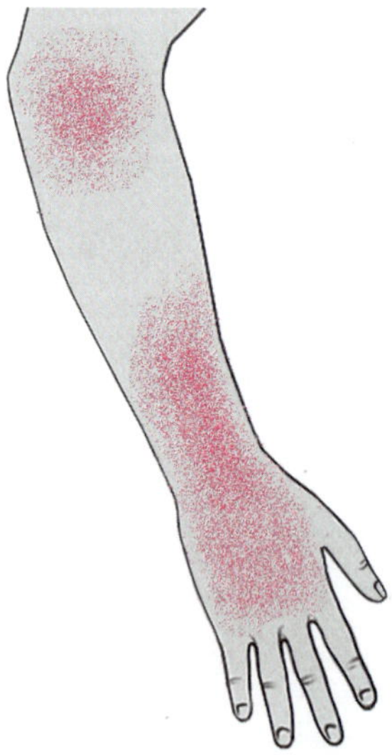

그림 4.37c 긴엄지폄근 – 통증 전이

3, 2 단계

시작자세, 고정, 움직임은 *5, 4 단계*와 같다. 저항은 부여하지 않는다.

1, 0 단계

시작자세: 아래팔은 치료대 위에 뒤침 상태로 놓고, 손은 아래팔 축의 연장선에 위치시킨다.

환자가 움직이는 동안 엄지손가락 끝마디뼈 뒷면 또는 짧은폄근 힘줄 뒤쪽의 첫번째 손허리뼈 바닥에서 힘줄의 긴장을 촉진한다.

▶ **그림 4.37a–c** 는 긴엄지폄근과 통증유발점들, 통증전이 및 멀리 떨어진 전이지점들을 보여준다.

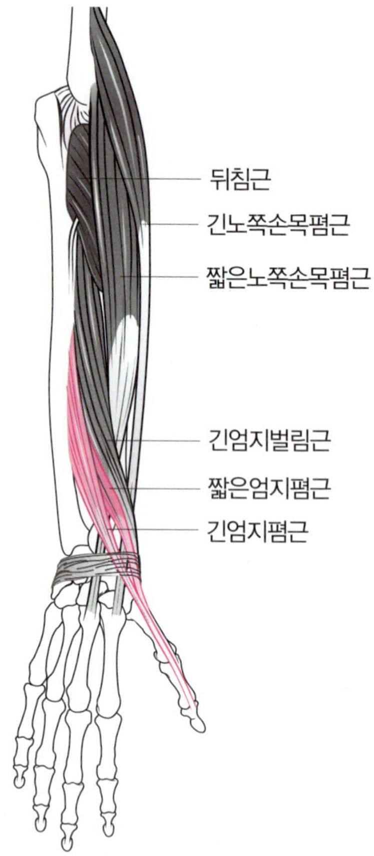

그림 4.37b 긴엄지폄근 – 통증유발점들

실수와 주의사항

- 이 움직임이 먼쪽 손가락사이관절에서만 수행되는지 주의하지 않는다. 손허리손가락관절 또는 심지어 손목관절이 같이 움직이게 된다.
- 근육의 긴장을 촉진할 때, 짧은 엄지폄근의 힘줄을 유의해야 한다.

구축

엄지손가락 손허리손가락뼈의 굽힘의 범위가 제한된다.

4.5 다리

Untere Extremität

개요

다리는 기본적으로 팔과 동일한 구조를 갖고 있으며, 전체적으로 더 크고, 더 힘이 세고, 더 안정적일 뿐이다. 다리에는 2가지 주요 기능들이 있다: 정적 운동 기능과 전방 이동(보행). 따라서, 다리는 팔과 같이 움직임의 자유가 크지 않다.

팔과 차이점

- 가장 큰 차이점은 넙다리뼈와 골반의 연결이며, 이는 잘 움직여야할 뿐 아니라, 특히 하중을 잘 견딜 수 있어야 한다.
- 종아리의 움직임: 아래팔에 아주 중요한 돌림이 극히 제한된다.
- 발의 구성: 발은 특히 정적 기능에 적절하고 정밀한 움직임을 할 수 없다. 몇가지 발근육들은 심지어 발달되지 않고 퇴화됐다.

엉덩관절은 골반을 연결하고 그와 동시에 상체도 연결한다. 이 관절은 구관절(절구관절)이다. 넙다리뼈 머리는 절구로 2/3가 둘러싸여있다. 그러므로, 운동 범위가 비교적 제한된다. 엉덩관절에서 가장 중요한 움직임들은 다음과 같다:

- *굽힘(다리를 앞으로 들어올림)과 폄(뒤로 들어올림):*
  - 무릎관절을 굽힌 상태에서는 최대 120°까지만 굽혀진다.
  - 이마면 뒤쪽으로의 과다 신전은 대략 15°까지만 가능하다.
- *모음(안으로 끌어당김)과 벌림(옆으로 내뻗음):* 이때 운동 범위는 각 방향으로 45°를 나타낸다.
- *안쪽돌림과 가쪽돌림:*

완전한 운동 범위는 75°를 나타내고, 이 중 기본자세에서 안쪽돌림이 대략 30°, 가쪽돌림이 대략 45°이다. 변화폭이 크다.

이러한 기본동작들이 합쳐져서 복합적인 움직임, 특히 휘돌림을 생성한다.

무릎관절은 넙다리뼈와 정강뼈로 이뤄진다. 해당 관절의 앞면에는 큰 종자뼈인 무릎뼈가 있다. 무릎관절은 사람의 신체에서 가장 큰 관절이다. 이 관절에는 수많은 접촉면과 다양한 인대구조들이 있다. 이 관절에는 2개의 연골판들(반달연골)이 끼워져 있으며, 이는 넙다리뼈와 정강뼈의 접합이 더 좋게 만든다. 이 연골판들은 고르지 못한 접촉면을 완충 장치로서 맞닿게하며 이에 따라 정강뼈를 뒤로 밀기 쉽게한다. 무릎관절에서는 실질적으로 두가지 움직임, 즉 120°~140°의 굽힘과 폄만 중요하다. 그 밖에, (수직으로) 굽혀지고 이완된 무릎관절에서 50°~60°의 돌림 또한 가능하다.

복사뼈관절들은 공통적으로 발의 움직임을 가능하게 한다. 해부학적으로 2가지 주요관절들이 중요하다:

- *위발목관절(발목관절;Articulatio talocruralis);* 이 관절은 정강뼈, 종아리뼈, 목말뼈로 구성된다.
- *아래발목관절(목말발꿈치발배관절;* Articulatio talocalcaneonavicularis), 목말뼈, 발꿈치뼈, 발배뼈로 구성된다.

이러한 발목의 중요 관절들 이외에도 수많은 종속관절들 또한 존재한다. 모든 발관절들은 하나의 기능적 단위를 형성한다. 발목관절들의 기본동작들은 다음과 같다:

- *발등굽힘과 발바닥굽힘;* 가능한 운동 범위는 70°를 나타낸다, 이 중 기본자세에서 40°까지 발바닥굽힘이 가능하고, 30°까지 발등굽힘이 가능하다.
- *발의 세로축을 기준으로 덮침과 엎침.*

기본동작들의 합성을 통해 복합적 움직임들이 발생한다 – 예: 휘돌림. 안쪽번짐(발의 안쪽 가장자리를 들어올림, 안쪽돌림, 뒤침)과 가쪽번짐(발의 바깥쪽 가장자리를 들어올림, 가쪽돌림, 엎침)의 용어가 가끔 사용된다.

발가락관절들에는 손가락관절들처럼 특이한 가동성이 존재하지 않는다. 그럼에도 불구하고, 이 관절들은 매우 중요하다, 예: 무게중심을 유지하기 위해, 발가락 끝으로 일어설 때, 걸을 때, 뛰어오를 때 등.

발허리발가락관절들은 굽힘과 폄이 가능하고, 모음과 벌림 또한 작은 범위나마 가능하다. 인간은 모음과 벌림을 거의 사용하지 않는다.

발가락사이관절들은 굽힘과 폄만 가능하다.

다리의 신경

다리의 신경지배는 2개의 큰 신경다발들이 있다:

- 허리신경얼기(Plexus lumbalis)
- 엉치신경얼기(Plexus sacralis)

허리신경얼기

이 신경얼기는 L1, L2, L3 신경근으로 구성된 중심섬유로 이어지며 Th12와 L4 신경근과 연결돼 있다. 이 신경얼기에서 다음의 신경들이 뻗어나간다: 근육가지들, 엉덩아랫배신경, 엉덩고샅신경, 음부넙다리신경, 가쪽넙다리피부신경, 넙다리신경, 폐쇄신경.

- *근육가지들* 은 허리네모근, 큰허리근, 작은허리근을 위한

4

짧은 잔가지들이다.

- *엉덩아랫배신경* (Th12, L1)은 혼합신경이다. 이 신경은 근육가지들로 배벽의 근육들(배빗근들, 배가로근, 배곧은근)을 지배하고 피부가지들(가쪽피부가지와 안쪽피부가지)로 두덩부위와 엉덩이를 지배한다.
- *엉덩고샅신경* (Th12, L1)은 운동신경으로서 배가로근과 배속빗근을 지배하고 감각신경으로서 샅굴부위와 남성의 경우 음낭 및 음경, 여성의 경우 불두덩 및 대음순 일부를 지배한다.
- *음부넙다리신경* (L1, L12)은 고환올림근, 음낭 또는 음순, 샅굴부위 아래 피부의 극히 일부를 지배한다.
- *가쪽넙다리피부신경* (L2, L3)은 실질적으로 순수한 감각신경이다. 이 신경은 넓적다리 가쪽면의 피부를 지배한다.
- *넙다리신경* (L1–L4)은 전체 신경얼기에서 가장 큰 신경이다. 이 신경은 혼합신경이고 운동신경 가지들로 엉덩허리근, 넙다리빗근, 넙다리네갈래근의 네 갈래 모두, 두덩근을 지배한다. 감각신경 섬유들은 앞피부가지들을 거쳐 넓적다리의 앞쪽면 및 안쪽면을 그리고 두렁신경을 거쳐 무릎의 앞쪽면 및 안쪽면과 장딴지와 발의 안쪽면을 지배한다. 넙다리신경의 손상은 항상 다리의 운동능력을 크게 저하시킨다. 이 때, 엉덩관절을 굽히거나 무릎관절을 펴지 못한다. 당연하게도 손상이 어느 위치(높이)에서 발생하였는지가 중요하다. 이에 따라, 해당 지배영역의 감각수용성이 저하된다.
- *폐쇄신경* (L2–L4)은 두덩근, 긴모음근, 짧은모음근, 두덩정강근, 큰모음근, 바깥폐쇄근을 지배한다. 감각신경으로서는 넓적다리 안쪽 부분을 지배한다.

엉치신경얼기

엉치신경얼기는 3부분으로 구성되어 있다:

- 궁둥신경얼기(Plexus ischiadicus)
- 음부신경얼기(Plexus pudendalis)
- 꼬리신경얼기(Plexus coccygeus)

궁둥신경얼기

L4–S3 신경근에서 비롯된 궁둥신경얼기는 다음의 신경들을 뻗어낸다: 근육가지들, 위볼기신경, 아래볼기신경, 뒤넙다리피부신경, 궁둥신경:

- *근육가지*들은 섬세한 가지들로, 궁둥구멍근, 속폐쇄근, 위쌍둥근, 아래쌍둥근, 넙다리네모근을 지배한다.
- *위볼기신경(머리쪽)* (L4–S1)은 중간볼기근, 작은볼기근, 넙다리근막긴장근을 지배한다.
- *아래볼기신경(꼬리쪽)* (L5–S2)은 큰볼기근의 운동신경이다.
- *뒤넙다리피부신경* (S1–S2)은 감각신경으로, 아래쪽 엉덩이부위(아래볼기피부신경), 샅부위(샅가지), 넓적다리에서 오금까지의 뒷면(뒤쪽넙다리피부가지)의 피부를 지배한다.
- *궁둥신경* (L4–S3)은 인간의 신체에서 가장 강한 신경이다. 넓적다리에는 넙다리두갈래근, 반힘줄근, 반막근, 큰모음근의 일부분으로 뻗어진 가지들이 존재한다. 넓적다리의 중간쯤에서 2개의 다발로 나눠진다:
  - 정강신경
  - 온종아리신경

정강신경

- 이 신경은 수많은 가지들을 뻗는다; 말단으로 분지되기 전 가장 중요한 안쪽발바닥신경과 가쪽발바닥신경은 다음과 같다:
  - 장딴지세갈래근, 햄스트링, 장딴지빗근, 뒤정강근, 긴발가락굽힘근, 긴엄지굽힘근의 근육가지들
  - *안쪽장딴지피부신경:* 이러한 감각신경은 장딴지교통신경가지와 함께 장딴지신경으로 합쳐진다. 이 신경은 장딴지면, 즉 발꿈치, 종아리쪽 발 가장자리, 새끼발가락의 종아리(fibula)쪽 면의 감각신경을 지배한다.
  - 무릎관절과 발목관절의 가지들
  - 발꿈치 안쪽면 피부의 섬유들
- *안쪽발바닥신경*은 엄지벌림근과 짧은발가락굽힘근, 짧은엄지굽힘근, 첫번째와 두번째 벌레근을 지배한다. 감각신경으로서는 발바닥의 정강이쪽 면과 엄지발가락부터 넷째발가락의 정강이쪽 1/2까지의 발바닥을 지배한다.
- *가쪽발바닥신경*은 발바닥네모근, 새끼벌림근, 새끼맞섬근, 짧은발가락굽힘근, 발가락사이근들, 세번째와 네번째 벌레근들, 엄지모음근을 지배한다. 감각신경으로서는 발바닥의 가쪽면, 넷째발가락의 종아리쪽 1/2과 새끼발가락 전체를 지배한다.

이와 같이, 정강신경은 발의 굽힘근들 및 뒤침근들, 긴발가락굽힘근들, 대부분의 짧은 발근육들을 지배한다. 감각신경으로서는 발꿈치부분의 거의 모두와 발바닥을 지배한다.

정강신경이 손상됐을 때, 손상된 높이에 따라 발바닥 끝으로 서는 것이 불가능하고 한 발로 높이 뛰는 것이 어렵다. 발의 뒤침과 발가락 굽힘이 불가능하다. 정강이쪽 부분을 제외한 발꿈치부근 및 발바닥의 감각에 이상이 생긴다.

온종아리신경

이 신경은 무릎관절에 가지들을 뻗고, 나아가 장딴지 가쪽면을 위해 가쪽장딴지신경을 그리고 장딴지신경교통가지(이 가지는 정강신경에서 나온 가쪽장딴지신경과 이어진 후 장딴지신경이 된다)를 뻗는다; 최종적으로 이 신경은 깊은종아리신경과 얕은종아리신경으로 나눠진다.

- *깊은종아리신경*은 앞정강근, 긴발가락폄근 및 짧은발가락폄근, 긴엄지폄근 및 짧은엄지폄근을 지배한다. 감각신경으로서는 엄지발가락의 종아리쪽 면과 둘째발가락의 정강이쪽 면을 지배한다.
- *얕은종아리신경*은 먼저 운동신경으로서 종아리근육들을 지배하고, 그 후 2개의 말단가지들로 나눠지는데, 이 가지들은 깊은종아리신경 부위를 제외한 발등과 발가락의 피부를 지배한다.

온종아리신경이 손상되면 발가락끝이 쳐지고, 발가락과 발을 발등쪽으로 굽힐 수 없다. 이 환자들은 발꿈치를 디디고 설 수 없다. 이 환자가 걸을 때는 다리를 엉덩관절과 무릎관절을 사용하여 과도하게 굽히므로, 밑으로 쳐진 발의 발가락 끝에 걸려 넘어지지 않는다. 그 후, 발바닥을 둔탁하고 덜걱거리며 바닥에 세게 딛는다. 발바닥을 땅에 딛을 때는 먼저 발가락 끝이 바닥에 접촉하고 발꿈치가 바닥에 닿지 않는다(발처짐걸음;steppage gait). 발 전체가 축 늘어지고, 수동적 가동성이 현저히 확장되며 족궁이 내려앉는다. 장딴지 가쪽면과 발등의 신경지배 부위에서 감각 수용 장애가 발생한다.

궁둥신경의 신경근 전체의 손상 이 발생하면 이에 따른 증상들이 합쳐진다.

음부신경얼기(Plexus pudendalis; S2–S4)**와 꼬리신경얼기**(S5–C0)

이 신경얼기들은 골반기저근과 생식기 주변 피부를 지배한다.

다리의 근육

다리의 근육은 전반적으로 팔과 유사하다. 하지만 이 근육의 이중기능, 전진 운동(보행) 그리고 서 있기는 당연히 근육들의 구조와 형태에 있어서 차이점들을 유발한다. 팔에서는 손과 손가락의 근 육들이 아주 중요하지만, 다리에 이와 상응하는 근육들은 종속된 역할을 하며, 이 중 몇몇은 심지어 퇴화된 상태이기도 하다. 다리는 큰 가동성을 갖고 있지만 다리에 부여된 기능들을 완전히 수행하기에 충분한 안정성을 갖고 있다.

엉덩관절 주위에는 관절을 조정하고 잡아주는 강력한 근육들의 집합이 있다. 이것은 골반과 척추의 자세에도 관여하고 이를 따라 신체가 똑바른 자세를 취할 수 있게 한다.

엉덩관절의 근육

엉덩관절의 근육들은 2가지 유형으로 구분된다:

- 비교적 큰 직경을 가지며 강한 근력을 발달시킬 수 있는 짧은 근육들
- 엉덩관절과 무릎관절을 덮으며 종아리에만 부착되는 긴 근육들

엉덩관절의 근육들은 5가지의 기능군들로 세분화될 수 있다:

- 앞면의 굽힘근들 과 뒷면의 폄근들
- 넓적다리 안쪽면의 모음근들
- 엉덩관절 바깥면의 벌림근들
- 돌림근들 은 관절을 넘어 비스듬하게 뻗어있다.

각각의 근육군들은 동일한 힘을 발휘하지 않는다. 그 중에서 가장 약한 근육군은 관절의 인대가 가장 강하고 근육과 반대방향으로 되어있는 곳이다. 이에 따라, 굽힘근들이 폄근들보다 그리고 모음근들이 벌림근들보다 강한 힘을 발휘하며, 가쪽돌림근들은 심지어 안쪽돌림근들보다 3배 강한 힘을 발휘한다.

볼기근육군은 큰볼기근, 중간볼기근, 작은볼기근 그리고 넙다리근막긴장근으로 이뤄져있다:

- *큰볼기근*은 주로 관절을 펼 때 저항을 이겨내야 할 때, 엉덩관절에서 가장 중요한 폄근이다. 이 근육은 모음(아래쪽 부분), 벌림(위쪽 부분), 가쪽돌림을 보조하며 넙다리근막긴장근과 함께 엉덩정강띠를 긴장시킨다. 이 근육의 발달은 인간의 똑바른 자세유지와 관련이 있다. 해당 근육은 예를 들어, 보행 시 다리를 디딤발이 되는 순간에, 계단을 오를 때, 앉아있다가 일어 설 때 골반을 안정화시킨다.
- *넙다리근막긴장근*(앞볼기근; M. gluteus ventralis)은 엉덩관절이 벌림, 굽힘, 안쪽돌림을 행할 때 사용된다. 이 근육은 넙다리근막긴장근을 긴장시키고 이를 통해 종아리의 가쪽돌림에 영향을 준다. 엉덩관절이 굽혀진 상태에서 가쪽돌림을 행하는 동안 이 근육이 활성화된다.
- *중간볼기근*은 주로 벌림근으로 작용하며, 근육의 앞쪽 섬유들은 굽힘과 안쪽돌림을 돕고, 뒤쪽 섬유들은 이와 반대로 엉덩관절의 폄과 가쪽돌림을 돕는다.
- *작은볼기근*은 중간볼기근의 협동근이고 실질적으로 같은 기능을 한다.

굽힘근육군은 엉덩관절의 앞쪽면에 위치하고 엉덩허리근, 넙다리빗근, 넙다리곧은근, 넙다리근막긴장근의 일부로 구성된다.

- *넙다리빗근*과 *넙다리곧은근*은 이중관절 근육들로, 엉덩관절의 굽힘과 무릎관절의 굽힘 및 폄에 관여한다.

4

- *엉덩허리근*은 추가적으로 모음에 관여하며, 한쪽만 사용될 때는 척추를 동일한 방향으로 굽히고, 양쪽 모두 기능할 때에는 몸통을 앞으로 굽히는 것을 보조한다. 이 근육이 안쪽돌림 또는 가쪽돌림에 관여하는지는 불명확하다.

모음근육군들은 긴모음근, 짧은모음근, 큰모음근, 두덩정강근, 두덩근으로 이뤄진다:

- *큰모음근*은 궁둥뼈결절에서 나오는 다발과 함께 엉덩관절의 폄을 보조하며, 가쪽다발과 함께 가쪽돌림을 그리고 안쪽다발 – 두덩정강근과 함께 – 안쪽돌림에 관여한다.
- *두덩근, 긴모음근, 짧은모음근*은 모음근들이지만, 굽힘에 관여하기도 하고, 가쪽돌림에 협조한다.

4

순수한 **가쪽돌림근들**은 총 6개가 있으며 궁둥구멍근, 바깥폐쇄근, 속폐쇄근, 위쌍동근(척추쪽;spinalis), 아래쌍동근(융기쪽;tuberalis), 넙다리곧은근이다. 엉덩관절이 펴진 상태에서 이 근육들의 유일한 기능은 가쪽돌림이며, 당연히 엉덩관절의 다른 근육들도 이에 관여한다. 엉덩관절이 계속해서 굽혀질 때, 이 근육들은 추가적으로 벌림 기능을 한다. 엉덩관절을 60° 이상 굽힐 때, 궁둥구멍근은 안쪽돌림근으로서 작용한다.

안쪽돌림을 행하는 독립적인 근육군은 존재하지 않는다. 이에 관여하는 근육들 중 가장 중요한 것들은 다음과 같다: 작은볼기근, 중간볼기근, 특히 넙다리근막긴장근, 그리고 두덩정강근, 큰모음근, 두덩근이 작게나마 관여함.

벌림근육군은 볼기근들의 대부분으로 이뤄지며, 특히 넙다리근막긴장근, 중간볼기근 및 작은볼기근과 큰볼기근의 일부가 있다.

넓적다리의 근육들

넓적다리 뒤쪽의 근육들은 무릎관절의 굽힘근들이다. 무릎이 고정되면 이 근육들은 엉덩관절을 편다. 이 근육군에는 넙다리곧은근, 반힘줄근, 반막근이 있다. 넙다리곧은근의 짧은 갈래를 제외하고 모든 근육들은 이중관절 근육들이다. 이 근육들은 궁둥뼈결절에 이어져서 종아리에 닿는다. 그 때문에, 이 근육들을 **궁둥종아리근육**(Ischiocrural muscle;넙다리굽힘근;햄스트링)이라 칭한다.

넓적다리 앞쪽에는 이미 언급한 넙다리빗근과 넙다리곧은근 이외에도 3개의 단일관절 근육들인 넓은근들 – 안쪽넓은근, 중간넓은근, 가쪽넓은근이 넙다리네갈래근으로서 하나의 단일힘줄로 이어져 무릎뼈를 감싸고 있고 무릎인대로서 정강뼈거친면에 닿는다.

폄근들은 굽힘근들보다 3배 강한 힘을 발달시킬 수 있다. (팔은 이와 반대로다.) 이는 자세를 똑바르게 유지하는 것과 보행 역학의 전제요건과 일치한다.

종아리의 근육들

종아리의 근육들은 3개의 근육군으로 이뤄져있다:

- 앞쪽 근육군
- 뒤쪽 근육군
- 가쪽 근육군

아래팔과 비슷하게 종아리의 근육들 또한 힘살이 닿는 곳 윗부분과 더 가깝고 힘줄으로만 발과 발가락에 이어진다.

- *발의 발등굽힘*에 특별히 관여하는 근육들을 근력에 따라 정렬했다: 앞정강근, 긴발가락폄근, 긴엄지폄근, 셋째종아리근
- *발바닥굽힘*에는 장딴지근, 가자미근, 긴엄지굽힘근, 긴종아리근, 뒤정강근, 긴발가락굽힘근, 짧은종아리근이 관여한다.

발바닥굽힘근들은 발등굽힘근들보다 4배 이상 강하며, 이는 발가락끝으로 신체를 들어올리고, 걷고, 뛰는 등의 근육 기능과 부합한다.

- *뒤침근들*은 장딴지근, 가자미근, 뒤정강근, 긴엄지굽힘근, 긴발가락굽힘근, 앞정강근이다.
- *엎침근들*은 긴종아리근, 짧은종아리근, 긴발가락폄근, 셋째종아리근, 긴엄지폄근이다.

뒤침근들의 힘은 엎침근들보다 2배정도 강하다.

발바닥 근육들

발 자체에는 종아리에 위치한 긴 근육들의 힘줄 이외에도 고유한 짧은 발근육들이 있다. 손바닥 근육들과 비교해서 4가지의 근본적인 차이점들이 존재한다:

- 엄지맞섬근과 기능적으로 상응하는 근육 하나가 존재하지 않는다.
- 손에는 발바닥네모근과 상응하는 대응근이 없다.
- 손에는 짧은발가락폄근 또한 상응하는 대응근이 없다.
- 벌레근들과 뼈사이근들은 발달하지 않았고 퇴화되고 있다.

짧은 발바닥근육들은 다음으로 세분화된다:

- **발등의 근육들:** 짧은발가락폄근과 짧은엄지폄근
- **발바닥의 근육들:** 짧은발가락굽힘근, 발바닥네모근, 벌레근들(총 4개), 바닥쪽뼈사이근(3), 등쪽뼈사이근(4), 엄지벌림근, 짧은엄지굽힘근, 엄지모음근, 새끼벌림근, 짧은새끼굽힘근, 새끼맞섬근

짧은 발바닥근육들은 어디까지나 손바닥에서의 상응하는 근육들과 같이 정밀한 움직임을 수행하는 능력이 없다. 그러나, 이 근육들은 보행시 발바닥을 바닥에서 떼고 이에 따라 탄력적

인 보행이 가능하게 큰 도움이 된다. 그 밖에도, 이 근육들은 무게중심을 유지하는 정적인 움직임에서 중요하며, 이때 잘 발달된 인대들 또한 협조한다. 인대와 근육 구조들은 발바닥 안쪽면이 바깥면보다 훨씬 견고하다.

4.5.1 엉덩관절의 근육 기능 검사

엉덩관절의 굽힘

개요 (▶ 표 4.36)

기본동작: 엉덩관절을 120°까지 굽힘. *5, 4, 3, 1, 0 단계*는 똑바로 누운 자세로, *2 단계*는 옆으로 누운 자세로 검사한다.

골반은 움직임 내내 움직이지 않아야 하며, 뒤로 기울어지지 말아야 하고, 허리뼈 뒤굽음이 발생해서는 안된다.

기본적으로 똑바로 누운 자세가 시작 자세로 선호된다. 코어 근육들이 잘 발달되었을 때는 앉은 자세에서도 검사할 수 있다. 그러나, 이 자세는 근육 기능 평가에 적합하지 않은 위치가 될 가능성이 있고 운동 범위의 마지막 30°만 평가되는 단점이 있다.

코어 근육들이 충분히 강해서 고정될 필요가 없어 보일 때에도, 골반은 항상 고정된다.

그러나 환자들이 대개 골반을 뒤로 기울여서 운동 범위를 확장시키려 하기 때문에, 엉덩관절 움직임의 제한은 조심해야 한다. 당연히, 이 움직임은 항상 일정한 속도를 유지하여 동일한 강도로 그리고 시상면에서 그 어떤 치우침이 없이 행해야 한다.

무릎을 굽힌 상태에서의 운동 범위는 엉덩관절의 관절 구조에 따라 제한된다.

표 4.36

주근육	이는 곳		닿는 곳	신경지배
엉덩허리근육				
• 큰허리근	얕은층 : 척추뼈 Th12–L4의 측면 깊은층 : 모든 허리뼈의 가로돌기		작은돌기	허리신경얼기;넙다리신경 : (L1), L2, L3, (L4)
• 엉덩근	엉덩뼈오목 전체			(L1), L2, L3, (L4)
보조근 : 두덩근, 넙다리곧은근, 넙다리근막긴장근, 작은볼기근(앞쪽 부분), 두덩정강근, 긴모음근		중화근 : 넙다리근막긴장근, 두덩근	안정화근 : 허리뼈 세움근들과 복근들이 골반을 안정화시킨다.	

검사단계 (▶ 그림 4.38 a–g)

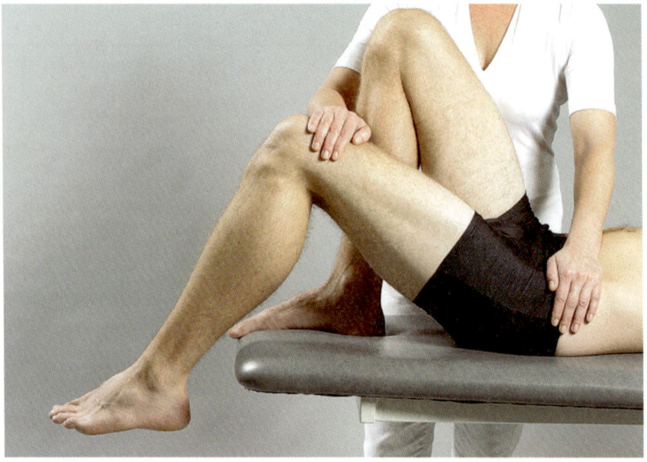

그림 4.38a *단계 5, 4*

시작자세: 높은 곳에 누워서, 종아리가 내려뜨린 채 바닥에 닿지 않도록 한다. 다른 발은 무릎을 굽힌 채 세우고, 양 팔은 신체 옆에 둔다.
엉덩뼈 능선을 통해 골반을 단단히 잡아준다. 검사자는 검사 방향에 서 있는다. (그림에서는 검사자가 잘 보여주기 위해 반대방향에 서 있다.)
움직임: 엉덩관절의 완전한 굽힘.
저항: 손으로 넓적다리의 먼쪽(아래쪽) 1/3 부분 앞쪽을 움직임의 반대방향으로 저항을 부여한다.

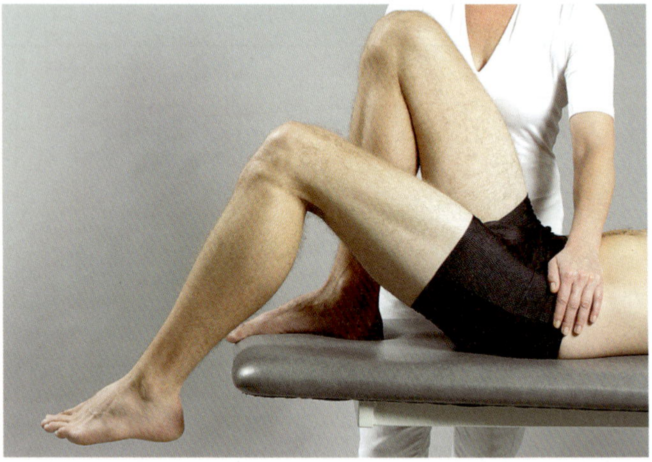

그림 4.38b *단계 3*

시작자세: 누운 채, 종아리를 내려뜨린 채 바닥에 닿지 않도록 하며, 양 팔은 신체 옆에 둔다. 다른 발은 굽힌 채 치료대에 올려서 세운다.
고정: 엉덩뼈 능선을 통해 골반을 고정.
움직임: 엉덩관절의 굽힘.

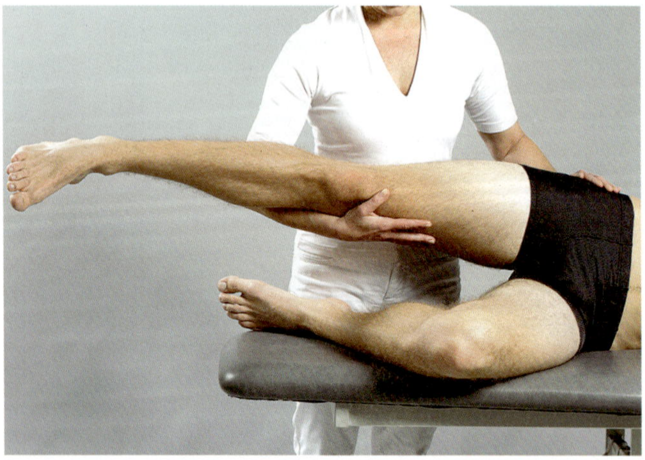

그림 4.38c *단계 2*

시작자세: 검사 방향으로 돌아 누운 자세. 다리는 엉덩관절을 완전히 펴주고, 무릎관절은 굽힌다.
고정: 검사자는 한손으로 골반을 단단히 고정시키고, 반대손으로 위에 놓인 다리를 지지하며 들어올린다.
움직임: 아래쪽에 놓인 다리의 엉덩관절에서 완전한 굽힘.

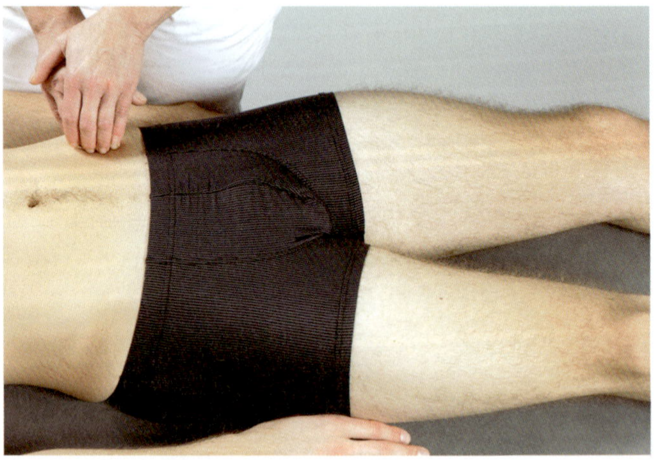

그림 4.38d *단계 1, 0*

시작자세: 똑바로 누운 자세.
고정: 환자는 등을 대고 누운다.
검사 대상인 다리는 엉덩관절에서 반을 굽혀서 아주 살짝 바깥쪽으로 돌려주며, 무릎관절은 반을 굽힌다.
움직이는 동안 엉덩허리근의 경련을 배곧은근 가쪽의 아랫배 부위에서 촉진한다.

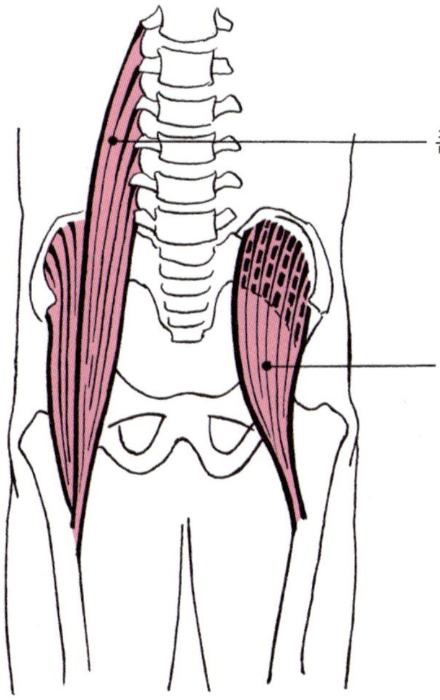

그림 4.38e 큰허리근과 엉덩근

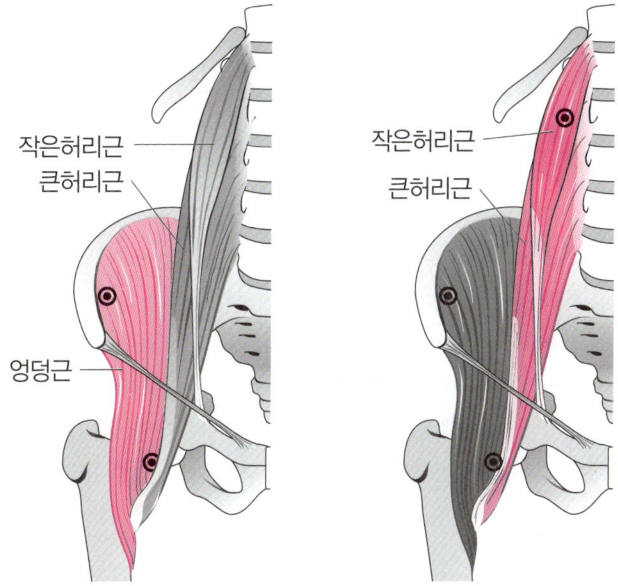

그림 4.38f 큰허리근과 엉덩근 – 통증유발점들

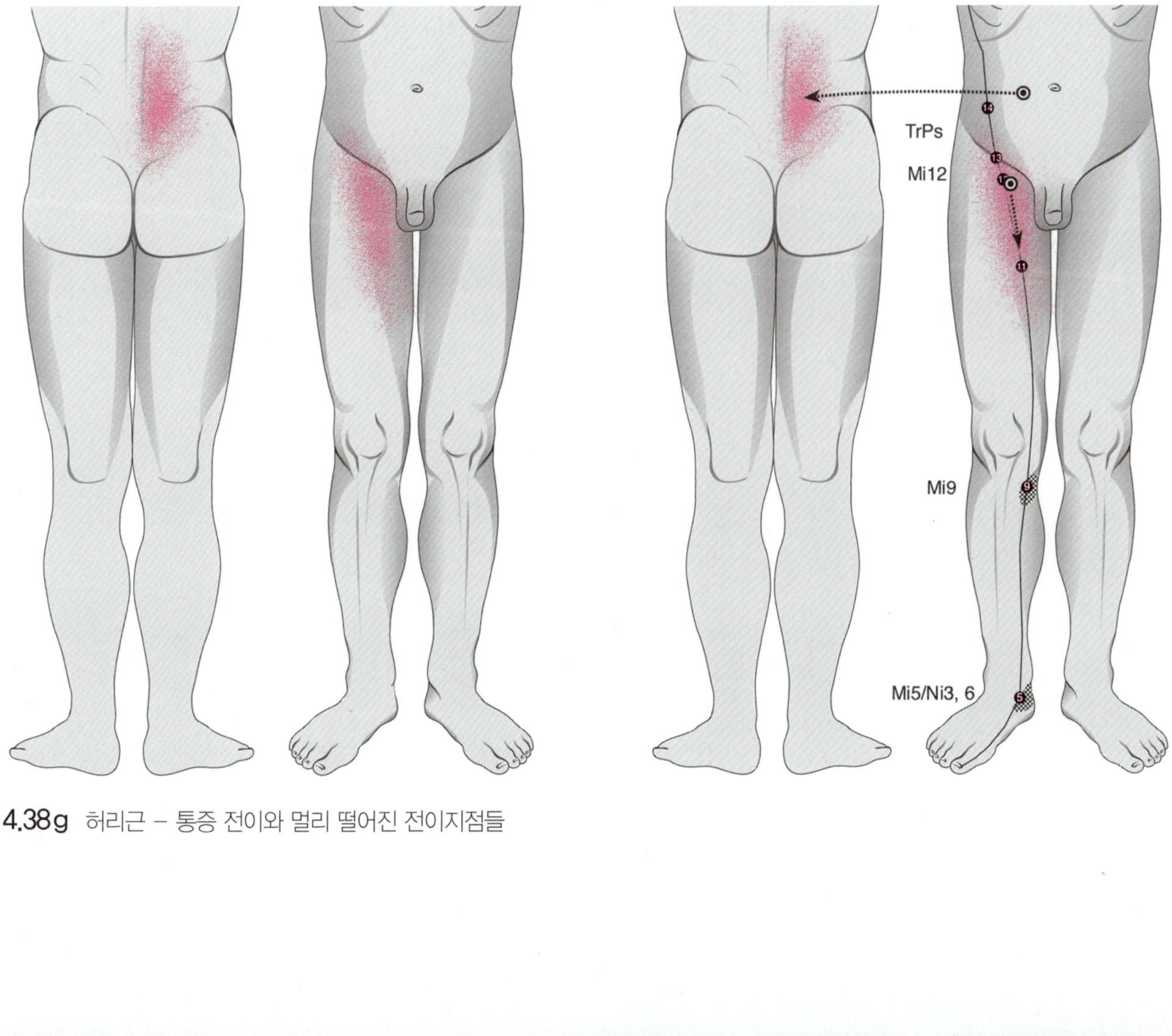

그림 4.38g 허리근 – 통증 전이와 멀리 떨어진 전이지점들

실수와 주의사항

- 검사할 때 종아리와 넓적다리에서 원하지 않는 회전이 발생되고 시상면에서만 움직여야 하는 것을 꼼꼼하게 신경쓰지 않는다. 가쪽돌림과 벌림은 넙다리빗근의 보상적 움직임 또는 넙다리근막긴장근과 넙다리빗근 사이 및 넓적다리 모음근들 사이의 불균형의 징후이다.
- 움직임이 원활하게 수행되는지 주의하지 않고, 시작 시 반동을 사용한다.
- 움직임 동안 골반이 올바른 위치에 있는지 감독하지 않고 허리뼈의 뒤굽음이 발생한다. 이러한 까닭에 골반의 교정이, 특히 코어 근육이 약한 경우 아주 중요하다.
- 움직임에서 허리네모근의 일방적인 과다 부하가 걸리면 – 특히 움직이기 시작할 때 – 는 환자가 골반을 들어올리려는 경향을 보인다.
- 환자가 엉덩관절의 굽힘을 복근들을 이용하여 몸통을 굽힘으로써 대체하면, 허리뼈가 앞으로 굽는다.

구축

엉덩관절의 굽힘, 서 있을 때 추가적으로 허리뼈의 과다 뒤굽음.

척주는 구축 방향으로 오목하게 옆으로 굽는다. 이러한 척주옆굽음증은 정적인 상태에서 발생하며, 이는 해당 다리의 기능적 단축을 고르게 한다.

엉덩관절의 폄

개요 (▶ 표 4.37)

기본동작: 엉덩관절의 폄. 운동 범위는 무릎을 굽힌 채 엉덩관절을 최대한 굽힌 상태에서 130–140°까지 나타나지만, 완전한 운동 범위는 *2 단계* 에서만 검사한다. *5, 4, 3 단계* 에서는 기본자세(중립자세)에서 시작한다; 이 때, 검사하는 운동의 범위는 10–15°까지로만 나타난다. 하지만, 이 범위는 보행에 있어서 아주 중요하다.

엉덩관절의 폄은 흔히 병적 또는 비경제적으로 변하는 비교적 가변적인 고정 관념을 보여준다. 경제적인 보행이 엉덩관절의 경제적인 운동 과정에 달려있기 때문에, 엉덩관절의 폄은 대단히 중요한 움직임이다. 그런 까닭에, 다른 운동들보다 이 움직임의 진행양상에 집중해야 한다. 고전적인 검사에서는 무릎을 굽힌 채 엉덩관절을 펴는 검사가 중단될 시 햄스트링이 무릎굽힘근으로서 엉덩관절을 굽히는데 적절하지 않은 상태가 되기 때문에, 검사가 중단되어서는 안된다.

운동 범위는 엉덩관절 굽힘근들의 긴장(주로 무릎을 굽힌 채)과 엉덩넙다리인대에 의해 제한된다.

4

표 4.37

주근육	이는 곳	닿는 곳	신경지배
큰볼기근	허리근막의 가장자리, 엉치뼈와 꼬리뼈의 가장자리, 엉치결절인대, 엉덩뼈능선부터 뒤볼기근선까지 엉덩뼈의 가쪽면	위부분 : 엉덩정강띠 아래부분 : 넙다리뼈의 볼기근거친면	아래볼기신경 : (L4), L5, S1, S2
넙다리두갈래근	궁둥뼈결절	종아리뼈 머리 : 정강뼈의 가쪽관절융기 가장자리	정강신경 : L5, S1, S2, (S3)
반힘줄근	궁둥뼈결절	넙다리빗근과 두덩정강근과 함께 거위발을 덮으며 정강뼈의 안쪽관절융기에 닿는다.	정강신경 : (L4), L5, S1, S2
반막근	궁둥뼈결절	정강뼈의 안쪽모서리와 무릎관절 주머니의 뒷부분	정강신경 : (L4), L5, S1, S2
보조근 : 큰모음근 – 궁둥뼈결절로부터의 다발, 중간볼기근과 작은볼기근 – 각기 뒷부분	중화근 : 중간볼기근, 모음근들	안정화근 : 복근들과 허리뼈 세움근들은 골반을 안정화시킨다.	

검사단계 (▶ 그림 4.39a–i)

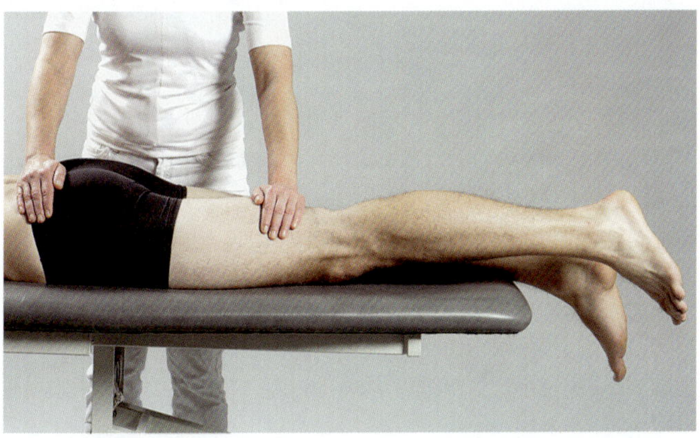

그림 4.39a *단계 5, 4*

시작자세: 엎드린 자세, 머리는 이마를 대고 눕고, 양 팔은 신체 옆에 뻗어놓으며, 양발을 기본자세를 만들고, 발가락끝은 치료대를 벗어나게 한다. 검사자는 검사하는 쪽의 반대편에 서 있는다.

움직임: 이마면 뒤쪽으로 10–15°까지 엉덩관절에서 다리의 과다신전.

저항: 손을 사용해 넓적다리 뒤면의 아래쪽 1/3 부분을 움직임의 반대방향으로 곡선을 그리며 저항을 부여.

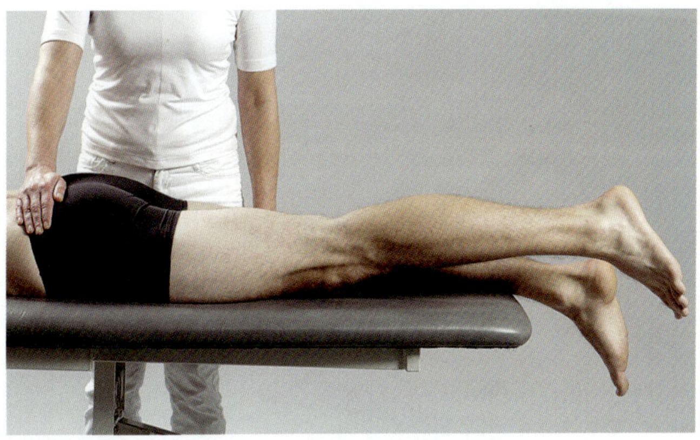

그림 4.39b *단계 3*

시작자세: 엎드린 자세, 머리는 이마를 대고 눕고, 양 팔은 신체 옆에 뻗어놓으며, 양 팔과 양 팔은 펴준다.

고정: 골반; 손을 골반 가장자리에 위치시키고 촉진한다.

움직임: 이마면 뒤쪽으로 10–15°까지 엉덩관절에서 다리의 과다신전.

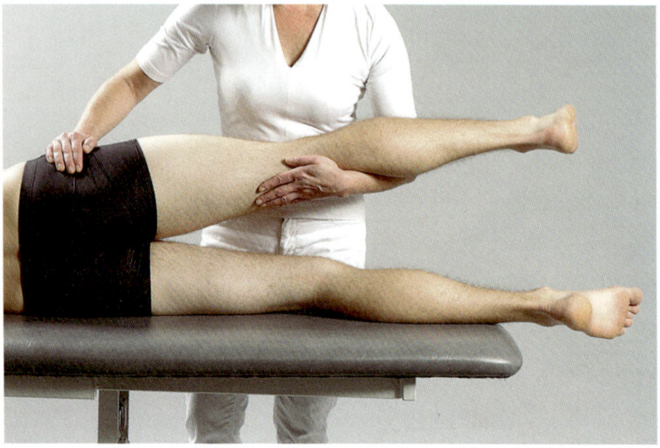

그림 4.39c *단계 2*

시작자세: 옆으로 누운 자세, 검사 대상인 다리쪽으로. 검사자는 위에 놓인 다리를 살짝 벌려서 받쳐주고, 아래에 놓인 다리는 살짝 굽혀준다.

고정: 엉덩뼈능선을 통해 골반을 단단히 잡아서 허리뼈가 앞으로 굽는 것을 방지하거나 위쪽 다리를 잡아주고 살짝 벌려줌으로써 고정시킴.

움직임: 중립자세로부터 엉덩관절의 과다신전(10–15°).

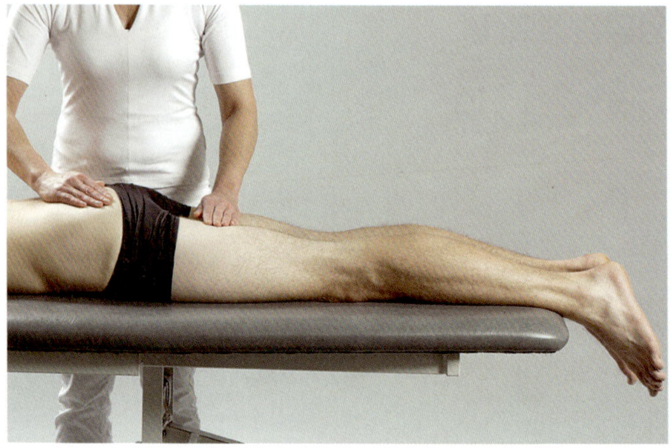

그림 4.39d *단계 1, 0*

시작자세: 엎드린 자세, 양발을 펴준다.

움직이는 동안 큰볼기근 섬유의 긴장을 손 전체를 이용해 촉진한다. 나머지 근육들은 닿는 곳에서 촉진한다.

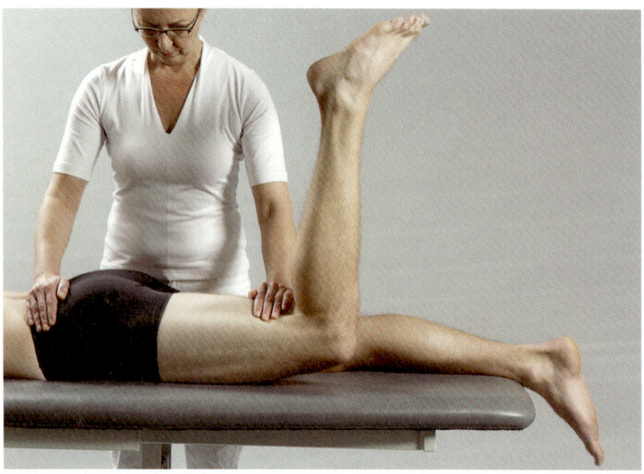

그림 4.39e *단계 5, 4, 3*

큰볼기근의 개별 평가.

시작자세: 엎드린 자세, 검사 대상인 다리는 무릎을 90°로 굽혀준다.

고정: 골반을 손 전체를 이용해 단단히 고정한다, 엄지손가락으로는 큰돌기를 촉진한다.

움직임: 이마면 뒤쪽으로 엉덩관절의 과다신전(10°).

저항: 넓적다리 뒤면에 저항을 부여.

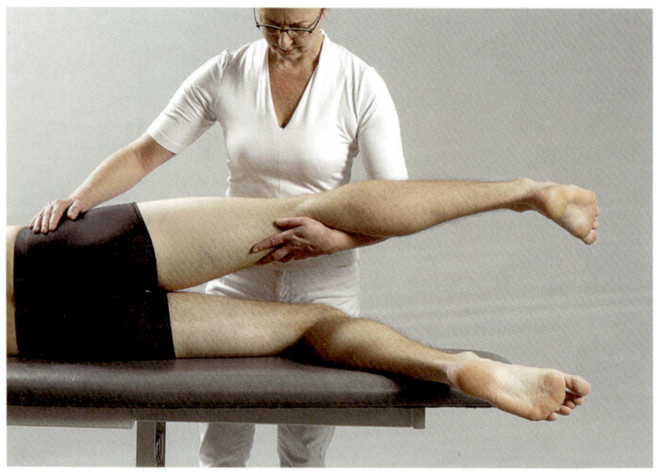

그림 4.39f *단계 2*

큰볼기근의 개별 평가.

시작자세: 검사 방향으로 돌아 누운 자세. 검사자는 위에 놓인 다리를 엉덩관절에서 살짝 벌려서 잡아준다; 아래에 놓인 (검사 대상인) 다리는 엉덩관절과 무릎관절을 살짝 굽힌다.

고정: 엉덩뼈날개를 고정한다, 검사 대상이 아닌 다리는 받쳐주지 않는다.

움직임: 완전한 운동 범위로 폄(10°).

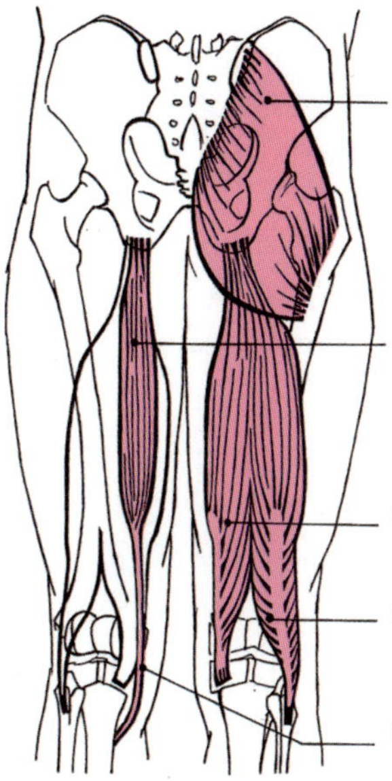

그림 4.39g 큰볼기근, 넙다리두갈래근, 반힘줄근, 반막근

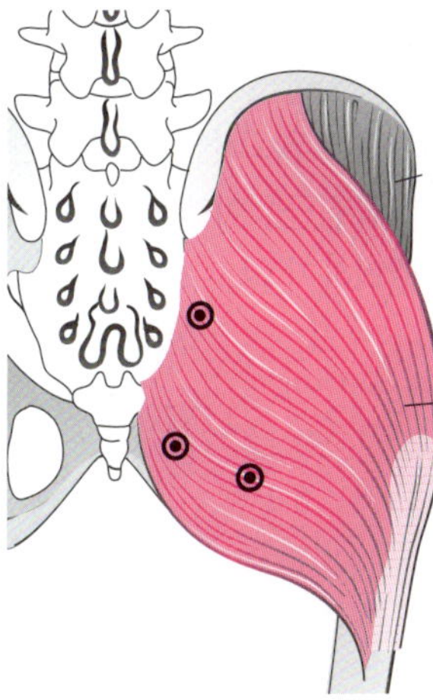

그림 4.39h 큰볼기근 – 통증유발점들

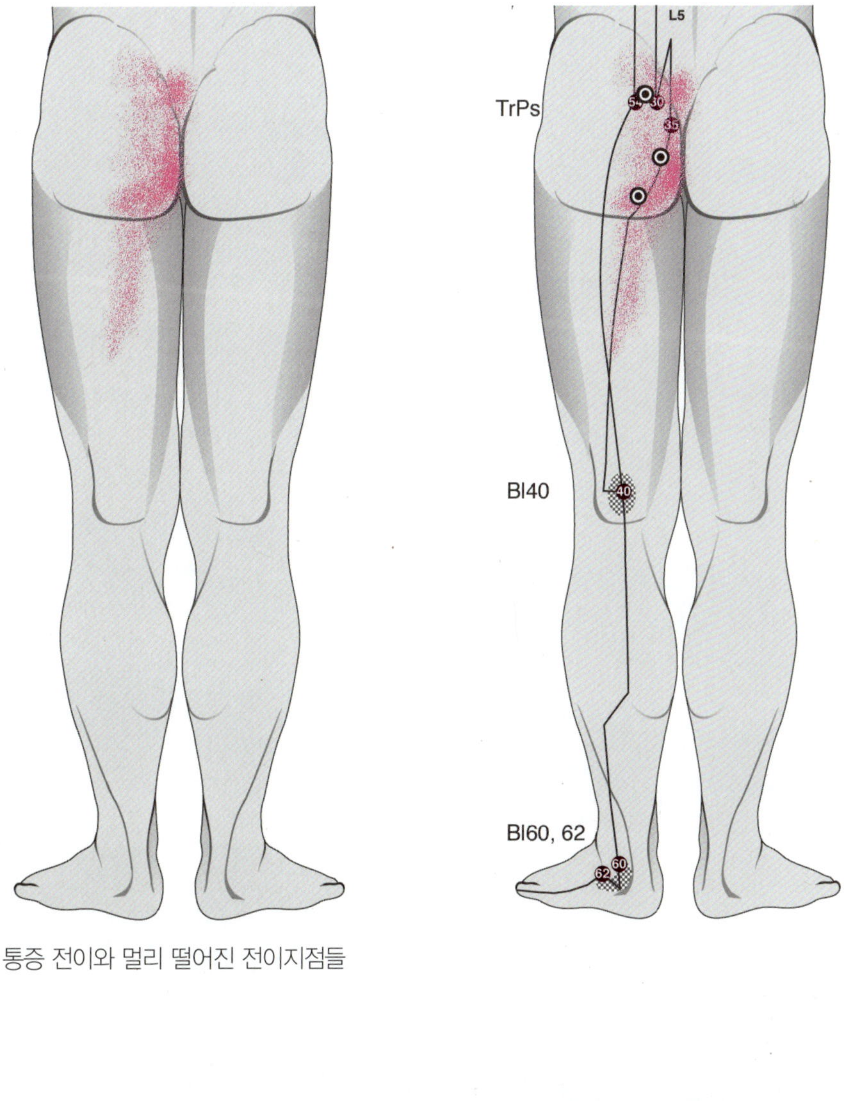

그림 4.39i 큰볼기근 – 통증 전이와 멀리 떨어진 전이지점들

실수와 주의사항

- 골반의 고정이 필수적인데 이를 간과하고 그로 인해 다리와 허리뼈 전체의 폄근들이 수축하여 움직임을 수행한다. 다리는 엉덩관절을 전혀 펴지 않고 들어올려진다. 동시에, 다른쪽 다리의 엉덩관절 굽힘근들이 상당히 활성화된다.
- 다리의 올바른 자세를 주의하지 않고 회전이 발생한다.
- 움직임 동안 다리의 모음과 벌림 모두가 발생하지 않는다.
- 발가락 끝이 치료대 끝을 벗어나야 하는 것을 잊어먹는다.

구축

큰볼기근의 구축은 아주 드물며, 이와 반대로 햄스트링들이 자주 단축된다.

엉덩관절의 모음

개요 (▶ 표 4.38)

기본동작: 기본자세에서 10–20°까지 다리를 편 채 모음. *5, 4, 3 단계*는 검사 대상 방향으로 돌아 누운 자세에서 검사하고, *2, 1, 0 단계*는 똑바로 누운 자세로 검사한다. 환자가 골반이 앞이나 뒤로 돌아가지 않게 완전히 옆으로 눕는 것이 중요하다. 이 자세를 정확하게 유지하기 위해서는, 손으로 치료대 모서리를 꽉 붙잡아서 몸통을 안정화시켜야 한다.

*2, 1, 0 단계*는 30°로 벌린 상태에서 시작한다. 다리를 더 벌리면 골반이 같이 움직일 수 있기 때문에, 검사가 잘 되지 않을 수 있다.

운동 범위는 다리의 반대편 접촉과 궁둥넙다리인대(궁둥엉덩관절주머니인대)에 의해 제한된다.

표 4.38

주근육	이는 곳	닿는 곳	신경지배
큰모음근	궁둥뼈가지에서 거의 궁둥뼈결절까지	거친선의 안쪽선 전체에서 넙다리뼈 안쪽위관절융기까지, 무릎의 안쪽곁인대	폐쇄신경 : L3, L4 궁둥신경 : L4, L5
긴모음근	두덩뼈의 두덩뼈결절 아래쪽 작은 부분	거친선의 안쪽선 가운데 부분	폐쇄신경 : L2, L3, (L4)
짧은모음근	긴모음근의 이는 곳 아래쪽에 위치한 두덩뼈의 아래가지	거친선의 안쪽선 몸쪽 1/3 부분	폐쇄신경 : L2, L3, L4
두덩정강근	두덩뼈 섬유연골결합 가쪽에서 두덩뼈의 아래가지까지	정강뼈 안쪽관절융기 쪽 거위발	폐쇄신경 : L2, L3, L4
두덩근	두덩뼈빗, 두덩인대	넙다리뼈의 두덩근선	폐쇄신경 : L2, L3, (L4) 넙다리신경 : L2, L3

보조근 : 큰볼기근(먼쪽 다발), 바깥폐쇄근, 큰허리근

검사단계 (▶ 그림 4.40 a–g)

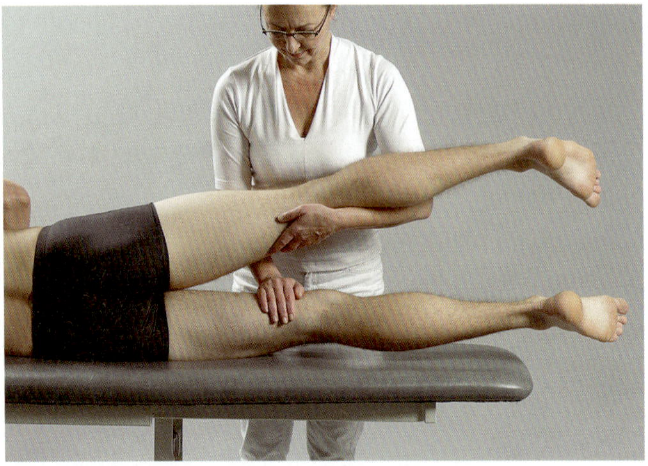

그림 4.40 a *단계 5, 4*

시작자세: 옆으로 누운 자세. 환자는 위쪽 팔로 치료대 모서리를 꽉 잡아서 몸통을 안정화시킨다. 아래쪽 팔은 머리 아래에 두고, 양발을 펴주며, 검사 대상이 아닌 다리는 수동적으로 30°까지 벌려서 잡아준다.

고정: 검사 대상이 아닌 다리를 벌려서 받쳐주는 것으로만 고정.

움직임: 환자는 아래쪽에 놓인 다리를 엉덩관절에서 중심선을 넘어 굽히고 다른쪽으로 끌어당긴다.

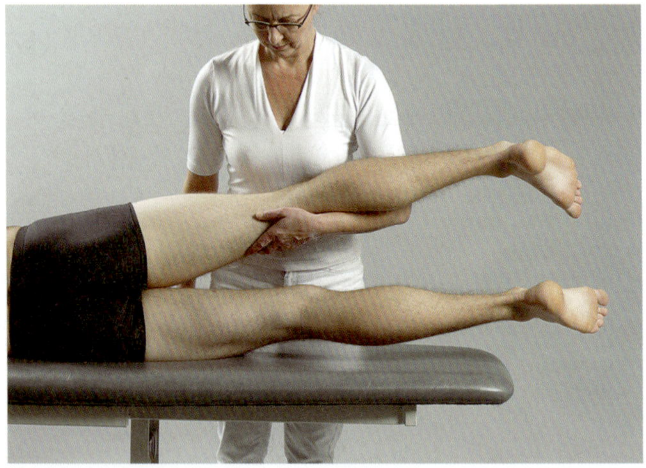

그림 4.40 b *단계 3*

시작자세: 옆으로 누운 자세, 위쪽 팔로 치료대 모서리를 꽉 잡아서 몸통을 안정화시킨다. 아래쪽 팔은 머리 아래에 둔다. 양발을 펴주고, 검사 대상이 아닌 다리는 수동적으로 30°까지 벌려서 잡아준다.

고정: 검사자는 대략 30°로 벌려진 검사 대상이 아닌 다리의 종아리를 받쳐준다.

움직임: 아래쪽 다리를 위쪽 다리로 중심선을 넘어 끌어당긴다.

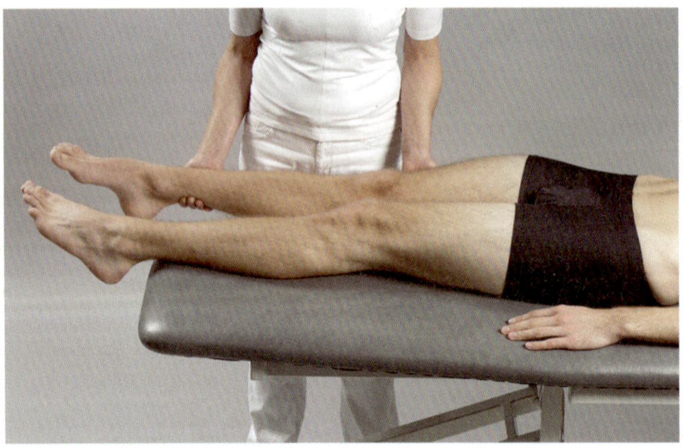

그림 4.40 c *단계 2*

시작자세: 똑바로 누운 자세, 양발을 펴주고 30°로 벌려준다.

고정: 항상 필요하진 않으며, 다리를 종아리 먼쪽과 넓적다리 가쪽을 촉진하며 잡아준다.

움직임: 다리를 대략 10–15°가량 중심선을 넘어 모음.

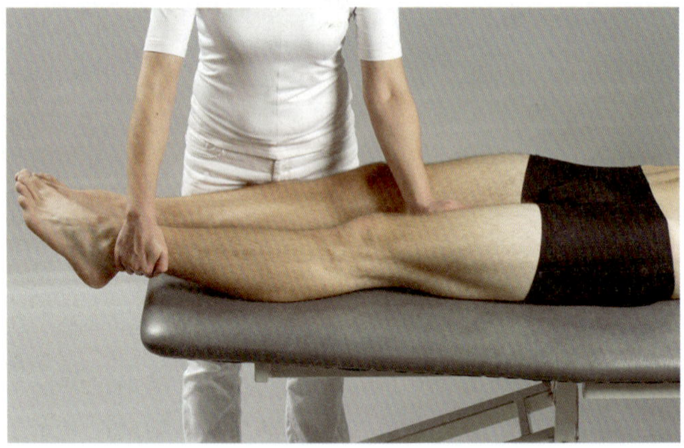

그림 4.40 d *단계 1, 0*

시작자세: 등을 대고 누운 채, 양발을 펴주고, 검사 대상인 다리는 살짝 벌려준다.

움직이는 동안 손가락으로 넓적다리 안쪽에서 모음근들의 긴장을 촉진한다.

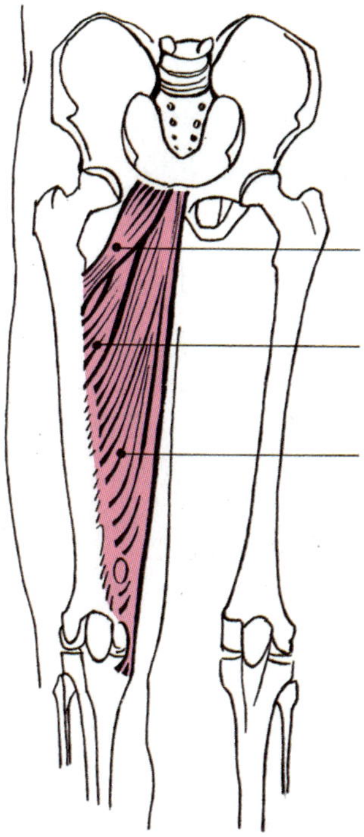

그림 4.40e 짧은모음근, 긴모음근, 큰모음근

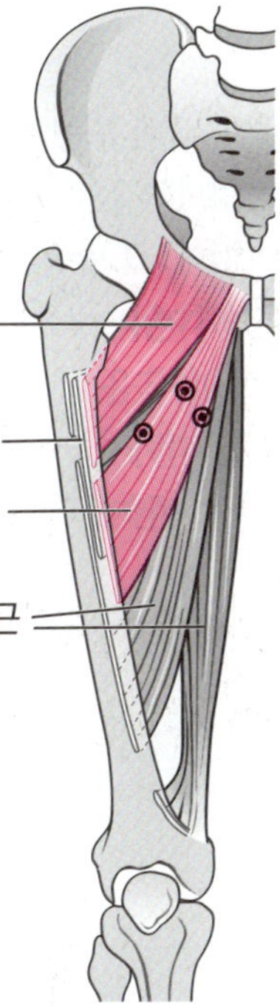

그림 4.40f 짧은모음근, 긴모음근 – 통증유발점들

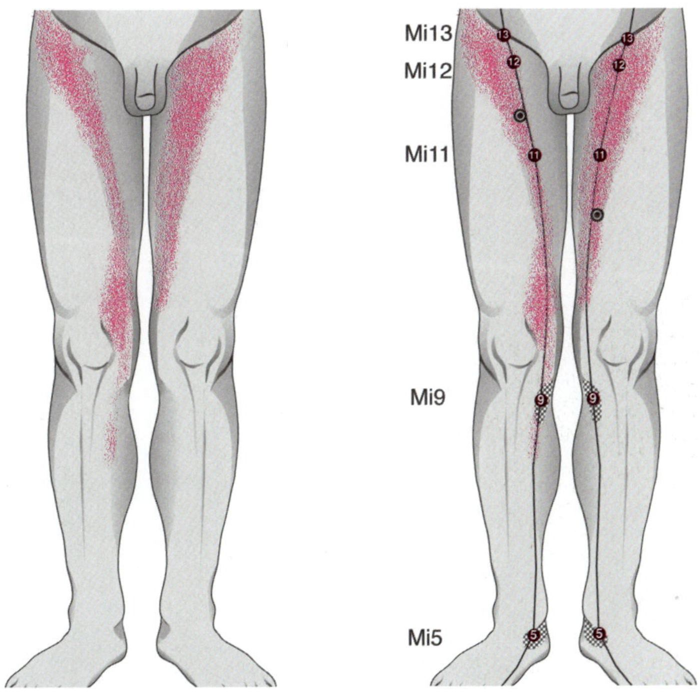

그림 4.40g 짧은모음근, 긴모음근 – 통증 전이와 멀리 떨어진 전이지점들

오류

- 오류가 잘 발생하지 않는다. 그러나, 몸통이 잘못 눕혀지면 사지의 돌림, 굽힘 또는 미약한 과다신전이 발생할 수 있고 이로 인해 엉덩관절의 다른 근육들에 의한 보상적 움직임이 발생할 수 있다. 그 밖에, 골반의 위치가 달라져서, 검사 대상이 아닌 다리의 수동적 벌림이 종종 잘못된 각도로 유지된다.

구축

구축이 일어나는 방향의 다리는 눈에 띄게 짧아진다. 환자는 정상적인 다리를 굽히거나 구축이 발생한 쪽을 발바닥끝으로 서야 한다. 이 방향의 골반이 더 높고 돌출된다. 이에 따라, 똑바르게 서 있을 때 정상적인 방향이 볼록하게끔 정적인 척추옆굽음증이 나타난다. 엉덩관절 벌림의 범위는 제한된다.

엉덩관절의 벌림

개요 (▶ 표 4.39)

기본동작: 35–40°까지의 엉덩관절 벌림. 엉덩관절의 벌림은 폄과 함께 엉덩관절의 가장 중요한 움직임에 속한다. 이 때, 일련의 운동장애들, 특히 **거짓불완전마비**에 대한 정확한 평가가 중요하다. 벌림 시 본래의 벌림근들인 넙다리근막긴장근과 엉덩허리근이 중요한 역할을 한다. 대부분 이 근육들이 우세한 경우, 환자는 벌림을 엉덩관절의 가쪽돌림과 굽힘으로 대체한다. 환자는 골반을 옆으로 누운 자세에서 뒤로 회전시켜서, 이 보상적 움직임이 더 쉽게 만든다. 이러한 보상적 움직임들은 환자에게 올바른 움직임 수행을 지시하기보다는, 양쪽 비교 관찰을 통한 분석하는 것이 가장 좋다. 검사 시 환자가 옆으로 바르게 누워있는지, 정확히 말하자면 앞으로 살짝 돌아누웠는지 신경써야 한다. 뒤쪽으로 돌아 눕는 것은 항상 유해하고 검사에 적합하지 않다.

엉덩관절 혼자서만 정확하게 벌리는 것 또한 주의한다. 이와 동시에 골반이 같이 움직이면 허리네모근이 활성화되었고 허리-엉치 경계부위에서 엉덩관절의 움직임이 잘못되었음을 나타낸다. 이에 따라, 움직임을 시작하기 전에 살짝 아래쪽으로 눌러준 엉덩뼈능선에서 골반을 고정시키는 것이 매우 중요하다. 동시에 큰돌기를 엄지손가락으로 깊게 잡아준다. 움직이는 동안 엄지손가락 아래에서 밖으로 빠져나가는 것은 움직임이 정말 엉덩관절에서 수행된다는 확실한 징후이다.

운동 범위는 궁둥넙다리인대, 두덩넙다리인대, 엉덩관절 모음근들의 긴장에 의해 제한된다.

표 4.39

주근육	이는 곳	닿는 곳	신경지배
중간볼기근	뒤볼기근선과 위볼기근선 사이의 엉덩뼈 바깥면	큰돌기	위볼기신경 : L4, L5, S1, (S2)
넙다리근막긴장근 (앞볼기근)	위앞엉덩뼈가시(SIAS)의 바깥면	넙다리근막의 엉덩정강띠 (정강뼈 가쪽관절융기에 닿는다)	위볼기신경 : L4, L5, S1, (S2)
작은볼기근	위볼기근선과 아래볼기근선 사이의 엉덩뼈 바깥면	큰돌기 끝과 바깥면	위볼기신경 : L4, L5, S1, (S2)

보조근 :	중화근 :	안정화근 :
궁둥구멍근	볼기근들은 돌림요소들의 상호 균형을 맞춘다.	허리네모근, 특히 저항이 있을 때 ; 그 밖에, 허리폄근과 복근이 골반을 잡아준다.

4

검사단계 (▶ 그림 4.41a–g)

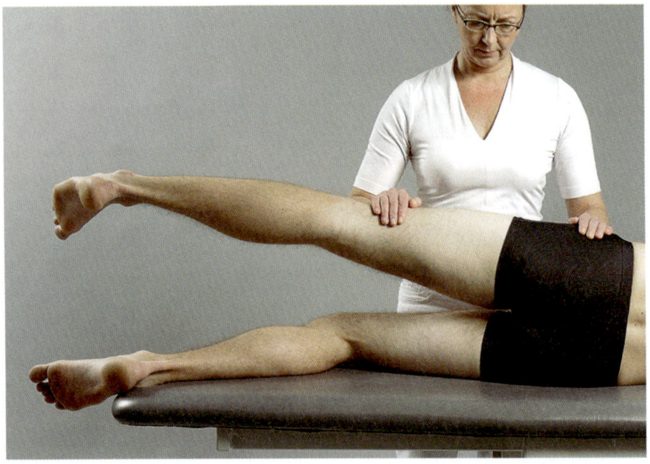

그림 4.41a *단계 5, 4*

시작자세: 옆으로 누운 자세, 아래쪽의 검사 대상이 아닌 다리는 엉덩관절과 무릎관절을 살짝 굽히고, 위쪽의 검사 대상인 다리는 무릎을 펴주며 엉덩관절은 살짝 과다신전시킨다. 아래쪽 팔은 편하게 머리 아래에 놓고, 위쪽 팔로 치료대 모서리를 꽉 잡아서 몸통을 안정화시킨다.

고정: 손 전체를 이용해 검사 방향의 엉덩뼈능선을 잡음; 동시에 큰돌기를 촉진하여 움직임의 수행을 검사함.

움직임: 펴진 다리의 완전한 벌림.

저항: 손바닥으로 넓적다리 아래쪽 1/3 부분의 바깥면에 저항을 부여.

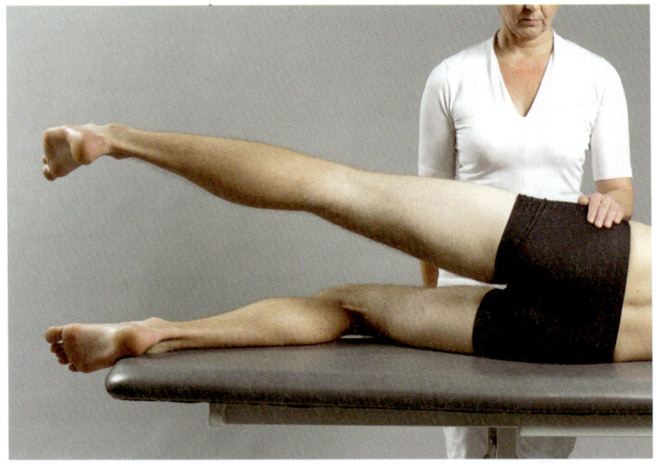

그림 4.41b *단계 3*

시작자세: 옆으로 누운 자세, 검사 대상이 아닌 다리는 반만 굽히고, 검사 대상인 다리는 무릎관절을 펴주며 엉덩관절은 살짝 과다신전시킨다. 아래쪽 팔은 머리 아래에 놓고, 위쪽 팔로 치료대 모서리를 짚어 몸통을 안정화시킨다.

고정: 손 전체를 사용하여 검사 방향의 엉덩뼈능선을 잡고 큰돌기를 촉진하여 움직임이 올바르게 수행되는 지 검사함.

움직임: 위쪽 다리를 완전한 운동 범위로 벌림.

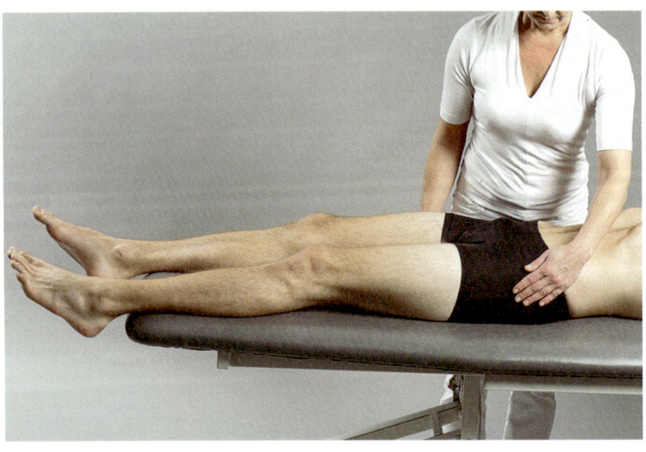

그림 4.41c *단계 2*

시작자세: 똑바로 누운 자세, 양발을 펴주고, 검사 대상이 아닌 다리는 살짝 벌려준다.

고정: 골반을 손으로 검사 방향의 엉덩뼈능선을 통해 단단히 잡아주며, 엄지손가락은 큰돌기에서 움직임이 올바르게 수행되는지 검사한다.

움직임: 엉덩관절을 완전한 운동 범위로 벌림.

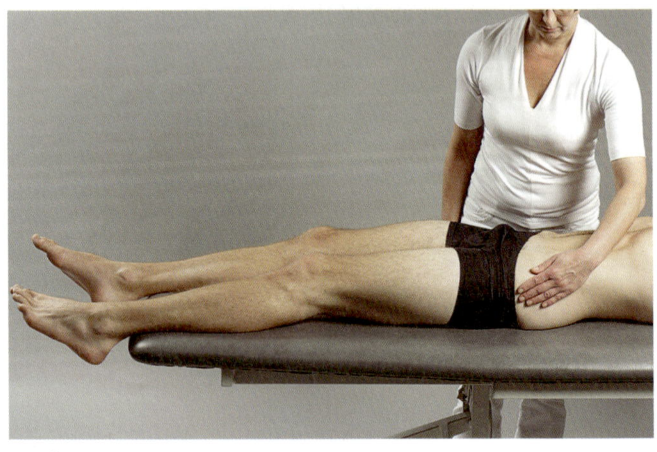

그림 4.41d *단계 1, 0*

시작자세: 똑바로 누운 자세, 양발을 펴준다.

환자가 움직이는 동안 큰돌기를 통해 근육의 긴장을 촉진한다.

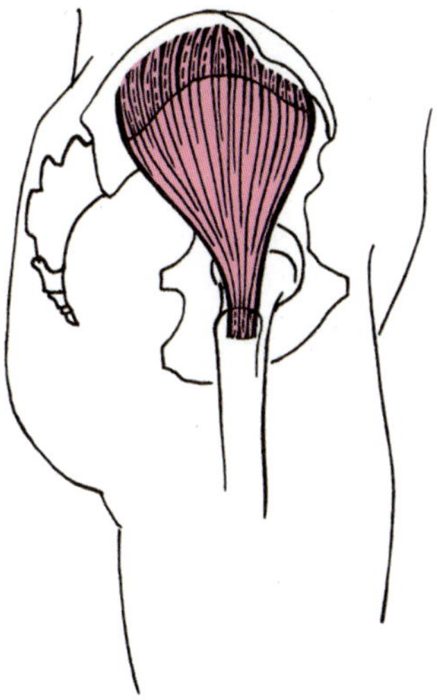

그림 4.41e 중간볼기근

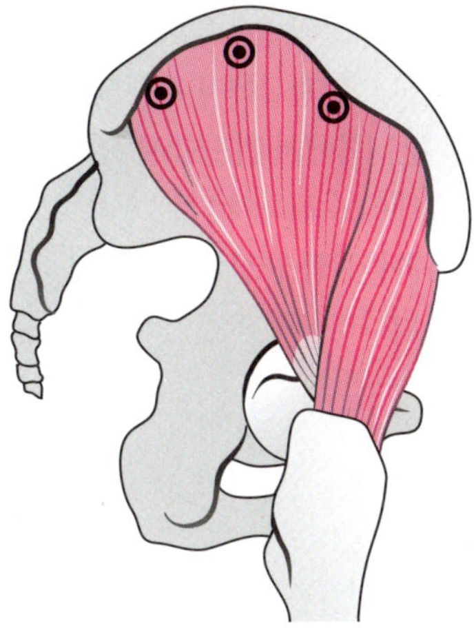

그림 4.41f 중간볼기근 – 통증유발점들

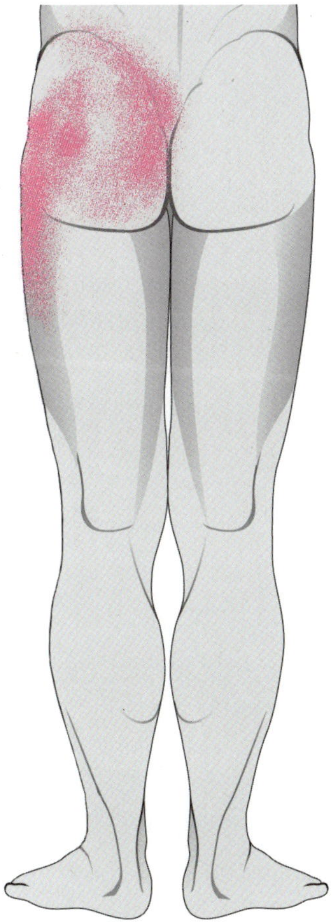

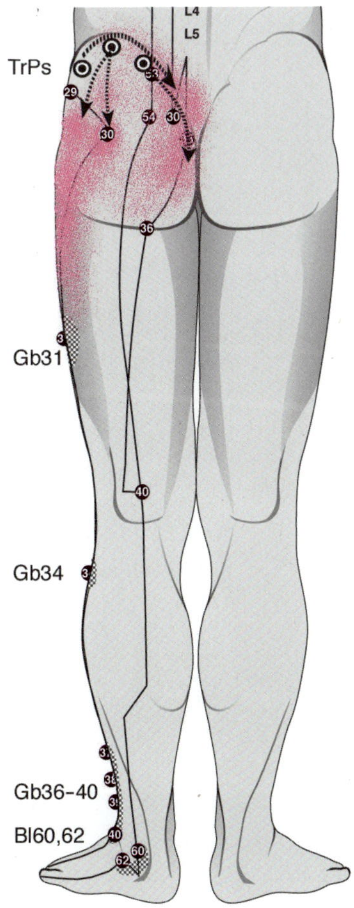

그림 4.41g 중간볼기근 – 통증 전이와 멀리 떨어진 전이지점들

실수와 주의사항

- 골반의 확실한 고정을 주의하지 않고 이에 따라 골반 측면이 올라가서 보상적 움직임이 가능해진다. 그 후, 움직임은 당연히 엉덩관절에서 수행되지 않는다. 이것은 *5, 4, 3 단계*를 뒤쪽에서 관찰할 때 엉덩뼈능선의 연결선이 치료대에 수직하지 않는 것으로도 식별된다.
- 엉덩관절의 가쪽돌림과 굽힘이 발생한다. 이것은 엉덩허리근과 넙다리근막긴장근의 보상적 움직임을 뜻한다.
- 큰돌기에서 촉진을 하지 않는다.
- 움직임을 완전히 수행하지 않거나 저항을 올바른 방향으로 유지하지 않는다.

구축

서 있을 때 이쪽 골반 측면이 밑으로 쳐지고 구축이 나타난 방향으로 다리가 비교적 긴 상태에서 벌림이 발생한다. 이러한 다리 길이의 차이는 구축 방향으로 볼록한 허리뼈의 옆굽음으로 맞춰진다.

엉덩관절의 가쪽돌림

개요 (▶ **표 4.40**)

기본동작: 엉덩관절이 펴진 채 45°까지의 가쪽돌림.

모든 검사들은 똑바로 누운 채/앉은 채 시행한다. *5, 4, 3 단계* 에서 골반을 고정하기 위해 검사 대상인 다리의 종아리를 치료대 아래쪽 끝 너머로서 편하게 늘어트린다. 나머지 단계들은 다리를 편 채 검사한다. 넓적다리 아래쪽 1/3부분 뒷면에서의 고정은 *5, 4, 3 단계* 에서 당연하다. 환자가 골반을 들어올려서 움직임을 도우려 할 때마다, 골반을 엉덩뼈능선에서 다소 강하게 잡아준다.

운동 범위는 엉덩넙다리인대와 엉덩관절 안쪽돌림근들의 긴장을 통해 제한된다.

표 4.40

주근육	이는 곳	닿는 곳	신경지배
넙다리네모근	궁둥뼈결절의 바깥면	돌기사이능선	엉치신경얼기 : (L4), L5, S1
궁둥구멍근	엉치뼈의 골반면에서 2번째부터 4번째 엉치뼈 구멍의 가장자리를 따라	큰돌기의 끝과 안쪽면	엉치신경얼기 : (L5), S1, S2, (S3)
큰볼기근	등허리근막의 가장자리, 엉치뼈와 꼬리뼈의 가장자리	위쪽 다발 : 엉덩정강띠	아래볼기신경 : (L4), L5, S1, S2
	엉치결절인대, 엉덩뼈의 바깥면, 엉덩뼈능선부터 뒤볼기근선까지	아래쪽 다발 : 넓적다리의 볼기근거친면	
위쌍동근(척추쪽)	궁둥뼈가시	돌기오목	엉치신경얼기 : (L4), L5, S1, S2, (S3)
아래쌍동근(융기쪽)	궁둥결절	돌기오목	엉치신경얼기 : (L4), L5, S1, (S2)
바깥폐쇄근	폐쇄막의 바깥면 ; 폐쇄구멍의 뼈 가장자리	돌기오목	폐쇄신경 : L3, L4, (L5)
속폐쇄근	폐쇄막의 안쪽면 ; 폐쇄구멍의 뼈 가장자리	돌기오목	엉치신경얼기 : (L5), S1, (S3)

보조근 : 짧은모음근, 긴모음근, 큰모음근, 중간볼기근(뒤쪽 부분), 두덩근, 넙다리두갈래근(긴갈래)

중화근 : 각 근육들의 추가적인 방향 구성요소들(벌림과 모음)이 스스로 중화된다.

안정화근 : 허리네모근, 복근, 허리폄근이 골반을 단단히 잡아준다.

검사단계 (▶ 그림 4.42a–g)

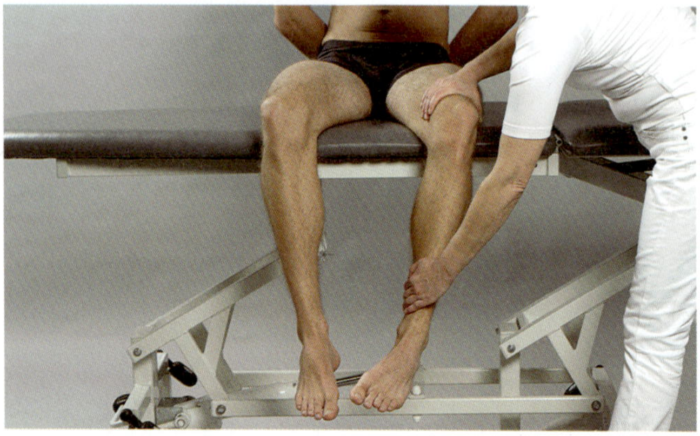

그림 4.42a *단계 5, 4*

시작자세: 앉은 자세, 검사 대상인 다리의 종아리는 치료대 끝 너머로 늘어트리며, 검사 대상이 아닌 다리도 마찬가지로 늘어트린다, 환자의 양팔은 등 뒤에서 교차시킨다.
고정: 넓적다리 아래쪽 1/3부분.
움직임: 넓적다리를 완전한 운동 범위(45°)로 가쪽돌림. 이때 발은 안쪽으로 움직인다.
저항: 손으로 발목 안쪽에 세게 저항을 부여.

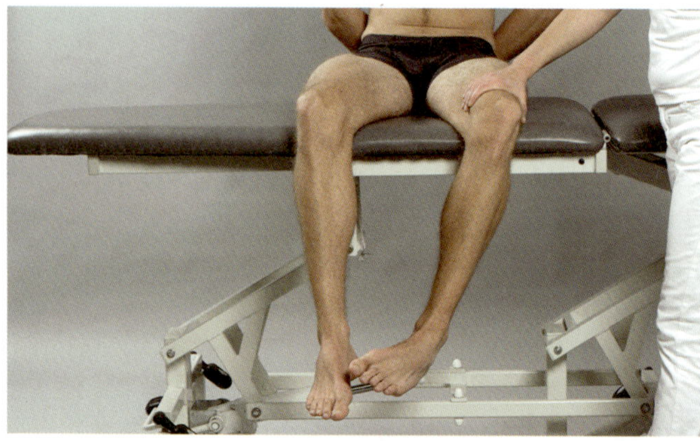

그림 4.42b *단계 3*

시작자세: 앉은 자세, 검사 대상인 다리의 종아리는 치료대 끝 너머로 늘어트리며, 검사 대상이 아닌 다리도 마찬가지로 늘어트린다, 환자의 양팔은 등 뒤에서 교차시킨다.
고정: 넓적다리의 아래쪽 1/3부분을 오금부위에서 고정.
움직임: 완전한 범위의 엉덩관절 가쪽돌림.

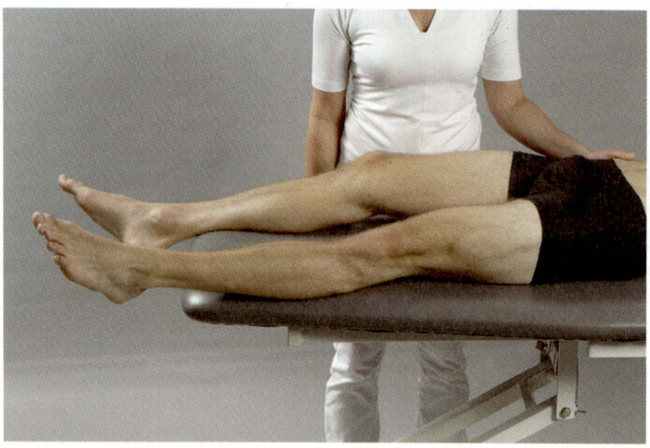

그림 4.42c *단계 2*

시작자세: 똑바로 누운 자세, 양발을 펴고 살짝 벌려주며, 검사 대상인 다리는 안쪽으로 살짝 돌려준다.
고정: 골반을 검사 방향으로 엉덩뼈능선을 살짝 압박하여 고정시킨다.
움직임: 완전한 범위의 엉덩관절 가쪽돌림. 이 검사를 위해 안쪽돌림에서 중간자세로 변하는 움직임의 첫번째 단계가 중요하다.

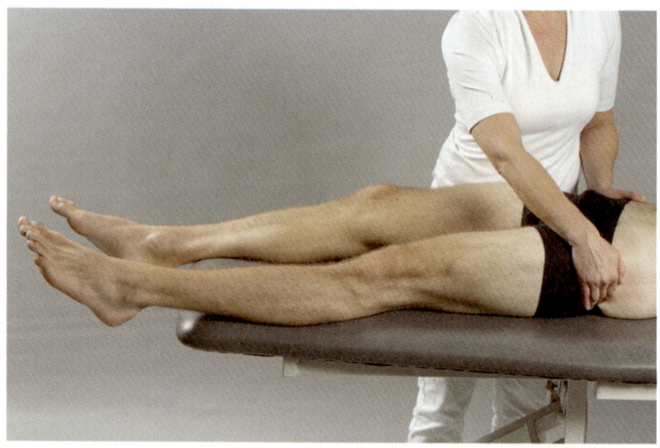

그림 4.42d *단계 1, 0*

시작자세: 똑바로 누운 자세, 양발을 편다.
움직이는 동안 큰돌기 위쪽에서 근육의 긴장을 손으로 만지고, 돌림 방향으로 다리가 움직이는지 관찰한다.

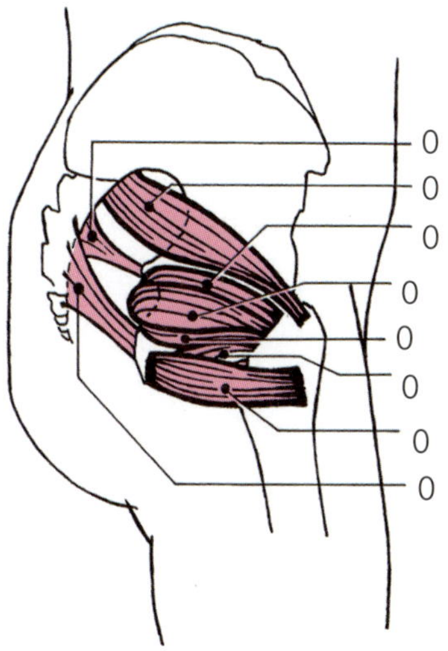

그림 4.42e 궁둥구멍근, 쌍동근들, 바깥폐쇄근, 넙다리네모근

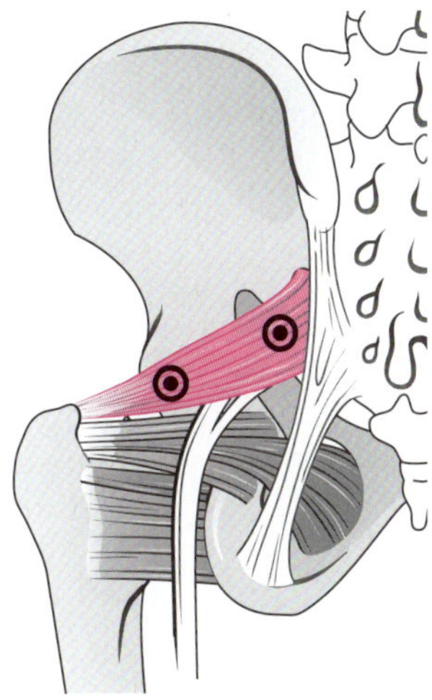

그림 4.42f 궁둥구멍근 - 통증유발점들

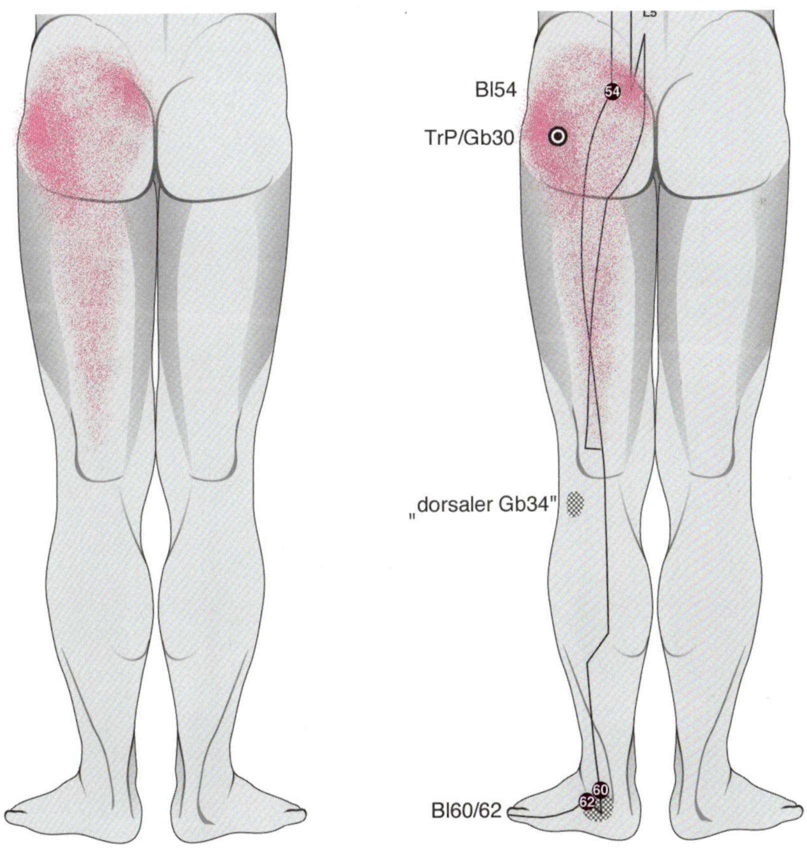

그림 4.42g 궁둥구멍근 - 통증 전이와 멀리 떨어진 전이지점들

오류

- *2 단계* 의 똑바로 누운 자세에서 환자는 발을 엎치료대태로 만들어 가쪽돌림인 척한다.
- *5, 4, 3 단계* 에서 굽힘과 모음을 동시에 실행한다.

구축

넓적다리의 가쪽돌림, 특히 벌림 시 돌림이 커진다. 궁둥구멍근이 가장 자주 단축될 가능성이 높다.

엉덩관절의 안쪽돌림

개요 (▶ 표 4.41)

기본동작: 30°까지의 안쪽돌림.

모든 단계는 똑바로 누운 자세나 앉은 자세에서 검사한다. *5, 4, 3 단계*에서 검사 대상 다리의 종아리는 치료대 아래쪽 모서리 너머로 자유롭게 내려트린다. 나머지 단계 에서는 다리를 펴준다.

*5, 4, 3 단계*에서 무릎 위쪽에서의 고정이 필수적이다. 나머지 단계에서는 특히 운동 협응이 되지 않고 같은 방향의 골반을 들어올려 움직임을 돕는 환자들의 골반을 고정한다.

운동 범위는 엉덩관절의 가쪽돌림에 관여하는 근육들의 긴장에 따라 제한되고 엉덩관절이 펴졌을 때는 엉덩넙다리인대 아래 부분의 긴장에 따라, 엉덩관절이 굽혀졌을 때는 이와 달리 궁둥넙다리인대의 긴장에 따라 제한된다.

표 4.41

주근육	이는 곳	닿는 곳	신경지배
작은볼기근	위볼기근선과 아래볼기근선 사이의 볼기뼈 바깥면	큰돌기의 끝과 바깥면	위볼기신경 : L4, L5, S1, (S2)
넙다리근막긴장근	위앞엉덩뼈가시(SIAS)의 바깥면과 엉덩뼈능선을 따라	엉덩정강띠	위볼기신경 : L4, L5, S1, (S2)

보조근	중화근	안정화근
보조근 : 중간볼기근(앞쪽 부분), 반힘줄근, 두덩정강근, 반막근	중화근 : 큰모음근은 벌림 구성요소들을 들어올린다.	안정화근 : 허리네모근, 척추세움근과 복근은 골반을 잡아준다.

검사단계 (▶ 그림 4.43a–g)

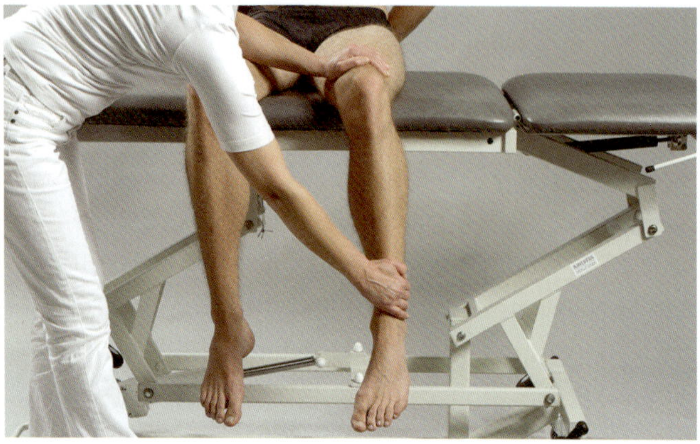

그림 4.43a *단계 5, 4*

시작자세: 앉은자세, 검사 대상인 다리는 무릎에서 굽혀주고, 종아리는 치료대 끝 너머로 늘어트린다.
고정: 넓적다리의 아래쪽 1/3 부분의 뒷면을 고정.
움직임: 완전한 범위의(대략 30°) 엉덩관절 안쪽돌림. 발은 바깥쪽을 향해 움직인다.
저항: 발목 바깥쪽 위에서 움직임 반대방향으로 저항을 부여.

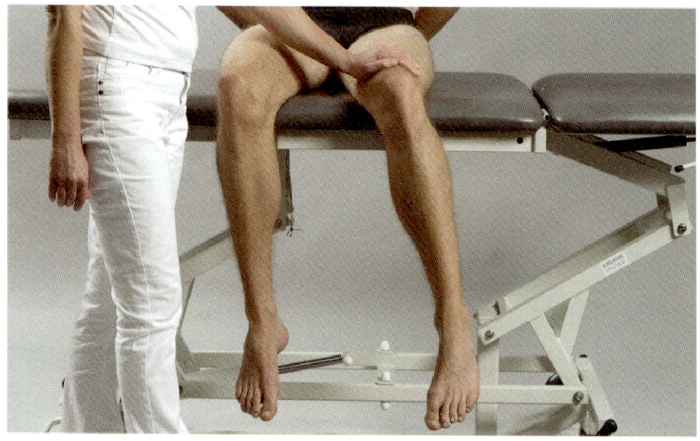

그림 4.43b *단계 3*

시작자세: 앉은자세, 검사 대상인 다리의 종아리는 치료대 끝 너머로 편하게 늘어트린다.
고정: 넓적다리 아래쪽 1/3부분의 뒤를 고정.
움직임: 엉덩관절의 완전한 안쪽돌림.

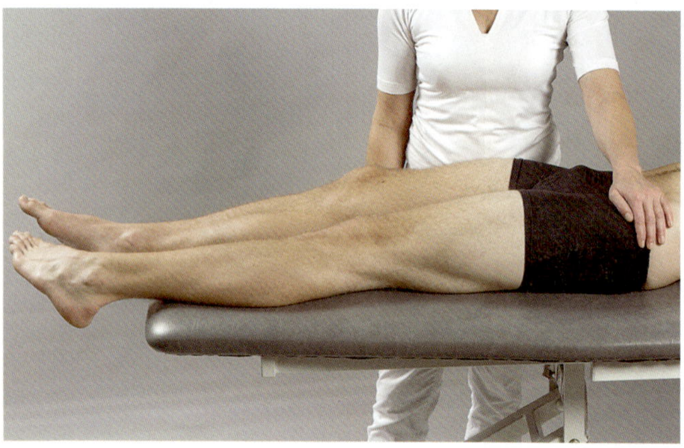

그림 4.43c *단계 2*

시작자세: 똑바로 누운 자세, 양발을 펴고, 검사 대상인 다리는 바깥쪽으로 돌린다.
고정: 검사 대상인 다리의 엉덩뼈능선을 손으로 가볍게 고정한다.
움직임: 엉덩관절의 완전한 안쪽돌림.

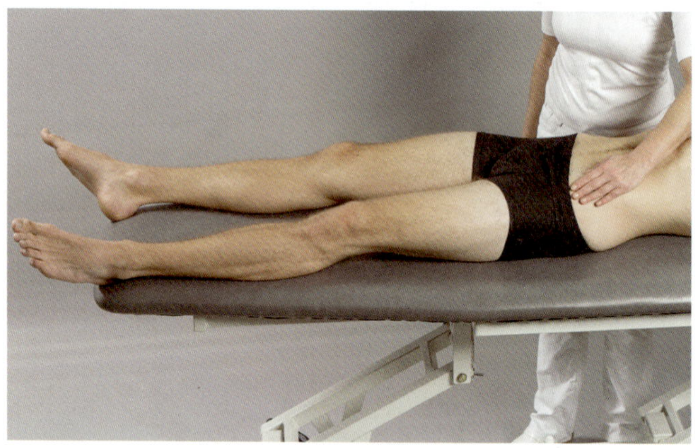

그림 4.43d *단계 1, 0*

시작자세: 똑바로 누운 자세.
환자가 움직일 때 큰돌기 위쪽에 근섬유가 뻗어있는 곳에서 근육의 긴장을 촉진한다.

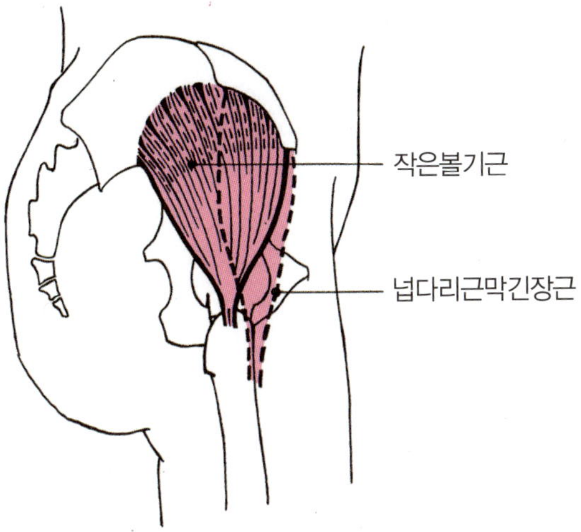

그림 4.43e 작은볼기근, 넙다리근막긴장근

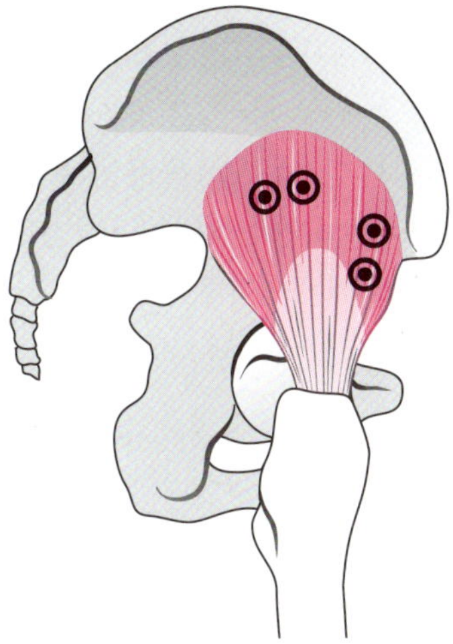

그림 4.43f 작은볼기근 – 통증유발점들

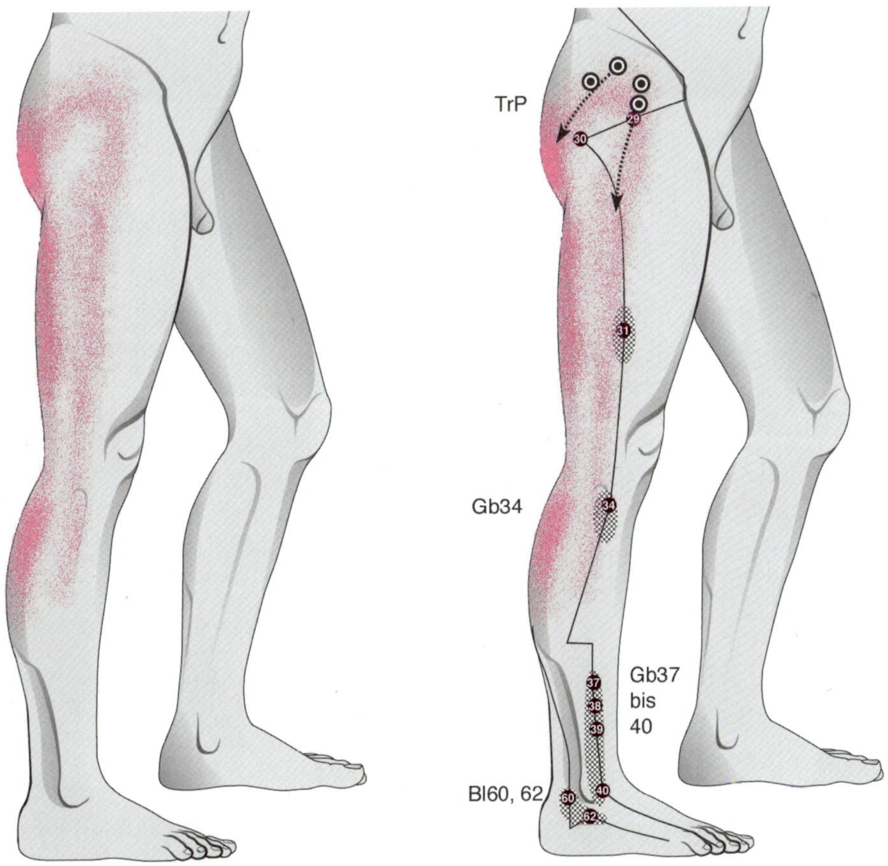

그림 4.43g 작은볼기근 – 통증 전이와 멀리 떨어진 전이지점들

실수와 주의사항

- *5, 4, 3 단계* 검사에서 골반을 고정시켜야 하고 넓적다리가 올바른 자세를 취해야 하는 것을 강조해야 한다.
- *2, 1, 0 단계* 에서 환자는 모음을 통해, 종종 발의 뒤침과 연결해서 부분적으로 이 움직임을 흉내낸다.
- 넙다리근막긴장근이 우세하면 환자는 안쪽돌림을 행할 때 엉덩관절을 먼저 살짝 굽힌다.

구축

넓적다리의 안쪽돌림과 외반슬(X–다리) 경향, 그 밖에도 넙다리근막긴장근이 단축되면 엉덩관절이 굽혀지고 벌려진다.

4.5.2 무릎관절의 근육 기능 검사

무릎관절의 굽힘

개요 (▶ 표 4.42)

기본동작: 120−140°까지의 무릎관절 굽힘.

5, 4, 3, 1, 0 단계 는 엎드린 자세에서 검사하고, *2 단계* 는 옆으로 누운 자세에서 검사한다. 다리는 루틴검사를 위해 항상 엉덩관절에서 정확히 안쪽돌림과 가쪽돌림 사이의 중간자세를 유지한다. 안쪽 햄스트링과 바깥쪽 햄스트링을 구별할 수 있는 시작자세를 선택하도록 권장한다. 엉덩관절이 바깥쪽으로 돌려지면 (종아리는 안쪽으로 당겨진다), 가쪽 굽힘근(넙다리두갈래근)이 우세하게 되고, 안쪽으로 돌려지면, 안쪽 굽힘근(반힘줄근과 반막근)이 우세해진다.

움직이는 동안 골반이 앞으로 기울어지면 안된다. 운동 범위는 무릎인대(넙다리네갈래근의 닿는점)의 늘어남, 넙다리곧은근의 늘어남, 관절주머니의 앞쪽 부분에 의해 제한된다. 그러나, 일반적인 상황에서 이 움직임은 넓적다리와 종아리의 연부조직 접촉에 의해 제한된다. 햄스트링은 임상에서 구별할 수 없다.

4

표 4.42

주근육	이는 곳	닿는 곳	신경지배
넙다리두갈래근	긴갈래 : 궁둥뼈결절	종아리뼈 머리, 정강뼈 가쪽관절융기 모서리	정강신경 : L5, S1, S2, (S3)
	짧은갈래 : 거친선의 가쪽선 먼쪽 부분		종아리신경 : (L4), L5, S1, S2
반힘줄근	궁둥뼈결절	넙다리빗근과 두덩정강근과 함께 거위발과 합쳐지고, 정강뼈 안쪽관절융기 아래에 닿는다	정강신경 : (L4), L5, S1, S2
반막근	궁둥뼈결절	정강뼈 안쪽모서리와 무릎관절주머니의 뒤쪽 부분	정강신경 : L4, L5, S1, (S2)

보조근 :	중화근 :	안정화근 :
두덩정강근, 넙다리빗근, 햄스트링, 장딴지근	한쪽 넙다리두갈래근과 다른쪽 굽힘근은 움직임의 돌림 구성 요소들을 서로 상쇄시킨다.	엉덩관절의 굽힘근들은 넙다리뼈를 무릎 굽힘근들의 폄 구성 요소들과 반대로 붙잡는다.

검사단계 (▶ **그림 4.44 a–g**)

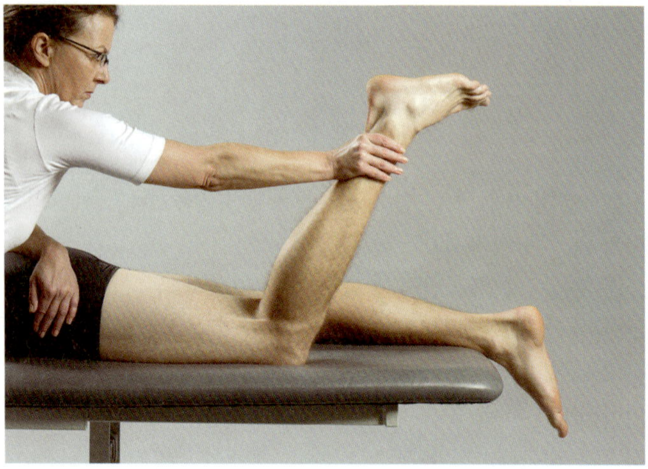

그림 4.44a *단계 5, 4*

시작자세: 엎드린 자세, 배 아래에 베개를 두며, 양쪽 다리를 펴고, 양발은 치료대 끝 너머로서 늘어트린다.
고정: 손바닥 전체와 아래팔을 사용하여 골반을 고정시킨다.
움직임: 완전한 범위의 무릎관절 굽힘.
저항: 손을 이용하여 아킬레스건 위 종아리 아래쪽 1/3 근처에 운동 반대방향으로 저항을 부여.

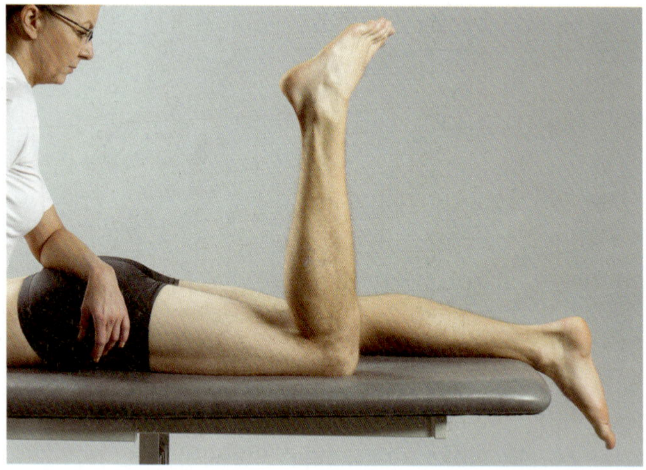

그림 4.44b *단계 3*

시작자세: 엎드린 자세, 쿠션을 배 아래에 놓으며, 양쪽 다리를 펴고, 양발은 치료대 끝 너머로서 늘어트린다.
고정: 엉덩이.
움직임: 완전한 범위의 굽힘.

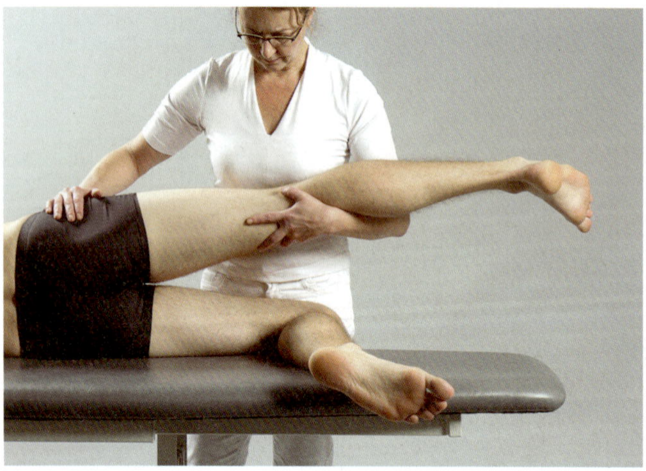

그림 4.44c *단계 2*

시작자세: 검사 대상 다리쪽으로 돌아 누운 자세. 검사 대상이 아닌 다리는 펴주고 엉덩관절에서 살짝 벌려 받쳐준다. 검사 대상인 다리는 치료대 위에 펴준다.
고정: 손바닥으로 넓적다리 아래쪽 1/3부분 안쪽면을 살짝 누름.
움직임: 완전한 범위의 무릎 굽힘.

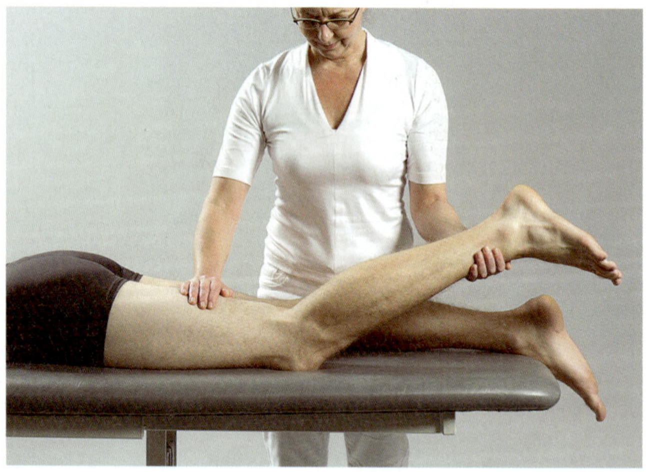

그림 4.44d *단계 1, 0*

시작자세: 엎드린 자세, 검사 대상이 아닌 다리는 펴주고, 검사 대상인 다리는 무릎관절을 살짝 굽혀주며, 종아리 아래쪽 1/3 부분을 받쳐준다.
환자가 움직이는 동안 근섬유나 힘줄이 뻗어있는 곳에서 근육의 긴장을 촉진한다.

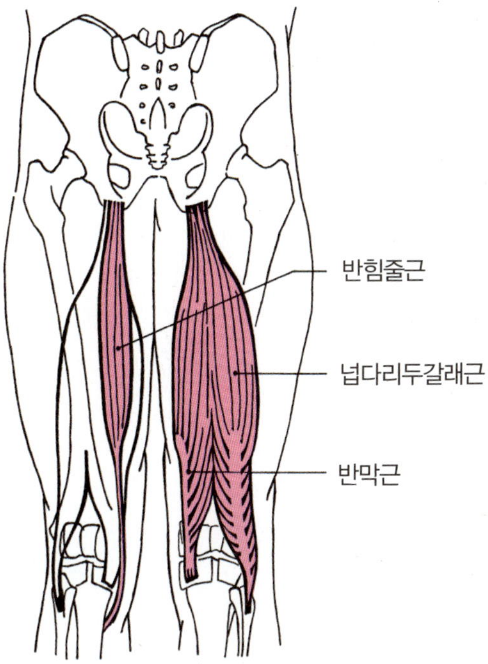

그림 4.44e 반힘줄근, 넙다리두갈래근, 반막근

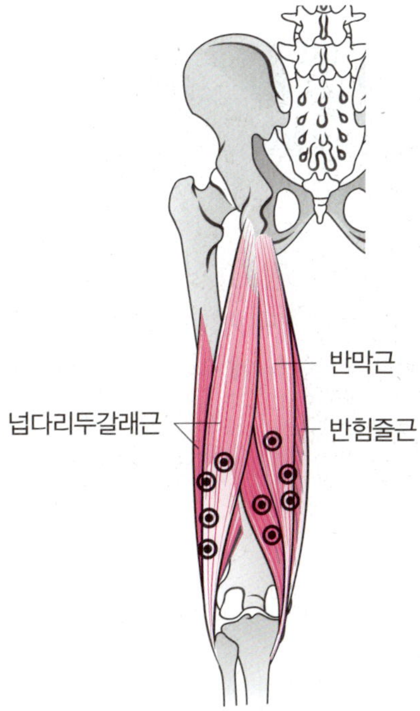

그림 4.44f 반힘줄근, 넙다리두갈래근, 반막근 – 통증유발점들

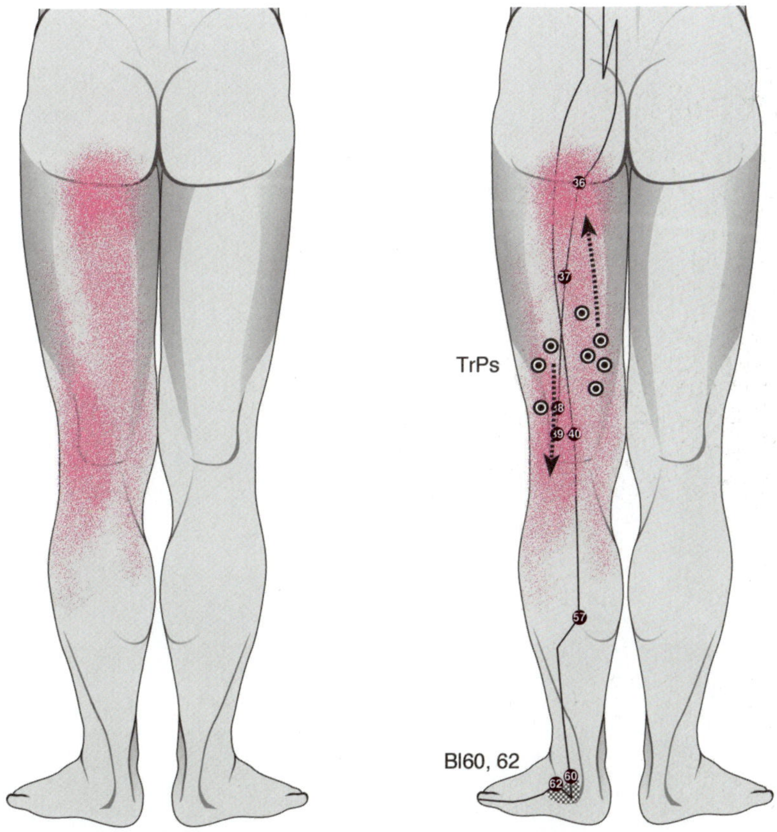

그림 4.44g 반힘줄근, 넙다리두갈래근, 반막근 – 통증 전이와 멀리 떨어진 전이지점들

실수와 주의사항

- 불확실한 경우에는 보통 가쪽 무릎굽힘근과 안쪽 무릎굽힘근을 구별해야만 한다.
- 움직임을 시작할 때 환자의 무릎이 수동적으로 살짝 굽혀지고 굽힘근들이 동원되기 쉬워지기때문에, 환자가 골반을 검사 방향으로 들어올린다. 이는 골반을 고정시켜서 방지할 수 있다.
- 넙다리빗근의 보상적 움직임으로 엉덩관절에서 굽힘과 가쪽돌림이 동시에 발생한다. 이 자세에서 움직임이 발에 가해지는 중력과 수직하지 않게 수행되므로, 움직임도 보다 쉬워진다.

구축

구축이 자주 발생한다. 뚜렷하지 않은 유형에서 무릎관절을 굽힌 상태에서 엉덩관절을 80° 이상 굽힐 수 없다. 심각한 경우에는 무릎관절을 펴는 것이 불가능하고, 시상면에서 골반을 똑바로 세우고 허리뼈의 앞굽음 증상을 해소한다. 가장 심각한 경우에는 무릎관절이 대체로 깊게 굽혀진 자세를 유지한다.
그 밖에, 넙다리두갈래근의 구축이 압도적일 경우 외반슬 (X-다리)가 발생하고, 반근육들의 구축이 압도적일 경우 내반이 발생한다.

무릎관절의 폄

개요 (▶ **표 4.43**)

기본동작: 120–140°까지의 무릎관절 폄. 그러나, 검사에서는 마지막 90°의 움직임만 평가한다.

5, 4, 3 단계 에서는 검사 대상이 아닌 다리를 치료대 끝 너머로 자유롭게 내려트리면서, 똑바로 누운 자세로 검사하는 것이 가장 좋다. 앉은 자세에서의 검사는 넙다리곧은근이 비활성화되므로, 검사에 크게 적합하지 않다. 따라서, 기본자세는 똑바로 누운 자세이다. 검사 대상이 아닌 다리는 굽혀진 채 발바닥을 치료대에 두고 세우며, 이로 인해 골반이 안정화된다. *2 단계* 는 옆으로 누운 자세로, *1, 0 단계* 는 똑바로 누운 자세로 검사한다.

무릎의 고정은 넓적다리의 돌림과 다른 근육들의 보상적 움직임을 제한하기 위해, 특히 어린이들한테 항상 필수적이다. 다리의 고정이 중요하다. 이 때 넙다리네모근을 압박하지 않기 위해, 넓적다리를 아래에서 받쳐준다.

운동 범위는 십자인대들, 곁인대들, 관절주머니 뒤쪽 부분에 의해 제한된다.

4

표 4.43

주근육	이는 곳	닿는 곳	신경지배
넙다리네갈래근			
• 넙다리곧은근	절구 위 위앞엉덩뼈가시	무릎뼈 바닥과 가장자리, 정강뼈거친면의 무릎인대	넙다리신경 : (L2), L3, L4, (L5)
• 중간넓은근	거친선을 제외한넙다리뼈 전체를 따라	정강뼈거친면의 무릎인대	
• 안쪽넓은근(정강뼈쪽)	거친선의 안쪽선	정강뼈거친면의 무릎인대	
• 가쪽넓은근(종아리뼈쪽)	거친선의 가쪽선	정강뼈거친면의 무릎인대	
중화근과 안정화근 : 가쪽넓은근과 안쪽넓은근은 가쪽과 안쪽의 구성 요소들을 고르게하고 무릎을 안정화시킨다. 엉덩관절 폄근들은 넙다리곧은근의 굽힘 구성 요소들을 상쇄시킨다.			

검사단계 (▶ 그림 4.45a–g)

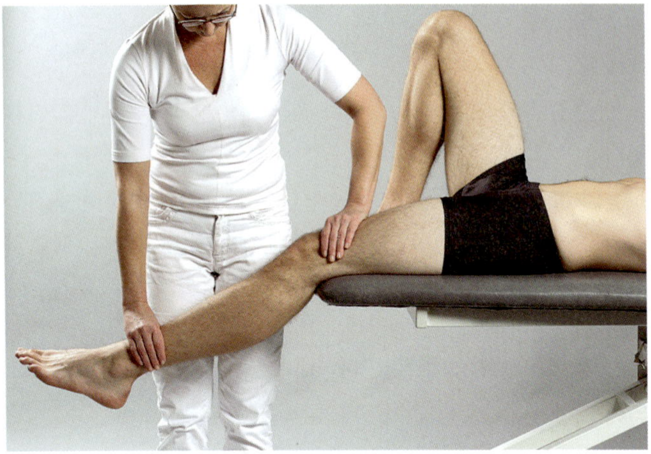

그림 4.45a *단계 5, 4*

시작자세: 똑바로 누운 자세, 검사 대상 다리의 종아리는 치료대 끝 너머로 편하게 늘어트리며, 무릎은 직각으로 굽힌다. 검사 대상이 아닌 다리는 굽힌 채 발바닥으로 치료대 위에 세운다.
고정: 넓적다리를 위에서 압박하여 고정함.
움직임: 무릎관절을 90°로 굽힌 상태에서 완전히 펴질 때까지 펴준다.
저항: 발목 위쪽을 감싸쥐고 운동 반대방향으로 저항을 부여.

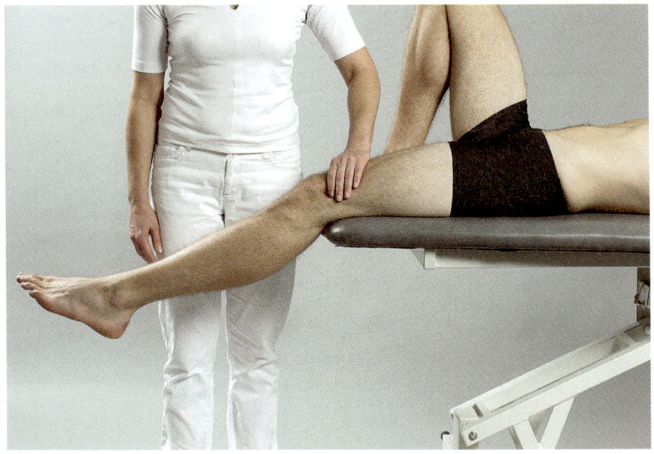

그림 4.45b *단계 3*

시작자세: 똑바로 누운 자세, 검사 대상인 다리의 종아리는 치료대 바깥에 위치하며, 무릎관절은 90°로 굽힌다; 검사 대상이 아닌 다리는 굽힌 채 치료대 위에 세운다.
고정: 넓적다리.
움직임: 직각으로 굽힌 상태에서 시작하여 완전히 펴준다.

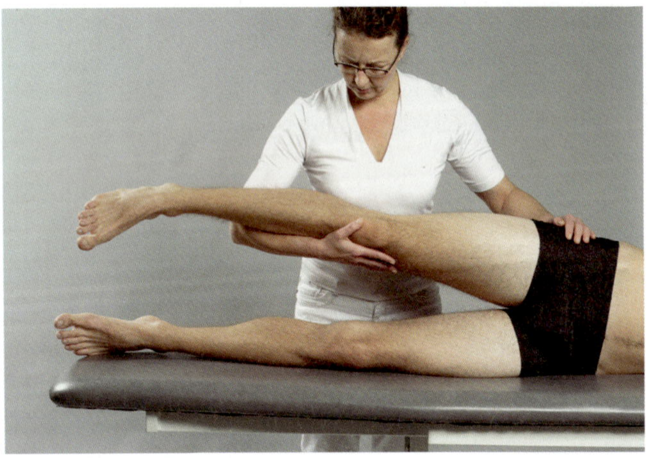

그림 4.45c *단계 2*

시작자세: 검사 대상인 다리 방향으로 돌아 누운 자세; 검사 대상이 아닌 다리는 무릎관절을 펴고, 엉덩관절은 살짝 벌려서 넓적다리와 종아리 아래에서 받쳐주며, 검사 대상인 다리는 무릎관절을 굽히고 엉덩관절은 중립 자세로 만든다.
고정: 골반의 고정.
움직임: 직각으로 굽힌 자세에서 시작해서 완전히 폄.

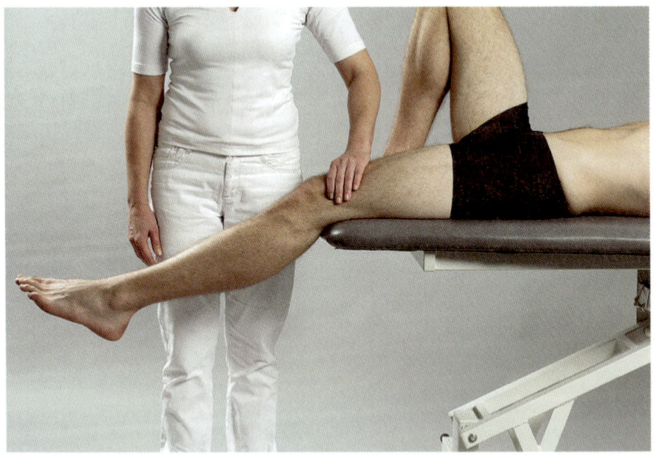

그림 4.45d *단계 1, 0*

시작자세: 똑바로 누운 자세, 검사 대상이 아닌 다리는 펴주고, 검사 대상인 다리는 무릎과 엉덩관절을 살짝 굽혀준다. 무릎은 한 손으로 살짝 받쳐주고, 다른 손으로는 환자가 움직이는 동안 넙다리네갈래근 섬유가 뻗은 곳에서 긴장을 촉진한다.

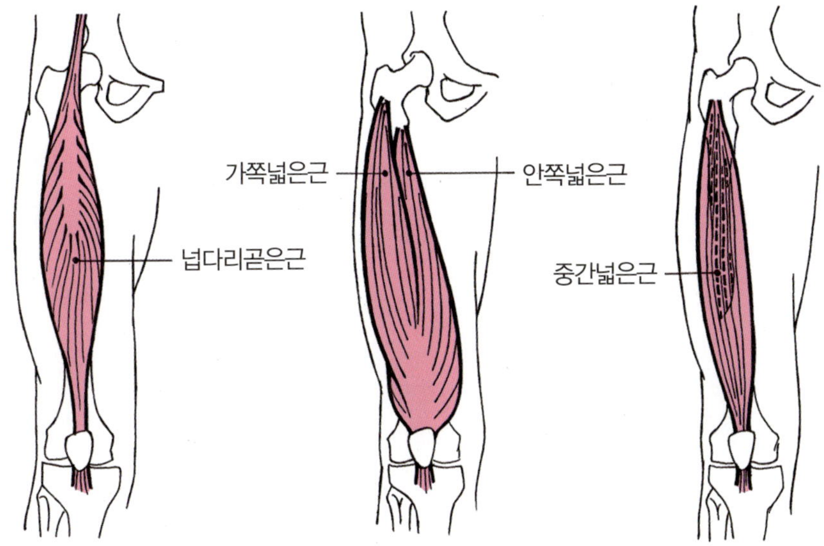

그림 4.45e 넙다리네갈래근

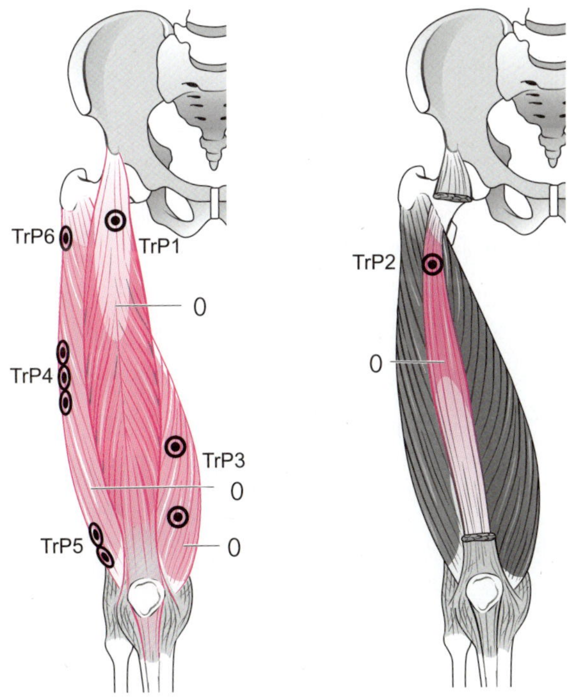

그림 4.45f 넙다리네갈래근 – 통증유발점들

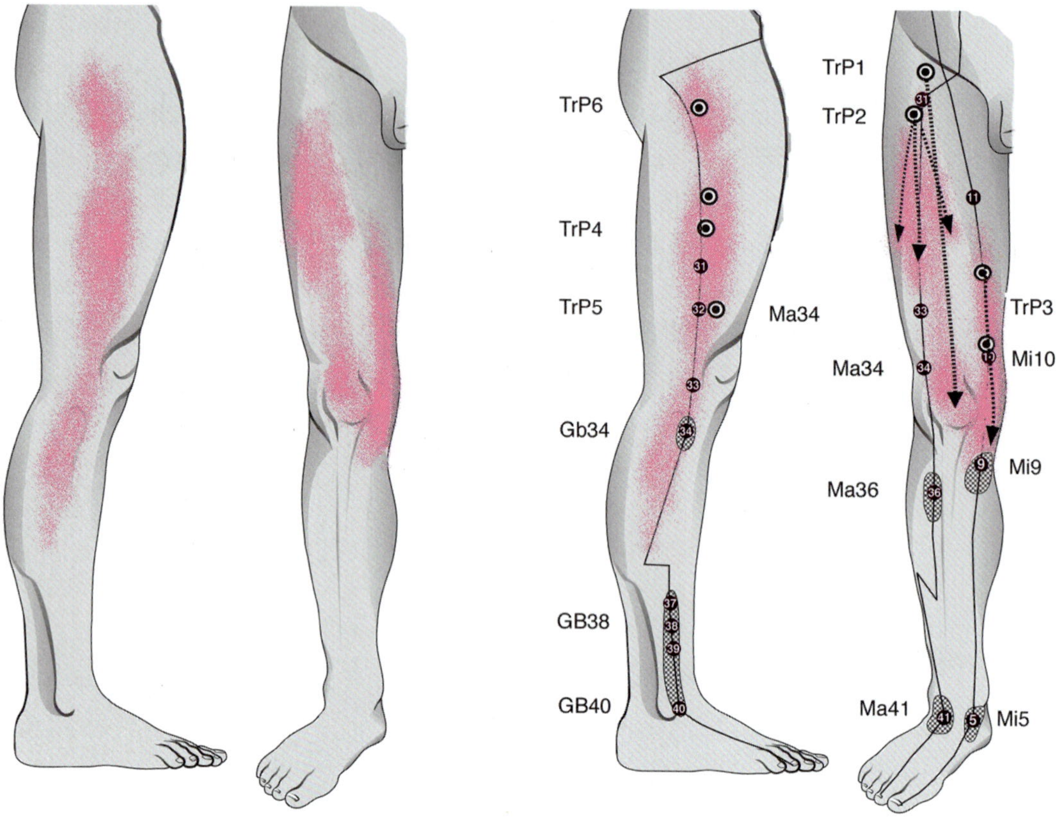

그림 4.45g 넙다리네갈래근 – 통증 전이와 멀리 떨어진 전이지점들

실수와 주의사항

이 움직임은 단순하기 때문에, 오류가 거의 발생하지 않는다.

- 움직임이 물 흐르듯이 이어져야 하고 시작할 때 반동을 사용하지 않아야 한다.
- 엉덩관절에서 어떠한 돌림도 발생해서는 안된다.
- 앉아 있을 때 골반이 뒤로 기울어져서는 안된다(똑바르게). 골반이 뒤로 기울어지려는 경향은 넙다리곧은근이 우세하다는 징후이다.
- 넓적다리는 앞쪽면을 고정시키면 검사 대상인 넙다리네모근이 압박될 수 있으므로, 앞에서 고정시키면 안된다.

구축

구축이 자주 발생하는데, 특히 넙다리곧은근에서 자주 발생한다. 구축은 무릎관절에서 굽힘 범위를 제한하고 특히 엎드린 자세에서 엉덩관절을 완전히 폈을 때 두드러진다. 이와 반대로, 무릎을 굽혔을 때는 엉덩관절을 완전히 펼 수 없다.

4.5.3 발목관절의 근육 기능 검사

발의 발바닥굽힘

개요 (▶ 표 4.44)

기본동작: 무릎관절을 폈을 때 발목관절을 40–45°로 발바닥굽힘.

*5, 4, 3 단계*는 엎드린 자세에서 가해지는 저항의 크기에 따라 각 단계를 구별하며 검사한다. 그러나, 정확한 구별은 어렵다. *2, 1, 0 단계*는 검사 방향으로 돌아 누워서 검사한다. *5, 4, 3 단계*는 서서 검사할 수도 있다. 이 때, 환자는 발가락으로 서 있는다. *5 단계*에서 환자는 움직임을 4–5번 반복할 수 있어야 하고, *4 단계*에서는 최소 한번, *3 단계*에서는 최소한 발꿈치가 땅바닥에서 떨어지는 것을 알아볼 수 있어야 한다. 그러나, 이 검사를 할 때 일련의 근육들이 활성화되어야 하기 때문에, 많은 어려움이 있으며 이로 인해 권장하지 않는다. 특히 *5 단계*에서 손으로만 가하는 저항은 너무 약하기 때문에, 엎드린 자세로 실시한 검사 또한 당연히 모두 좋은 것만은 아니다.

장딴지세갈래근은 2개의 근육들(두갈래의 장딴지근과 가자미근) 이 합쳐져서 구성된다. 발바닥굽힘에는 추가적으로 굽힘근들(짧은종아리근, 긴종아리근, 뒤정강근, 장딴지빗근) 또한 관여한다. 이 근육들의 활동은 움직이는 동안 완전히 제외할 수 없다. 세심한 관찰을 통해 어떠한 근육군이 우세한지 알아낼 수 있다. 무릎을 굽힌 채 발바닥굽힘을 검사할 때, 장딴지근의 활동을 대부분 제외할 수 있다. 이러한 자세는 가자미근 검사의 시작 자세이며, 이에 대하여 이어지는 단락에서 설명한다.

가자미근과 장딴지근의 움직임은 주로 발목관절에서 수행되어야 하는데, 즉 움직임을 무엇보다도 발꿈치를 들어올림으로써 수행해야하고 발끝을 내림으로써 수행하는 것이 아니다. 움직이는 동안 발끝과 발가락이 강하게 굽혀지거나 심지어 발바닥이 "안쪽으로 말아들어가면", 보조근이 우세한 것이다. 발가락이 강하게 굽혀질 때는 발가락굽힘근들의 활동이 우세하다. 동시에 뒤침이 발생하면 앞쪽 근육군이 우세한 것이며, 동시에 엎침이 발생하면 종아리근들이 우세하다는 뜻이다.

무릎관절이 펴진 상태로 발바닥굽힘을 검사할 때는 장딴지세갈래근을 총체적으로 평가한다.

발목관절 앞면의 인대들, 특히 목발뼈와 정강뼈의 뒤쪽 접촉면은 운동 범위를 제한한다. 가자미근의 감별과 평가를 하기 위해서 무릎관절을 굽힌 채 검사를 할 수 있다.

표 4.44

주근육	이는 곳	닿는 곳	신경지배
장딴지세갈래근			
• 장딴지근	안쪽갈래(정강뼈쪽): 넙다리뼈의 안쪽 위관절융기 뒷면 가쪽갈래(종아리뼈쪽): 넙다리뼈의 가쪽관절융기	함께 아킬레스건을 형성하여, 발꿈치뼈융기에 닿는다.	정강신경 (궁둥신경에서 나옴): S1, S2
• 가자미근	종아리뼈 머리의 뒷면, 종아리뼈 뒷면 몸쪽 1/3부분, 정강뼈 안쪽모서리 중간 1/3부분, 오금선	장딴지근 참조	정강신경 (궁둥신경에서 나옴): (L5), S1, S2

보조근	중화근	안정화근
뒤정강근, 장딴지빗근, 짧은종아리근, 긴엄지굽힘근, 긴종아리근, 긴발가락굽힘근	종아리근들과 뒤정강근은 발의 가쪽 움직임에서 서로 중화시킨다.	누운 자세에서 효과가 나타나지 않는다.

검사단계 (▶ **그림 4.46a–g**)

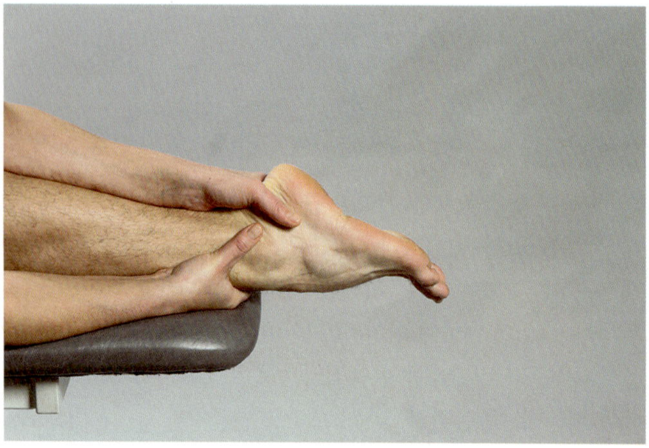

그림 4.46a *단계 5, 4, 3*

시작자세: 엎드린 자세, 양 다리를 펴고, 종아리의 먼쪽 끝이 치료대 끝을 벗어나며, 발은 완전히 이완된다.
고정: 종아리의 아래쪽 1/3 부분.
움직임: 발목관절의 완전한 굽힘.
저항: 발꿈치를 손으로 감싸쥐고 먼쪽으로 눌러준다.
각각의 단계 는 저항의 크기에 따라 구별하고, 발가락들은 굽히지 않는다.

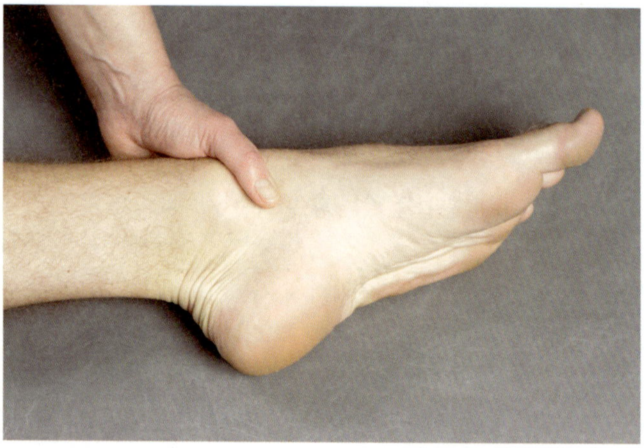

그림 4.46b *단계 2*

시작자세: 검사 대상 방향으로 돌아 누운 자세, 검사 대상 다리는 엉덩관절과 무릎관절을 펴고 그 발은 직각으로 만들어서 가쪽 모서리로 올려놓는다. 검사 대상이 아닌 다리는 굽힌다.
고정: 종아리의 먼쪽 1/3부분.
움직임: 완전한 발바닥굽힘, 발바닥 가쪽 모서리로 치료대 위를 쓸어내린다.

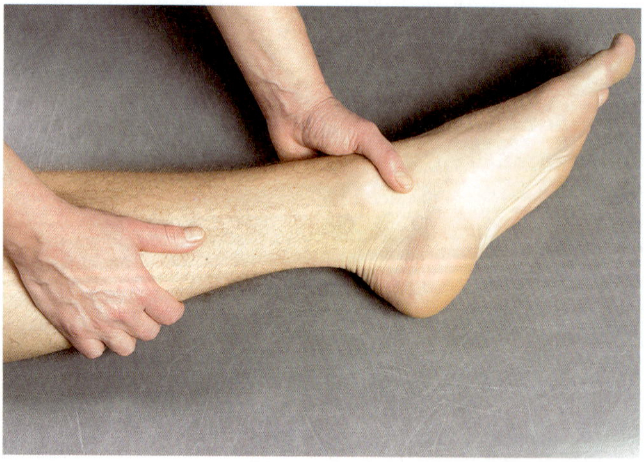

그림 4.46c *단계 1, 0*

시작자세: 검사 방향으로 돌아서 옆으로 눕는다.
환자가 움직이는 동안 아킬레스건과 장딴지근의 근섬유가 뻗어있는 곳에서 긴장을 손으로 만진다.

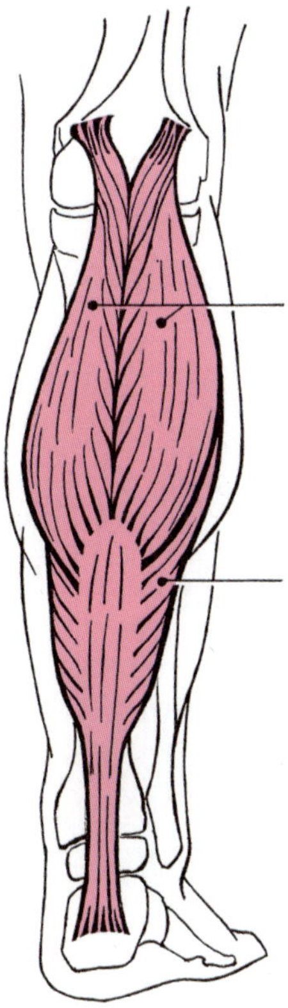

그림 4.46d 장딴지근과 가자미근

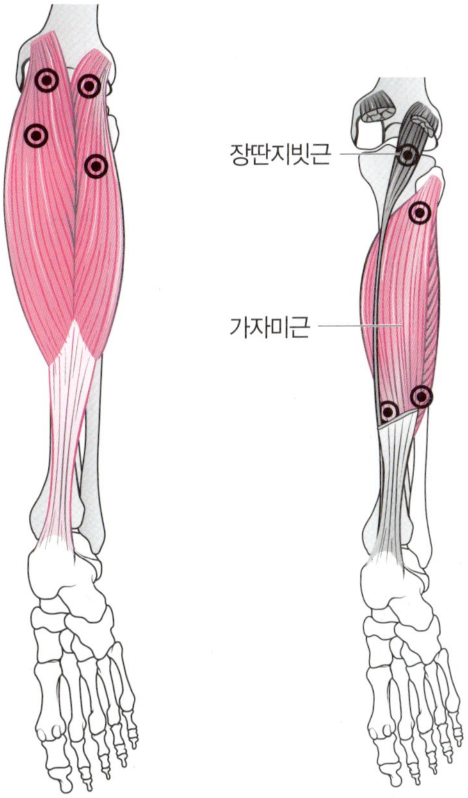

그림 4.46e 장딴지근과 가자미근 – 통증유발점들

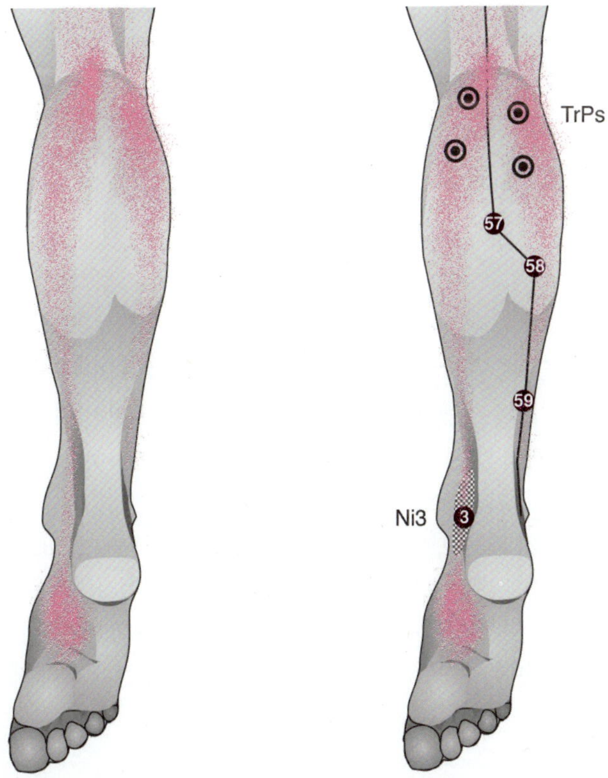

그림 4.46f 장딴지근 – 통증 전이와 멀리 떨어진 전이지점들

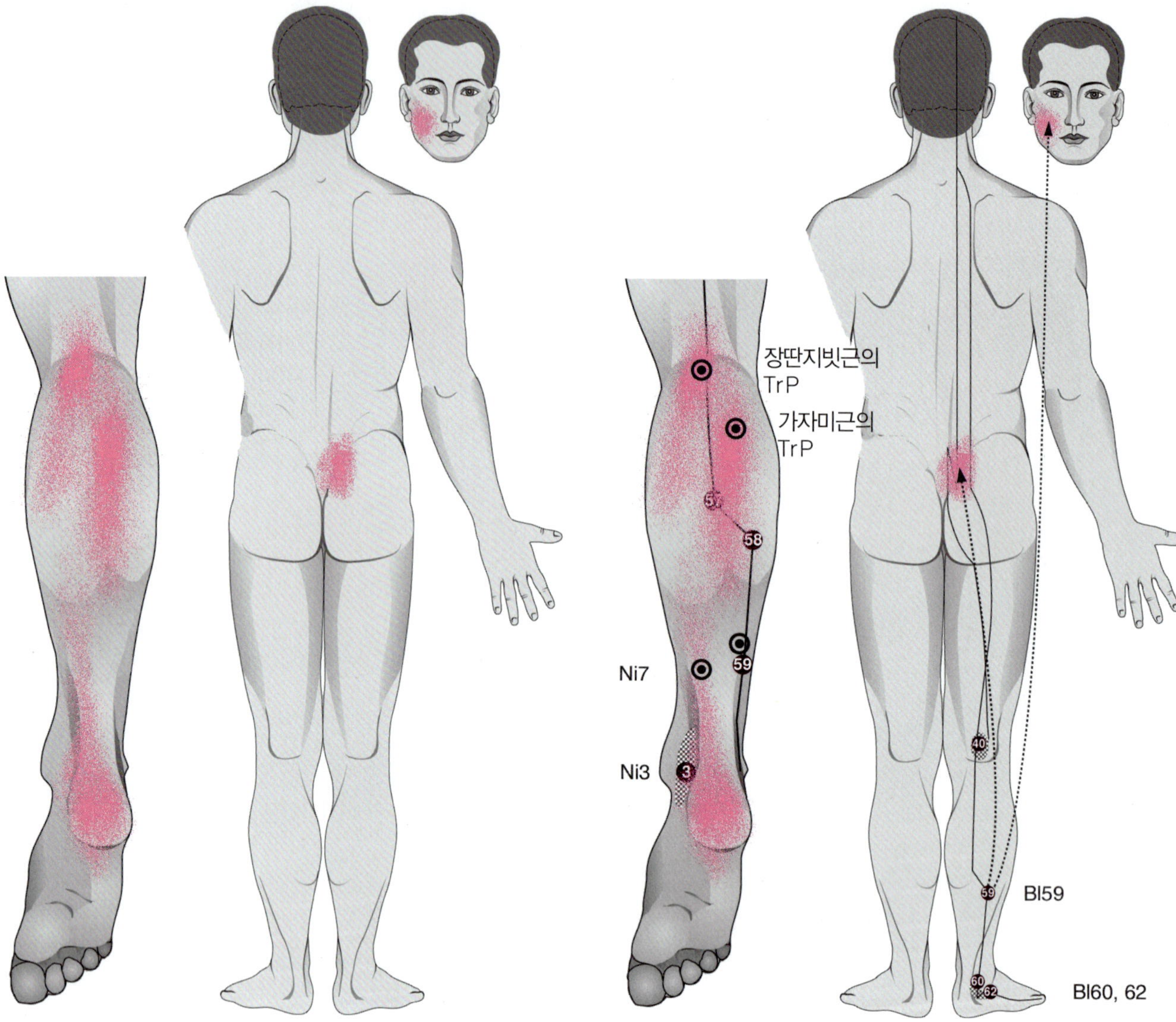

그림 4.46g 가자미근 – 통증 전이와 멀리 떨어진 전이지점들

실수와 주의사항

- 움직임이 정확히 수행되어야 하는 것을, 즉 발꿈치가 아래쪽으로 당겨져야 하고 발끝이 추가적으로 발등쪽으로 굽혀지지 않아야 하는 것을 대개 주의하지 않는다.
- 안정된 자세로 발바닥을 고정시키고 무릎이 앞으로 나오면 발꿈치를 바닥에서 들어올리기 충분하기 때문에, 서 있는 자세로 검사할 때는 무릎관절이 굽혀지면 안된다. 이 때, 일반적으로 발목관절이 움직일 필요가 전혀 없고, 무릎을 굽힘으로써 이 움직임을 행한 것 처럼 한다.

구축

중립자세를 넘어가는 발의 발등굽힘은 심지어 수동적으로도 불가능하다. 심각한 경우, 환자는 똑바른 자세에서 발 전체로 딛는 것이 불가능하다. 발꿈치들린휜발증(Pes equineus)이 발생한다.

예전에는 가자미근 또한 무릎을 굽힌 채 서 있는 자세로 검사했다. 이러한 검사방식은 더이상 사용되지 않는다. 운동 범위는 주로 목발뼈와 정강뼈의 접촉면, 발목관절 앞쪽 인대들의 당김, 발등굽힘의 신장에 따라 제한된다.

발의 발등굽힘과 함께 뒤침

개요 (▶ 표 4.45)

기본동작: 뒤침(안쪽번짐)과 발등굽힘을 동시에 수행함.

*5, 4, 3 단계*는 앉은 자세로 검사하고, *2 단계*는 검사 방향으로 돌아 누운 자세로 검사하며, *1, 0 단계*는 똑바로 누운 자세로 검사한다. 무릎관절이 굽혀져야 장딴지근이 이완되고 완전한 움직임이 가능하기때문에, 무릎관절은 무조건 굽혀져야 한다.

종아리는 고정되어야 한다.

저항은 발을 아래에서 감싸쥐고 손가락을 발 안쪽모서리에 놓은 상태로 부여하는게 가장 좋다. 이렇게 하는 것이 저항이 실제로 움직임 반대 방향으로 부여하기 위한 최고의 조건이다. 저항은 무엇보다도 첫번째 발허리뼈 바닥쪽(뒤쪽)으로 향한다.

운동 범위는 종아리근들의 신축성 긴장, 발목뼈의 접촉면, 가쪽복사 곁인대들의 긴장에 의해 제한된다.

4

표 4.45

주근육	이는 곳	닿는 곳	신경지배
앞정강근	정강뼈의 가쪽관절융기, 정강뼈 가쪽면의 몸쪽 2/3부분, 뼈사이막의 인접한 부분	안쪽쐐기뼈(I), 첫번째 발허리뼈 바닥의 발바닥쪽 면	깊은종아리신경 : L4, L5, (S1)
보조근 : 긴엄지폄근, 움직임의 마지막 단계 에서 긴발가락굽힘근		중화근과 안정화근 : 실질적으로 존재하지 않는다.	

4

검사단계 (▶ 그림 4.47a–g)

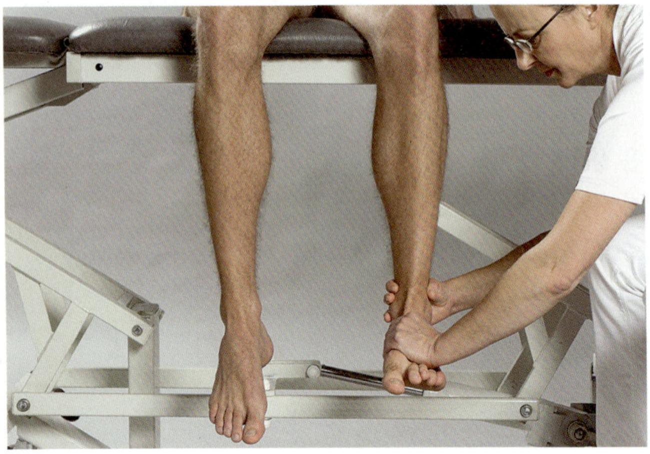

그림 4.47a *단계 5, 4*

시작자세: 앉은 자세, 종아리는 내려트리고, 무릎관절은 직각으로 굽히며, 발은 중립자세로 세우고 바닥에 닿지 않게 한다.
고정: 앞정강근을 압박하지 않으면서, 발목관절 위쪽에서 종아리 아래쪽 1/3 부분을 뒤에서 감싸쥔다.
움직임: 뒤침과 발의 발등굽힘을 동시에 수행한다. 발가락의 근육들은 이완상태를 유지한다.
저항: 안쪽 발모서리를 손가락으로 압박; 벌림과 바닥굽힘 방향으로 호선을 그리며 저항을 부여.

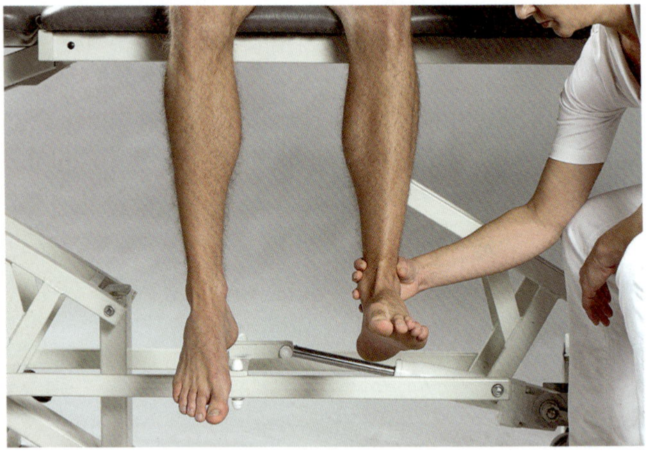

그림 4.47b *단계 3*

시작자세: 앉은 자세, 종아리는 치료대 끝 너머로 편하게 늘어트리고, 발은 중립 자세를 만든다.
고정: 발목관절 위쪽을 뒤면에서.
움직임: 발의 발등굽힘과 함께 뒤침. 발가락 근육들은 이완시킨다.

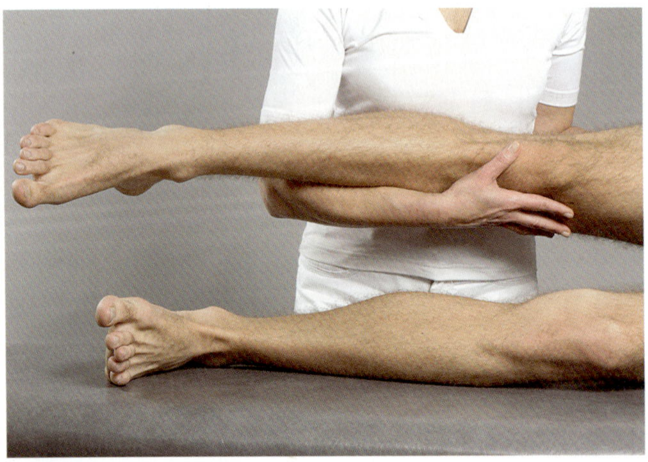

그림 4.47c *단계 2*

시작자세: 검사 방향으로 돌아 누운 채. (검사 대상인 다리는 엉덩관절과 무릎관절을 반 굽혀주고, 발의 가쪽 모서리로 치료대 위에 올려놓는다.) 다른 다리는 검사자의 아래팔로 받쳐준다.
고정: 없음.
움직임: 환자는 뒤침과 발의 발등굽힘을 동시에 수행한다.

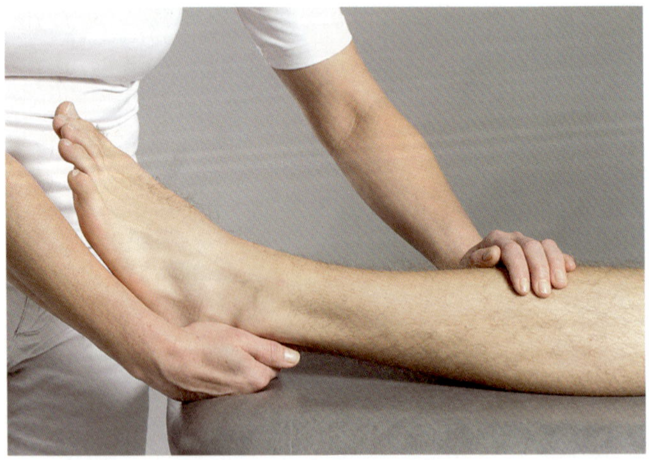

그림 4.47d *단계 1, 0*

시작자세: 똑바로 누운 자세, 발은 중립 자세로 세우고 발꿈치를 치료대 너머로 내민다.
고정: 종아리의 먼쪽 1/3 부분에. 발의 가쪽모서리를 검사자의 아래팔에 올려놓는다. 손으로 종아리의 활동을 촉진한다.

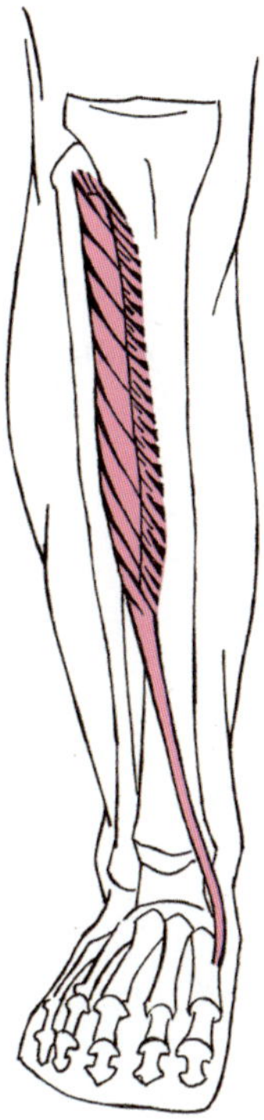

그림 4.47e 앞정강근

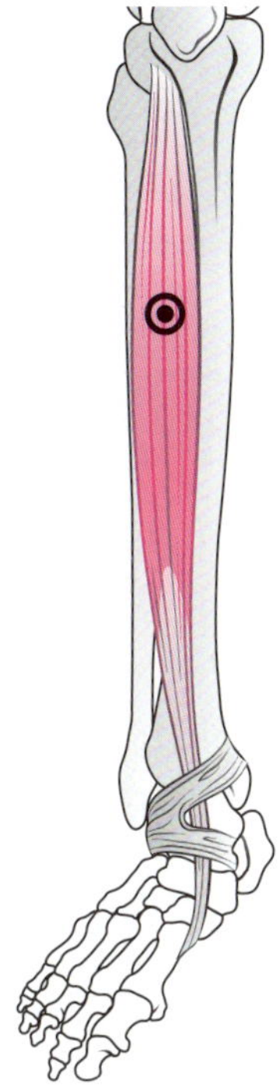

그림 4.47f 앞정강근 – 통증유발점들

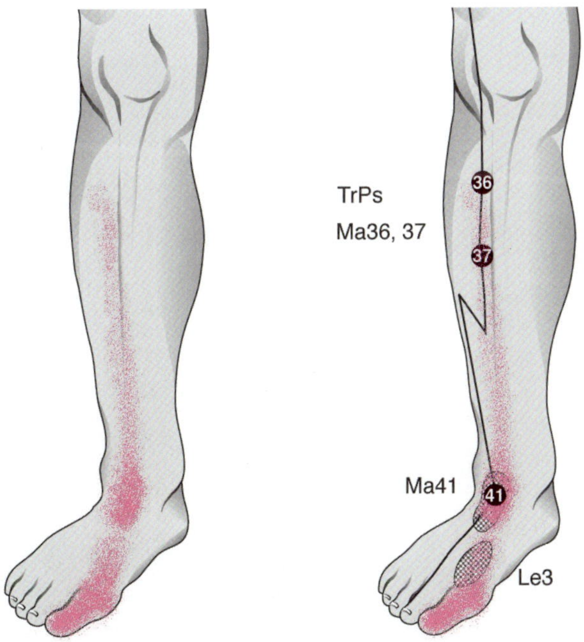

그림 4.47g 앞정강근 – 통증 전이와 멀리 떨어진 전이지점들

실수와 주의사항

- 발목관절 위에서 종아리를 고정하는 것을 잊는다.
- *1, 0 단계* 에서 발꿈치를 자유롭게 둬야 하고 치료대를 벗어난 곳에 위치시키는 것이 최선임을 자주 간과한다.
- 저항을 부여할 때 압박은 가로로 작용하며, 즉 운동 반대방향에 직접적으로 그리고 단순히 발에 수직하게 작용해서는 안된다.
- 발가락 근육들(특히 긴엄지폄근)은 이 움직임을 크게 도울 뿐 아니라, 어느정도까지 움직임을 대체하기 때문에, 이 근육들을 이완시켜야 한다.
- 장딴지근육을 이완시키기 위해, 무릎관절을 굽혀야 하는 것을 주의하지 않는다.

구축

발꿈치뼈내반(Pes calcaneovarus)의 경향이 발생한다.

발의 발바닥 엎침

개요 (▶ 표 4.46)

기본동작: 발바닥 엎침(발바닥쪽으로 굽힌 발을 엎침).

시작자세: 발의 발바닥굽힘.

5, 4, 3 단계 는 검사 반대 방향으로 돌아 누운 자세 또는 엉덩관절에서 다리를 안쪽으로 돌린 채 똑바로 누운 자세에서 검사한다. *2, 1, 0 단계* 는 똑바로 누운 자세에서 검사하는데, 이 때 발꿈치는 치료대 너머로 내민다. 발가락근육들은 이 움직임에 관여하지 않고, 움직임 내내 이완된 상태를 유지한다.

저항 부여가 중요하다. 검사자는 손가락으로 검사 대상인 다리의 발 바깥쪽 가장자리를 잡고 호선을 그리며 운동 반대방향으로 당긴다.

예전에는 긴종아리근과 짧은종아리근을 분리해서 검사했다. 그러나, 이 근육들의 기능은 실질적으로 같으며, 근섬유의 위치, 신경지배 등 또한 같아서, 둘을 구별할 수 없다.

운동 범위는 발목뼈의 접촉면, 안쪽 발뼈에 위치한 결인대들의 긴장, 앞정강근 및 뒤정강근의 신축성 긴장에 의해 제한된다.

4

표 4.46

주근육	이는 곳	닿는 곳	신경지배
짧은종아리근(종아리뼈)	종아리뼈 바깥면 먼쪽 1/2부분	다섯째발허리뼈 거친면	얕은종아리신경 : (L4), L5, S1, (S2)
긴종아리근(종아리뼈)	종아리뼈머리, 정강뼈 가쪽관절융기의 인접한 부분, 종아리뼈 바깥면 몸쪽 1/2부분, 종아리근막	안쪽쐐기뼈, 첫째발허리뼈 바닥, 때때로 둘째발허리뼈의 바닥 또한 발바닥쪽 면에서	얕은종아리신경 : (L4), L5, S1, (S2)
보조근 : 긴발가락폄근, 셋째종아리근(=긴발가락폄근의 5번째 힘줄로 다섯째발허리뼈 거친면에 닿는다)		중화근과 안정화근 : 실질적으로 효과를 발휘하지 않는다.	

검사단계 (▶ 그림 4.48a–g)

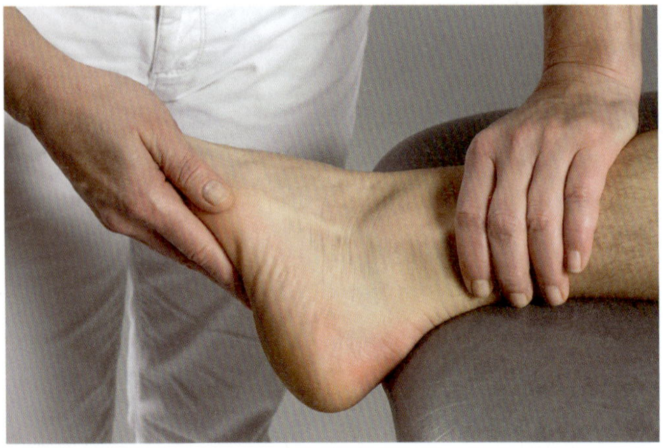

그림 4.48a *단계 5, 4*

시작자세: 검사 대상이 아닌 다리를 굽힌 채, 검사 반대 방향으로 돌아서 옆으로 누운 자세. 검사 대상인 다리는 발을 발바닥쪽으로 굽힌 채 안쪽 가장자리로 치료대 위에 올린다. 발가락들은 이완시킨다.
고정: 종아리의 아래쪽 1/3부분 정강뼈쪽 면.
움직임: 발바닥을 굽힌 채 완전히 엎침.
저항: 발의 바깥쪽 가장자리에서 발허리뼈 위쪽으로 호선을 그리며 운동 반대방향으로.

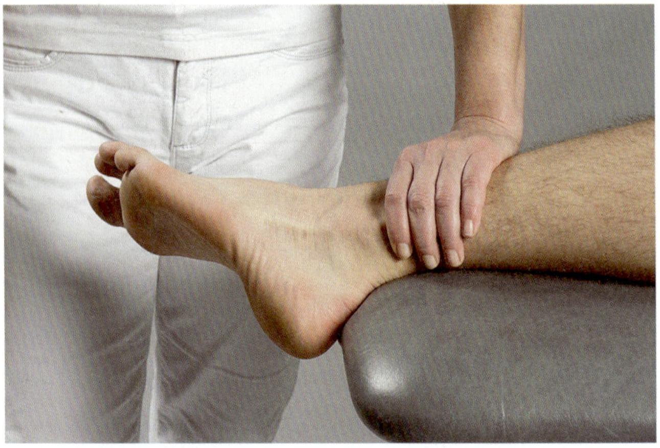

그림 4.48b *단계 3*

시작자세: 검사 반대 방향으로 돌아서 옆으로 누운 자세. 검사 대상인 다리는 발의 안쪽 가장자리로 받치고, 발은 발등쪽으로 굽힌다.
고정: 종아리의 아래쪽 1/3부분.
움직임: 발을 발바닥쪽으로 굽힌 채 엎침.

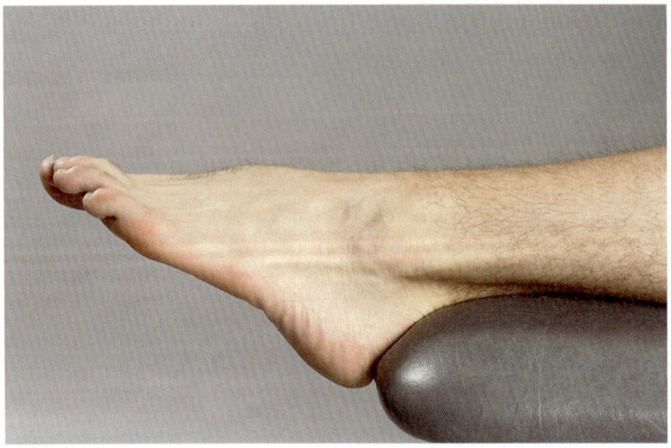

그림 4.48c *단계 2*

시작자세: 똑바로 누운 자세, 발은 발바닥쪽으로 굽힌다. 발꿈치는 치료대 너머로 내민다; 무릎을 살짝 굽힌다.
고정: 종아리의 아래쪽 1/3 부분.
움직임: 발을 발바닥쪽으로 굽힌 채 완전히 엎침.

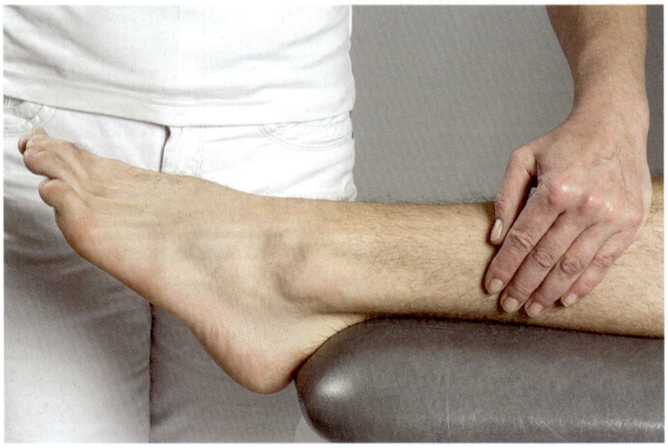

그림 4.48d *단계 1, 0*

시작자세: 똑바로 누운 자세, 발은 발바닥쪽으로 굽힌다. 발꿈치는 치료대 너머로 내민다.
고정: 종아리의 아래쪽 1/3 부분.
다섯째발허리뼈 바닥에서 몸쪽, 바깥쪽 가장자리, 가쪽복사뼈 뒤에 위치한 힘줄에서 근육의 긴장신호를 촉진한다.

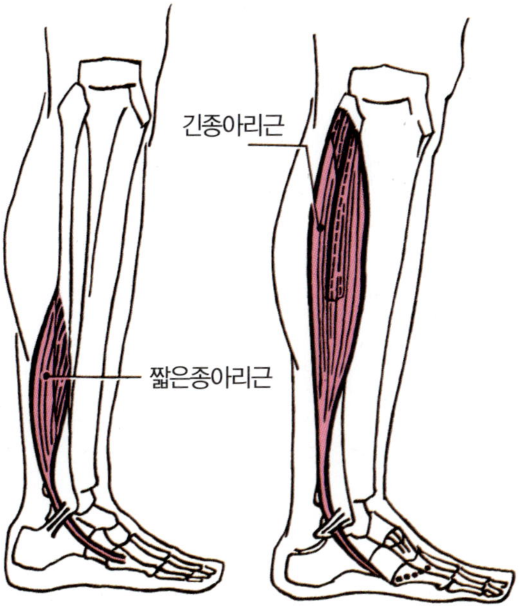

그림 4.48e 긴종아리근, 짧은종아리근

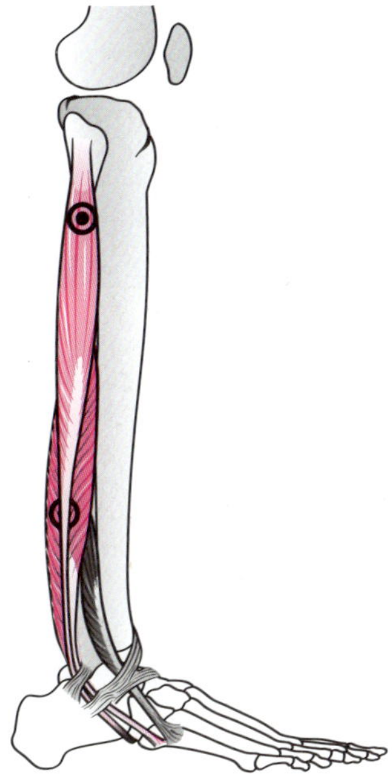

그림 4.48f 긴종아리근, 짧은종아리근 – 통증유발점들

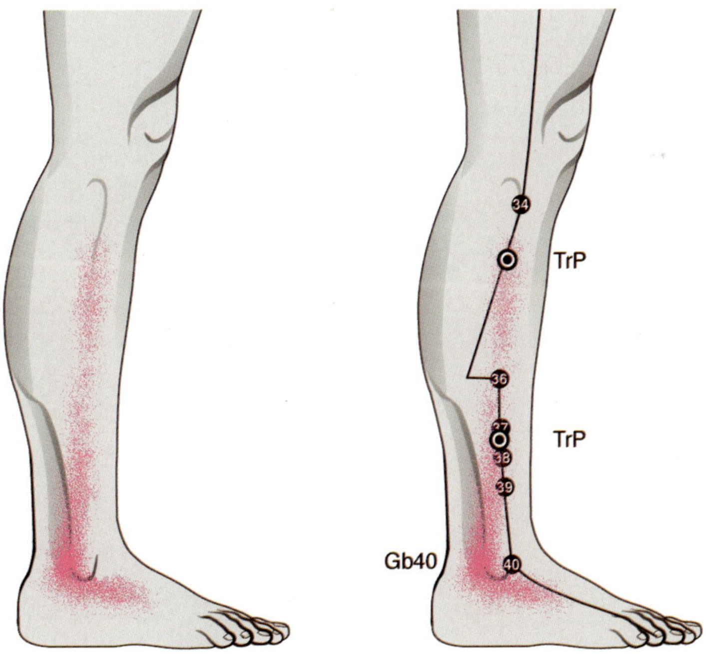

그림 4.48g 긴종아리근, 짧은종아리근 – 통증 전이와 멀리 떨어진 전이지점들

실수와 주의사항

- 종아리의 고정을 (특히, 어린이들에게서) 종종 잊는다.
- 움직임의 시작자세로서 발의 발바닥굽힘이 충분히 강조되지 않는다.
- 긴발가락폄근이 움직임에 같이 작용할 수 있음 (특히, 긴종아리근이 손상된 경우)을 알고 있지만, 발가락근육들이 완전히 이완시켜야 하는 것에 주의하지 않는다.

구축

발이 외반자세를 취하는 경향이 있다.

4.5.4 발가락관절들의 근육 기능 검사

둘째발가락부터 새끼발가락까지의 발허리발가락관절 굽힘

개요 (▶ 표 4.47)

기본동작: 20–25°까지의 발허리발가락관절에서 발가락 굽힘.

발은 항상 정확히 중립 자세를 유지한다. 움직임이 실제로 발허리발가락관절에서 수행되는 것을 확실히 하기위해, 고정이 항상 필요하다.

*3 단계*와 *2 단계*는 구별되지 않는다.

운동 범위는 주로 발가락 폄근들의 신축성 긴장, 발가락굽힘부의 굽혀짐, 발바닥의 연부조직에 의해 제한된다.

표 4.47

주근육	이는 곳	닿는 곳	신경지배
벌레근들(4)	긴발가락굽힘근의 힘줄에 연결됨	둘째발가락부터 새끼발가락까지의 발허리발가락관절 바닥 안쪽면, 둘째발가락부터 새끼발가락까지의 발등널힘줄	I : 안쪽발바닥신경 : L4, S1, (S2) II–IV : 가쪽발바닥신경 : (L5), S1, S2, (S3)

검사단계 (▶ 그림 4.49a, b)

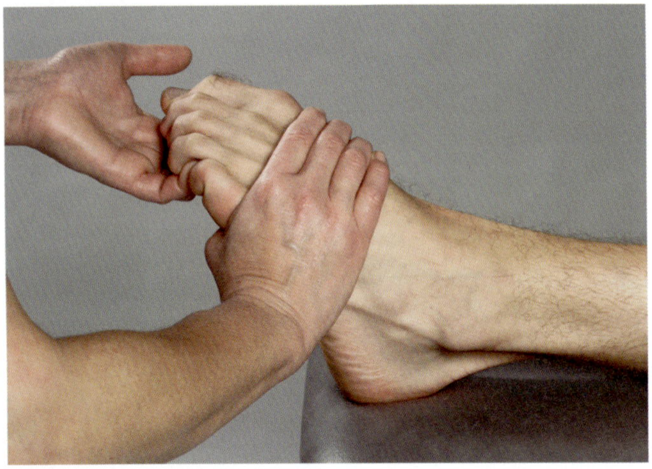

그림 4.49a *단계 5, 4*

시작자세: 똑바로 누운 자세 또는 앉은 채, 검사 대상인 다리를 살짝 굽혀주며, 발은 중립 자세로 둔다.
고정: 발을 감싸쥐어서 엄지손가락이 발허리뼈 머리 아래에 오도록 한다.
저항: 발가락 첫마디뼈를 발바닥에서 손가락으로 압박.
3, 2 단계
시작자세: *5, 4 단계* 와 동일.
고정: 엄지손가락이 발허리뼈 머리 아래에 옴.
움직임: 가능하면 엄지발가락을 제외하고, 발가락의 발허리발가락관절의 굽힘을 평가한다.
1, 0 단계
시작자세: *5, 4 단계* 와 동일.
일반적으로 움직이는 동안 촉진이 잘 안된다. 발가락의 경련에 신경쓰는 것이 더 낫다.

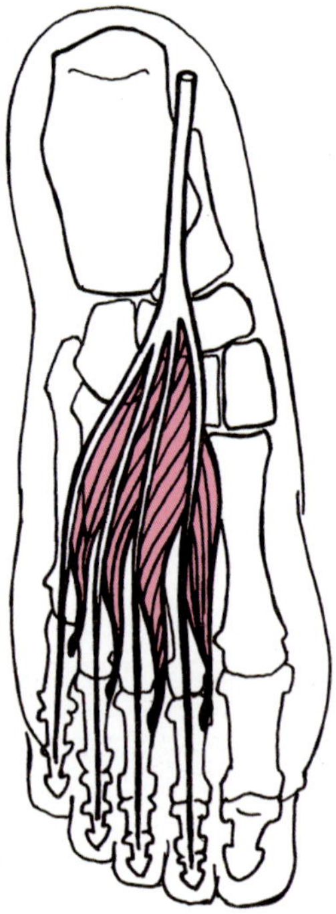

그림 4.49b 벌레근들 I–IV

실수와 주의사항

- 발허리뼈의 고정이 필수적인 것을 잊어먹는다.
- 이 움직임이 발허리발가락관절에서만 수행되어야 하고 나머지 발가락 뼈들은 움직이지 않아야 함을 충분히 주의하지 않는다.
- 움직이는 동안 발의 올바른 자세에 주의하지 않는다.
- 힘이 약한 벌레근들은 긴발가락굽힘근들에 의해 보상적 움직임을 보이는 경향이 있다. 이는 발허리발가락관절에서 발생하는 과다 신전과 발가락사이관절에서 발생하는 굽힘으로 알 수 있다.

구축

발가락 첫마디뼈의 굽힘과 폄의 제한.

엄지발가락 발허리발가락관절의 굽힘

개요 (▶ 표 4.48)

기본동작: 엄지발가락 발허리발가락관절을 20–30°까지 굽힘.

발은 항상 정확히 중립 자세를 취해야 한다. 고정은 항상 필수적이지는 않다.

발가락 고유의 무게가 가볍기 때문에 *2 단계*와 *3 단계*가 서로 구별되지 않는다.

운동 범위는 주로 관절주머니 뒷면과 엄지발가락 폄근들의 신축성 긴장에 의해 제한된다.

표 4.48

주근육	이는 곳	닿는 곳	신경지배
짧은엄지굽힘근	안쪽쐐기뼈, 중간쐐기뼈, 가쪽쐐기뼈의 발바닥쪽 면과 발배뼈	안쪽 갈래 : 엄지벌림근의 힘줄과 합쳐져서 엄지발가락의 안쪽 종자뼈에 닿는다. 가쪽 갈래 : 엄지모음근의 힘줄과 합쳐져서 엄지발가락의 가쪽 종자뼈에 닿는다.	안쪽발바닥신경 : L5, S1 가쪽발바닥신경 : S1, S2

검사단계 (▶ **그림 4.50 a–d**)

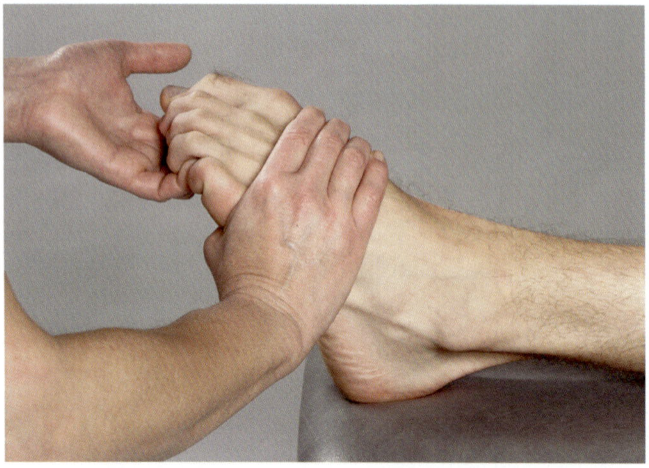

그림 4.50 a 발가락들에서와 같은 시작자세를 고르고, 다른 발가락들은 고립시킨 채 엄지발가락의 굽힘을 평가한다.

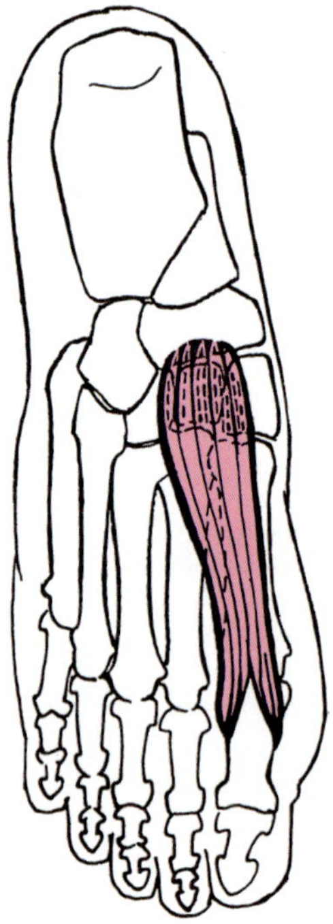

그림 4.50 b 짧은엄지굽힘근

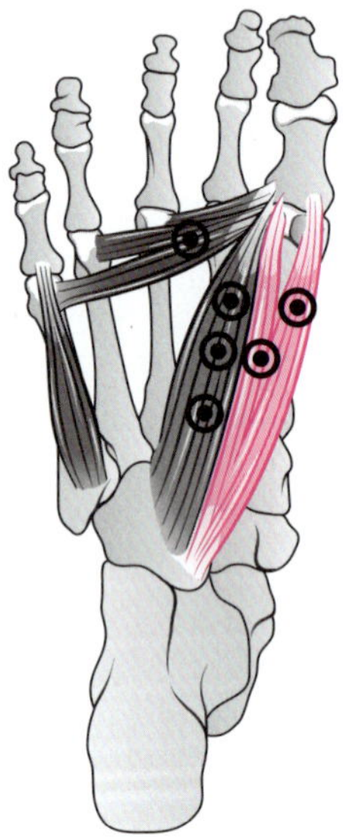

그림 4.50 c 짧은엄지굽힘근 – 통증유발점들

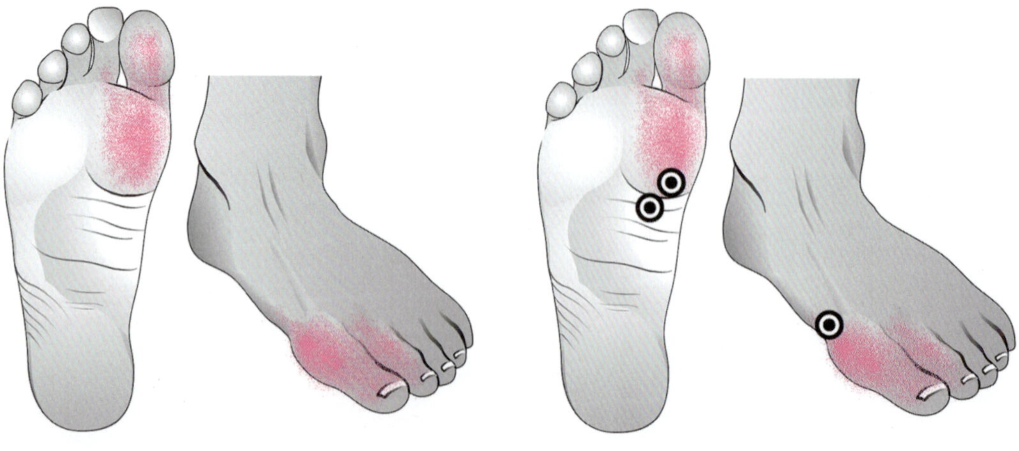

그림 4.50 d 짧은엄지굽힘근 – 통증 전이

실수와 주의사항

- 이 움직임이 발허리발가락관절에서만 수행되어야 함에 주의하지 않는다.
- 움직이는 동안 발의 올바른 자세에 주의하지 않는다.

구축

엄지발가락의 첫마디뼈가 굽혀지고 폄이 제한된다.

발허리발가락관절의 폄

개요 (▶ 표 4.49)

기본동작: 발허리발가락관절을 80°까지 폄.

모든 검사들은 똑바로 누운 자세에서 수행된다.

발의 자세가 긴발가락폄근의 기능에 결정적이므로, 발은 항상 정확히 중립 자세를 취하고 있어야 한다. 발바닥굽힘에서 이 근육들은 늘어나고, 발등굽힘에서는 이와 반대로 이완된다. 그 후, 발은 온전한 힘을 발휘할 수 없다.

*2 단계*와 *3 단계*는 발가락 고유의 무게가 가볍기 때문에 구별되지 않는다.

발가락들을 펼 때는 4개의 폄근들이 관여하는데, 엄지발가락을 위한 근육들이 2개 그리고 나머지 발가락들을 위한 근육들이 2개이다. 긴발가락폄근은 둘째발가락부터 새끼발가락까지를 펴고, 짧은발가폄근은 이와는 달리 새끼발가락에는 힘줄이 없다. 이러한 점으로 두 근육을 구별할 수 있다. 환자가 둘째발가락부터 넷째발가락까지만 움직일 수 있지만 새끼발가락은 움직일 수 없을 때, 긴발가락폄근이 작동하지 않거니 않거나 매우 약하다는 것을 뜻한다.

또다른 감별진단 방법은 근긴장을 촉진하는 것이다.

발은 중립 자세를 정확히 유지해야 하므로, 발의 고정은 필수적이다.

이 검사를 위해서 엄지발가락과 다른 발가락들을 나눠서 검사해야 한다. 모든 사람들이 엄지발가락을 움직이지 않고 나머지 발가락들을 펴는 것이 가능하지 않으므로, 이를 임상에서 항상 수행할 수가 없다. 이러한 까닭에, 일반적으로 모든 발가락들을 동시에 검사하지만, 저항은 엄지발가락과 나머지 발가락들에 따로 부여한다.

운동 범위는 주로 인대와 굽힘근들의 긴장에 의해 제한된다.

표 4.49

주근육	이는 곳	닿는 곳	신경지배
긴발가락폄근	정강뼈 가쪽관절융기, 종아리뼈의 안쪽면 몸쪽 1/2부분, 뼈사이막의 인접한 부분	둘째발가락부터 새끼발가락까지 4개의 힘줄로 나뉨, 힘줄들은 발가락의 발등널힘줄과 합쳐지고 발가락 끝마디뼈까지 이어진다.	깊은종아리신경 : L4, L5, S1, (S2)
짧은발가락폄근	짧은엄지폄근에서와 같이 발꿈치뼈 뒷면에	둘째발가락부터 새끼발가락까지 3개의 얇은 힘줄로 나뉘며, 발가락의 발등널힘줄에서 긴발가락굽힘근과 함께 닿는다.	깊은종아리신경 : (L4), L5, S1, (S2)
짧은엄지폄근	발꿈치뼈 뒷면에서 짧은발가락폄근 보다 안쪽	엄지발가락의 첫마디뼈, 발등널힘줄	깊은종아리신경 : L4, L5, S1

검사단계 (▶ 그림 4.51 a–e)

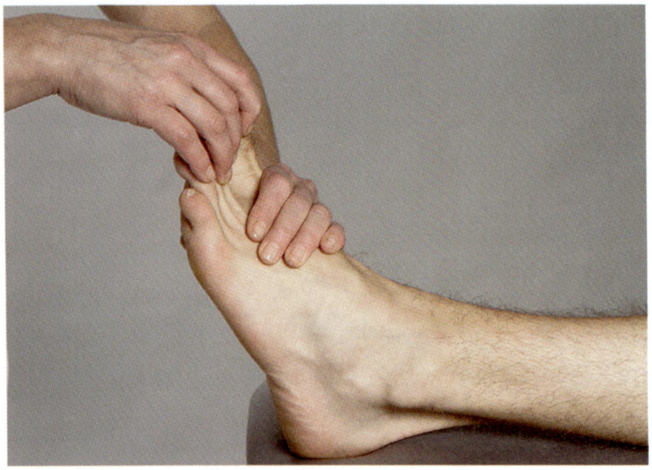

그림 4.51a *단계 5, 4*

시작자세: 똑바로 누운 자세 또는 앉은 채, 발은 중립 자세로 둔다.
고정: 모든 발허리뼈들을 움켜쥐어서 고정시킨다.
움직임: 발허리발가락관절에서 발가락들을 폄.
저항: 발가락 첫마디뼈의 발등방향에 저항을 부여.

3, 2 단계

시작자세: 똑바로 누운 자세, 발은 중립 자세로 둔다.
고정: 발을 발바닥면에서 고정.
움직임: 발허리발가락관절에서 발가락들을 폄.

1, 0 단계

시작자세: 발을 중립 자세로 둔다.
고정: 필요하지 않음.
능동적 움직임을 수행할 때 발허리뼈 발등쪽에 위치한 긴발가락폄근의 힘줄과 짧은발가락폄근의 힘살을 바깥쪽 복사뼈 앞 깊발가락폄근들의 힘줄 옆에서 촉진한다.

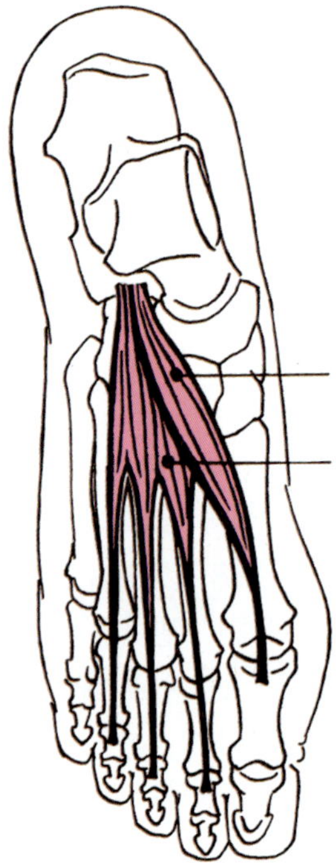

그림 4.51b 짧은엄지폄근, 짧은발가락폄근, 긴발가락폄근

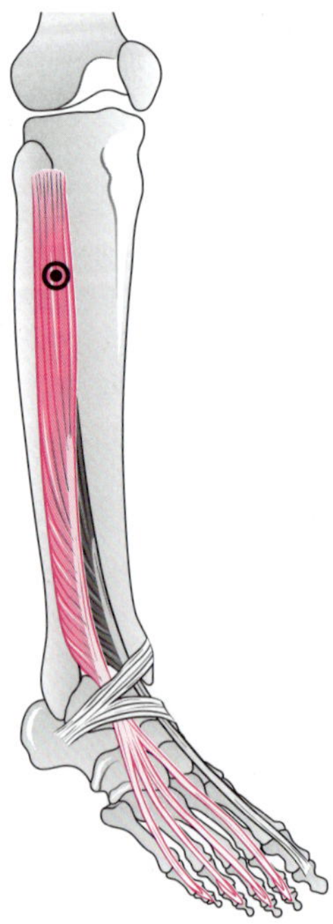

그림 4.51c 긴발가락폄근 – 통증유발점들

4

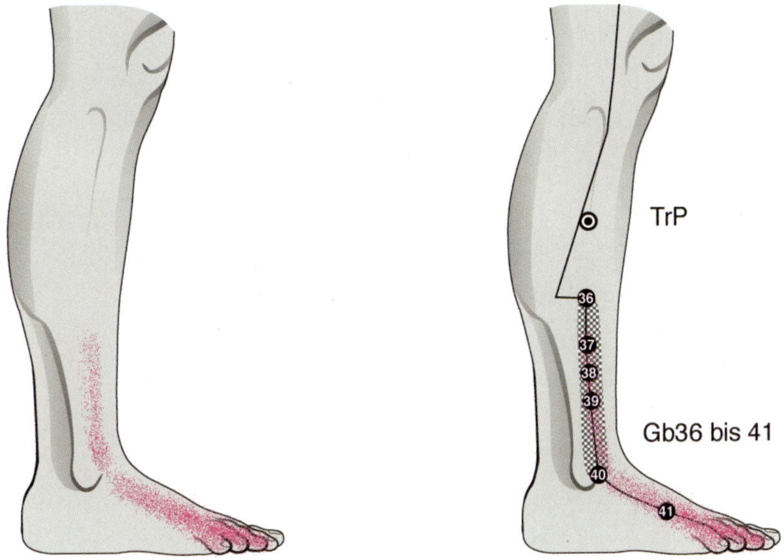

그림 4.51d 긴발가락폄근 – 통증 전이와 멀리 떨어진 전이지점들

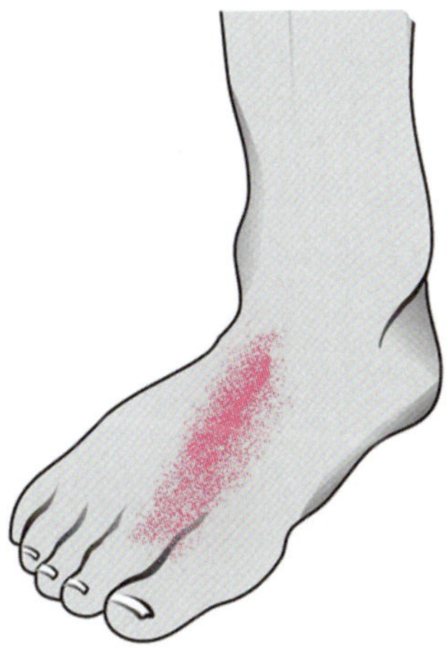

그림 4.51e 짧은엄지폄근 – 통증 전이

실수와 주의사항

- 움직이는 동안 발이 무조건 중립 자세를 취해야 하는 것을 주의하지 않는다.
- 짧은발가락굽힘근과 긴발가락굽힌근의 작용이 구별되지 않는다.

구축

발허리발가락관절이 과다 신전되어 갈퀴발가락 증상까지 발생한다.

발가락의 모음

개요 (▶ 표 4.50)

기본동작: 시작자세인 최대한 발가락을 최대한 벌린 상태에서의 모음.

운동 범위는 모음의 결과에 따라 달라지며, 10°에서 20° 사이이다.

검사는 똑바로 누운 자세 또는 앉은 자세에서 수행하며, 이 때 발은 중립 자세이다. 힘의 크기는 건강한 사람에게서도 매우 다양하므로, 동시에 반대편을 검사하여 비교하는 것이 좋다. 이러한 움직임은 인간에게서 점진적으로 퇴보하고 있으며 기능적으로 거의 의미가 없다.

운동 범위는 발가락의 반대편 접촉에 의해 제한된다.

표 4.50

주근육	이는 곳	닿는 곳	신경지배
바닥쪽뼈사이근들	셋째, 넷째, 다섯째 발허리뼈의 안쪽 가장자리	셋째발가락부터 새끼발가락까지 첫마디뼈 바닥의 안쪽면, 이러한 발가락들의 발등널힘줄	가쪽발바닥신경 : S1, S2, (S3)
엄지모음근	빗갈래 : 입방뼈, 가쪽쐐기뼈, 긴발바닥인대, 둘째부터 넷째 발허리뼈 바닥에서 또한 자주 이어짐. 가로갈래 : 다양함, 때때로 존재하지 않음, 셋째발가락과 넷째발가락(새끼발가락 또한 자주 포함됨)의 발허리발가락관절 주머니 발바닥쪽 면	짧은엄지굽힘근의 가쪽 힘살에서 나온 힘줄과 함께 발가락 첫마디뼈의 안쪽 모서리에 닿음	가쪽발바닥신경 : S1, S2, (S3)

검사단계 (▶그림 4.52a–d)

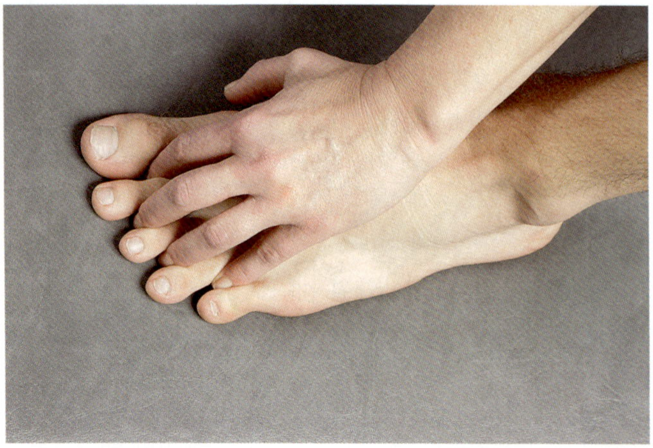

그림 4.52a *단계 5, 4*

시작자세: 똑바로 누운 자세 또는 앉은 채, 발은 중립 자세로 치료대 위에 올려놓는다.

고정: 검사자는 환자의 발가락을 본인의 손가락을 이용하여 벌려준다.

움직임: 발가락의 모음.

저항: 발가락 첫마디뼈에 저항을 부여.

3, 2, 1, 0 단계

시작자세는 *5, 4 단계* 와 동일. 환자가 정말로 모음을 수행할 수 있는지 눈으로 확인하는 것으로 충분하다. 그러나, 발가락들을 벌린 상태에서 수동적으로 시작자세로 돌리는 것을 잊어서는 안된다.

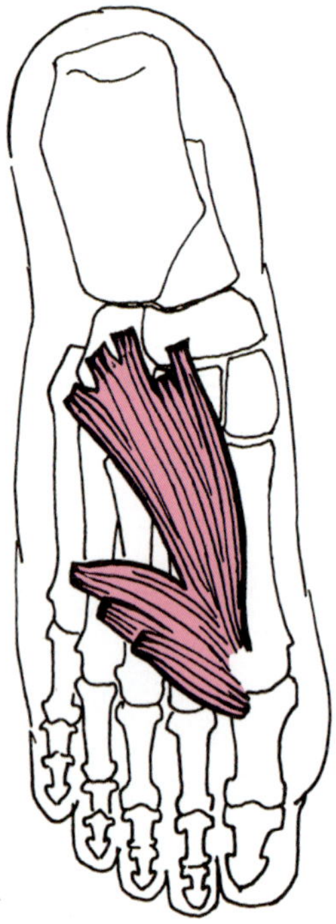

그림 4.52b 바닥쪽뼈사이근들과 엄지모음근

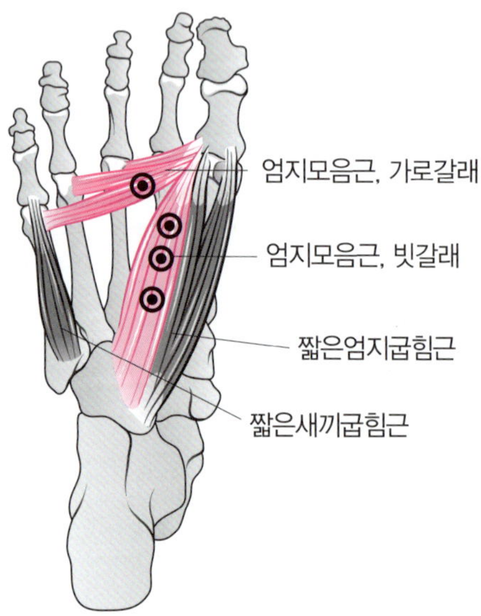

그림 4.52c 엄지모음근 – 통증유발점들

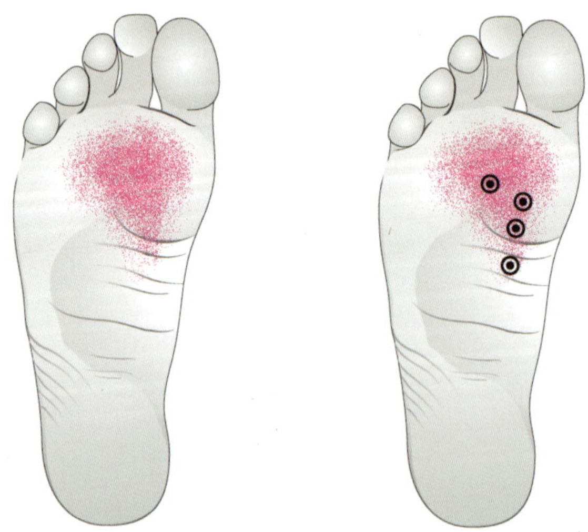

그림 4.52d 엄지모음근 – 통증 전이

실질적으로 **오류**가 발생하지 않는다.

구축

구축은 벌림이 수동적으로 한층 어렵게 되고 엄지발가락을 모은 자세로 나타난다.

발가락의 벌림

개요 (▶ 표 4.51)

기본동작: 10–20°까지의 발가락 벌림.

검사를 할 때 발은 중립 자세로 만든다. 벌림은 인간에게서 기능적인 의미가 거의 없는 퇴화된 움직임이며, 그 세기 또한 건강한 사람에게서 매우 다양하다. 그런 까닭에, 정확한 평가를 수행할 수 있기 위해서, 반대편이 손상되지 않은 경우, 항상 반대편도 검사해야 한다. 일반적으로 개괄적 평가만으로도 충분하다.

운동 범위는 발허리발가락관절 곁인대들의 긴장과 발가락 사이 피부의 긴장에 의해 제한된다.

표 4.51

주근육	이는 곳	닿는 곳	신경지배
등쪽뼈사이근들	1–5 발허리뼈의 서로 마주보는 면에서 이중으로	둘째발가락의 발허리뼈 바닥 바깥면, 나머지는 둘째발가락부터 넷째발가락까지의 발허리뼈 안쪽면에 (그러므로 둘째발가락에는 2개의 등쪽뼈사이근이 있다)	가쪽발바닥신경 : S1, S2, (S3)
엄지벌림근	발꿈치뼈융기 안쪽돌기	엄지발가락 발허리뼈 바닥의 안쪽면	안쪽발바닥신경 : L5, S1
새끼벌림근	발꿈치뼈융기 가쪽돌기	새끼발가락 발허리뼈 바닥의 가쪽면	가쪽발바닥신경 : (L5), S1, S2, (S3)

4

검사단계 (▶ 그림 4.53a–d)

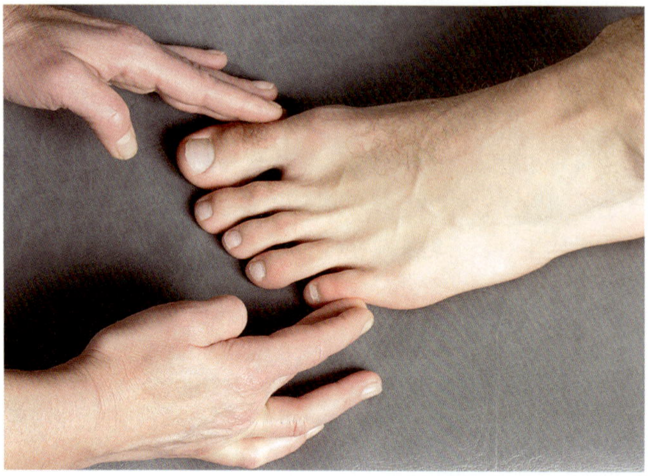

그림 4.53a *5, 4 단계*

시작자세: 똑바로 누운 자세 또는 앉은 채, 발은 중립 자세로 세워준다.
고정: 필요하지 않음.
움직임: 완전한 범위의 발가락 벌림.
저항: 주로 엄지발가락의 정강뼈쪽 면에, 셋째발가락부터 다섯째발가락의 종아리뼈쪽 면, 둘째발가락의 정강뼈쪽 면에 저항을 부여.
3, 2 단계 의 시작자세와 움직임은 *5, 4 단계* 와 동일함.
저항: 필요하지 않음.
1, 0 단계 움직이는 동안 발바닥의 안쪽모서리와 가쪽모서리에서 엄지벌림근 및 새끼벌림근의 긴장을 관찰하고 손으로 만진다. 보통 개괄적 평가로 충분하다.

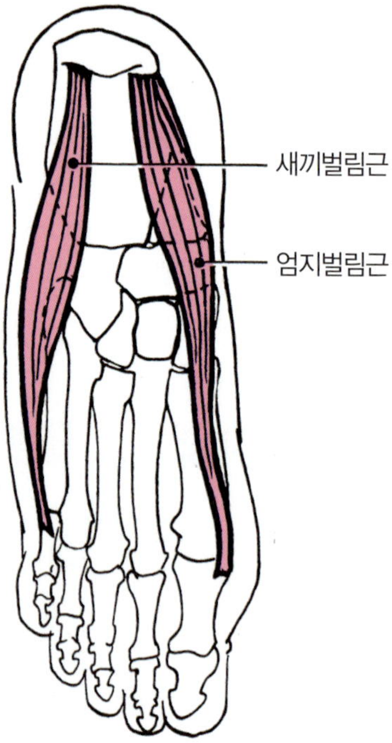

그림 4.53b 엄지벌림근과 새끼벌림근

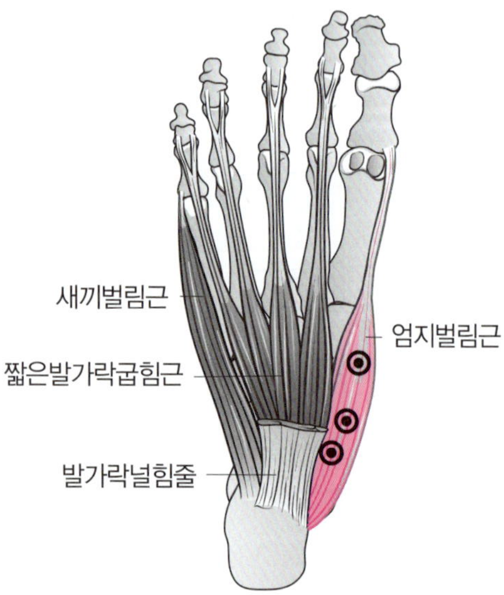

그림 4.53c 엄지벌림근 – 통증유발점들

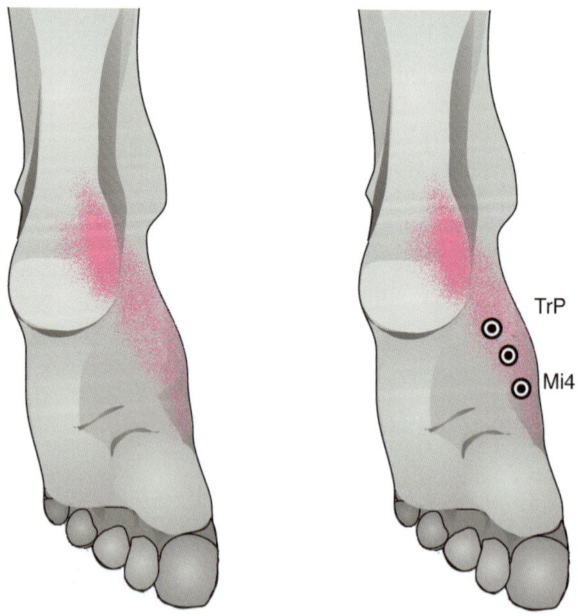

그림 4.53d 엄지벌림근 – 통증 전이

실질적으로 **오류**가 발생하지 않는다.

구축

구축은 무엇보다도 엄지발가락에서 뚜렷하다; 이 때 엄지발가락은 벌려진 자세이다.

5 근육 기능 검사 – 근육 긴장 반응 검사

Muskelfunktionstests – Testung des Spannungsverhaltens

5.1 들어가는 말

Einführung

근육의 신장성 감소는 길이 변화에 따른 변화로서 긴장 반응의 변화 상태를 뜻한다. 이때, 근육은 체내에서 안정상태일 때 평소보다 짧고 수동적으로 이에 연관된 관절들의 완전한 운동 범위만큼 늘어날 수 없다.

이러한 상태는 전기적 활동으로 유발될 수 없고, 따라서 능동적 근육 수축이나 신경계의 활성 증가로 인한 결과가 아니다. 단축의 한 형태는 구조적 병증으로 **근육 구축**이 있고, 가역성 기능적 근경직 또는 가역적 구조적 근단축에서의 저하된 신전 능력과는 구분된다. 검사에서 확인된 근육 단축을 반사적 구축 또는 근경직(근경화증)과 혼동해서는 안된다. 근경직과 근단축을 구분하는 것은 3장의 3.3에서 다룬다. 이에 대한 판단의 근거는 근육 긴장 반응의 검사이다.

주의

특정 근육군들은 다양한 병원 상황들에 비교적 틀에 박힌 반응을 하며, 일부는 **경직/단축** 에서 구축에 이르기까지하고, 다른 일부는 **억제** 된다.

단축된 근육들이 일련의 운동장애 발병기전에서 아주 중요할 경우가 있음에도, 근쇠약과 달리 근육단축에 대한 검사는 지금까지 그에 상응하는 관심이 없었다.

단축된 근육들에 대한 지식과 그 의미는 비구조적 마비성 근육장애의 이해와 치료에 있어서 매우 중요하다. 특히, 근육 단축의 경향은 병리적 환경에서 발생할 뿐 아니라, 명백히 살아가는 동안 정상적인 상황에서도 일반적인 발달 경향으로써 발생하는 특정 근육군들의 특징적인 반응방식이다.

주의

자세를 잡는 데 중요한 기능을 하는 근육들은 경직/단축에 대한 뚜렷한 경향을 보인다.

인간에게서 무엇보다 똑바른 자세를 만드는, 특히 외다리로 서기 위한 근육들은 단축되기 쉽다 (▶ **그림 5.1**). 이는 인간이 가장 빈번하게 취하는 자세이다; 걷기와 쥐기는 계통발생학적으로 인간에게 가장 오래된 그리고 중요한 운동적 반사방식이다. 우리는 걷는 동안 최대 85%의 보행주기동안 외다리로 서 있는다. 자세를 취하는 데 사용되는 근육들은 살아가면서 또는 일련의 병리적 상황에서 쇠약과 억제로 반응하는 주로 주기적으로 움직임에 사용되는 근육들에 비해, 계통발생학적으로 노쇠화되었고 다양한 손상에 둔감하게 반응한다. 셰링턴의 굽힘근 굽힘 기전에 따르면, 단축되는 경향이 있는 근육들은 다른 근육들에 비해 중요한 역할을 한다.

주의

단축된 근육군들은 쇠약한 근육들의 기능 검사에서와 마찬가지로 정밀하게 그리고 동일한 기준의 검사 절차로 검사한다.

단축된 근육들의 대부분은 단축 정도를 정확히 수량화하여 측정하기가 매우 어렵다. 그로 인해, 대부분 일반적인 평가로 대체한다. 당연히 2가지 신체 부위 사이에서 각도를 측정하여 정확한 값을 산출할 수 있는 곳에서는, 단축된 근육군들의 검사 또한 매우 정확하다.

원칙적으로 단축된 근육군들의 검사는 관절에서의 수동적 운동 범위를 측정하며, 심지어 위치와 방향을 알아내는데 이는 단일의 그리고 정확히 특정된 근육군을 알아낼 수 있다. 확실한 검사를 위해서는, 앞서 기술된 시작 위치, 고정, 운동방향을 세밀히 관찰해야 한다:

- 근육 기능 검사에서처럼 해당 근육이 압박되어서는 안된다.
- 검사를 위한 움직임의 방향으로 가해지는 힘은 가능한 한 2가지 이상의 관절을 거쳐서는 안된다.
- 검사자는 천천히 그리고 항상 일정한 속도를 유지하는 움직임을 수행하고, 이는 마지막에 부드럽게 정지하고 반동이 일어나서는 안된다. 이를 통해 근육의 신장자극과 흥분이 대략적으로 같게 유지된다.

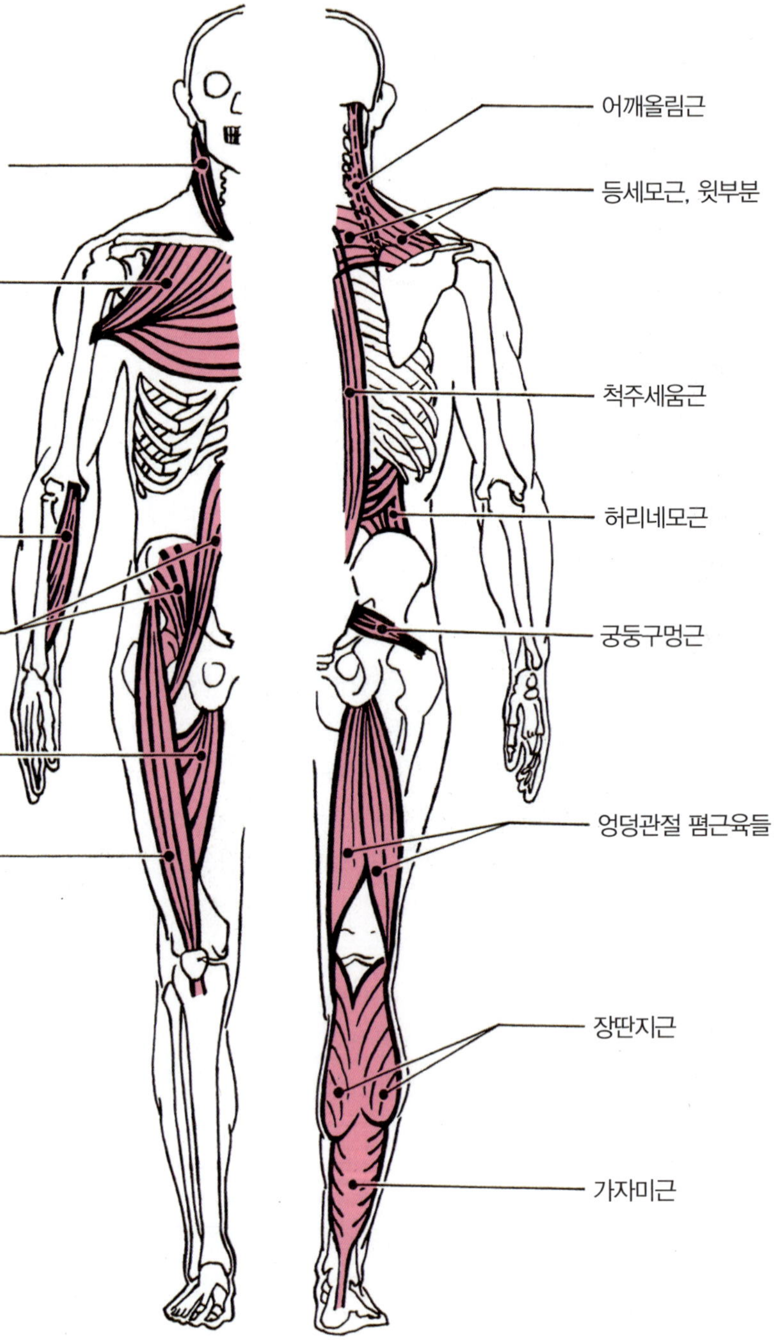

그림 5.1 단축된 근육, 왼쪽은 앞에서 본 모습, 오른쪽은 뒤에서 본 모습

- 누름 또는 당김은 항상 필요한 움직임이 발생하는 방향으로 적용해야 한다.

근육단축은 관절의 가동성이 다른 원인들로 인해 제한되지 않았을 때에만 올바르게 평가할 수 있다.

5.2 장딴지세갈래근 M.triceps surae

5.2.1 장딴지근과 가자미근 공통 (▶그림 5.2a-d)

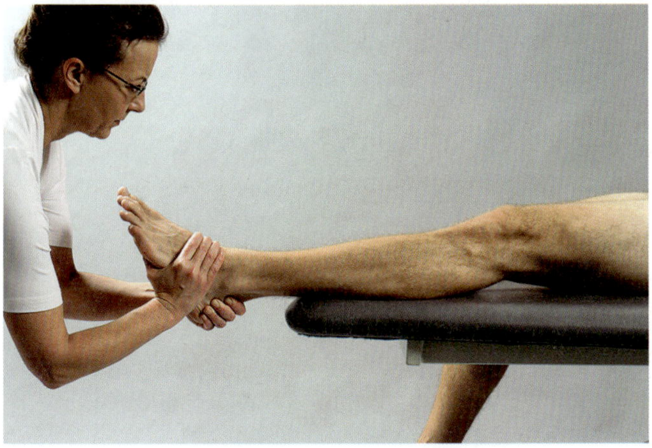

그림 5.2a 시작 자세: 누운 자세, 검사대상 발을 펴준다, 종아리의 먼쪽 반절은 치료대를 벗어난다.

자세: 검사자는 손바닥과 새끼손가락 사이에 직각을 만들고 손을 종아리 아래쪽 1/3부분의 뒤쪽에 위치시킨다. 자뼈 모서리가 발꿈치 위에 걸릴 때까지 손을 발쪽으로 내린다. 아래팔은 종아리의 연장선에 위치시키고, 어깨는 힘을 빼고, 다른 손(도움손)은 엄지손가락으로 발바닥 가쪽모서리 아래를 정확히 평행하게 받치고, 나머지 손가락들로 발등 위를 잡는다.

당김: 주된 당김은 발꿈치를 잡고 먼쪽으로 이뤄진다. 다른 손의 엄지손가락으로 앞발을 축에 수직하게 살짝 당기면서 조정하고 옆으로 치우치지 않게 한다.

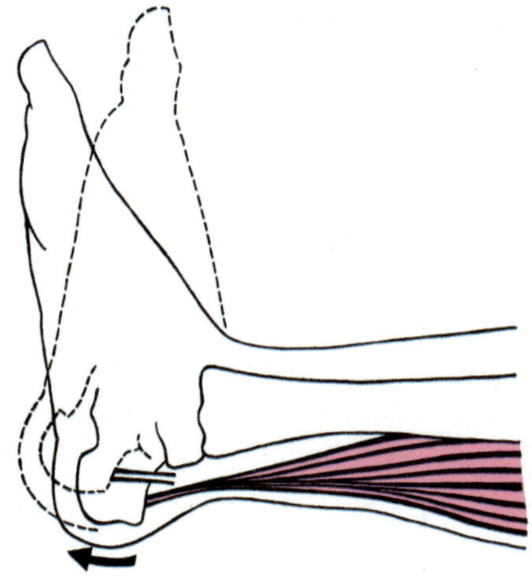

그림 5.2b 장딴지근과 가자미근 공통

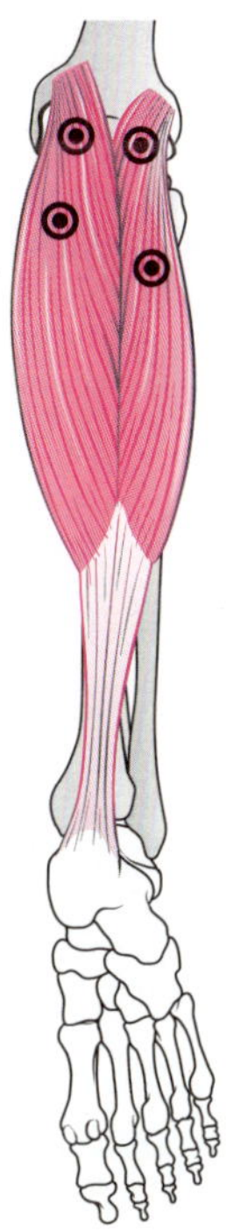

그림 5.2c 장딴지근 – 통증유발점들

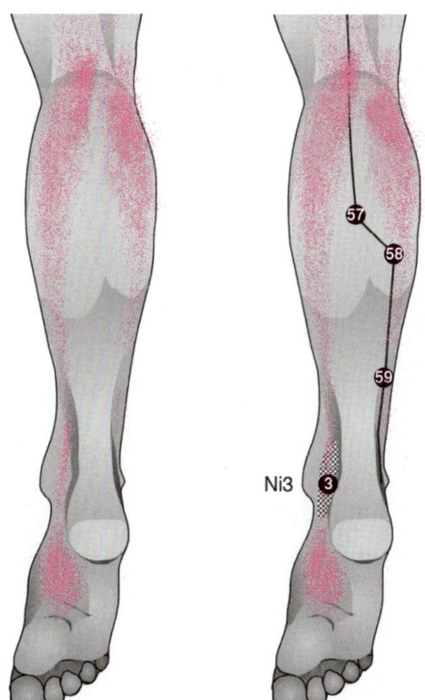

그림 5.2d 장딴지근 – 통증 전이와 멀리 떨어진 전이지점들

5.2.2 가자미근 (▶ 그림 5.2e–g)

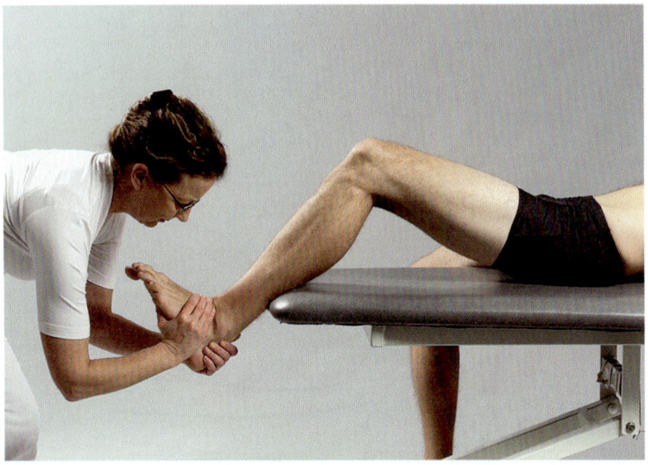

그림 5.2e 고정을 시키는 것이 시작 자세이다. 검사자는 발등을 최대한 굽힌 후 무릎이 수동적으로 굽히게 하고 양 손을 이용하여 운동 범위를 확장시킨다. 발을 뻗은 채 검사 시 운동 범위가 제한되는 경우 그리고 무릎이 굽혀진 후 검사 시 운동 범위가 그대로 또는 거의 그대로인 경우, 가자미근이 단축되었음 의미한다. 그 이후 운동 범위가 확장되는 경우, 장딴지근이 단축되었음을 의미한다.

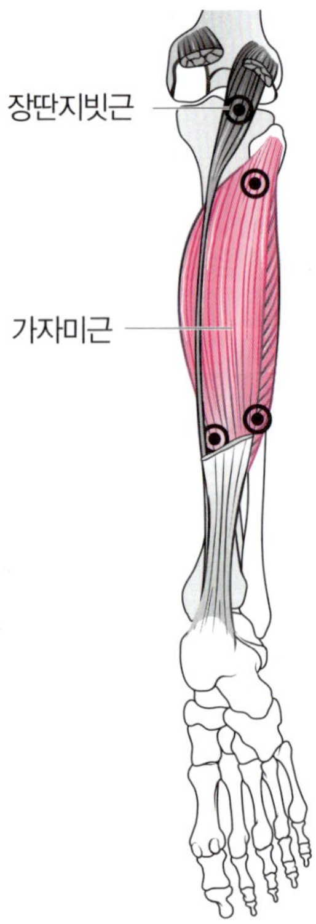

그림 5.2f 가자미근 – 통증유발점들

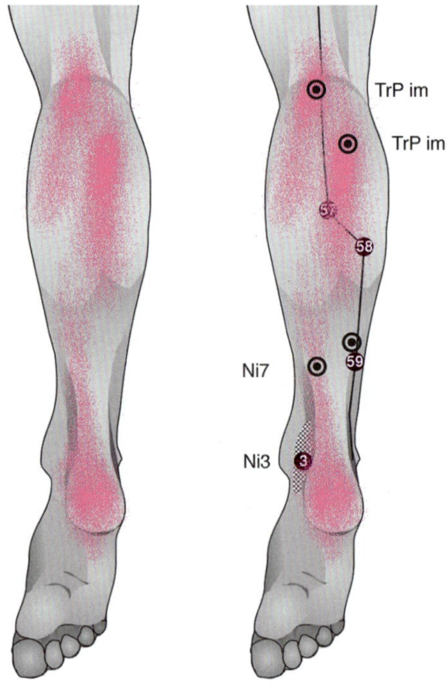

그림 5.2g 가자미근 – 통증 전이와 멀리 떨어진 전이지점들

평가: 수동적 발등굽힘의 범위를 장딴지근과 가자미근으로 세분화하여 평가한다.

- *0 단계:* 단축이 발생하지 않음. 발의 발등 굽힘이 최소한 중립 자세까지 가능 (발과 종아리의 각도가 90°).
- *1 단계:* 미약한 단축. 중립 자세를 취할 수 없음. 발등 굽힘이 가능.
- *2 단계:* 분명한 단축. 발등 굽힘이 중립 자세에서 10° 아래까지만 가능.

오류

가장 많이 발생하는 것들:

- 검사자가 엄지손가락을 발의 바깥쪽 모서리에 똑바르게 그리고 이에 평행하게 놓지 않고, 발바닥 중앙쪽으로 치우친 상태로 위치시킨다. 이로 인해 장딴지세갈래근이 완전히 이완되어야 함에도 불구하고, 반사적으로 이 근육에 자극이 발생한다.
- 엄지손가락이 손가락 전체를 사용하여 누르지 않고, 끝으로만 누른다. 이로 인해 움직임의 방향이 바뀌고, 발 구조를(특히 발바닥널힘줄과 발바닥네모근) 움직이기 쉽게 만들고 신장시킨다.

- 검사자가 잘못된 방법으로 특히 발끝을 발등방향으로 누르고 발꿈치를 충분하게 당기지 않는다. 이는 발바닥의 연부조직을 늘리지만, 세갈래근의 신장성 검사가 잘 이뤄지지 않는다.
- 아래팔이 종아리의 연장선에 위치하지 않고, 이로 인해 당기는 방향이 바뀐다.
- 다리가 치료대 위에 위치하지 않고, 전체를 들어올린 채 있어서 무릎이 아래로 처진다.
- 발이 능동적 발등 굽힘을 수행한다.
- 가자미근을 검사할 때 본래 발등을 굽혀야 하는 정도를 유지하지 않는다.
- 능동적 무릎 굽힘을 수행한다.

5.3 엉덩관절의 굽힘근들

Beuger des Hüftgelenks

이 검사는 다음의 근육들을 평가할 수 있다(▶ **그림 5.3a–j**):

- 엉덩허리근
- 넙다리곧은근
- 넙다리근막긴장근
- 넓적다리의 짧은 모음근들 (개괄적 검사)

평가: 넓적다리/아래다리/무릎뼈의 자세, 엉덩관절의 과다신전 및 과다모음이 가능한 운동 범위, 무릎관절의 굽힘이 평가된다.

- *0 단계:* 단축이 발생하지 않음. 어떠한 치우침 없이 수평한 넓적다리. 근육을 이완시킨 채 종아리가 수직으로 내려져 있고, 무릎뼈는 살짝 옆으로 향해있다. 넓적다리의 옆면에는 아주 살짝 굴곡이 존재한다. 넓적다리의 아래쪽 1/3 부분을 압박하여, 넓적다리를 살짝 굽히게 만들고 엉덩관절의 과다신전이 일어나게 할 수 있다. 아래다리의 아래쪽 1/3부분을 압박하여, 손쉽게 무릎이 더욱 굽혀지도록 할 수 있다.
- *1 단계:* 미약한 단축:
  - 엉덩허리 관절을 살짝 굽힌 자세 = 엉덩허리근이 단축됨.
  - 종아리를 앞쪽으로 비스듬히 뻗는다 = 넙다리곧은근이 단축됨.
  - 넓적다리를 살짝 벌려주고 옆면에 분명하게 오목해짐 = 넙다리근막긴장근이 단축됨.

넓적다리를 압박하여 손쉽게 과다신전을 발생시키고, 엉덩이의 보상적 굽힘 없이 종아리를 살짝 압박하여 종아리의 수직한 자세를 쉽게 만들수 있다.

- *2 단계:* 분명한 단축:
  - 엉덩관절의 분명한 굽힘 자세, 넓적다리 아래쪽 1/3 부분을 과다신전 방향으로 압박하여 수평 자세를 만드는 것은 불가능하다 = 엉덩허리근의 단축.
  - 종아리를 앞쪽으로 비스듬히 뻗는다. 무릎뼈 위쪽모서리가 앞으로 심하게 튀어나와서, 위쪽 가장자리를 손으로 만질 수 있다. 무릎관절을 수동적으로 굽히면 엉덩관절의 보상적 굽힘이 발생한다 = 넙다리곧은근의 단축.
  - 넓적다리를 벌린 자세, 무릎뼈가 옆쪽으로 분명하게 밀리고 그 외곽을 분명하게 손으로 만질 수 있음. 모음 방향으로 압박을 가하여 넓적다리 옆면의 오목한 부분이 명확해지고 모음의 범위가 매우 제한된다 = 넙다리근막긴장근의 수축.

주의: 시작 자세에서 이미 과다 신전이 발생하면, 이는 필시 과다 운동성을 뜻한다.

오류

- 골반의 정확한 자세를 취하지 않음.
- 골반의 고정이 부족. 이로 인해 골반의 자세가 흐트러지고, 척추 앞굽음이 발생. 골반 및 다리 전체의 자세가 흐트러짐.
- 환자가 누운자세에서 충분히 이완하지 못하고 이로 인해 종아리를 삐딱한 자세로 유지한다.
- 압박의 방향이 유지되지 못한다. 특히 넙다리곧은근의 단축에 대한 검사에서 엉덩관절이 보상적 굽힘이 이로 인해 지속된다.
- 움직임이 너무 빨리 수행된다.
- 각 근육군들이 구분되지 않는다.
- 환자가 검사 대상이 아닌 다리의 고정에 너무 의존하므로, 이후의 고정을 실시 할 수 없다.

엉덩허리근과 넙다리곧은근의 개괄적 검사

시작 자세: 엎드린 자세, 양발은 중립자세, 양발은 치료대 끝에 걸려 있다. 뒤쪽에서의 골반 고정.

평가: 엉덩허리근이 단축되면 골반이 굽혀진 자세가 된다. 무릎관절이 수동적으로 굽혀지고 넙다리 곧은근이 단축될 때 엉덩관절이 보상적으로 굽혀지고 허리뼈가 더욱 앞으로 굽는다.

그러나, 이러한 검사는 아주 정확하지는 않다.

5

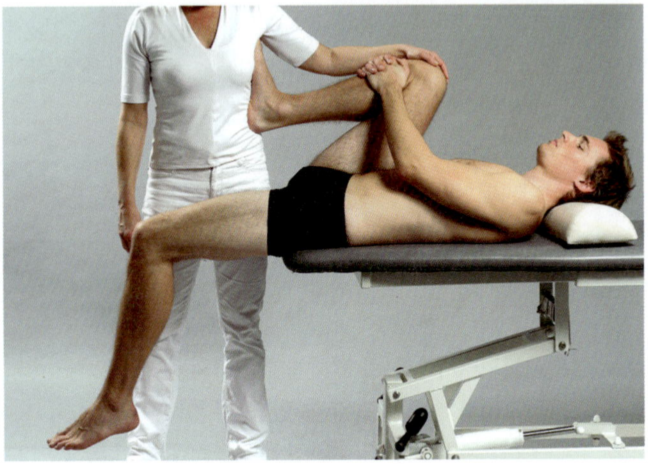

그림 5.3a 시작 자세를 취하기 위해: 치료대 끝에 환자가 엉덩이를 걸터앉는다; 검사 대상이 아닌 다리를 양 손으로 완전히 굽힌 채 잡는다. 환자는 수동적으로 뒤로 눕혀진다.

시작 자세: 똑바로 누운 자세, 골반은 치료대 위에 위치. 환자는 검사 대상이 아닌 다리를 배쪽으로 완전히 굽혀 꽉 잡는다. 지렛대 힘을 더 크게 받기 위해서는, 무릎 주변을 잡는 것이 좋다. 이렇게 굽힐 때 통증이 발생하면, 다리오금을 넓적다리에 고정시키는 것이 더 좋다.

검사 대상인 다리는 이완시킨 채 늘어트리는 자세가 된다.

고정: 검사 대상이 아닌 다리를 몸통으로 당겨줌으로써 수행. 검사자는 환자의 다리를 몸통쪽으로 더욱 눌러주고, 이를 통해 검사하는 내내 허리뼈가 앞으로 굽혀지지 않는다. 시작 자세로부터 검사를 수행하고, 넓적다리(엉덩허리근)을 수직으로 압박, 종아리를 뒤쪽으로(넙다리곧은근) 압박, 골반의 고정과 넓적다리(넙다리근막긴장근)의 압박, 골반의 고정과 넓적다리의 옆쪽으로의 압박(짧은 모음근들).

5

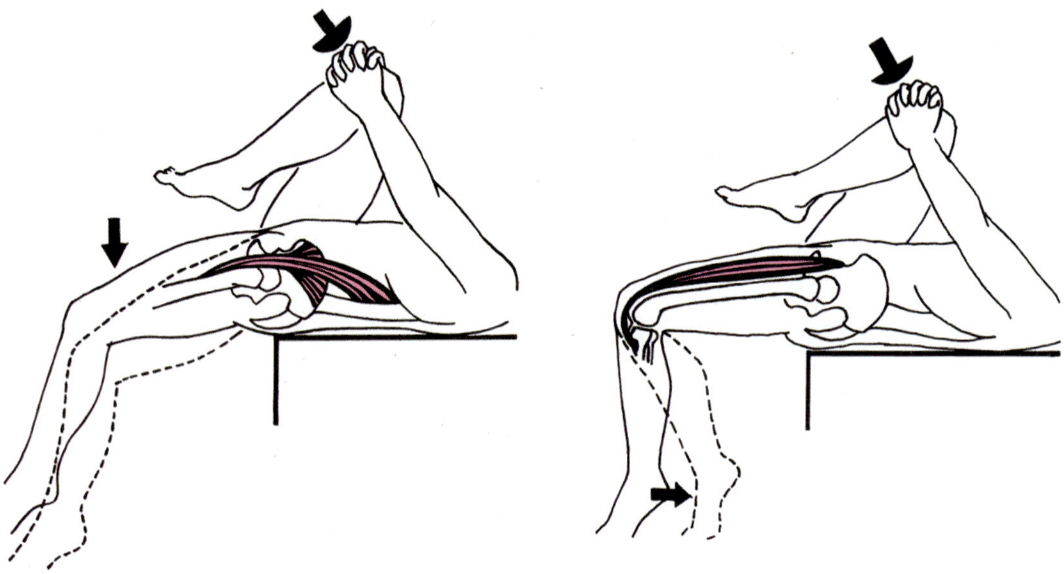

그림 5.3b 엉덩허리근, 넙다리곧은근, 넙다리근막긴장근, 넓적다리의 짧은 모음근들(개괄적)

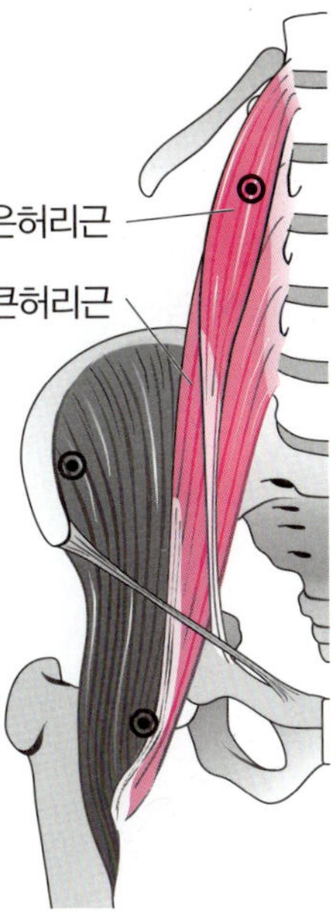

그림 5.3c 허리근 – 통증유발점들

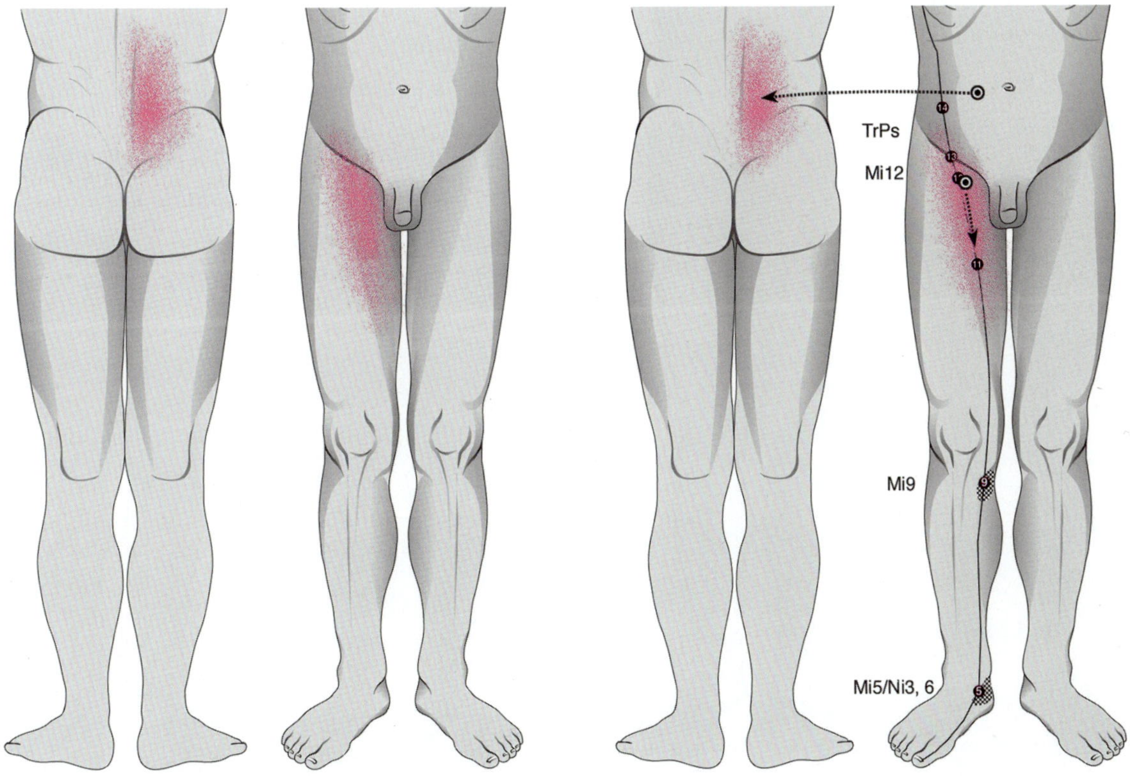

그림 5.3d 허리근 – 통증 전이와 멀리 떨어진 전이지점들

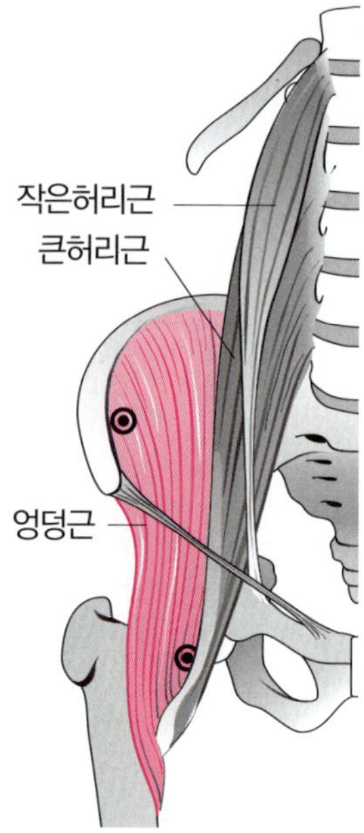

그림 5.3e 엉덩근 – 통증유발점들

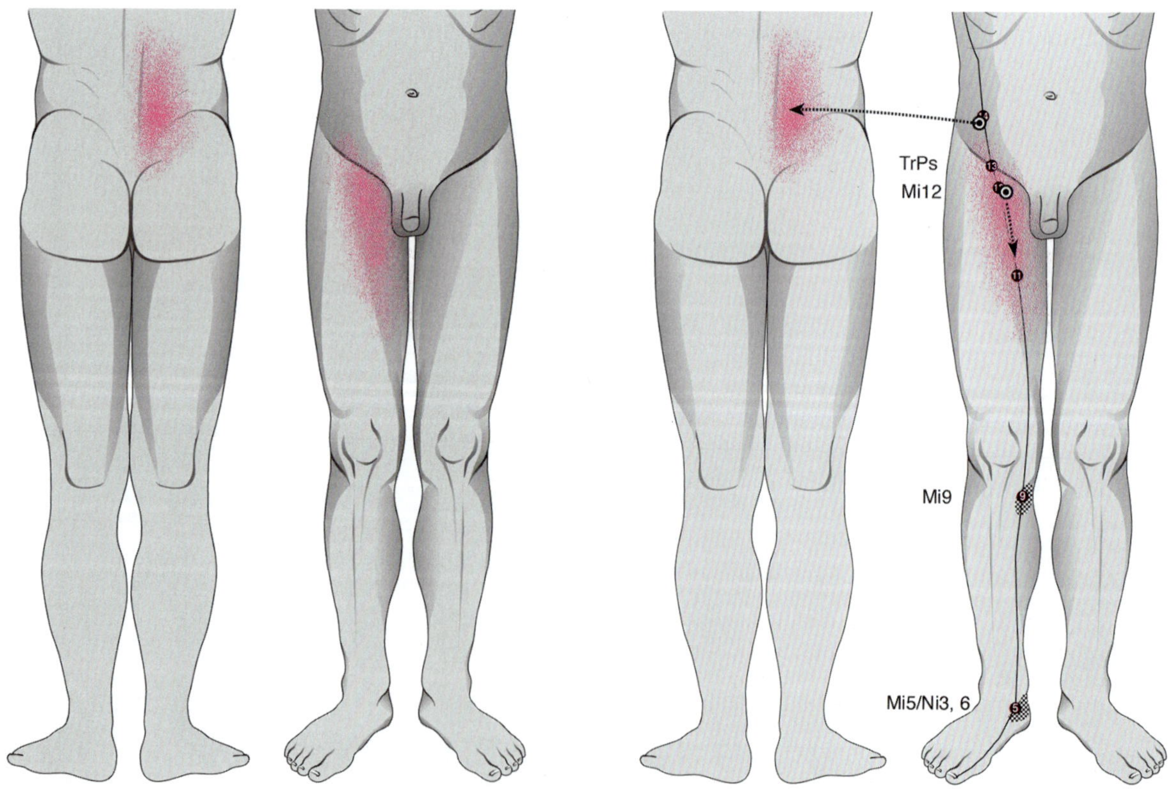

그림 5.3f 엉덩근 – 통증 전이와 멀리 떨어진 전이지점들

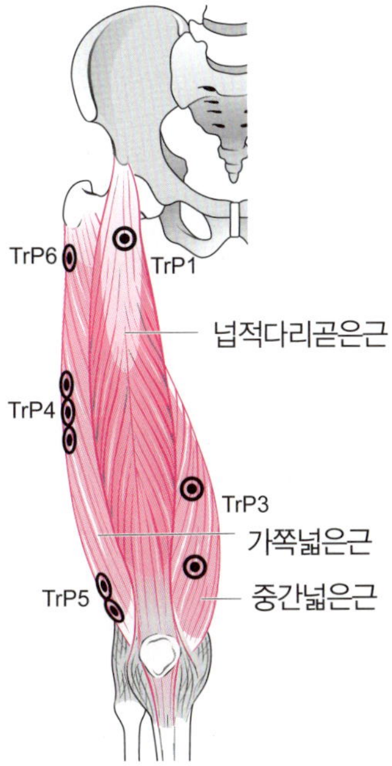

그림 5.3g 넙다리곧은근 – 통증유발점들

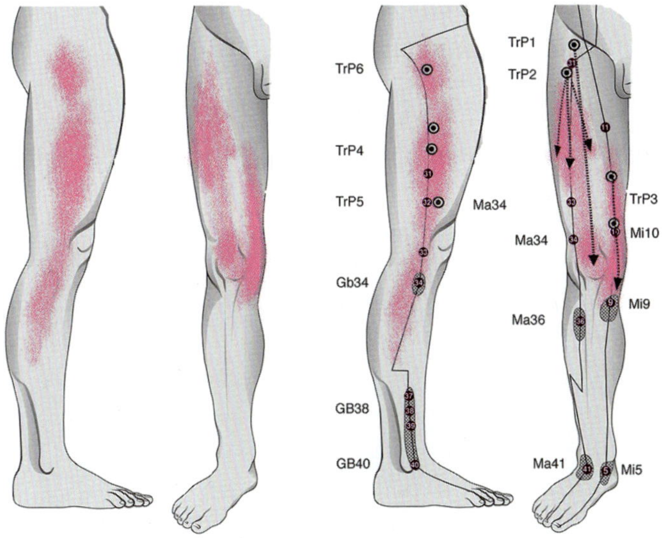

그림 5.3h 넙다리곧은근 – 통증 전이와 멀리 떨어진 전이지점들

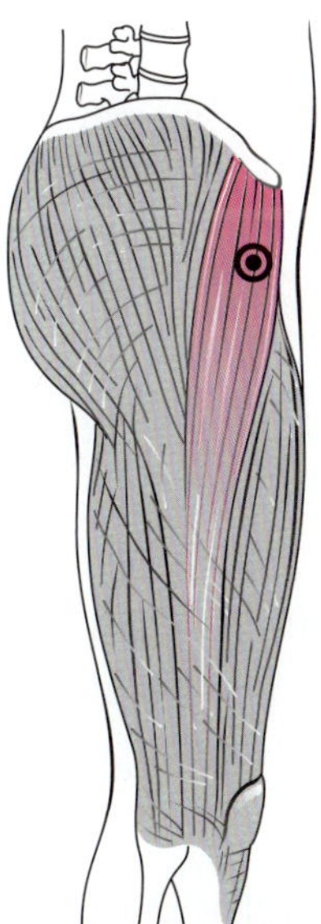

그림 5.3i 넙다리근막긴장근 – 통증유발점들

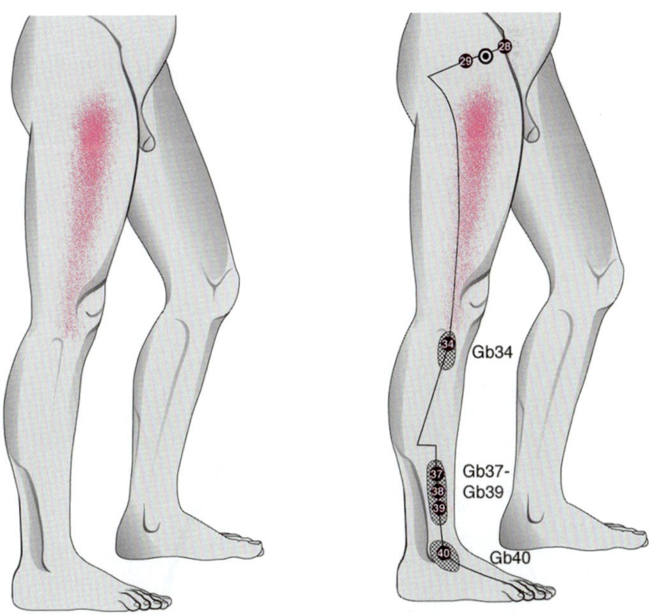

그림 5.3j 넙다리근막긴장근 – 통증 전이와 멀리 떨어진 전이지점들

5.4 엉덩관절 폄근 (Ishiocrual muscle) (햄스트링, 넓적다리 굽힘근)

Ischiokruralmuskulatur

엉덩관절 폄근에는 넙다리두갈래근, 반힘줄근, 반막근이 속한다 (▶ **그림 5.4a–e**).

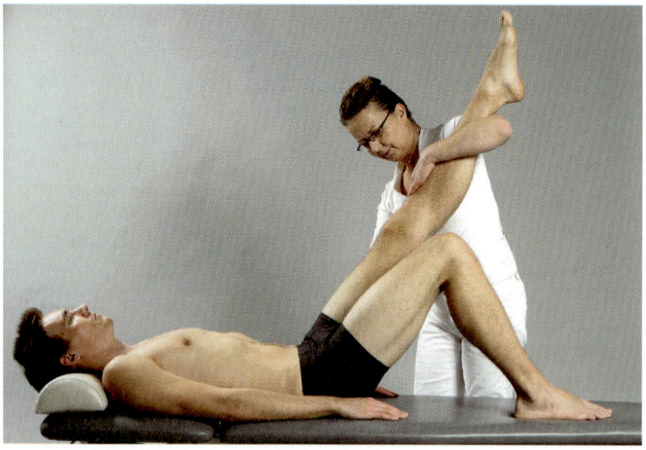

그림 5.4a 시작 자세: 똑바로 누운 자세, 양팔은 몸통을 따라 뻗은 채 놓음, 검사 대상이 아닌 다리는 무릎과 엉덩관절이 굽혀짐. 발은 깔개 위에, 검사 대상인 다리는 중립 자세로 뻗어준다.
검사 대상인 다리에 대한 압박을 통해 깔개 위에 고정시킨다.
움직임: 검사자는 무릎이 펴진 다리를 잡아서, 발꿈치를 팔꿈치 사이에 놓고(돌림 방지), 양 손바닥으로 무릎관절이 완전히 펴지는 것을 억제하기 위해 넓적다리의 아래부분을 향해 앞쪽면을 눌러준다. 무릎뼈는 자유롭게 유지한다. 잡힌 다리로 엉덩관절을 굽힌다.
평가: 엉덩관절의 굽힘을 평가한다. 무릎이 굽혀지는 낌새가 느껴지거나, 골반이 뒤로 젖혀지거나, 엉덩관절 폄근에 통증이 발생하면, 검사를 마친다.

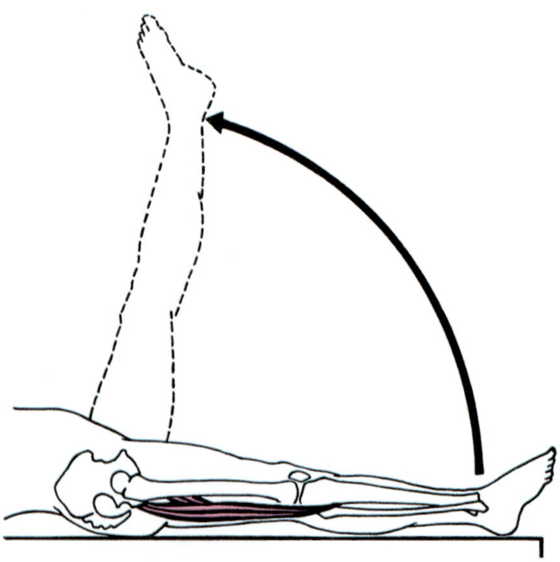

그림 5.4c 엉덩관절 폄근

평가

- *0 단계:* 단축이 발생하지 않음. 90°로 굽힘이 가능
- *1 단계:* 미약한 단축. 굽힘이 80° 에서 90°사이만 가능
- *2 단계:* 분명한 단축. 굽힘이 80° 아래까지만 가능

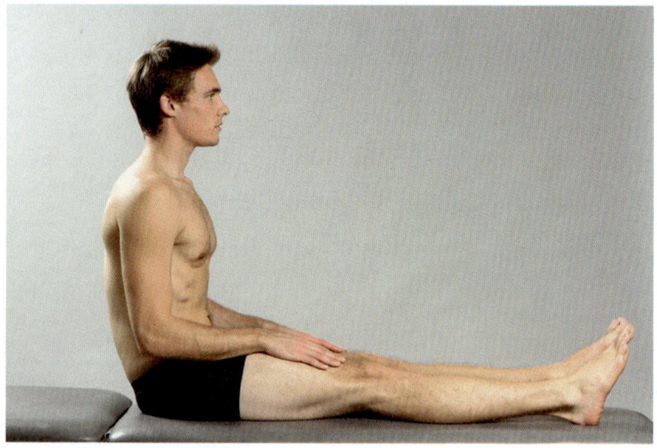

그림 5.4b 환자는 다리를 펴고 앉는다. 환자는 무릎을 굽히지 않고 골반을 수직으로 유지(90°의 엉덩관절 굽힘)이 가능해야 한다.

오류

가장 흔한 오류:

- 무릎뼈가 자유롭게 유지되어야 하지만, 무릎관절이 직접적으로 고정된다.
- 무릎관절이 점진적으로 굽혀지고 엉덩관절의 벌림과 가쪽돌림이 발생한다. 환자가 자신의 어깨관절을 충분히 움직이지 못하고 이 결과로 몸통을 온전히 옆으로 굽히지 못하지만 스스로의 신체를 돌리고 다리를 벌릴 수 있을 때, 검사자가 환자를 계속해서 도와준다.
- 검사 대상이 아닌 다리는 굽히지 않는다. 이는 골반의 시작 자세를 바꾼다. 이럴 때는 움직임의 범위가 대략 10° 정도 줄어든다.
- 골반이 같이 움직이는 것을 신경쓰지 않는다.

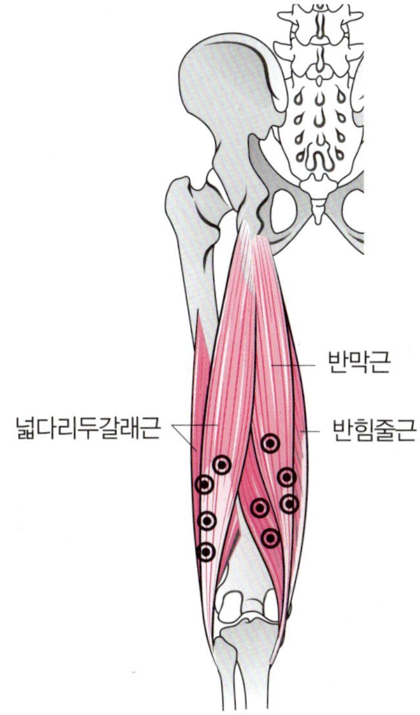

그림 5.4d 엉덩관절 폄근 – 통증유발점들

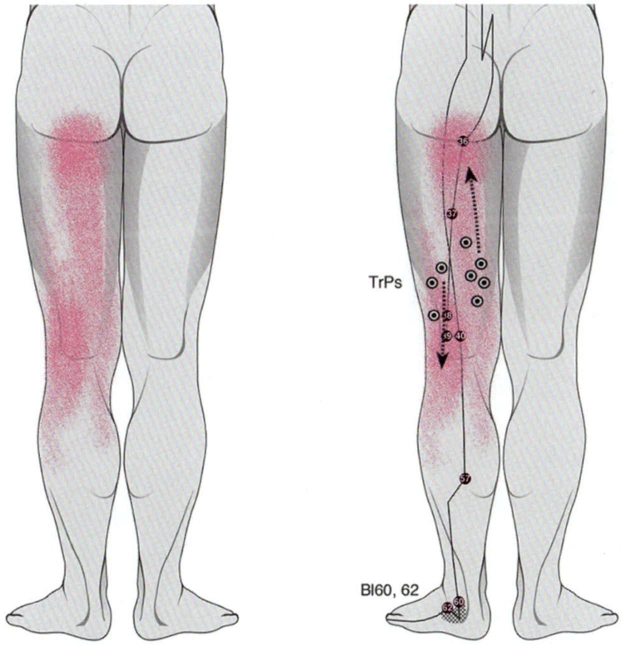

그림 5.4e 엉덩관절 폄근 – 통증 전이와 멀리 떨어진 전이지점들

5.5 넓적다리의 모음근

Adduktoren des Oberschenkels

넓적다리의 모음근에는 두덩근, 짧은모음근, 큰모음근, 긴모음근, 두덩정강근, 반힘줄근, 반막근, 심지어 넙다리두갈래근의 일부가 속한다 (▶ **그림 5.5a–e**).

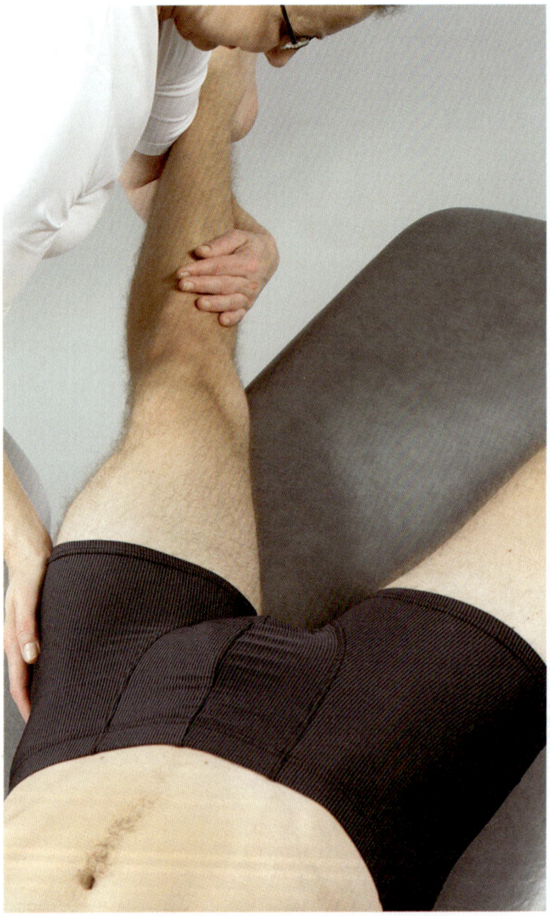

그림 5.5a 시작 자세: 똑바로 누운 자세, 검사하는 쪽을 치료대 모서리에. 검사 대상이 아닌 다리는 엉덩관절을 사용해 15°에서 20°를 벌린다.

고정은 검사 대상이 아닌 다리를 살짝 벌려줌으로써 확실해진다. 검사하는 쪽의 골반을 손으로 확인한다. 큰돌기의 움직임과 멈춤을 손으로 감지한다.

움직임 1 단계: 검사자는 갑작스러운 가쪽돌림을 제한하기 위해, 검사 대상인 다리의 발꿈치를 팔꿈치 사이에 위치시킨다. 손바닥은 정강뼈에 올려놓는다. 지속적인 압박을 통해 무릎관절이 펴진 상태를 유지한다. 완전한 범위의 벌림을 수행시킨다.

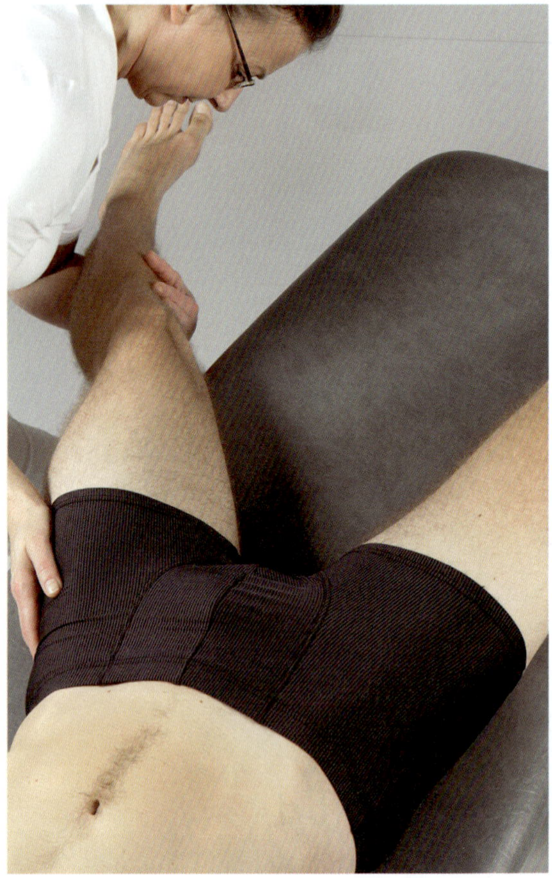

그림 5.5b 움직임 *단계 2*: 완전한 범위에 도달 한 후, 무릎관절을 살짝(10°~15°) 굽힌다, 즉 40° 이전에 골반이 같이 움직이기 전에, 그리고 가능하다면 계속 벌려준다.

평가: 엉덩관절의 벌림 범위를 무릎을 편 상태와 굽힌 상태에서 평가한다. 양 상태에서의 제한 정도가 동일하면, 단일 관절 모음근들이 단축되었음을 뜻한다. 무릎을 굽힌 상태에서 운동 범위가 확장되면, 이중 관절 모음근들이 단축되었음을 뜻한다.

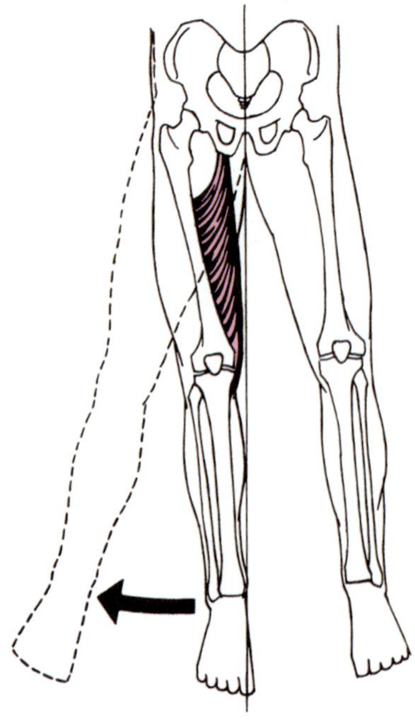

그림 5.5c
넓적다리의 모음근

5

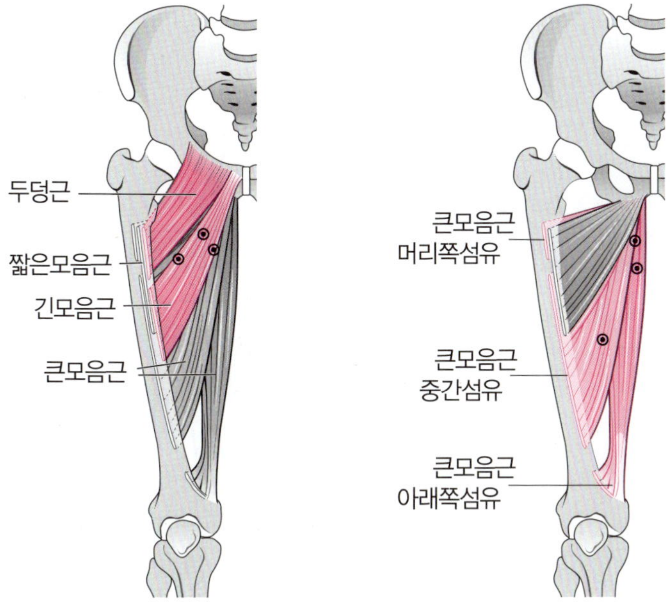

두덩근, 긴모음근

큰모음근

그림 5.5d 넓적다리의 모음근 – 통증유발점들

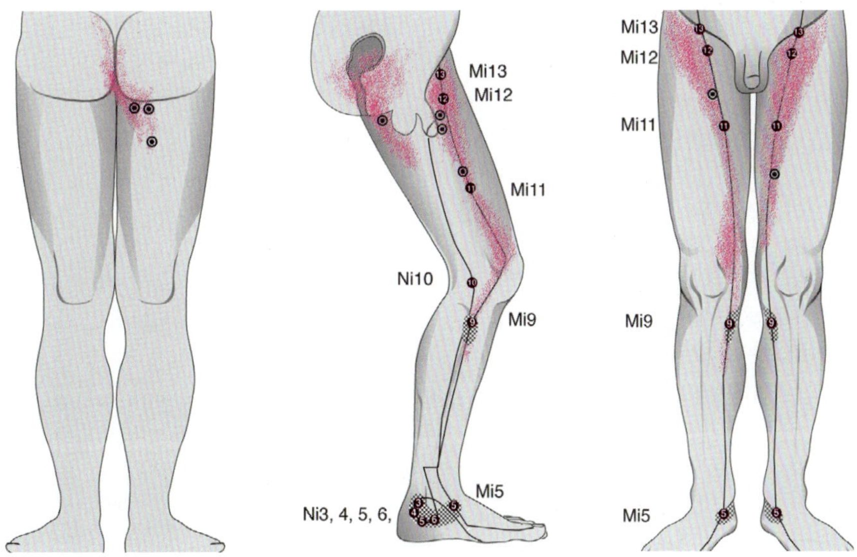

그림 5.5e 넓적다리의 모음근 – 통증 전이와 멀리 떨어진 전이지점들

평가

- *0 단계:* 단축이 발생하지 않음. 40° 의 벌림이 가능
- *1 단계:* 미약한 단축. 벌림이 30°에서 40° 사이에 제한됨
- *2 단계:* 분명한 단축. 벌림이 30°미만으로 가능

오류

가장 흔한 오류:

- 움직이는 동안 벌림과 동시에 엉덩허리 관절이 살짝 굽혀지거나 바깥쪽으로 회전된다.
- 두 가지 조건으로, 즉 무릎 관절을 폈을 때랑 굽혔을 때로 검사하지 않는다.
- 검사 대상이 아닌 다리가 필수적으로 살짝 벌려져야 하지만 벌리지 않았다. 이로인해 골반의 고정이 약해지고 따라 움직이게 된다.
- 골반이 따라 움직이는 것을 신경쓰지 않았다.
- 움직임 *2 단계*에서 무릎이 많이 굽혀져서, 넙다리곧은근이 단축된 상태에서 모음근들이 움직이기 쉬워졌다.
- 종아리가 항상 받쳐져야 하는 것을 잊었다.

5.6 궁둥구멍근 (▶ 그림 5.6a-d)

M. piriformis

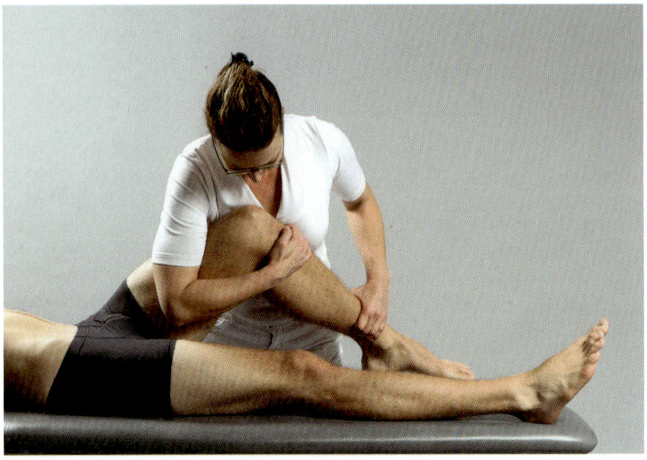

그림 5.6a 시작 자세: 똑바로 누운 자세, 양팔은 몸통을 따라 뻗은 채 놓음, 검사 대상이 아닌 다리는 중립 자세.

검사하는 방향의 무릎을 엉덩관절 방향으로 압박하여 골반을 고정.

움직임: 검사자는 다리를 엉덩관절을 사용하여 최대 60°까지 굽히고, 무릎을 넓적다리 세로축을 따라 압박하여, 필수적인 골반의 고정이 이뤄진다. 다른 손으로는 종아리를 잡는다. 그 다음 수동적으로 최대한 벌려지고, 추가적으로 엉덩 관절이 안쪽을 향해 돌려진다.

평가: 가능한 한 엉덩관절이 모아진 상태에서의 안쪽돌림과 움직임을 마무리할 때의 긴장을 평가한다. 이에 대한 방법으로는 근육의 양쪽 비교 평가가 있다. 환자는 엎드린 자세로, 90° 로 굽혀진 종아리의 아래쪽을 잡고 깔개방향으로 살짝 압박하여 안쪽으로 돌린다. 한계감과 가능한 회전 궤적을 양쪽을 비교하여 평가한다.

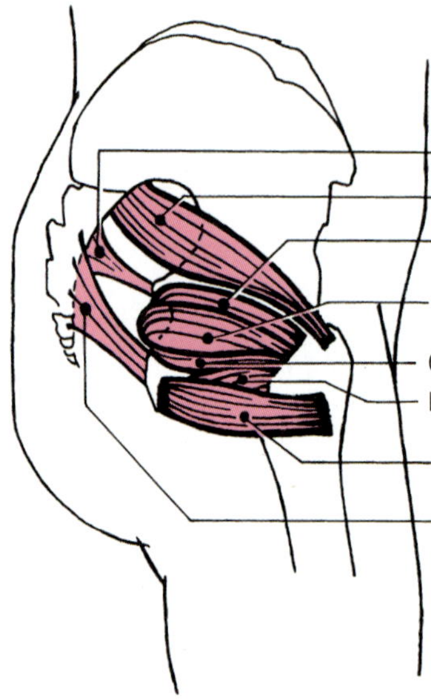

그림 5.6b 궁둥구멍근 (회전 근육군)

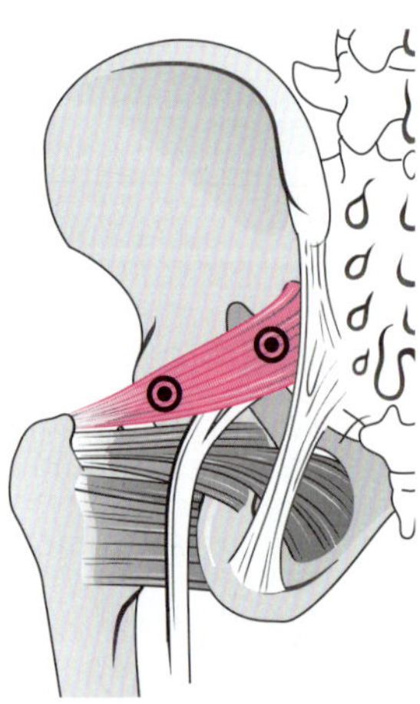

그림 5.6c 궁둥구멍근 – 통증유발점들

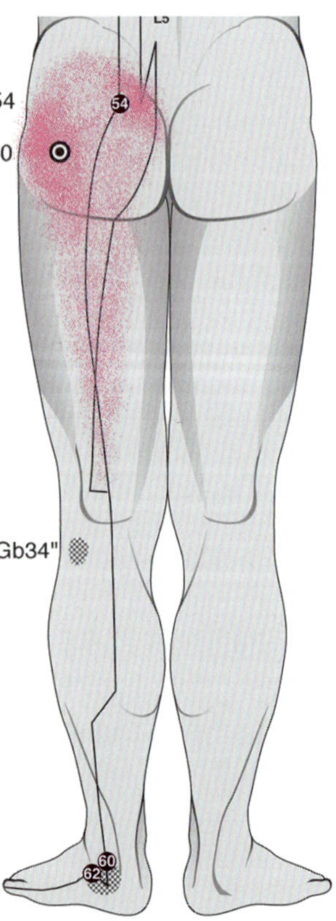

그림 5.6d 궁둥구멍근 – 통증 전이와 멀리 떨어진 전이지점들

평가

- *0 단계:* 단축이 발생하지 않음. 한계 긴장이 살짝 느껴질 때 가능한 최대 범위의 모음과 안쪽돌림.
- *1 단계:* 미약한 단축. 모음과 안쪽돌림이 제한됨.
- *2 단계:* 분명한 단축. 모음은 제한되고, 안쪽돌림은 거의 불가능하며 통증을 유발함.

오류

- 무릎의 압박이 검사하는 내내 일정하게 유지되지 않는다. 이로 인해 골반이 충분히 고정되지 않는다.
- 모음과 안쪽돌림이 한계 자세까지 수행되지 않는다.

촉진검사

시작 자세: 엎드린 자세, 양팔은 몸통을 따라 뻗은 채 놓음, 다리는 중립 자세로, 발끝은 치료대 끝에 나오게하여 엉덩관절이 돌아가지 않도록 한다.

검사자는 머리쪽에서부터 위뒤엉덩뼈가시와 궁둥뼈결절 사이의 부분을 깊게 촉진한다. 촉진은 대각선으로 안쪽 및 발쪽 방향을 향해 실시한다. 이 근육은 일반적인 상황에서 손으로 만질 수 없다. 단축 그리고/또는 경직 시 예민한 근육 힘살이 검사자의 손가락 아래에서 미끄러져 나갈때 느낄 수 있다.

5.7 허리네모근(▶ 그림 5.7a–d)

M. quadratus lumborum

평가
- *0 단계:* 단축이 발생하지 않음. 손의 움직임이 5cm 이상
- *1 단계:* 미약한 단축. 움직임이 3cm에서 5cm 사이
- *2 단계:* 분명한 단축. 움직임이 3cm 미만

오류
- 움직이는 동안 몸통이 동시에 돌려지고, 앞뒤로 굽혀진다.
- 골반과 다리가 충분히 고정되지 않는다.
- 검사 대상인 근육을 충분히 깊게 촉진하지 않아서, 해당 근육에 전혀 닿지 못한다.
- 골반이 같이 움직이는 것을 신경쓰지 않는다.

5

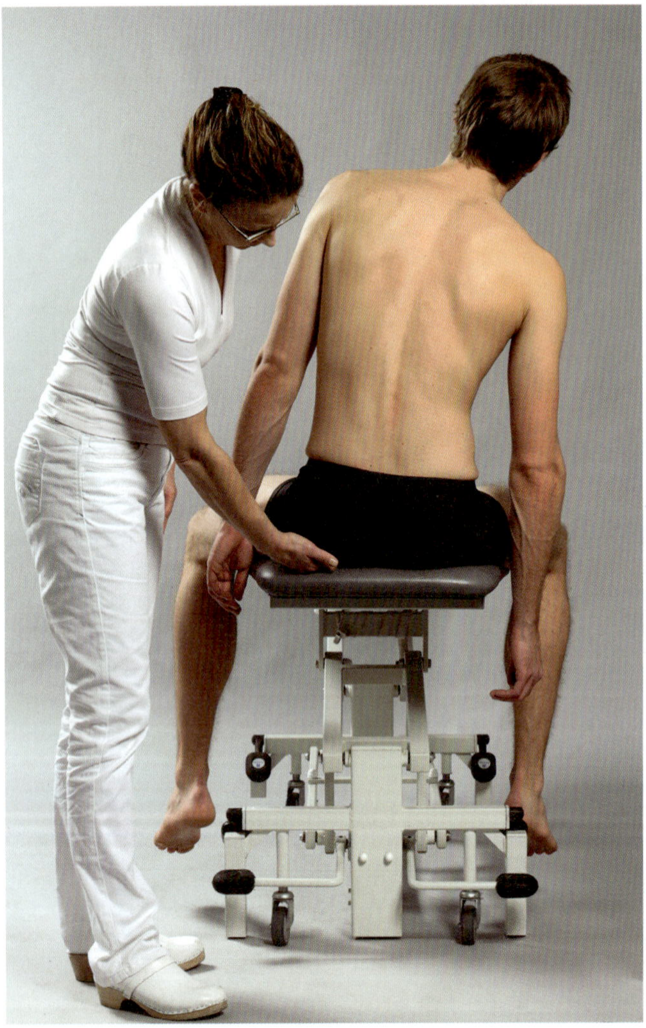

그림 5.7a 치료대 끝에 양 다리를 늘어트린 채 앉음. 검사하는 방향에 촉진하는 손을 궁둥뼈와 접촉시키고 환자는 본인의 상체를 반대편으로 기울여줘야 한다. 손을 바닥에 수직하게 하면 도움이 된다. 골반의 긴장을 손으로 느낄 수 있으면, 움직임을 끝낸다.

움직임: 몸을 옆으로 기울이는 것은 양쪽이 같아야 한다; 근육이 단축되면 옆으로 완전히 굽혀지지 않는다, 똑바르게 굽힐 때 척추가 펴지지 않는다. 허리부위는 뻣뻣한 상태를 유지한다, 이는 등–허리 경계부위가 보상적으로 과다하게 굽혀지게 한다.

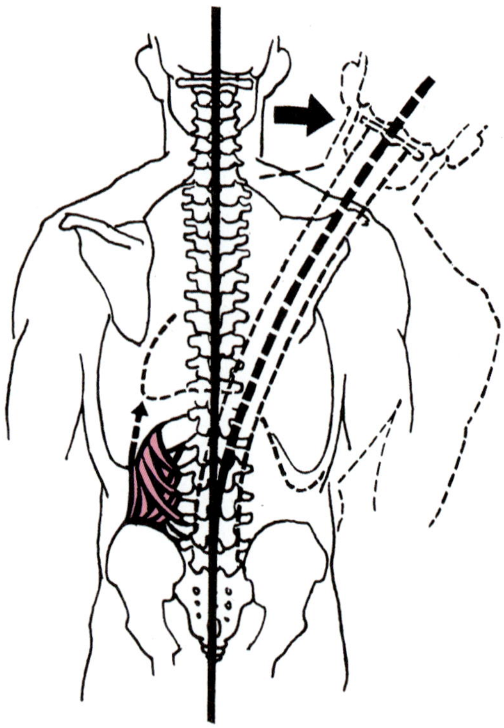

그림 5.7b 허리네모근

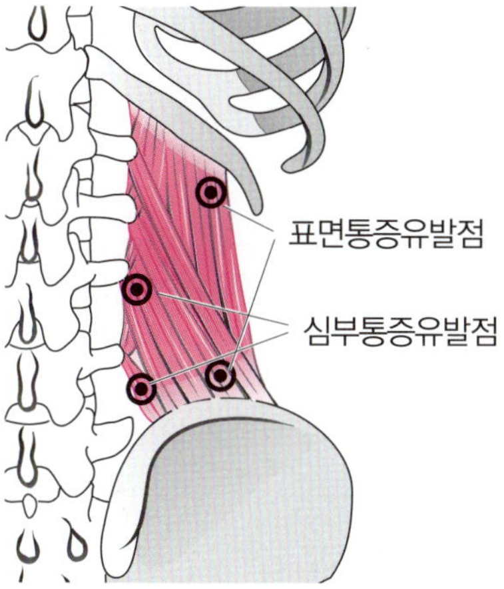

그림 5.7c 허리네모근 – 통증유발점들

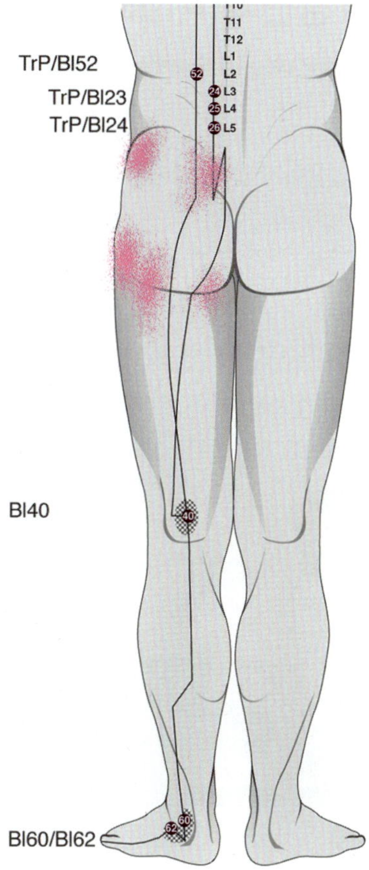

그림 5.7d 허리네모근 – 통증 전이와 멀리 떨어진 전이지점들

5.8 척추옆 등근육(▶ 그림 5.8a–e)

Paravertebrale Rückenmuskulatur

평가

- *0 단계:* 단축이 발생하지 않음. 이마와 넓적 다리 사이의 간격이 20cm를 넘지 않는다.
- *1 단계:* 미약한 단축. 간격이 20cm에서 25cm 사이로 측정된다.
- *2 단계:* 분명한 단축. 간격이 25~30cm 이상이다.

오류

- 골반이 앞으로 기울어지며 척추가 똑바르게 굽혀지는지 신경쓰지 않음.
- 골반의 올바른 시작 자세를 신경쓰지 않음.

주의: 검사 주변부가 여러가지 요인에 의해 영향을 받고 움직이는데 다양한 구조들이 작용하므로, 이 검사는 충분할 만큼 구체적이지 않다.

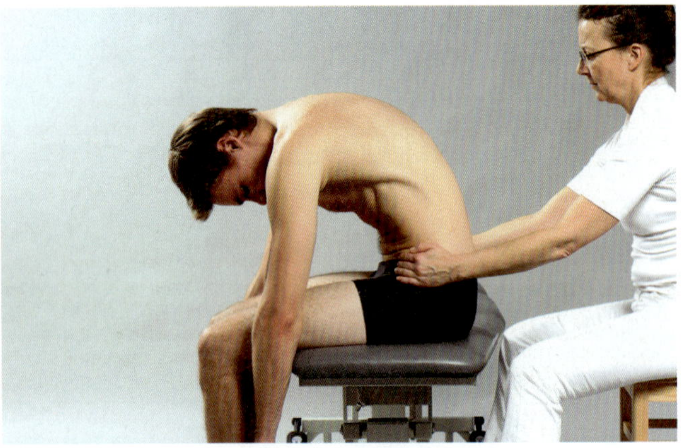

그림 5.8a 시작 자세: 똑바르게 앉음, 양팔을 힘을 빼고 몸통 옆에 붙임, 양 다리의 무릎관절과 엉덩관절을 90° 로 굽힘, 넓적다리는 치료대 위에 놓음. 양 발바닥은 발목관절이 직각을 유지할 수 있게 지탱한다.
고정: 골반이 앞으로 기울어지지 않도록 손으로 만지면서 검사.
움직임: 똑바르게 굽힌 상태에서 최대한으로 몸통을 앞으로 굽힘. 골반이 기울어져서는 안된다.
평가: 이마와 넓적다리 사이의 간격. 일반적으로 대략 20cm의 간격이 존재한다.

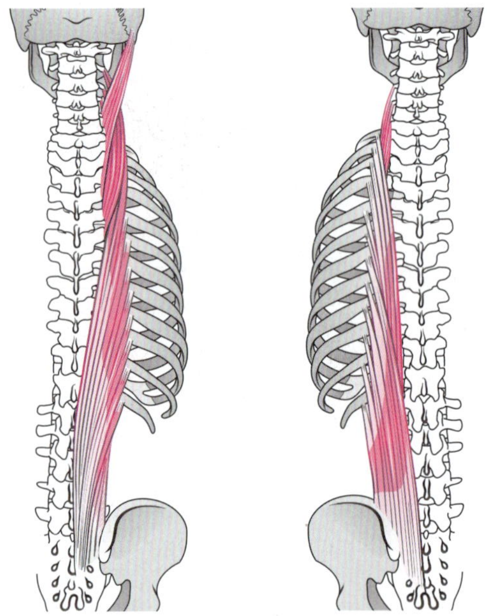

그림 5.8b 가장긴근, 엉덩갈비근

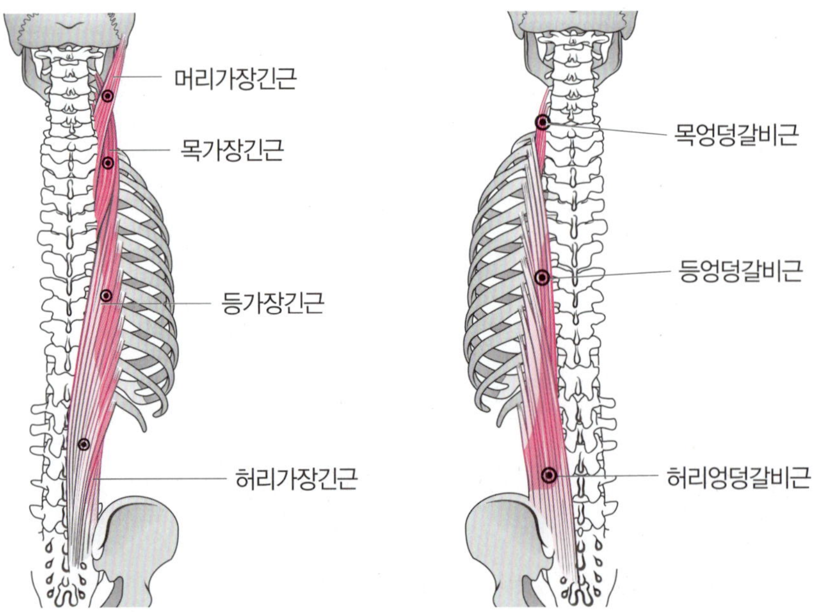

그림 5.8c 가장긴근과 엉덩갈비근– 통증유발점들

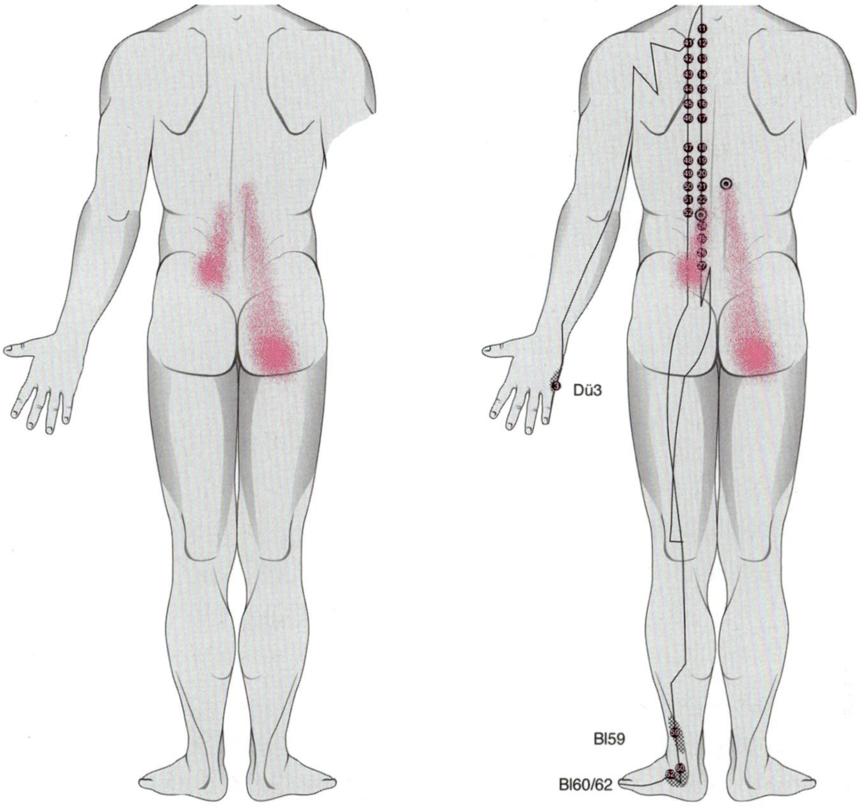

그림 5.8d 가장긴근 – 통증 전이와 멀리 떨어진 전이지점들

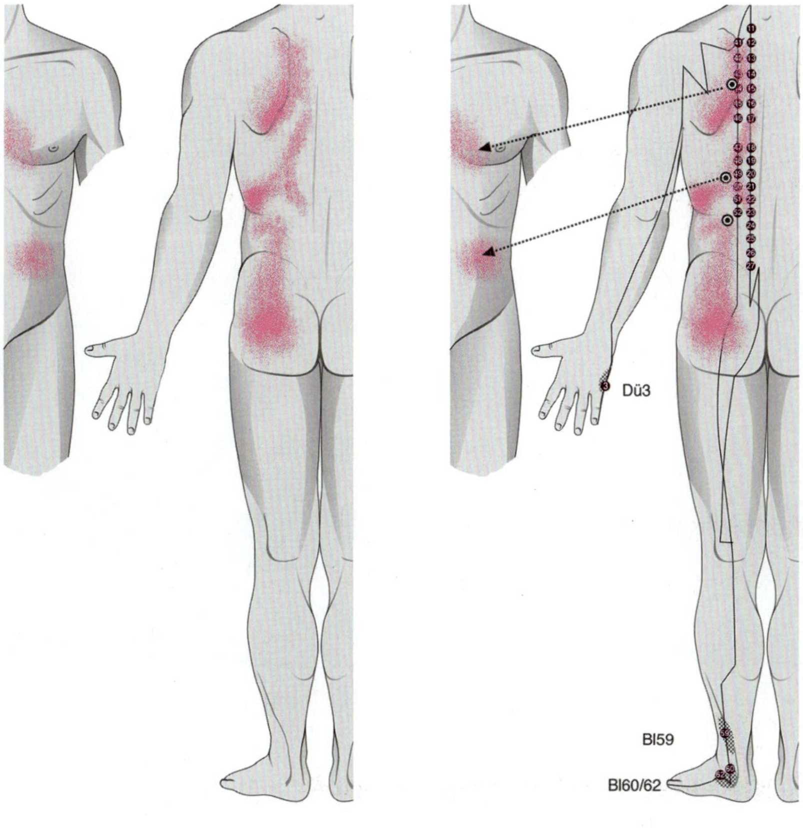

그림 5.8e 엉덩갈비근 – 통증 전이와 멀리 떨어진 전이지점들

5.9 큰가슴근(▶ 그림 5.9 a–g)

M. pectoralis major

그림 5.9a–c 시작 자세: 검사받는 방향의 치료대 끝에 똑바로 누운 자세. 양 다리를 굽히고, 발바닥은 치료대에 올린다. 양팔은 힘을 빼고 신체 옆에 둠, 머리는 중립 위치.

고정: 움직임을 시작하기 전에 아래팔을 가슴 위에 올려 검사받지 않는 쪽 및 발쪽을 향해 대각선으로 당긴다(누르는 것이 아님!).

움직임:

평가: 배 부분과 갈비복장 부분:

- *0 단계:* 단축이 발생하지 않음. 팔이 수평을 이룰 때까지 내려감, 위팔의 먼쪽 1/3 을 아래쪽을 향해 수직으로 누르면 움직임의 범위가 확장될 수 있다. 팔은 수평보다 아래로 내려간다.
- *1 단계:* 미약한 단축. 팔이 수평에 도달하지 못한다. 하지만 수직으로 누르면 수평에 쉽게 도달할 수 있다.
- *2 단계:* 분명한 단축. 팔이 수평보다 위에 위치하고 심지어 수동적으로도 수평에 도달하지 못한다.

작은가슴근:

- *0 단계:* 단축이 발생하지 않음. 어깨이음구조를 뒤로 쉽게 당길 수 있음. 촉진 시 빗장뼈 부분에 특별한 신장이나 긴장이 느껴지지 않음.
- *1 단계:* 미약한 단축. 저항력으로 인해 뒤로 당기기가 어렵고 따라서 보다 세게 눌러야 당길 수 있음. 촉진 시 근섬유의 긴장을 손으로 분명하게 느낄 수 있음.
- *2 단계:* 분명한 단축. 어깨를 뒤로 당길 수 없다. 긴장을 분명히 촉진할 수 있으며, 심지어 통증이 있을 수 있다.

오류

- 가슴이 움직임을 시작하기 전(!)에 충분히 고정되지 않아서, 몸통이 돌아가거나 허리가 더욱 앞으로 굽혀진다.
- 가슴에 접촉한 채 비스듬히 당겨 고정하지 않고, 수직으로 누른다.
- 움직임을 돕기 위해 위팔이 아닌 아래팔을 누른다.
- 다리를 굽혀야 하지만 굽히지 않았다.

5

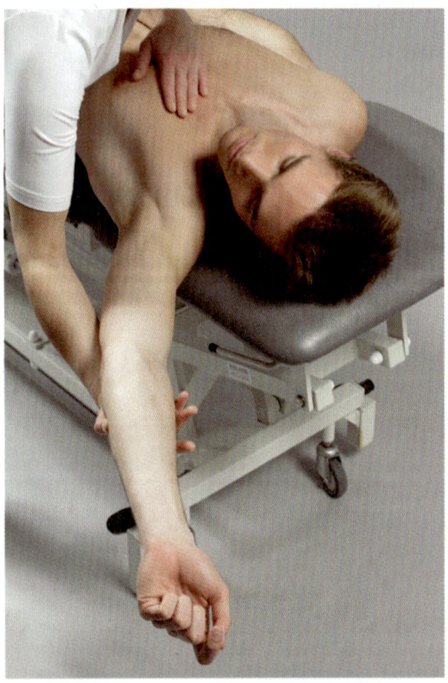

그림 5.9a 배 부분– 고정 및 뻗은 팔을 위쪽 바깥으로 향하게 수동적으로 위치시킴, 등쪽으로 눌러줌(발바닥방향).

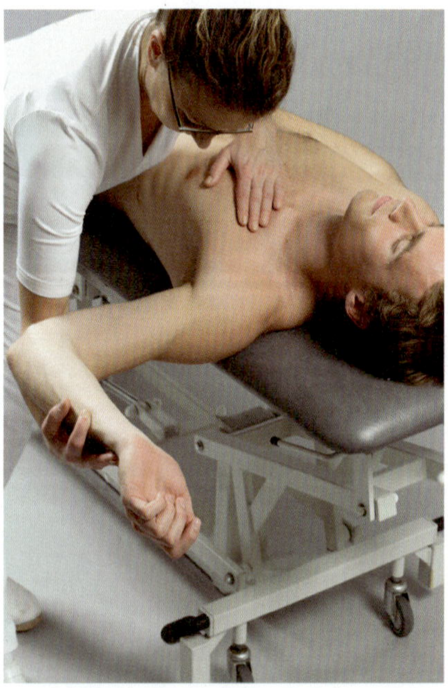

그림 5.9b 갈비복장 부분 – 어깨관절을 움직여 벌림과 가쪽돌림을 수행, 팔꿈치관절을 90°로 굽혀줌; 등쪽으로 조정(발바닥방향).

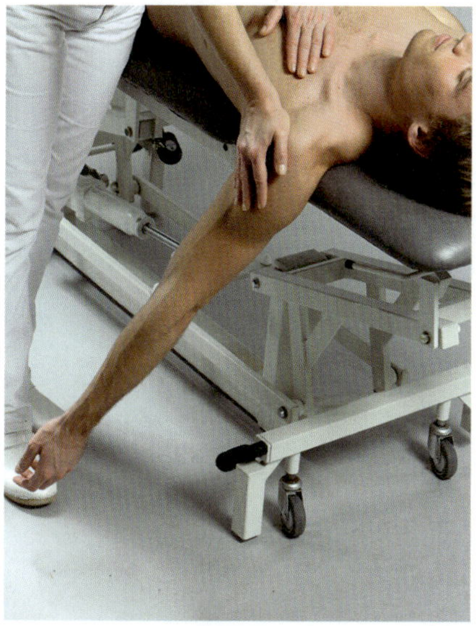

그림 5.9c 빗장뼈 부분 – 가슴고정, 팔은 팔꿈치를 펴고, 어깨관절을 가쪽으로 돌려주며, 힘을 뺀 채 치료대 옆에서 아래쪽으로 늘어뜨린다. 위팔뼈 머리를 누름(발바닥방향), 동시에 긴장된 섬유들을 촉진.

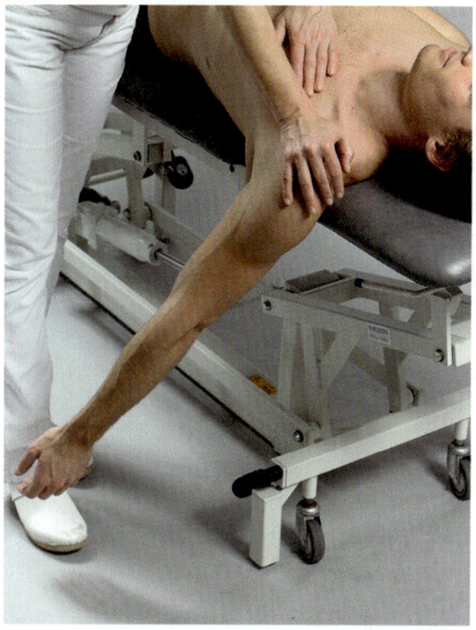

그림 5.9d 작은가슴근 – 가슴고정, 팔은 팔꿈치를 편 채 힘을 빼고 치료대 옆에 늘어뜨린다. 부리돌기를 누르고 긴장된 섬유들을 촉진.

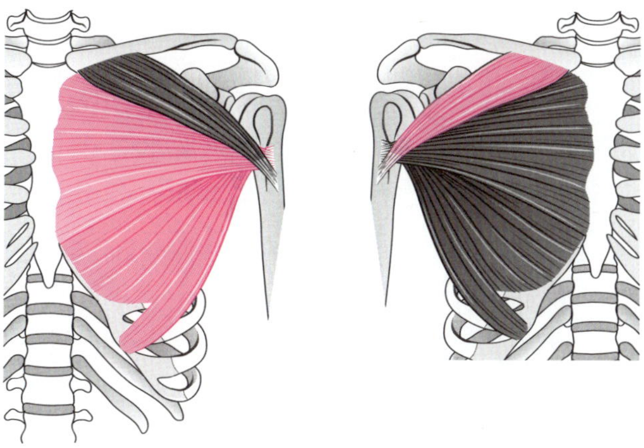

그림 5.9e 큰가슴근의 배부분과 복장부분/빗장부분

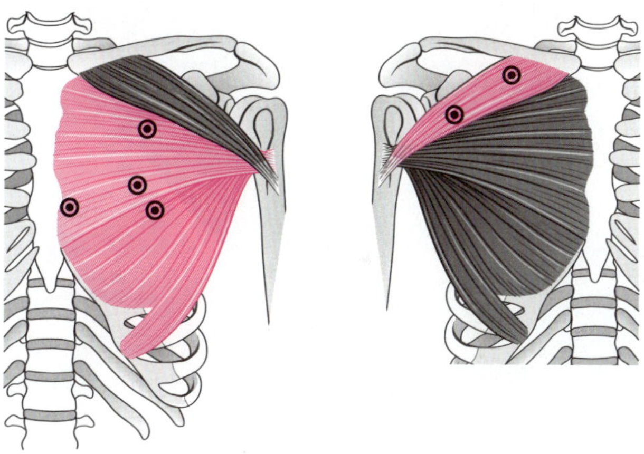

그림 5.9f 큰가슴근의 배부분과 복장부분/빗장부분 – 통증유발점들

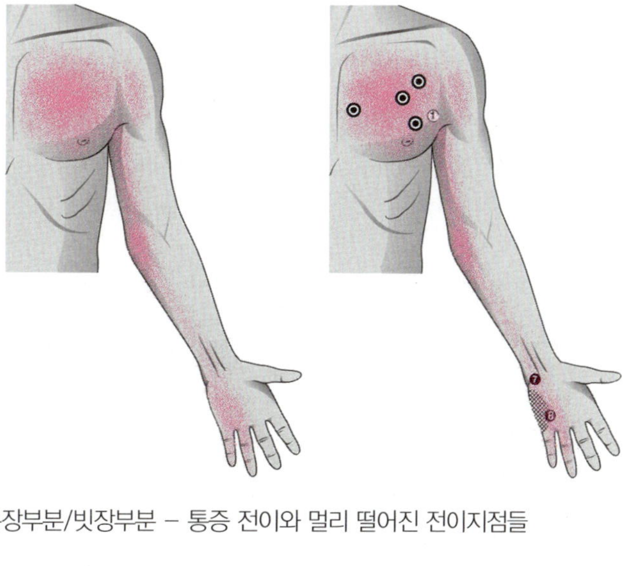

그림 5.9g 큰가슴근의 배부분과 복장부분/빗장부분 – 통증 전이와 멀리 떨어진 전이지점들

5.10 등세모근 - 위부분 (▶ 그림 5.10a-d)

M. trapezius – oberer Anteil

평가

- *0 단계:* 단축이 발생하지 않음. 어깨이음구조를 쉽게 내릴 수 있음.
- *1 단계:* 미약한 단축. 강하게 눌러야만 어깨이음구조를 힘겹게 내릴 수 있음.
- *2 단계:* 분명한 단축. 어깨이음구조를 내릴 수 없음, 한계 긴장이 셈. 보통 목을 옆으로 기울이는 것 또한 제한된다.

오류

- 머리의 시작자세를 세심하게 신경쓰지 않는다.
- 오금 아래에 받침을 놓지 않는다.
- 검사 방향의 어깨이음구조가 충분히 고정되지 않는다.
- 움직임 시 굽힘이나 돌림이 같이 발생한다.

주의:

- 이 검사는 어깨에 더욱 효과적으로 적용시킬 수 있고 목뼈에 손상을 입히지 않기 위해 똑바로 누운 자세로만 실시해야 한다. 목뼈가 수직으로 세워진 자세에서 부하가 더 크며 이때 검사자는 목뼈에 과도한 부하를 주고 계획보다 더 많이 굽히도록 하기 때문에, 앉은 자세로는 절대 검사를 하지 않는다. 또한, 앉은 자세에서는 감마–활동이 높아지기 때문에 필요한 만큼 이완시키는 것이 어렵다.
- 등뼈가 뒤로 굽은 채(흉추후만) 고정된 환자의 경우, 머리를 미간–인중 선이 수평이 되도록 자세를 잡아준다(시작 위치).

5

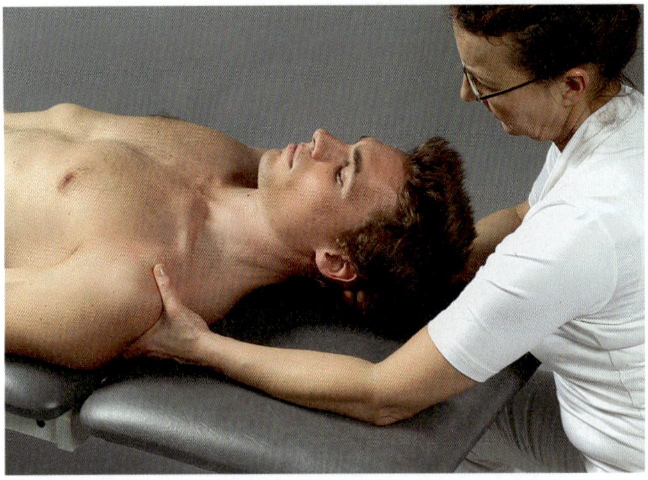

그림 5.10a 시작 자세: 똑바로 누운 자세, 양팔은 몸통 옆에, 양 발은 오금 밑에 얇게 받치고 굽혀짐. 머리가 깔개 밖에서 회전하지 않고 중립 자세.

고정: 검사자가 어깨이음구조를 고정하여, 한계 긴장에 이를 때까지 꼬리쪽으로 누를 수 있다.

움직임: 머리를 받치고 있는 다른 손을 이용하여 목을 검사받지 않는 방향을 향해 수동적으로 최대한의 가쪽 굽힘을 수행. 그 후, 처음의 손으로 어깨를 꼬리쪽으로 계속 누를 수 있다.

평가: 어깨이음구조를 내릴 수 있는 정도와 한계 긴장의 경도에 따라 방향을 결정. 목을 옆으로 굽히는 데 제한이 있을 시, 뼈 또는 관절의 병증을 의심한다.

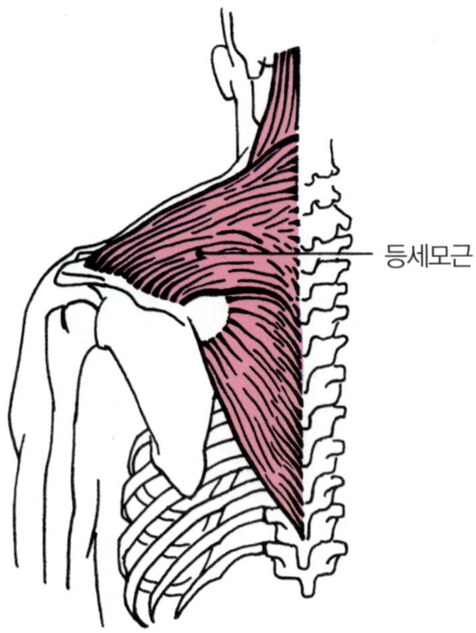

그림 5.10b 등세모근

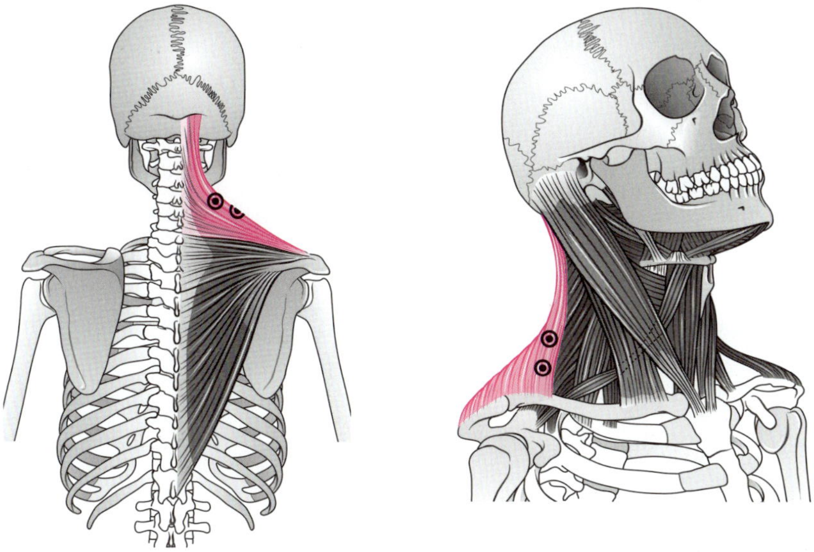

그림 5.10c 등세모근 위부분– 통증유발점들

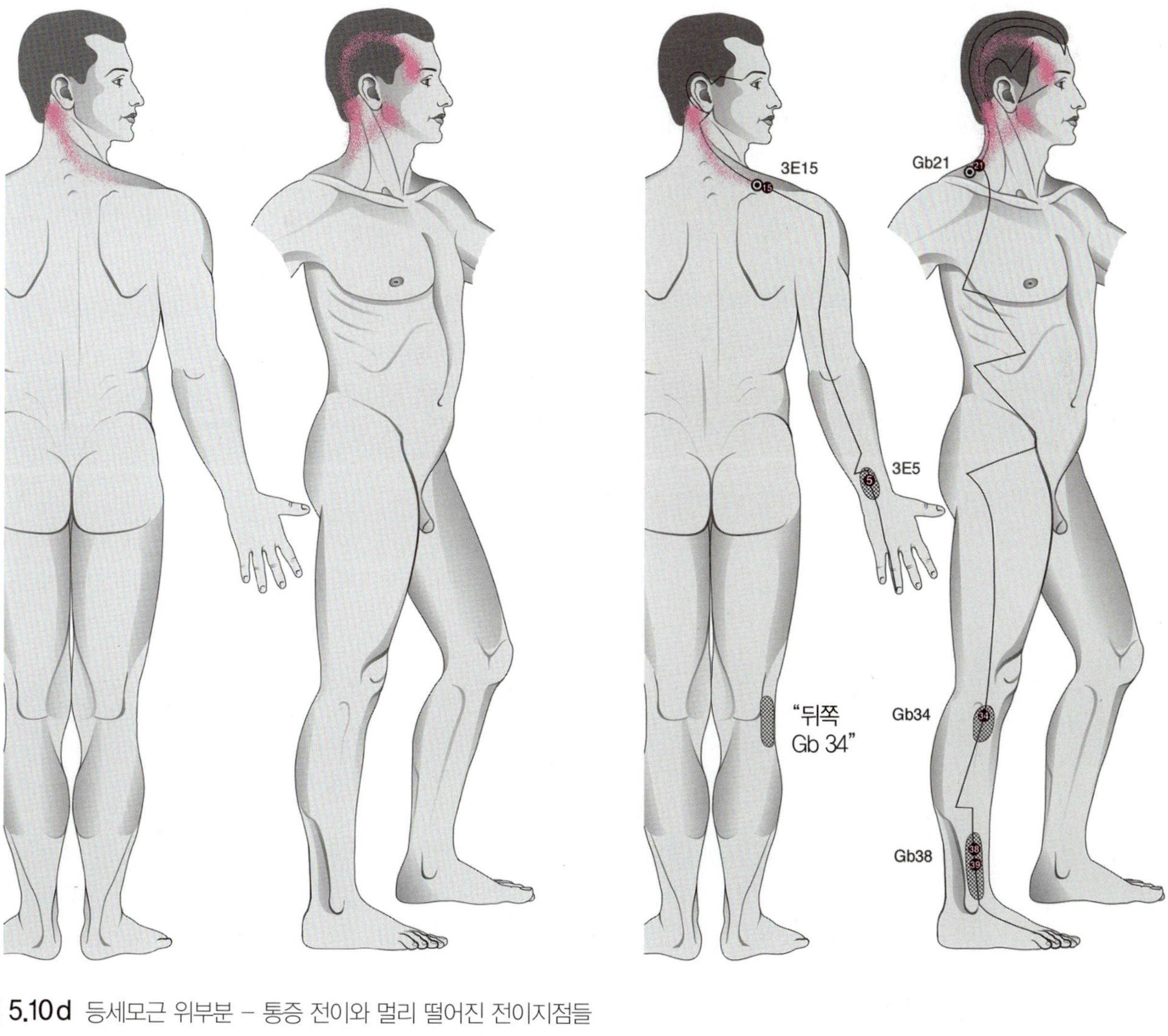

그림 5.10d 등세모근 위부분 – 통증 전이와 멀리 떨어진 전이지점들

5.11 어깨올림근(▶ 그림 5.11a-d)

M. levator scapulae

평가
- *0 단계:* 단축이 발생하지 않음. 손쉽게 내릴 수 있음.
- *1 단계:* 미약한 단축. 어깨이음구조를 내리기 위해 살짝 눌러줘야 한다.
- *2 단계:* 분명한 단축. 어깨이음구조를 내리는 것이 불가능하다, 한계감이 걸린 것 마냥 단단하다.

오류와 주의점에 대해서는 – 3장 10 을 참조하라.

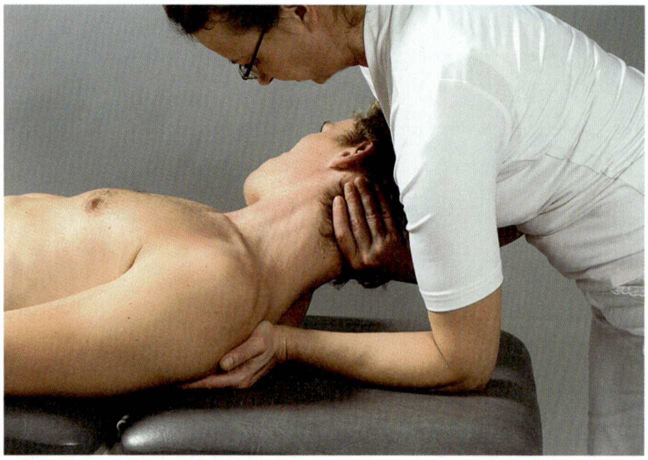

그림 5.11a 시작 자세: 똑바로 누운 자세, 양팔은 몸 옆에, 양발은 살짝 굽혀서 오금 아래에 받침을 둠, 머리는 깔개 위에 중립 자세.
고정: 검사자는 촉진을 하며 고정을 하는데, 손바닥을 어깨뼈 아래에 놓고 엄지두덩을 어깨뼈 위쪽 모서리에 위치시킨다.
움직임: 머리를 받치는 손으로 최대한 앞으로 굽히면서 검사 방향이 아닌 쪽을 향해 머리를 옆으로 굽혀서 돌려준다. 그 후, 어깨뼈가 내려진다.
평가: 어깨뼈 내릴 때 있어서 한계감.

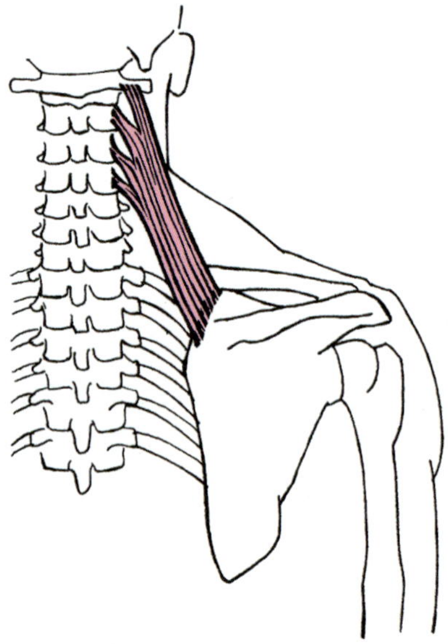

그림 5.11b 어깨올림근

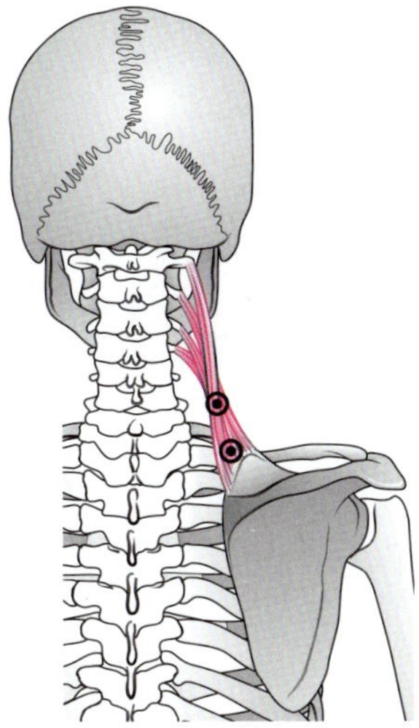

그림 5.11c 어깨올림근 – 통증유발점들

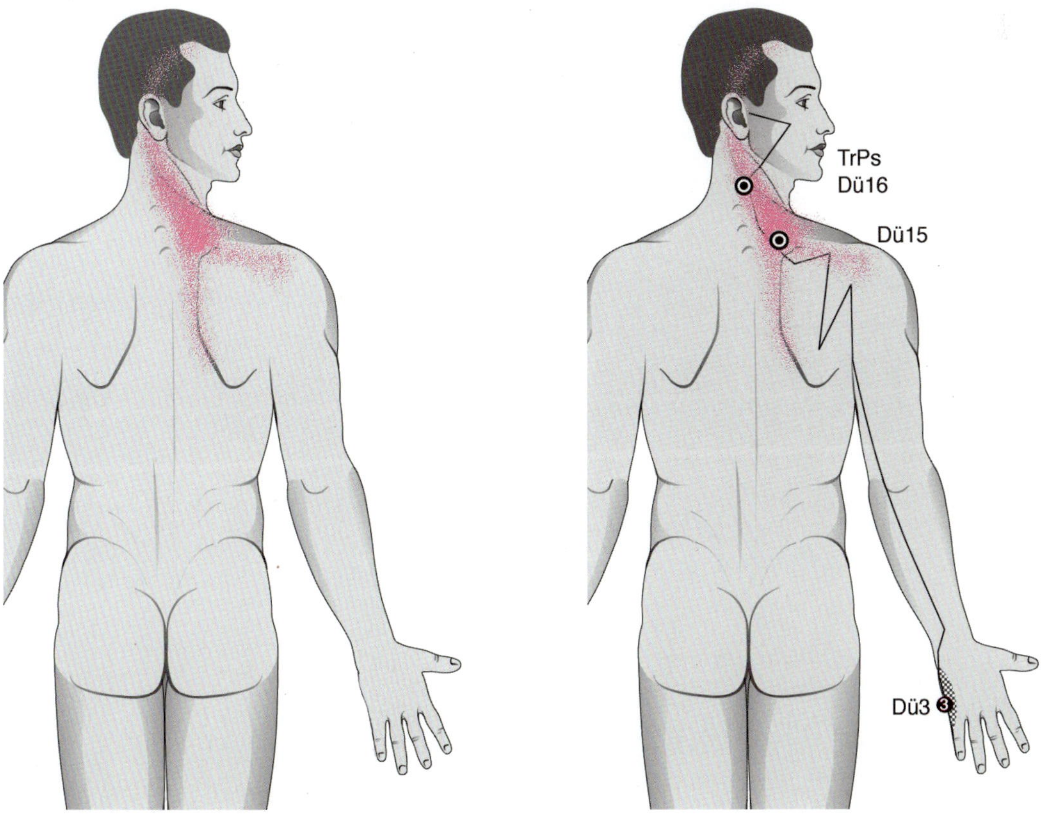

그림 5.11d 어깨올림근 – 통증 전이와 멀리 떨어진 전이지점들

제 6 장

6 서 있을 때와 걸을 때의 시각적 검사

Visuelle Untersuchung von Stand und Gang

6.1 들어가는 말

Einleitung

도수의학에서 서 있을 때와 걸을 때 예비 임상 검사는 전체 근골격계에서 현존하는 중요한 기능이상을 발견하기 위한 요건이다.

서 있는 것과 걷는 것은 다른 특정한 운동성 수행들(예: 앉기, 들어올리기, 지탱하기)보다 특별히 중요하다. 걷는 것은 보행에 있어서 가장 중요한 운동 기능이다.

체중 지지와 걷는 것은 각각의 동작을 반영한다. 이것은 제스처와 표정과 같이 인간의 신체적 그리고 심리적 상태를 명확히 나타내는 중요한 표현형식들이다. 다른 한편으로는, 걷는 것은 일반적으로 근골격계의 질병과 기능 장애로 인해 제한될 수 있다.

서 있을 때와 걸을 때 발생하는 문제들은 삶의 질에 있어서 다른 운동장애와는 차원이 다르게 비교가 불가능한 엄청난 불편을 보인다.

연구자에게 장애들은 대개 이른 시간에 전형적인 이상현상들을 보인다. 신경학적 또는 정형학적 질병들에 대한 소견들을 보일 수 있다. 도수의학적으로 중요한 운동 제어, 관절, 근막 구조들, 척추에 대한 기능 장애들은 자세를 잡거나 보행을 할 때 반영된다. 서 있는 것과 걷는 것에 대한 분석들은 이후 부위별 그리고 구역별로 선택하여 차별화된 검사를 계속하기 위한 개괄적인 방향을 설정할 수 있게 한다. 이는 전체와 부분에서 개별적인 표준에서 벗어난 것들을 포착한다. 이렇게 관련된 모든 기능 장애들을 감지할 수 있으며, 근골격계는 기능단위로 간주된다.

6.2 서 있을 때의 자세 조사

Inspektion der Haltung im Stehen

6.2.1 자세와 정상 소견에 대한 기준

모든 도수의학적 검사는 전체 근골격계에 대한 개략적인 평가로 서 있는 자세에서 검사를 시작한다. 우리는 여러가지 측면에서 신체의 전반적 형태, 전체 안정성, 각 신체 부위의 안정성을 평가한다. 여기에 대칭 비율에 대한 고려가 도움이 된다.

서 있는 동작의 기반과 이 기반의 수직선이 신체의 중간선과 일치하는 지에 대한 답이 우리의 관심사이다.

신체의 중간선 또는 어떠한 신체 부위가 수직선에서 벗어나면, 이는 평형 조정의 보상실패에까지 이를 수 있는 기능 장애들의 징후라 볼 수 있다.

그 밖에도, 신체 표면과 두드러진 부위들을 살펴봐야 한다. 우리는 긴장, 수축, 단단한 윤곽을 과도한 근긴장 또는 근단축의 표시, 무긴장증, 모호한 전환, "걸쳐진 형태"로 인식한다. 또한 부기는 억제/쇠약 또는 활력 저하 때문이라 할 수 있다.

체계적인 검사를 위해 우리는 신체 비율, 척추와 사지의 축, 골반 위치, 척추의 형태, 흉곽의 형태, 어깨이음구조와 팔의 위치, 머리와 목의 형태 및 위치와 같은 기준을 이용한다:

- **신체 비율**은 예를 들어, 운동범위 또는 걸을 때 보폭과 같이 관절과 척추의 기능들에 영향을 미친다. Klein-Vogelbach에 따르면 신장은 두덩 결합 또는 넙다리뼈 큰돌기의 높이에서 반으로 나뉠 수 있고, 상체는 다음과 같이 나눌 수 있다:
  - 결합-배꼽 사이 거리: 1/5.
  - 배꼽-복장뼈 목아래패임 사이 거리: 2/5.
  - 복장뼈 목아래패임-정수리 사이 거리: 2/5.
- **척추와 사지의 축**은 정형외과적 변형, 경우에 따라 신경 질환, 그리고 항상 근골격계의 기능 장애들과 관련이 있다.
  - **표 6.1** 은 다리와 척추의 축에 대한 정상적인 진행경로를 알려준다.
- **척추의 형태**에 대한 평가를 위해 우리는 3가지 면에서 대칭 비율과 만곡의 조화에 대해 살펴본다.
  - *이마면:* 곧은 척추 형태 – 측면 휘어짐 또는 척주옆굽음증이 없음, 근육 형태와 양쪽 팔-허리-골반 사이 삼각형(Taillendreieck)의 대칭, 흉부(Thorax)의 대칭.
  - *시상면:* C3/4 에서의 목뼈 전만 꼭지점, Th5/6에서의 등뼈 후만 꼭지점, L3/4에서의 허리뼈 전만 꼭지점과 조화로운 척추 만곡, 팽팽한 배벽.
  - *수평면:* 등 및 골반의 비틀림과 척주 전만증이 존재하지

표 6.1 다리와 척추의 축에 대한 정상적인 진행경로

축	관찰면	진행경로
다리의 축	이마면	샅굴부위 중간 무릎뼈 복사뼈사이 관절오목 둘째 발가락
	시상면	넙다리뼈 큰돌기 무릎관절 중간 발배뼈
척추의 축	이마면	머리수직선(Kopflot) 뒤통수(뒤쪽정중앙) 항문 주름 S1의 가시돌기 양 발 사이 중앙
	시상면	바깥귀길 C7의 척추뼈 L5의 가시돌기 엉덩관절 가로축의 뒤 발배뼈

않음.

- **골반위치** – 앞/뒤 엉덩뼈가시와 엉덩뼈능선의 각기 같은 높이, 골반 회전이 존재하지 않음, 두덩결합은 꼬리뼈 끝 조금 아래 위치, 연조직들(볼기근, 같은 높이의 볼기고랑)의 대칭적 형상.
- **팔이음뼈와 팔** – 양 팔은 몸통에 평행하게 중립 자세로, 어깨와 겨드랑이 주름은 같은 높이로, 빗장뼈는 수평하게, 양 어깨뼈는 같은 높이로(Th2–Th7), 가시돌기 열은 좌우가 대칭이 되어야 한다.
- **머리와 목** – 목뼈는 똑바르게, 연조직들은 대칭을 이루고, 머리는 곧추선 자세로, 머리수직선과 추선이 일치하고, 얼굴 및 두개골에서 두드러지는 비대칭이 보이지 않아야 한다.

6.2.2 검사의 실행

우리는 이 검사를 표준화된 정밀 검사로 행하도록 권장한다. 이를 위해 환자는 속옷만 남기고 탈의하며 맨발이어야 한다.

뒤에서의 신체 균형상태 평가

우선 신체 균형상태에 대한 평가가 뒤에서 이뤄진다(▶ **그림 6.1**). 발, 발꿈치의 형태, 아킬레스건, 종아리, 오금, 무릎관절(안쪽굽음, 바깥굽음), 넙적다리의 뒷면과 안쪽 가장자리, 볼기고랑, 엉덩이의 형태, 미카엘리스 마름모(Michaelis rhomboid), 척주세움근의 허리부분, 허리형태, 허리네모근과 넓은등근, 아래쪽 갈비뼈들, 양 어깨–목 근육들과 어깨 및 어깨뼈들을 관찰하고 평형상태를 평가한다.

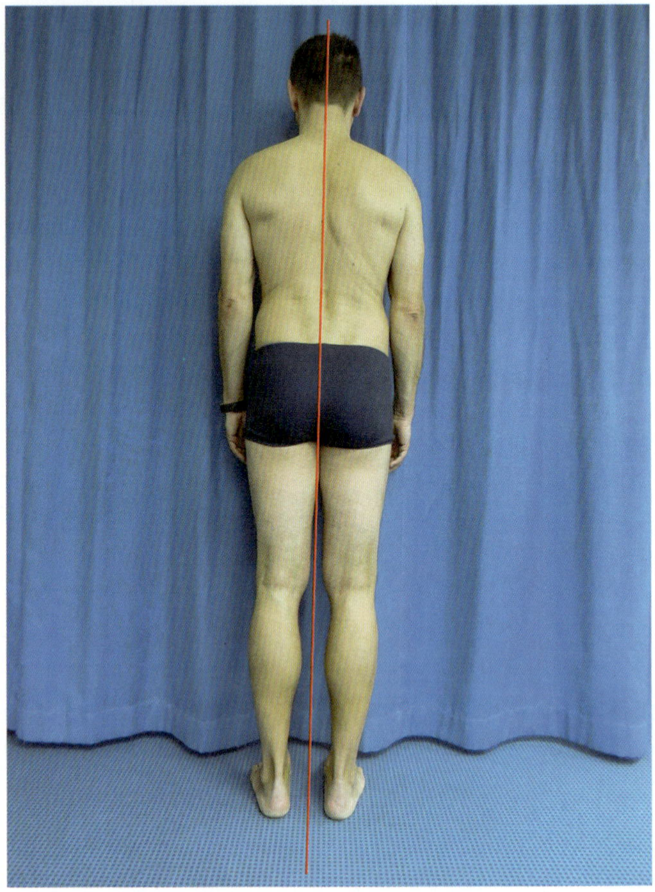

그림 6.1 환자의 뒤에서 검사, 표 구조의 대칭 상태와 머리수직선 및 추선에서 상응하는 신체 지점들의 거리 비교

그 밖에도 뒤에서 보면 머리수직선과 추선과 비교하여 신체 부위들의 대칭적 정렬상태를 검사한다.

수직선이 한쪽 방향으로 치우치면 해당 측면의 다리에 부하가 더 걸린다. 이것은 또한 양발 체중계 검사(ZweiWaagenTest)를 통해서 입증할 수 있다. 신경학적 또는 정형외과적 병증과 별개로 허리–골반–다리 부위의 기능 장애들이 원인이 될 수 있으며, 한편으로는 예를들어 목뼈관절들의 기능장애들이 양발 체중계 검사에서 양쪽의 차이를 유발한다 (치우침이 한쪽으로 5kg 이상 치우치는 경우 비정상이라 간주한다).

머리수직선 및 추선을 기준으로 측면 치우침이 골반 부위의 측면 치우침(틀어짐) 또는 어깨 부위의 측면 치우침은 기울어짐 또는 척추옆굽음증의 징후이다. 이마면에서의 골반위치는 특히 다리 길이에 의해 결정된다. 해부학적 다리길이 단축(예: 편측 내반족과 평발, 골절 후 상태) 또는 기능적 단축은 기울어짐과 이로 인한 보상적 측면 치우침/척추옆굽음증을 유발한다. 기능적 다리길이 단축은 흔하다. 엉치엉덩관절의 기능 장애들이 원인이 될 수 있고, 골반뒤틀림에서처럼 허리근(M. psoas) 또는

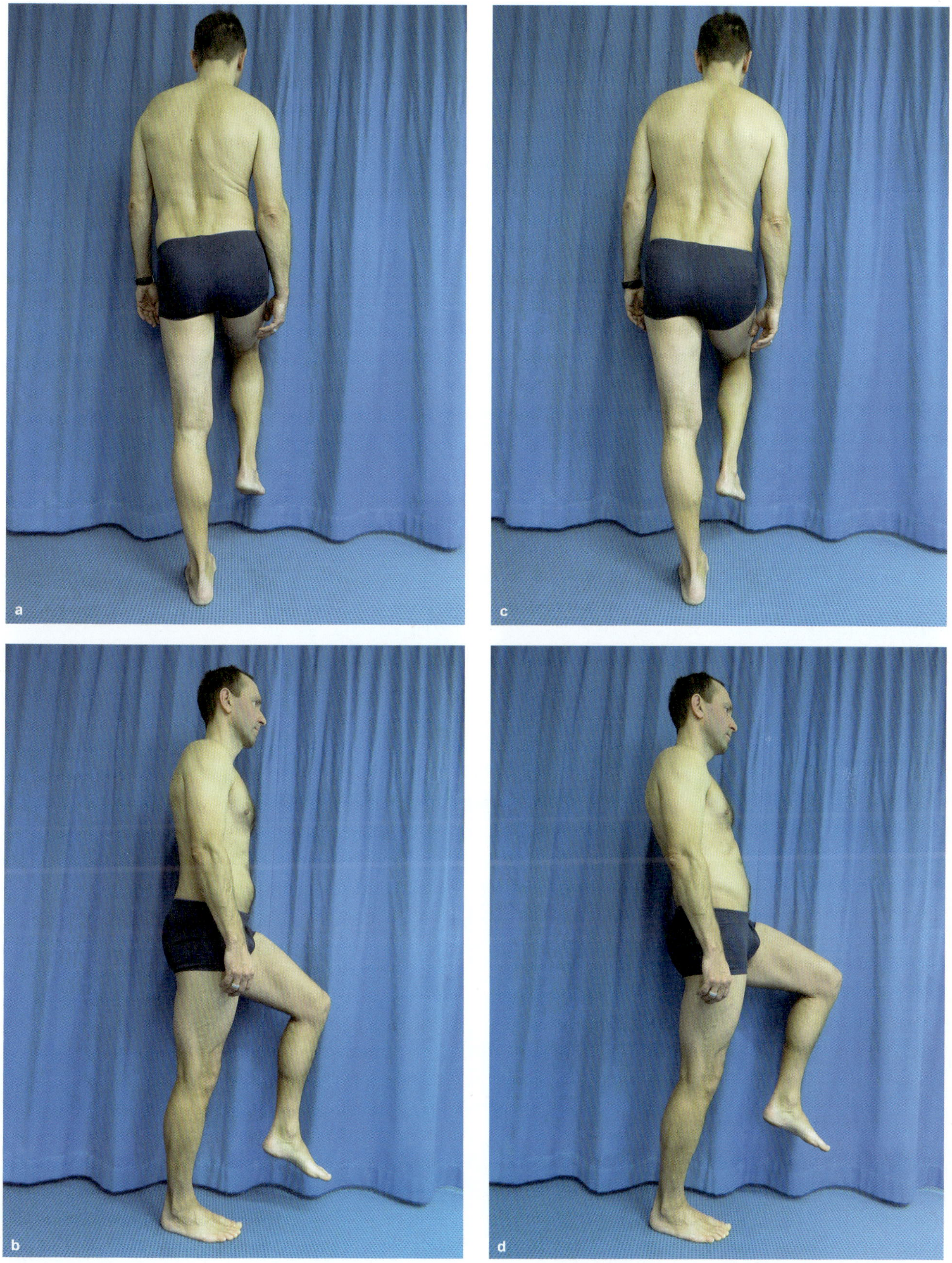

그림 6.2 a–d 외발 균형잡기 검사: a) 역 트렌델버그, b) 트렌델버그, c) 안정적 수행, d) 과다앞굽음 및 불안정한 수행, 수직선의 치우침과 어깨돌출.

허리네모근의 단축/경직으로 인한 근육의 비대칭 또한 원인이 될 수 있다. 마찬가지로 엉덩관절과 무릎관절의 관절 구축은 다리 길이의 차이를 유발한다.

움직임 상태로서 외발 균형잡기 검사 (One leg standing test)

루틴에 따라 우리는 뒤에서의 평형상태 평가에 이어 외발 균형잡기 검사를 실행한다 (▶ **그림 6.2a–d**). 이 검사는 근력과 협동능력에 대한 개략적인 정보를 제공한다. 우리는 디딤발의 모든 관절들, 신체의 축과 무게 중심, 척추와 골반, 근긴장, 특히 엉덩관절의 안정근들(중간볼기근과 큰볼기근)을 관찰한다. 외발 균형잡기를 안정적으로 수행하면 디딤발의 모든 관절들이 수직으로 놓이게 된다.

신체의 무게중심은 살짝 앞으로 이동한다 (▶ **그림 6.2c**). 안정적으로 서 있기 위해서는 골반을 수평으로 유지하는 것과 생리학적 척추만곡이 변형되지 않는 것이 중요하다. 또한 척추를 옆으로 굽히면 안된다. 흉부 근육, 척주세움근, 복근, 허리네모근은 고루 조화를 이루며 활성화된다.

6

앞에서의 검사

앞에서의 검사는 양 발, 발가락과 폄근의 힘줄 (안정성에 대한 확인), 앞정강근, 무릎뼈, 네갈래근, 측면 엉덩이 근육과 엉덩정강띠, 배벽근육과 배꼽, 흉곽의 아래쪽 경계, 큰가슴근육, 어깨위치와 빗장뼈의 움직임, 어깨–목 라인, 목빗근과 빗장위 삼각, 목정맥오목, 방패연골(측면 치우침은 턱두힘살근들과 턱목뿔근의 비대칭을 뜻한다), 입바닥의 비대칭, 씹기근육의 관찰을 포함한다.

옆모습 평가

옆모습의 평가(▶ **그림 6.3**) 또한 수직선 위치에 대한 관찰로 시작한다. 도수의학적 관점에서 치우침은 특히 근육의 불균형적인 활동으로 인해 발생한다. 또한 발배뼈를 기준으로 머리수직선의 앞쪽 또는 뒤쪽 치우침은 대개 엉덩관절, 엉치–엉덩관절의 통증성 기능 장애들 또는 허리뼈의 운동제한으로 인해 발생한다.

측면에서 각각의 신체 부위에 대한 평가를 할 때 양발(비보상적평발), 무릎관절과 엉덩관절의 위치(예: 엉덩이 근육이 짧아졌을 때 관절의 폄 억제), 골반 위치, 척추 곡선, 머리의 자세에 유의해야 한다.

허리뼈를 평가할 때는 척주가 앞으로 굽는지를 유의해야 한다.

척주앞굽음이 허리엉치 부위에서 허리 부분의 중간에서 아래부분까지 발생하는지 또는 전혀 없는지를 검사한다.

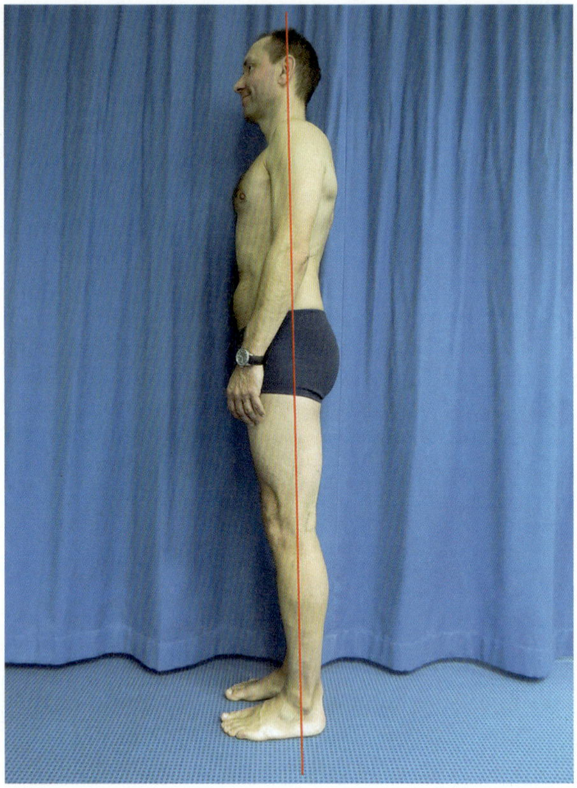

그림 6.3 측면에서의 수칙선 위치 관찰, 머리수직선과 추선

편한 자세에서 배가 배꼽 위나 아래에서 앞으로 나와있는지를 구별하는데, 여러 근육군들의 불균형이 이러한 형태로 나타날 수 있다. 특유의 등뼈 뒤굽음증은 한편으로는 평평해질 수 있지만, 다른 한편으로는 굽은등을 형성할 수 있다. 편평등에서는 목–가슴 경계부위에서 심한 척주뒤굽음증이 나타난다. 목뼈 앞굽음은 등뼈의 만곡에 따라 다르다. 이는 편평등에서는 나타나지 않는다. 목뼈의 과다앞굽음은 방패연골을 특히 도드라지게 한다. 머리를 앞으로 내밀면 위쪽 목뼈의 과다 앞굽음을 유발한다.

6.2.3 서 있는 상태를 평가할 때 대표적인 이상증세

대표적인 골반이상소견

허리–골반–다리 부위의 모든 형태적 변형들 및 기능장애들과 대다수의 축기관 변형들은 골반 균형 측면에서 서로에게 영향을 받는다. 5가지 **주요 이상증세들**로 구별한다: 앞으로 기울임/똑바로 일으키기, 골반 경사(pelvic obliquity), 골반 밀림(pelvic shift), 골반 회전, 골반 비틀림.

서 있는 자세에서 검사를 하면서 이미 이러한 변형의 일부를

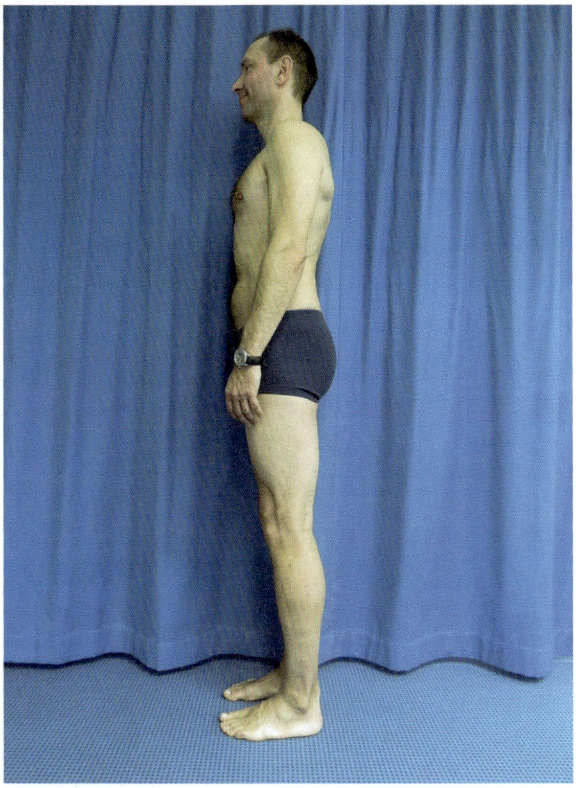

그림 6.4a 정상적인 옆모습

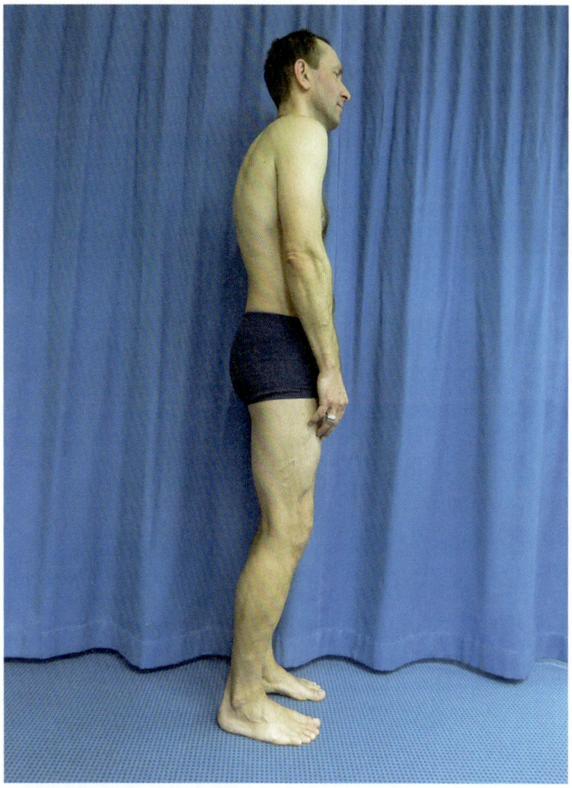

그림 6.4 b 수직선이 치우쳐지고, 등뼈의 과도한 뒤굽음과 어깨가 올라간 상태의 옆모습

알아낼 수 있으며 관절의 기능장애 및 특히 근육의 기능장애를 추론할 수 있다.

- **골반의 앞으로 기울어짐**은 다음과 같이 측면에서의 검사를 통해 알아낼 수 있다. 이는 골반 굽힘근의 짧아짐, 복근 및 볼기근의 쇠약/억제, 척주세움근의 긴장/짧아짐(Janda의 하지교차증후군)의 징후다. 머리수 직선 및 추선은 확연히 큰돌기의 뒤에 위치한다. 당연히 엉덩관절의 형태적 변형들(구축을 동반한 엉덩관절증) 또한 옆모습의 이상에 대한 원인이 될 수 있다.
- **골반 경사**는 자동적으로 자세를 바꾸는 움직임을 통해 보정된다. 이 움직임은 뒤돌아서 검사할 때 쉽게 알아볼 수 있다.
- 해부학적 또는 기능적 다리길이 단축 시 **골반 밀림**은 항상 더 긴쪽의 다리 방향으로 발생한다. 특정 검사를 통해서 다리길이 단축의 원인을 찾을 수 있다.
- **골반 회전** 또한 근육 기능장애가 존재할 때 흔한 이상소견이다. 이처럼 골반은 엉덩허리근, 궁둥구멍근, 허리네모근이 같은 측면으로 짧아질 때 앞쪽으로 회전한다. 이 이상증세는 같은 방향의 다리 전체를 바깥쪽으로 벌어지게 한다.

대표적인 척추이상소견

개략적인 검사를 통해 대표적인 척추이상소견 또한 발견된다. **뒤에서 관찰**을 할 때 양쪽 팔-허리-골반사이 삼각형의 비대칭, 갈비뼈와 허리의 비대칭적인 불룩함, 척추의 측면 기울어짐은 척추 옆굽음증을 나타내는 것일 수 있다:

- 기능적 다리길이 변형으로 인한 골반 경사와 구조적 척추옆굽음증
- 갈비뼈 돌출이 발생하는 특발성 또는 선천적 척추옆굽음증
- 추간판 손상 시 그리고 통증을 동반한 척추관절 방해 시 매우 흔하게 발생하는 좌골신경통성 척추옆굽음증

옆모습 검사에서 정상적인 만곡의 꼭지점(▶ **그림 6.4a**), 허리뼈 및 목뼈의 심한 앞굽음, 등뼈의 뒤굽음(▶ **그림 6.4b**)에 대한 이상 또는 척추 곡선의 평평해짐을 알 수 있다. 이에 따라 과대 운동성 발생 시 목뼈의 만곡 꼭지점은 아래쪽(caudal)으로 밀려난다. 등뼈의 만곡 꼭지점은 굽은등 자세 또는 쇼이어만 병(Morbus Scheuermann)에서 더욱 먼쪽(distal)에 존재하며, 베크테레프 증후군(Morbus Bechterew) 또는 골다공증에서는 그와 반대로 위쪽(cranial)에 위치한다.

허리뼈의 과다앞굽음증은 근육 불균형으로 인한 대표적인 구조적 증상이다. 엉덩허리근이 눈에 띄게 짧아질 때 짧은-만곡형

의 앞굽음이 발생한다. 이 경우, 등뼈의 뒤굽음증은 등–허리 부위까지 확산된다. 엉덩관절과 무릎관절은 굽혀지는 경향을 보인다.

등–허리부위까지 이어지는 긴–만곡형의 허리뼈 과다앞굽음은 대부분의 복근 쇠약과 허리세움근이 짧아질 때 발생한다. 이는 목–가슴 부위의 보상적 뒤굽음을 수반한다. 어깨관절은 신체의 축 뒤에 위치한다. 무릎관절은 펴지는 경향을 보인다.

편평등, 특히 평평한 허리뼈는 대표적으로 허리뼈 분절의 방해 시 발생하며, 임상적으로 추간판 탈출증에서도 나타난다.

다른 형태적 원인으로는 허리엉치 경계 장애가 있을 수 있다.

대표적인 목뼈 균형의 장애로는 머리를 앞으로 내미는 것이 있다. 이것은 억제된/쇠약해진 깊은 목 굽힘근들의 불균형 및 긴장된/짧아진 목 폄근들과 관련되어 매우 자주 발생한다.

결론

개략적 검사의 평가와 해석에 대한 몇가지 예시들을 나열해 보았다. 이 예시들을 여기서 완전하게 설명하고 논의할 수는 없다. 도수의학적 기본검사로서 이상증세들의 식별이 중요하다. 이는 일반화된 또는 부위별 관절 및 근육이상증세에 대한 정보를 전달한다. 원인들로는 형태적 그리고/또는 도수의학적 특정 검사로 밝혀지는 기능 장애들이 있을 수 있다. 개략적 정보는 특정 대상의 검사 속행과 추후의 치료 관리를 가능하게 한다.

6.3 임상 보행 분석

Klinische Ganganalyse

6.3.1 생리학적 단상

보행 장애는 자주 그리고 전형적으로 근골격계의 질환이나 기능장애들로 인해 발생한다. 따라서, 도수의학적 진단을 위해서 보행 패턴의 분석이 필요하다. 첨단 기술과 고비용의 기기를 사용한 검사방법은 근 몇년간 현저한 발전을 보였다. 하지만, 임상 보행분석은 병원과 개인병원에서의 일반적 진단(routine diagnostics)에 여전히 도움이 되며 충분하다고 입증되었다. 직선 보행이 정상적으로 실행되기 위해서는 **구심성 신경계, 중추신경계, 원심성 신경계**의 정밀한 상호작용이 필요하다:

- 고유감각 자극, 전정 자극, 시각적 자극은 걷기와 평형반응을 위한 중요한 구심성 신경 자극들이다. 도수의학적 관점에서는 말초 근골격계, 특히 다리의 고유감각 특성이 중요하다. 마찬가지로 머리 관절의 특성이 특히 중요하다.
- 중추신경계는 들어오는 감각신경 정보들을 해석, 변형, 조정하고 걷기와 평형을 위한 운동 프로그램(motor program) 및 근육의 활성화 양상을 제공한다. 여기에는 수많은 중추신경계 구조들(예: 뇌간, 기저핵, 소뇌, 피질)이 참여한다.
- 원심성 신경계는 특히 말초 신경 및 근육, 뼈, 관절 구조들로 구성된다.

3가지 신경계 모두 현대 도수의학 개념에 따라 – 관절과 근막의 기능에 대한 상세한 치료 및 운동 제어와 근골격계 학습 과정에 대한 영향 – 치료적 개념과 연결된다.

6.3.2 정상적인 보행

비정상적이고 병적인 보행을 식별하기 위해서는 "정상적 보행"에 대한 지식이 필수적이다.

걷기는 이동을 목표한 팔다리 및 몸통이 반복 율동적이고 교대로 수행되는 움직임의 연속이다. 정상적인 보행주기는 2가지 보행단계를 갖고 있다(▶ **그림 6.5**): 입각기 (전체 움직임의 60%)와 유각기(40 %).

입각기

입각기는 5가지 부분으로 나눠진다:

- 발꿈치닿음 (HS)
- 앞발닿음 (FF)
- 중간입각기 (MS)
- 발꿈치들어올리기 (HO)
- 발가락들어올리기 (TO)

발가락을 지면에서 떨어트리며 앞발의 엎침 시 엄지발가락에서 동작이 끝나기 위해, 발뒤꿈치를 뒤가쪽에 내려놓고 해당 발을 세로활을 거쳐 새끼발가락 아래 볼록한 부분으로 움직인다. 롤링(rolling)과정은 발바닥을 대각선으로 사용한다(해부학적

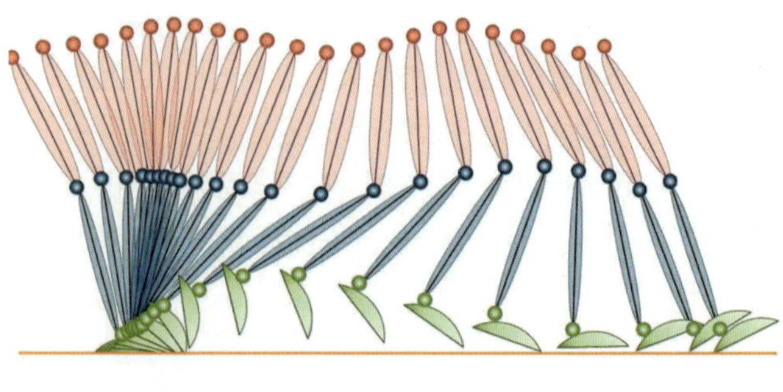

그림 6.5 생리적 걷기의 단계들

발바닥 수직선에서 대략 12°의 차이).

위발목뼈는 발꿈치가 닿는 동안 중립위치에 있으며 그 후 발바닥 굽힘으로 이어진다.

아래발목뼈는 안쪽들림 자세에서 가쪽들림 자세로 이어진다. 무릎관절을 펴면 아래발목뼈는 굽혀진다.

엉덩관절에서는 굽힘, 모음, 가쪽돌림이 폄, 벌림, 안쪽돌림으로 이어진다.

골반은 수평 상태로 위치하고, 허리뼈는 디딤발 방향으로 살짝 볼록하게 측면 치우침이 발생한다. 등뼈의 반대쪽 굽힘은 최소한으로 발생한다.

유각기

유각기는 3가지 부분으로 나눠진다:

- 발을 들어올리면서 시작하는 가속
- 중간유각기 (MSW)
- 발꿈치가 닿기 까지의 감속

위발목뼈는 발바닥 굽힘에서 중립상태가 된다. 아래발목뼈는 가쪽들림에서 안쪽들림으로 변한다. 무릎관절은 굽힘상태에서 펴진다. 엉덩관절은 굽힘, 모음, 가쪽돌림이 전개된다.

골반은 가로면, 이마면, 시상면에서 소규모 움직임을 보인다. 이마면에서 골반은 동작발쪽으로 살짝 내려간다. 디딤발 쪽의 벌림근들은 동작의 안정화를 돕는다. 기능부전 또는 억제는 트렌델버그 징후가 나타나게 한다 (▶ **그림 6.2b**). 생리적 팔 움직임은 동작발의 유각기와 반대로 어깨관절을 앞으로 흔드는 것이다. 여기서 어깨뼈는 돌출되지 않고 몸통에 고정된다.

보행 주기 간 근육의 활동

걸을 때 몸통 및 다리 근육의 활성에 대한 지식은 중요하다. 몸통근육은 보행 주기 동안 안정화와 조화로운 움직임에 중요한 역할을 하지만, 대부분 이 근육을 크게 신경쓰지 않는다. 관절과 척추의 안정은 오늘날 다양한 검사영역에서 점검한다:

- 신체 무게중심의 검사 – 평형
- 각 영역에 대한 검사
- 분절 안정성(심부 안정화) 검사

3가지 모두 조화로운 보행을 위한 전제조건이다. 심부 안정화에 문제가 있으면 기능적 불안정을 유발하는데, 이는 과도한 활성화, 긴장 또는 단축을 유발할 수 있을 뿐 아니라, 표 근육군의 통증유발점을 억제하고 생성할 수 있다.

입각기 동안 반대쪽 근육이 활성화된다. 이 근육은 골반을 안정시키고 유각기의 수행을 돕는다. 이어지는 발꿈치 닿음에서 큰볼기근과 넙다리뒤근육이 활동하며 이 근육들은 허리가 계속하여 굽혀지지 않게 한다.

발꿈치가 닿을 때 무릎관절은 이후 쉽게 굽힐 수 있도록 완전히 펴진 않는다. 발들어올림근(아래다리폄근)들은 유각기 동안 활성화되고 발꿈치가 닿은 직후 근육의 편심활성을 통해 발등굽힘을 할 수 있게 한다.

새로운 디딤발로 체중이동 시 큰볼기근과 넙다리뒤근육은 엉덩관절의 위치를 제어한다. 무릎관절은 네갈래근의 제어 아래 굽혀진다. 이러한 신전제어는 충격 완화의 역할을 한다.

중간 입각기에서 큰볼기근과 넙다리네갈래근의 활동이 줄어들고, 무릎 및 엉덩이관절이 거진 펴지며, 종아리근육의 활동은 증가한다. 이 근육은 뒤정강근 및 긴발가락굽힘근과 함께 발꿈치들기 단계에서 최대한으로 긴장된다.

넙다리네갈래근은 발꿈치닿음 바로 직후 활성화되고 그 후 무릎관절이 중간디딤기 시작 직전에 약 15° 정도 굽혀질 때까지 편심 제어를 함으로써 충격완화의 역할을 한다. 입각기의 마지막에 넙다리곧은근이 다시 활성화된다. 이 근육은 유각기가 시작할 때 아래다리의 진자운동을 시작한다.

모든 발들어올림근들은 입각기가 시작할 때 활성화되고, 발바닥 굽힘을 편심 제어한다. 입각기의 끝과 유각기의 시작에서 발들어올림근들은 다시 활성화된다.

입각기의 시작에서 무릎굽힘근들은 엉덩관절과 무릎관절을 제어한다. 입각기의 끝에서 무릎굽힘근들은 밀어냄뿐 아니라 롤링 시 신체 무게중심이 전방을 향해 움직이는 데 참여한다. 유각기의 끝에서 이 근육들은 엉덩관절이 굽혀지거나 무릎관절이 펴지지 않도록 한다.

모음근들(중간볼기근과 작은볼기근)은 특히 입각기에서 활성화된다. 이 근육들은 반대편 다리의 유각기를 돕고 골반이 가라앉지 않도록 한다.

엉덩허리근은 입각기의 시작에서 넙다리빗근과 같이 엉덩관절굽힘근의 기능을 활성화한다. 이 모음근들은 무엇보다도 입각기의 끝에서 활성화되며 벌림근에 대항력을 형성한다.

동시에 이 근육들은 디딤발에 옮겨진 몸통무게를 안정화시키는 역할을 한다.

6.3.3 정상적인 결과를 포함한 보행의 임상 검사

보행검사를 수행하기 위해, 환자가 정상적으로 걸을 수 있도록 시도한다. 이를 위해서는 평지에서 최소 6m의 거리를 걸어야 한다. 평가는 다음과 같은 사항들로 이뤄진다.

- 일반적으로 전체적인 진행이 직관적이며,

6

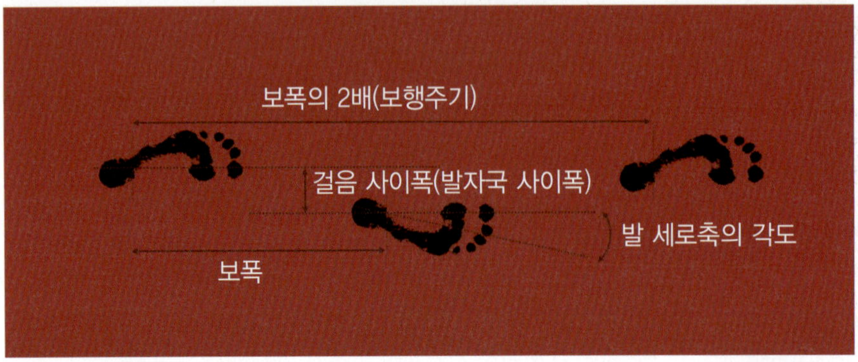

그림 6.6 B보행 요소들에 대한 예시: 보폭, 발자국 사이폭, "발각도" (발 세로축의 각도)

- 보행검사의 기준에 기초하며
- 개별 신체 부위별로.

다수의 잘 작성된 보행분석지침들이 존재한다. 하지만, 이것들을 일반적으로 임상에서 사용하기에는 적합하지 않다. 따라서 다음과 같이 단순화된 변형을 추천한다:

- **뒤에서와 측면에서의 전체적인 모습에 대한 평가:** 여기서 주의해야 할 점은:
  - 신체수직선
  - 머리 자세
  - 운동과정의 역학 관계와 대칭
- **보행기준의 평가 (▶ 그림 6.6):**
  - *걸음의 리듬:* 일정하고, 양쪽이 고르게.
  - 걸음의 속도: 분당 대략 120걸음에서 가슴 및 머리 무게가 앞으로 쏠린 것에 대한 반동으로 행해진다. 느린 걸음에서는 균형을 잡는 노력이 보다 많이 필요하고, 빠른 걸음에서는 힘이 더 많이 든다.
  - *걸음의 폭(보폭):* 개인별 사이즈, 디딤발과 동작발 사이 발꿈치들 간 거리로 정의된다; 일반적인 폭: 발길이의 2.5~4배.
  - *발자국 사이폭 (걸음 사이폭):* 개인별 고정 사이즈, 일반적으로 엉덩관절간 거리보다 좁다; 발자국 사이폭이 넓어지면 좌우이동을 위한 공간과 힘이 손실된다.
  - *해부학적 발 세로축의 각도 조정 ("발각도"):* 바깥쪽으로 약 12° 정도 틀어지면 발은 기능적 발 세로축 위에서 정상적으로, 즉 가쪽 발꿈치부터 시작해서 엄지발가락 발허리관절로 이어지는 롤링이 가능하다. 세로활을 최대한으로 이용한다.
  - *골반의 움직임:* 골반은 가슴과는 반대로 척추 및 다리와 함께 항상 자세 변경이 최소한이어야 한다.
  - *팔의 움직임:* 대칭적 움직임은 균형을 적절하게 잡는데 도움이 된다.

6

- **보행의 부위별 평가(측면에서의):** 유각기와 입각기동안 가능한 치우침은 다음과 같다:
  - 몸통자세: 앞뒤로의 움직임, 척추 앞굽음의 증대
  - 골반위치: 불안정성 또는 과운동성에 대한 징후로 대개 앞뒤로 기울어짐
  - 엉덩관절: 가동성의 감소, 골반굽힘근의 유연성 감소와 엉덩이근육의 억제 시 대개 폄 억제
  - 무릎관절: 펴고 굽히는 동작 또는 자세의 증가 및 감소
  - 양발: 발바닥 굽힘과 동작 범위에 대한 동심성 및 편심성 제어; 발목관절과 족궁의 안정성 (기능적 평발)
- **보행의 부위별 평가(뒤에서의):**
  - 발을 올려놓는 것과 아래다리 근육의 모습
  - 다리축(내반, 외반), 안정성
  - 골반의 안정성
  - 몸통의 돌림
  - 같이 움직이는 척추의 과대 운동성(Hypermobility) 또는 과소 운동성(Hypomobility)
  - 같이 움직이는 팔의 대칭, 어깨의 정렬과 근육의 모습
  - 머리 자세

치료과정의 평가 또는 기초 연구의 발전을 위한 복잡한 의문점들을 분석하기 위해 예를 들어, 영상보행분석과 같이 **기구를 사용한 보행분석**이 필요하다. 이에 따라, 추가적인 객관적 기준들(예: 걸음빈도, 걸음거리, 힘 분배, 움직임 범위 등)이 기록될 수 있다.

종합적 권고

임상 보행검사에서 단순 시각적 평가의 장점은 전체적인 보행 검사와 부위별 문제점들의 완전한 기록이다. 다양한 기준들의 신속하고 정확한 기록을 위해서는 당연히 검사자가 많은 연습을 해야 한다. 다음의 절차와 가능한 한 문서화하는 것을 추천한다 (▶ 표 6.2).

표 6.2 임상 보행 분석의 기준과 평가(예시)

기준	가능한 판단	가능한 질병, 임상적 양상
보행길이/ 보행시간	미터/분	척추관협착증 (Claudicatio spinalis)
보조기의 사용	예/아니오	휴식, 이완
전체도/보행기준		
수직선	앞으로 굽힘, 앞으로 내밈, 측면 치우침	균형 보상 상실, 좌골신경통성, 척추측만증, 연관성 기능장애, 안정성 방해요소
역학과 대칭	비대칭, 절름발이, 통증회피 자세	관절장애, 신경성 질환, 근육, 억제, 긴장, 단축
리듬	일정하고, 양쪽이 고르게, 물흐르듯이, 느리게, 주춤주춤	신경학적 감별진단
속도	느림, 정상, 빠름	협동능력 결핍, 안정성 저하
발자국 사이폭	정상, 넓어짐, 널찍함	운동실조
보폭	정상, 줄어듬	관절의 움직임 제한, 통증으로 인한 억제
다리축과 발축	내반, 외반, 똑바름, 안정적, 불안정, 가쪽돌림, 안쪽돌림	관절안정화, 관절증징후, 근육의 불균형
부위별 평가		
발 및 다리 관절	관절움직임 제한, 정상, 과다 운동성, 불완전, 조화로운 운동진행	연관성 기능장애, 예 : 기능적 평발 – 무릎관절의 외반 – 엉덩관절의 모음, 무릎관절의 불안정 – 조기뒤굽음과 고착
골반움직임	뻣뻣한, 조화로운, 비대칭의, 과소 운동성, 과다 운동성	엉덩관절의 폄 억제시 골반의 전방경사, 예 : 골반예시 – 골반굽힘근, 벌림근, 넙다리근막긴장근, 작은볼기근의 긴장
허리뼈	뻣뻣한, 정상, 과다앞굽음 과소 운동성, 과다 운동성	허리엉치부위의 과부하, 불안정한 징후, 하지 교차증후군
상체(등뼈)	곧은, 굽음, 뻣뻣한, 조화로운 동작	고정된 뒤굽음
팔움직임	대칭적, 양쪽 동일성, 감소함	상치 교차증후군의 징후
머리/목뼈	곧음, 머리를 앞으로 내밈, 과다앞굽음	목머리부위 및 목가슴 부분의 과부하

6.3.4 병적 보행동작의 예시

우리는 신경학적 또는 정형외과적 질병에서 나타나는 전형적인 이상 보행동작들에 대해 안다. 도수의학적 관점에서 기능장애가 신체 균형상태에 영향을 주는 것처럼, 근골격계의 통증성 기능장애가 있을 시 보행동작 또한 대부분 이상하게 나타난다. 보행 분석 교육은 항상 특정 증상들의 매우 명백하고 전형적인 이상소견들에 대한 설명으로 시작한다. 기능 장애가 동반된 정상 보행은 그 형태의 정도에 따라서만 구분한다.

경련성 보행장애(예: 반신불완전마비)는 신경학적 이상소견의 예시이다. **반신불완전마비 보행동작** 또는 "**베르니케-만(Wernicke-Mann) 보행**"의 전형적인 이상증세는 임상 보행 분석에서 다음과 같이 기술된다:

- 보행주기의 비대칭
- 마비된 다리의 휘둘림과 하중단계의 짧아짐
- 양발 사이 간격이 넓고 느린 보행
- 엉덩관절이 굽혀진 상태
- 입각기의 마지막에 무릎 관절의 폄 억제
- 양 발의 발바닥 굽힘
- 온전한 쪽으로의 신체 무게중심 측면이동 증가

반신불완전마비 보행동작은 또한 팔을 포함한다: 마비된 쪽에서 어깨는 안쪽으로 회전하여 앞으로 내밀어지고, 팔꿈치는 굽혀지며, 아래팔은 엎침자세, 손과 손가락은 굽혀진 상태를 보여준다.

운동 실조에서도 특유의 보행 이상을 볼 수 있다. 뇌 앞쪽과 소뇌의 손상 또는 고유감각 정보 인지의 오류가 원인일 수 있다.

여러신경병증에서의 흔한 **보행 감각장애**는 다음의 사항들을 포함한다:

- 불안정한 비대칭성 보행
- 느려짐
- 뷸규칙적인 보행주기
- 양발사이 간격이 넓은
- 작은걸음
- 조심스럽게, 부분적으로 쿵쿵거며 걸음
- 몸통의 불안정함이 자주 나타남
- 시각적 검사의 필요 (환자가 곧바로 땅을 쳐다봄)

하지, 골반, 몸통의 **정형외과적 이상 시 보행장애** 또한 자주 발생한다. 가장 눈에띄는 장애는 **절름발이**이다. 이에 대한 원인으로는 다리길이의 차이, 움직임의 제한, 관절의 불안정, 근육 이상(마비, 쇠약, 억제, 단축), 통증이 존재할 수 있다. 전형적인 절름발이의 기전은 다음과 같다:

6

- 듀시엔(Duchenne) 형 절름발이: 골반과 몸통의 측면기울임과 골반과 반대로 디딤발 방향으로 가슴의 측면 기울어짐.
- 트렌델버그(Trendelenburg) 징후: 이상있는 다리에 체중을 실을 때 동작발 쪽으로의 골반 내려감; 가장 흔한 원인으로는 엉덩관절통증에서 엉덩관절벌림근들의 억제/쇠약/기능부전이 있다.
- 디딤발의 가쪽돌림 상태: 골반, 엉덩관절, 무릎관절, 발 부위의 기능장애와 질병; 그리고 근육의 불균형 (예: 엉덩관절에서 가쪽돌림근들(궁둥구멍근)의 근육긴장항진증 및 단축)은 가쪽돌림을 유발한다.
- 디딤발의 안쪽돌림 상태: 앞발 안쪽, 엄지발가락의 발허리발가락관절의 통증성 질환(예: 엄지발가락가쪽휨(Hallux valgus)에서 매우 흔함.
- 골반, 엉덩관절, 무릎관절, 발목관절, 발관절의 통증성 움직임제한: 통증성 과소 운동성 및 과다 운동성과 관련된 기능장애와 구조적 질환은 보행 지표(gait parameter)를 바꾼다.

6

엉덩관절 통증에서 기능장애(차단, 근육의 불균형, 근막의 긴장변화) 그리고/또는 엉덩관절증과 관련하여 발생할 수 있는 **보행편위**의 전형적인 예시로 다음과 같은 것들이 있다:

- 듀시엔 양성 증상
- 다양한 형태의 트렌델버그 양성 증상
- 엉덩관절의 폄 제한은 골반이 앞으로 기울어지게 하고 허리뼈가 더욱 앞으로 굽게한다; 엉덩관절의 부족한 신전은 허리뼈에서 나타나며 정상적인 동작발의 보폭을 줄어들게 한다.
- 입각기 동안의 안쪽돌림은 골반이 뒤쪽으로 회전함으로써 보상된다.
- 다리 세로축의 가쪽돌림은 예를 들어, 무릎관절 구조에 무리한 부하를 준다; 필요한 안쪽돌림은 바닥에 놓인 발을 돌림으로써 이뤄진다.

이상 보행동작의 관찰과 기술은 부위별 이상증세의 평가를 통해 이뤄진다. 병적 이상의 중증도와 기간에 따라 연관성 기능장애 뿐 아니라 전반적인 운동장애가 발생한다. 결과적으로 보행동작에서 통증회피기전에 의해 골반 부위 및 다리 전체의 이상증세 이외에 병적 움직임과 척추 및 어깨이음뼈에서 목뼈/머리뼈까지 병적 자세가 발생한다. 그 결과 이 부분들에까지 도수의학적 표적 검사를 확대시키는 것이 합리적이고 필수적이다.

또한, 연관성 기능장애 기전에 따라 일차적 어깨증후군의 환자에게서 멀리 떨어진 부분의 이상부하 및 과부하의 원인을 찾아볼 수 있다.

6.3.5 요약

- 시각적 임상 보행분석은 올바른 기능적 자세 및 일상 기능에 대한 개괄적인 검사를 제공한다.
- 장애/과부하 발생 부위들의 진단은 효과적인 표적 검사와 치료를 제공한다.
- 기능 분석은 연관성 기능장애의 이해를 제공한다.
- 정적 및 동적 균형 반응에 대한 평가를 통해 보상작용과 비보상작용을 구별한다.
- 서 있을 때와 걸을 때의 사전적 검사는 효과적인 검사와 소견에 따른 포괄적인 치료를 위한 기초적 검사이다.

참고문헌

1. Amelung P.; Seidel W. Die instrumentierte Ganganalyse im Rahmen eines manualmedizinisch orientierten Diagnostik- und Therapiesettings im Krankenhaus bei Patienten mit Schmerzerkrankungen des Bewegungssystems. (2005) Manuelle Med. 43: 404–413
2. Beckers D.; Deckers J. Ganganalyse und Gangschulung. Therapeutische Strategie für die Praxis. (1997) Rehabilitation und Prävention, Bd. 38. Springer, Berlin
3. Beyer L. Theoretische Grundlagen der Verkettung von Symptomen in der Manuellen Medizin. (2003) Manuelle Med. 41: 268–271
4. Beyer L. Motorische Stereotype in der Manuellen Medizin. (2014) Manuelle Med. 52: 314–320
5. Föll J. Gangentwicklung und Bewegungswahrnehmung im Hüftgelenk in der Rehabilitation nach TEP-Implantation. (2004) Dissertation. Humboldt-Universität, Berlin
6. Harke G. Muskulatur im Brennpunkt. (2013) Manuelle Med. 51: 117–122
7. Hodges P.W.; Richardson C.A. Ineffizient muscular stabilization of the lumbar spine assoziated with low back pain. (1996) Spine. 21: 2640–2650
8. Janda V. Manuelle Muskelfunktionsdiagnostik, 4. Aufl. (2002) Urban & Fischer, München
9. Lewit K. Verkettungen in der muskuloskeletalen Medizin. In Funktionskrankheiten des Bewegungssystems, Bd. 11, Heft 2. (2003) Urban & Fischer, München, 159–168
10. Lewit K. Manuelle Medizin, 8. Aufl. (2012) Urban & Fischer, München
11. Niemier K.; Seidel W. Funktionelle Schmerztherapie des Bewegungssystems. (2012) Springer, Berlin
12. Niemier K. et al. Evaluierung der funktionellen muskuloskeletalen Diagnostik als Bestandteil eines multiprofessionellen Diagnostiksystems für Patienten mit Schmerzen des Bewegungssystems. (2007) Manuelle Med. 45: 123–127
13. Hamilton C. F; Richardson. Active control of the neutral lumbopelvic posture. In: Vleeming et al. (eds.) 3rd World Congress on Low Back and Pelvic Pain. (1998) Kongressband, Wien
14. Perry J. Ganganalyse – Norm und Pathologie des Gehens. (2003) Urban & Fischer, München
15. Sachse J. Der gestufte Bewegungstest zur Beurteilung des Bewegungstyps. (2004) Manuelle Med. 42: 41–51
16. Sachse J. et al. Extremitätengelenke, 8. Aufl. (2012) Elsevier, München
17. Schildt-Rudloff K. Gedanken zum Leitthema Stereotype der Muskulatur. (2013) Manuelle Med. 51: 349–350
18. Schildt-Rudloff K. Das Janda-Konzept. (2014) Manuelle Med. 52: 305–313
19. Smidt G. L. Gait in rehabilitation. (1990) Churchill Livingstone,, New York
20. Smolenski U. C. et al. Bewegungsstereotype – Validität visueller Betrachtung kontra Oberflächen-EMG. (2013) Manuelle Med. 51: 131–140

제 7 장

7 과다 운동성 – 체질별 가동성 검사

Hypermobilität – Untersuchung der konstitutionellen Beweglichkeit

7.1 개요

Einführung

과다 운동성은 일반적이지 않은 확장된 가동성으로 정의된다.

가동성은 다음과 같은 점들을 설명한다:

- 하나의 관절 또는 운동분절의 운동범위에 대한 크기
- 하나의 부위 또는 전체 근골격계의 운동범위에 대한 평균동작

가동성은 체질에 따라 다르다. 극단적 형태의 가동성은 다음과 같다:

- 체질적 경직
- 체질적 과다 운동성

어린 아이들에게서 관절의 과다 운동성은 생리학적인 현상이다. 사춘기를 거치면서 안정된 가동성이 나타나는데, 이는 일반적으로 나이를 먹을수록 감소한다. 체질적 과다 운동성은 인종에 따라 다르다. 이것은 여성의 경우 남성보다 더 흔하게 발생한다. 가동성은 훈련이 가능하기 때문에, 음악가나 운동선수들과 같은 경우에서 운동능력에 따른 과다 운동성이 나타난다.[4,9, 15–17]

평균이상의 가동성으로 인한 다양한 현상들은 과다 운동성(Hypermobility), 과다 이완성(Hyperlaxity), 과다 신정성(Hyperextensiblity)과 같은 임상 용어 또는 일반적 용어인 "유연성(Flexibility)"로 불린다. **과다 운동성의 3가지 유형들을 구분한다**:[7]

- 국소적인 병적 과다 운동성
- 확장된(전신으로 퍼질 수 있는) 병적 과다 운동성
- 체질적 과다 운동성

국소적 병적 과다운동성은 예를 들어, 주변의 운동 결손(융합척추;block vertebrae, 차단;block)에 대한 보상적 형태로 나타나난다. 확장된 병적 과다운동성은 중추성 근긴장조정장애(예: 소뇌긴장소실) 또는 유전적 증후군(마르팡 증후군, 엘러스–단로스 증후군)의 결과일 수 있고 신경학적 및 소아/유전적 감별진단을 필요로 한다.

7.1.1 국소적 과다 운동성 및 불안정

안정성 소실로 인해 확장된 가동성에 대해서만 개념적으로 구분하기 위해 진단이 필수적이다. [11]

생체역학적인 측면과 영상장치의 보조를 바탕으로 다음을 기술한다:

- 과다 운동성에서의 진폭 증가와 각운동 그리고 이와 다르게
- 불안정한 상태에서 병진 운동 방향으로의 커진 움직임 [18]

임상 검사만에서는 이러한 구분이 필요하지않다. 척추에서는 두 양상 모두가 움직임의 요소이고, 전신 그리고 분절적 검사 결과는 추가적으로 고유감각 결핍, 통각과 통각반응, 통증으로 뒷받침된다. 목뼈와 허리뼈에서의 국소적 과다 운동성에 대한 개괄적 검사는 예를 들어, 엎드린 자세에서의 탄성검사로 실행하는데, 이는 병진 운동과 거의 흡사하다. 한계에 근육이 긴장하지 않은 상태로 도달한 후 마지막으로 응축시킬 때 통증이 느껴진다면 과다 운동성이라 부른다. 손가락으로 누르는 압력은 서서히 증가시켜야 하는데, 그렇지 않으면 통증 반응에 의해 검사가 불가능하거나 과다 운동성으로 잘못 해석된다.[13] 부하 요구가 운동 능력을 초과하면, 이것은 구조적 변형과 보상적 과다 운동성 모두의 발병 원인이 된다. 또한, 영어권에서는 불안정이란 용어의 동의어로 다음과 같은 것들이 자주 사용된다:

- 구조적 불안정("역학적 불안정;mechanical instability")은 이 때 부상으로 인한 부족한 안정상태로 분류된다.
- 기능적 불안정("기능성 불안정;functional instability")은 운동성 움직임 제어의 기능적 측면에 기초한다.

임상적 관점에서, 불안정 또는 이완같은 용어들을 안정성을 상실하는 확실한 병적 변화들 및 팔다리와 척추 관절의 부하능력을 위해 남겨두길 권장한다. 여기서 예시로 주어진 것은 다음과 같은 다양한 관절들이다:

- 외상 후 먼쪽의 노자관절, 무릎관절, 발목관절
- 나이에 따른 엉덩관절의 형성이상증과 탈구
- 다양한 병인의 병적 관련 척추전방전위증

7.1.2 체질적 과다 운동성과 과다 운동성 증후군

체질적 과다 운동성은 질병으로 진단되지 않는다. 대부분 조화롭게 확장된 움직임 이외에 체질적 요소에 의해 추가적으로 발생하는 촉진가능한 안정 시 낮은 장력과 근위축이 나타난다. [10] 상체의 가동성 변이는 일상에서 앉아 있거나 서 있는 행위와 같이 정적인 요구에 대한 부하 능력의 감소를 뜻한다. 따라서, 병원인자로서 체질적 과다 운동성에 대한 과거력과 일치하는 징후들은 하루동안 체중을 지지하며 발생하는 통증 및 피로로 인한 관절통 그리고 자세 유지 시 발생하는 통증이 있다. [8] 근육의 협동장애나 이상적이지 못한 협동능력으로 인한 움직임의 상태 및 운동 조정의 변화는 불편함을 느끼게 한다.[3, 5, 19]

과운동성 증후군 (WHO 2013 버전에 따른 ICD-10 분류, F35.7) 는 존재한다, 불안정, 탈구, 외상후 약화에 따른 기능적 또는 형태적 과용의 결과로 통증성 반응, 윤활액 반응, 관절주머니 반응, 관절주위 반응, 힘줄부착부위 병변 반응, 근육 반응이 발생한다. 이 용어는 마르판 증후군, 류마티스 관절염, 불완전골형성증(Osteogenesis imperfecta)와 같은 해당 증상을 유발할 수 있는 다른 질병들을 제외하고 연결 조직에서의 이형유전군 유전적 장애들에 사용한다.[14]

체질적 과다 운동성에서는 외상이 쉽게 발생하지 않는다. 외상이 발생한 경우, 형태적 외상후유증, 고유감각장애, 중추 협동능력의 변화가 섞인다.[1,2] 이들에 대한 확실한 구별은 운동장애에 대한 병원 분석을 위해 중요하다. 이 검사는 근육단축/근육제한/근육쇠약 및 동적 운동에 대한 상투적인 증상들과 함께 검사한다.

7.2 단계적 운동검사 – 운동성 검사

Gestufter Bewegungstest – Mobilitätstest

어떠한 관절이나 척추의 운동분절의 가동성에 대한 검사와 기능제한(차단, “움직임 제한”) 또는 어떠한 부분에서의 과다 운동성에 대한 의문 제기는 특정 도수의학적 진단에서 해야 할 일이다. 이것은 관절기능에 대한 검사를 통해 상세히 알 수 있으며 해당 참고 문헌들에 기술되어 있다. [8,13]

관절 가동성과는 다르게, 체질적 가동성은 “척추의” 또는 근육 및 뼈의 통증 환자들에게서 정적인 일상활동을 유지하는 능력에 대한 근거들을 얻기 위해 모든 신체부위에서 검사한다. 체질적 가동성이 적을수록, 정적인 자세유지(앉아있기, 서 있기)를 더욱 잘 수행한다. 체질적 가동성이 클 수록, 협동이 잘 이뤄지는 근육조정이 더욱 중요해지는데, 이것은 문제가 생긴 움직임 양상(상투적인 운동성 증상들)에 대한 질병 원인과 이로인한 운동치료의 사용이 더욱 중요해진다. 가동성을 필요로 하는 치료방법들은 이와는 반대로 체질적 가동성이 클수록 점점 사용빈도가 줄어들며 대부분 이 치료방법들은 심지어 해가 되기도 한다.

체질적 가동성의 감소 또는 증가에 대한 진단을 기록하기 위해서는 모든 관절과 척추분절의 평균적(“일반적”) 가동성 범위를 알아야한다. 그러나, 이것은 근사치일 뿐이다. 참고문헌의 표준값들은 대단히 큰 분포도를 보인다. 문제를 한층 더 곤란하게 하는 점은, 한편으로는 평균 가동성이 나이를 먹을수록 감소하며, 다른 한편으로는 건강한 남성 피실험자들의 평균 가동성이 같은 나이대의 여성 피실험자들에 비해 항상 눈에 띄게 작다. 표준값 조사는 분포도를 구하기 위해 10살 단위의 연령군마다 수행해야 한다.

과다 운동성 검사는 “과다 운동성”으로 넘어가기 직전의 상황을 사용한다. 이를 통해 과도한 모습들만 기록된다. 단계를 내릴 수 있고 신체 부분들(팔, 다리, 몸통)로 나눠진 운동성 검사는 *3 단계*의 검사결과들을 피실험자들의 나이와 성별에 따라 자유롭게 분류하기에 용이하다. 먼저 이 결과를 얻은 후에 가동성을 작다/평균/크다로 평가한다.[12]

개별 검사들은 다음과 같다:

- **시작 자세**
- **검사동작 수행**
- **결과 평가**
- 검사 수행 시 발생 가능한 오류들이 영향을 주고 경험적으로 자주 발생할 때, 경우에 따라 **발생 가능한 오류**를 기재한다.

기술된 시작 자세들과 운동 동작에 대한 관찰은 다양한 검사관들 간 소통을 가능하게 하고 궁극적으로는 신뢰도를 높인다.[6]

평가: 가동성의 단계

각각의 실험 상황에서 가동성을 *3 단계* 로 분류하고 A 단계, B 단계, C 단계로 나타낸다. 각 단계 는 운동 각도 범위를 따라 분류된다. 피검사자에 대한 결과는 *3 단계* 중 하나, 필요한 경우 두 단계 사이의 경계에서 분류되고 실험 기록 양식(▶ **표 7.1**)에 기록된다. 운동 각도는 5° 별로 몇가지 운동을 실시함으로써 정확한 평가가 가능하다.

- *A 단계* 는 운동 각도가 한계값 안쪽인 경우이다. 이는 뻣뻣한 가동성을 나타내고 *B 단계* 와의 경계에서는 평균 가동성의 아래쪽에 속한다. 중년과 노년의 남성의 경우 가동성이 보통 *A 단계* 에 속한다.

표 7.1 과소 운동성 – 과다 운동성에 대한 운동성 검사의 기록 양식 (AR, 가쪽돌림; IR, 안쪽돌림).

운동성 단계		A 단계	B 단계	C 단계
손 : 손가락뼈 사이 관절(PIP), 젖힘		〈 0°	0–10°	〉 10°
	R			
	L			
손 : 손목손허리관절(MP) 젖힘		〈 45°	45–60°	〉 60°
	R			
	L			
손 : 손허리뼈들을 뒤쪽으로 당겨 젖힘		거의 없음	적당함	큼
	R			
	L			
팔꿈치 : 젖힘		〈 0°	0–15°	〉 20°
	R			
	L			
어깨관절 : 벌림		〈 90°	90–110°	〉 110°
	R			
	L			
어깨관절 : (수평) 모음		팔꿈치가 정중면까지 옴	중앙에서 정중면–어깨 사이 중간부분까지	B 단계와 반대쪽 어깨 사이
	R			
	L			
어깨이음구조 : 대각선으로 잡기 (능동)		손가락 끝이 닿을 때 까지	손가락으로 잡음	손가락 및 손바닥으로 잡음
	R unten			
	L unten			
무릎 : 폄		〈 0°	0–10°	〉 10°
	R			
	L			
엉덩관절 : 90°로 굽힐 시 회전 (IR과 AR의 합)		〈 90°	90–120°	〉 120°
	R			
	L			
전체적 등 굽힘–깊게		손가락 끝이 닿을 때 까지	손가락 관절이 닿을 때 까지	손바닥이 닿을 때 또는 그 이상
엎드린 자세에서 허리 들어올림 (팔꿈치의 내각)		〈 60°	60–90°	〉 90°
서 있는 상태에서 허리를 옆으로 굽힘	반대편 겨드랑이가 해당 기준의 위쪽인가	같은편 엉덩이에서 최대 엉덩이골까지	반대편 엉덩이에서 최대 해당 엉덩이 중간까지	반대편 엉덩이의 중간에서 바깥부분
	R			
	L			
몸통 돌림		〈 60°	60–80°	〉 80°
	R			
	L			
목 돌림		〈 70°	70–90°	〉 90°
	R			
	L			

- *B 단계*는 어린 남성과 모든 연령대 여성의 가동성이 보통 속한다.
- *C 단계*는 모든 연령대에서 평균 이상의 즉, 과다 운동성 움직임을 뜻한다.

7.3 임상 검사

Klinische Untersuchung

7.3.1 손

몸쪽 손가락뼈 사이 관절 (PIP-관절) 집게손가락부터 새끼손가락, 젖힘

시작 자세: 환자의 손을 엎침 상태로 깔개 위 또는 검사자의 손위에 손가락을 편 상태로 놓는다. 검사자는 집게손가락을 중간마디 뼈 아래에 놓고 엄지손가락을 4개 손가락뼈 사이 관절(PIP 관절) 위에 가로로 둔다 (▶ **그림 7.1**).

움직임 검사: 엄지손가락을 손가락뼈 사이 관절에 위치시키면서, 집게손가락에 살짝 힘을 가해 중간마디뼈가 한계에 달했다 느낄 때까지 들어올린다. 이러한 방식으로 네 손가락 모두를 한번에 또는 대조를 위해 손가락 하나씩 (▶ **그림 7.2**) 움직임을 수행한다. 반지손가락의 손가락뼈 사이 관절은 보통 가장 적게 젖혀진다.

평가:

- *A 단계:* 0° 를 보여주는 위치 또는 그 이하의 폄
- *B 단계:* 0° 와 10° 사이의 폄
- *C 단계:* 0° 위치에서 10° 이상 들어올려지는 폄

집게손가락부터 새끼손가락까지의 손목손허리 관절(MP-Joint), 폄

시작 자세: 환자의 손은 엎침 상태로 손목관절과 손가락들을 핀 상태로 깔개 위 또는 검사자의 손 위에 놓는다. 검사자는 검지손가락을 본인의 반대편 엎친 손에 노쪽(radial)에서 손가락뼈 사이 관절과 손목손허리관절 아래로 위치시킨다. 엄지손가락은 집게손가락부터 새끼손까락까지의 손목손허리관절에 수직하게 위치시킨다.

움직임 검사: 엄지손가락이 움직이지 않고 집게손가락부터 새끼손가락까지의 손목손허리 관절 머리에 놓여있는 동안, 검지손가락으로 힘을 살짝 가해 첫마디뼈들을 손등쪽으로 한계라는 느낌이 들 때까지 들어올린다. 손가락뼈 사이 관절들은 움직이는 동안 굽힐 수 있다. 이러한 방식으로 해당 네 손가락 모두 해당 움직임을 동시에 수행할 수 있다. 대조를 위해 각 손가락별로 이 움직임을 반복할 수 있다 (▶ **그림 7.3**).

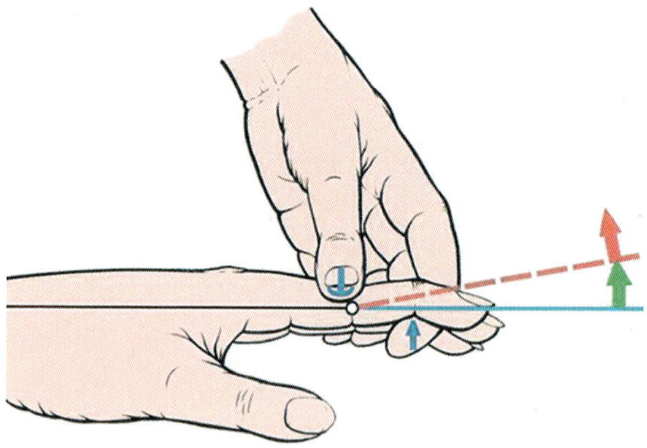

그림 7.1 집게손가락부터 새끼손가락까지 손가락뼈 사이 관절의 젖힘 검사, 시작 자세.

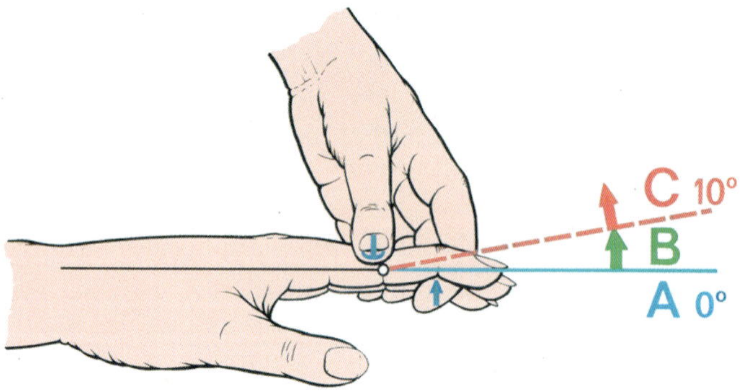

그림 7.2 손가락별 손가락뼈 사이 관절의 젖힘 검사

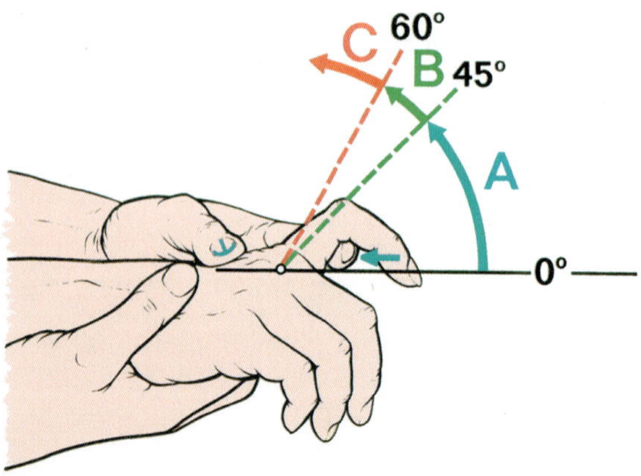

그림 7.3 집게손가락부터 새끼손가락까지 손목손허리 관절의 젖힘 검사

평가:

- *A 단계:* 45° 미만의 폄
- *B 단계:* 45° 에서 60° 사이의 폄
- *C 단계:* 60° 이상의 폄

임상적 주의점: 각 손가락별 신장제한은 위치에 따른 구조적 질환이 원인일 가능성이 높으므로 체질별 가동성과 연관지어 평가하지 않는다. 손가락들을 편 상태로 손목손허리관절을 펴는 실험을 통해, 손가락 굽힘근들의 신장성을 알 수 있다.

엄지손가락의 손목손허리관절은 체질적 움직임 유형과 연관되지 않은 채 극단적인 강직과 극단적인 운동성 사이에서 매우 독립적으로 움직인다. 따라서, 이 관절은 이러한 검사에 적합하지 않다.

손허리뼈 머리들을 뒤로 당겨 젖히기

시작 자세: 검사 대상이 되는 손을 손관절들이 펴진 상태로 집게손가 락부터 새끼손가락까지의 손허리뼈 머리들 아래에 검사자의 손바닥으로 떠받친다(엄지손가락과 검지손가락). 검사자의 다른 손으로 가운데손가락 손허리뼈 위에 한 손가락을 위치시킨다.

움직임 수행: 손등 위의 검지손가락으로 가운데손가락의 손허리뼈를 손바닥 방향으로 매우 부드럽게 눌러주고 뼈머리들이 다소간 늘어지게 만든다(▶ **그림 7.4**).

평가:

- *A 단계:* 손허리뼈 머리들이 곡선으로 조금 늘어진 형태로, 반지손가락과 새끼손가락 사이에서만 층이 살짝 보인다.
- *B 단계:* 손허리뼈 머리들이 곡선으로 적당히 늘어진 형태로, 새끼손가락부터 가운데손가락까지 기울어짐이 이어진다.
- *C 단계:* 집게손가락부터 새끼손가락까지 확실한 곡선이 형성되고, 집게손가락과 가운데손가락 사이에서도 확실히 알아볼 수 있는 층이 생긴다.

임상적 주의점: 손허리뼈 부위의 가동성은 손을 잡을 때 부드러운 또는 단단한 느낌을 결정한다. 여기서 손허리뼈 머리들은 안쪽으로, 즉, 손등쪽을 향한 오목한 곡선을 형성하며 압력을 받는다. 이 방향으로의 과다 운동성은 매우 뚜렷한 형태로만 나타나고 단계적인 검사가 불가능하다. 인접한 손허리뼈 머리들이 앞에서 뒤로 밀리는 정도에 대한 도수의학적 검사에서도 동일한다. 이에 반해서, 전체적으로 **손등쪽으로 볼록하게 압력을 가해지는 형태**는 단계적으로 검사할 수 있다.

7.3.2 팔꿈치: 폄

시작 자세: 환자는 앉아 있고, 검사자는 그 옆에 선 채 팔을 관절융기 가까이에서 받친 상태로 앞을 향해 위팔이 수평을 이룰 때 까지 들어올린다. 검사자의 다른 손은 뒤친 상태의 아래팔을 집게손가락과 엄지손가락으로 잡는다. 환자는 이 팔을 이완시키는데, 이는 실리는 무게로 알 수 있다.

움직임 수행: 아래팔을 잡고있는 손은 이 아래팔을 편 상태에서 수평을 이루고 있는 위팔의 자세를 유지시킨다 (▶ **그림 7.5**).

평가:

- *A 단계:* 팔꿈치가 중립자세 또는 그 이전까지 펴진다.
- *B 단계:* 팔꿈치가 중립자세를 넘어서까지 펴지고 그 아래 15° 까지 펴질 수 있다.
- *C 단계:* 중립자세에서 20° 이상 펴진다.

실행 주의점: 중력이 팔꿈치 굽힌근의 긴장을 높이고 결과를 다르게 할 수 있으므로, 검사 간 아래팔이 홀로 늘어져 있으면 안된다.

7

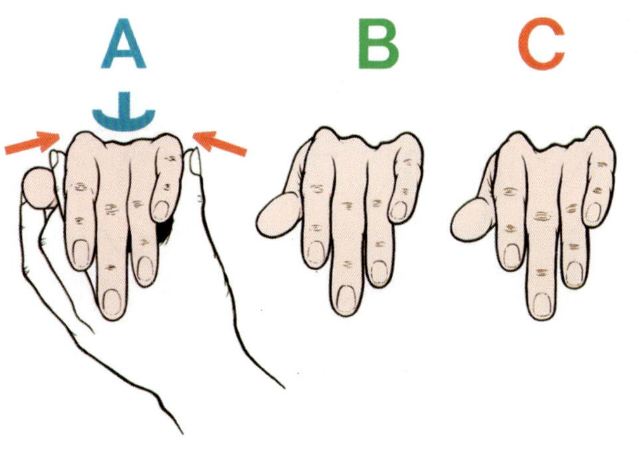

그림 7.4 손허리뼈를 손등 방향으로 오목한 곡선을 형성하게 누름

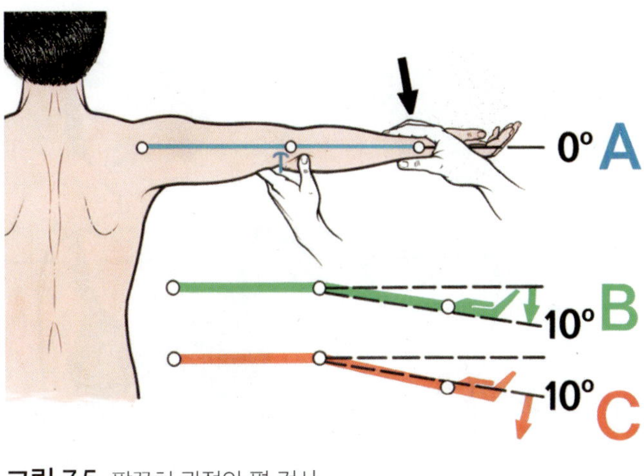

그림 7.5 팔꿈치 관절의 폄 검사

임상적 주의점: 팔꿈치는 보통 중립자세를 넘어서까지 펴지지 않는다. 통증과 함께 긴장된 굽힘근들은 가동성을 제한시키고, 이완되거나 마비된 굽힘근들은 가동성을 증가시킨다.

7.3.3 어깨

벌림

시작 자세: D환자는 앉아 있고, 검사자는 그 뒤에 선 채 본인의 몸으로 환자를 받친다. 오른쪽 어깨관절을 검사하기 위해서 왼손 엄지와 검지로 집게모양을 만든 뒤 고정(fixation)을 위해 봉우리 근처 빗장뼈와 어깨뼈가시 위에 위치시킨다. 검사자의 오른팔은 뒤쪽에서 환자의 위팔 아래로 넣고 오른손의 손가락들 또는 엄지손가락을 삼각근 부위에 봉우리의 먼쪽에 밀착시킨다. 환자의 위팔은 검사자의 팔 사이에 넣는다. 아래팔은 팔굽치를 굽힌 채 늘어트린다.

움직임 수행: 먼저 고정시키기 위한 왼손으로 어깨뼈를 아래로 꾹 눌러서, 환자의 머리나 몸통이 움직이지 않는 상태에서 저항력이 약하게 느껴지도록 한다. 검사자는 필요한 경우 이 자세에서 환자의 어깨를 본인의 몸으로 받친다. 오른쪽 팔꿈치를 이용해 팔을 옆으로 들어올리는데, 이 때 오른손은 오른팔 머리를 아래로 살짝 당긴다. 이를 통해 어깨 관절의 회전축이 움직이지 않고 유지된다 (▶ **그림 7.6**). 환자의 아래팔은 앞쪽을 향해 늘어뜨릴 수 있다 (안쪽 돌림 시). 90° 와 120° 사이의 벌림은 보통 근육의 긴장이 서서히 증가되며, 그 후 한계감을 살짝 느낀 뒤 넘어간다. 이렇게 얻어진 운동 범위를 추산하거나 각도계를 통해 측정한다.

평가:

- *A 단계:* 90° 까지의 벌림(위팔 수평)
- *B 단계:* 90° 와 110° 사이의 벌림
- *C 단계:* 110° 이상의 벌림

실행 주의점:

- 팔을 벌릴 때 뒤로 당겨서 환자의 이마면에서 벗어나면, 운동 한계에 거짓–양성으로 미리 도달한다.
- 어깨의 불필요하게 강한 고정과 검사자의 몸에서 팔을 힘겹게 들어올리면 방어 기제를 형성하고 운동 범위를 줄어들게 한다.

임상적 주의점:

- 어깨관절의 가동성은 특히 근육의 능력에 따라 다르다. 따라서, 어깨 부위 근육의 긴장에 영향을 주는 모든 요인들은 운동 범위를 눈에 띄게 변화시킨다.
- 양측 차이는 병적 이상이 없어도 발생한다. 체질적으로 가동성이 큰 경우 운동 한계에서의 근육 긴장이 부하에 따라 통증과 함께 증가하는 일이 드물지 않고 비대칭적 운동 범위를 유발한다.

어깨이음구조의 굽힌 채 모음

시작 자세: 환자는 앉아 있고, 검사자는 그 뒤에 선 채 본인의 몸으로 환자를 받치며 똑바로 앉게 한다. 검사 대상이 되는 팔은 위팔이 수평한 상태로 앞을 향할때까지 어깨관절에서 굽힌다. 검사자는 팔꿈치를 받쳐주고, 환자는 해당 팔을 이완시켜 내려놓는다. 검사자의 다른 손으로는 반대편 어깨뼈에서 몸통을 받쳐준다.

움직임 수행: 검사자는 팔꿈치를 수평을 유지한 채 반대편으로 모아준다(▶ **그림 7.7**).

평가: 반대편 어깨까지의 움직임 곡선에서 팔꿈치의 한계 위치를 평가한다:

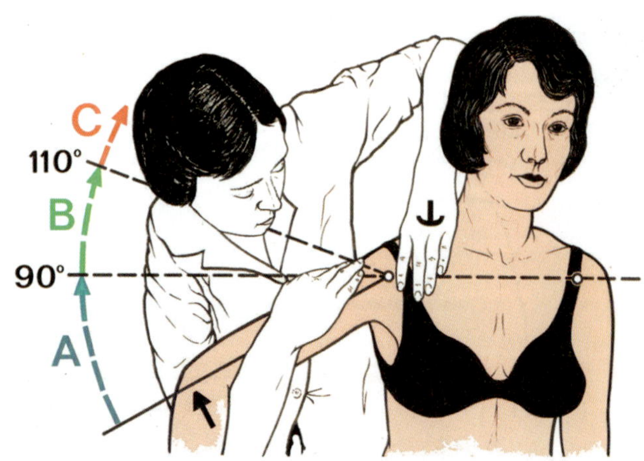

그림 7.6 어깨이음구조들을 고정한 채 어깨관절의 벌림 검사

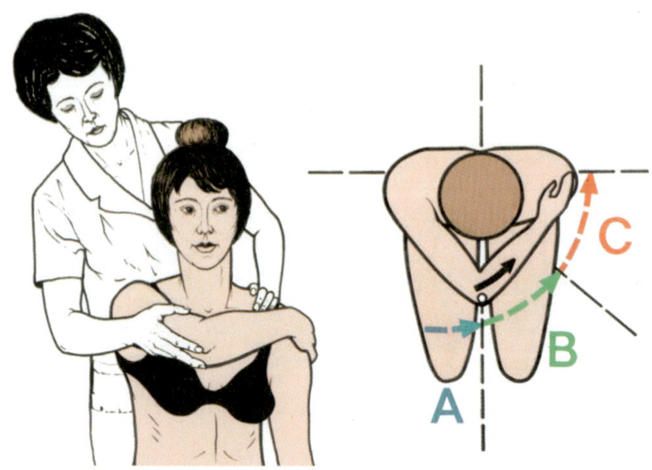

그림 7.7 어깨이음구조의 굽힌 채 모음

- *A 단계:* 팔꿈치가 신체 앞 가운데(정중면)에 도달하지 못하거나 정확히 그까지 도달함
- *B 단계:* 팔꿈치가 중심선을 넘어서 반대편 어깨까지의 움직임 곡선에서 최대 절반까지 도달할 수 있음
- *C 단계:* 팔꿈치가 신체 중앙에서 반대편 어깨까지의 움직임 곡선 바깥쪽 절반에 도달하며, 극단적인 경우 반대편 어깨까지 도달함

실행 주의점: 움직임을 능동적 실행하거나 환자 스스로 재차 누를 때 뒤쪽 어깨뼈근육들의 길항적 억제를 통해 잘못된 그리고 증가된 범위에 도달한다.

임상적 주의점: 가동성 검사는 몸통에서 빗장뼈와 어깨뼈 그리고 위팔로 뻗어있는 근육들의 유연성 및 신장성을 검사한다. 양쪽 빗장뼈관절들은 이에 영향을 적게 미친다.

어깨이음구조의 대각선 잡기, 능동적

시작 자세: 환자는 편하게 앉아 있는다. 환자는 오른손을 손바닥을 뒤로한 채 아래에서부터 등으로 올리고, 왼손은 엎침 상태로 팔을 들어올려 목 뒤로 넘긴다.

움직임 수행: 양손은 평평하게 손가락을 편 채로 양 어깨뼈 사이에서 가까이 접근시키고, 가능하다면 그 너머로 밀어준다. 이 움직임은 양 어깨에서 수행되고, 손가락들은 긴장을 풀고 핀 상태를 유지한다 (▶ **그림 7.8**).

평가: 손가락들 및 손바닥의 도달과 덮음은 한계 위치에서 평가된다. **아래에서 올라온 팔**은 보다 큰 가변성의 움직임을 보이고, 결과는 무엇보다도 이 팔에 따라 다르며 **해당 팔의 측면에서 기술된다**. 양측 차이는 흔하며, 왼팔을 아래로 했을 때 평균적으로 운동 범위가 더 크다.

- *A 단계:* 손가락 끝이 닿지않거나 겨우 닿음
- *B 단계:* 손가락들이 서로 잡을 수 있지만, 손바닥에는 닿지 않음
- *C 단계:* 손가락 끝이 손바닥에 닿고, 극단적인 경우 손목까지 닿음

실행 주의점:

- 환자가 손가락으로 이 움직임을 계속해서 당기고 어깨이음구조가 수동적으로 늘어나면, 이 결과를 완전하게 반복하기 어렵다.
- 이 움직임은 완전히 능동적으로 수행된다. 이 때, 안쪽돌림, 폄, 위팔을 들어올림이 수행된다.

7.3.4 무릎: 폄

시작 자세: 환자는 긴장을 풀고 눕는다, 발꿈치는 치료대 아래쪽으로 나오도록 위치한다. 검사자는 발 옆에 선다. 오른쪽에 서서 왼손을 오른쪽 넓적다리에 무릎뼈 바로 위에 둔다. 오른손은 종아리의 먼쪽에서 밑으로 발꿈치의 몸쪽에 위치시킨다.

움직임 수행: 왼손은 넓적다리를 깔개에 고정시킨다. 운동 범위가 좁기 때문에 오른손은 종아리를 한계 저항력이 발생할 때까지 천천히 들어올린다 (▶ **그림 7.9**).

평가:

- *A 단계:* 무릎이 0° 이하로 펴짐. 다시 말해, 무릎이 한계 위치에서 굽혀진 상태이거나 깔개에 닿은 상태. 발꿈치는 검사 베드를 벗어나지 않는다.
- *B 단계:* 무릎이 0° 를 넘어 10° 까지 펴짐. 발꿈치가 치료대에서 떨어질만큼 들어올릴 수 있다. 그 높이는 종아리 길이에 따라 다르고 (대략적으로) 10cm 미만이다.
- *C 단계:* 무릎이 10° 이상으로 펴짐.

대략적인 추정: 발꿈치가 치료대에서 많이 떨어질 수 있다.

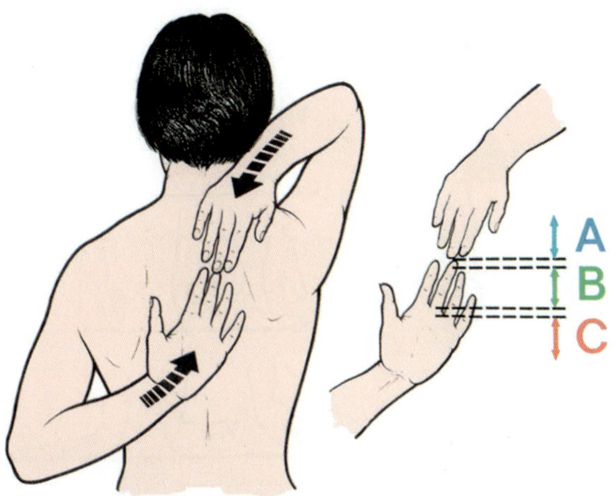

그림 7.8 어깨이음구조의 능동 대각선 잡기

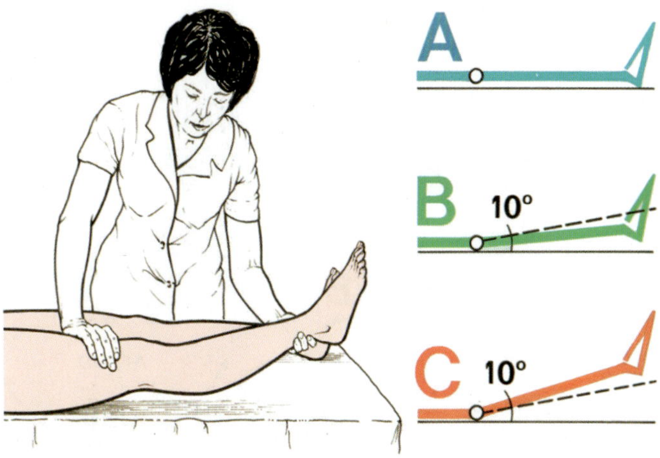

그림 7.9 무릎: 폄

임상적 주의점: 무릎관절의 신전 가동성은 사실상 무릎을 굽힌 자세에서의 일상적인 부하 능력에 따라 커질 수 있다. 그러나, 이는 대부분 이미 그 이전에 체질적으로 신전능력이 큰 환자들에게서 나타난다.

7.3.5 엉덩관절: 가쪽돌림(AR)과 안쪽돌림(IR)의 합(AR+IR)

시작 자세: 환자는 검사 대상 방향으로 가쪽에 등을 대고 눕는다. 검사자는 피검사자의 엉덩관절 부근 옆에 서서 엉덩관절과 무릎관절이 각기 직각을 이루도록 다리를 들어올린다. 넓적다리는 수직하게 유지시킨다. 오른쪽 다리를 검사하는 동안 검사자는 위에서부터 왼손의 엄지손가락과 집게손가락을 무릎뼈 주변의 넓적다리 관절융기에 위치시키는데, 무릎뼈 주변을 누르지는 않는다. 오른손은 종아리의 먼쪽을 장딴지 밑으로 받친다 (▶ **그림 7.10**).

움직임 수행: 먼저, 검사자의 왼손으로 무릎을 아래방향으로 누르고 이를 통해 골반이 같이 움직이기 힘들게 한다. 오른손으로는 종아리를 수직축을 기준으로 안쪽으로 돌리고 이어서 가쪽으로 돌려준다. 손으로 저항력이 느껴진 후 골반이 움직임을 따라가려고 하면, 움직임이 한계점에 도달한 것이다. 넓적다리가 수직인 자세를 유지하고 골반이 움직이지 않도록 조정해야한다. 한계 위치에서 종아리와 신체의 세로축(치료대 옆 모서리)의 각도를 측정한다.

평가:

- *A 단계:* 가쪽돌림과 안쪽돌림의 각도 합이 90° 이하
- *B 단계:* 가쪽돌림과 안쪽돌림의 각도 합이 90° 초과 120° 이하
- *C 단계:* 가쪽돌림과 안쪽돌림의 각도 합이 120° 초과

실행 주의점:

- 검사자가 무릎의 위에서 수직으로 보지 않으면, 각도의 측정이 불확실하다.
- 아래로 누르는 힘이 약하면, 근육의 긴장이 약할 때 부터 이미 골반이 움직임을 따라간다. 엉덩관절을 둘러싼 강력한 근육들은 골반과 같이 움직이고 따라서 각도가 본래의 엉덩관절 가동성에서보다 적게 측정된다.

임상적 주의점: 엉덩관절의 돌림 운동은 단일운동으로서 비대칭인 경우가 아주 흔하다. 따라서 건강한 사람들의 경우 반대방향으로 돌림이 대개 반대발과 비대칭이다. 한쪽 발에서 안쪽돌림의 각도가 작다면 바깥돌림이 큰 각도로 발생하여 맞춰진다. 가쪽돌림과 안쪽돌림의 합은 보통 대칭적이다. 이러한 이유로 운동성 평가에 **양쪽 돌림 각도의 합**을 사용한다.

7.3.6 척추와 몸통

전체적인 몸통 굽힘 - 깊은 굽힘

시작 자세: 환자는 다리를 편 채 서 있는다.

움직임 수행: 환자는 다리를 편 채로 손을 바닥으로 뻗으며 앞으로 깊게 숙인다(▶ **그림 7.11**).

평가:

- *A 단계:* 손가락 끝이 바닥에 닿지 않거나 겨우 닿은 상태.
- *B 단계:* 손가락이 바닥에 닿은 채 굽힐 수 있는 상태에서 손목관절을 편 채 손뼈(손가락 첫마디뼈)로 접촉할 수 있는 상태까지.
- *C 단계:* 손가락을 손등방향으로 바닥에 접촉시킨 채 손관절을 추가적으로 굽힐 수 있으며 손관절을 편 채 손바닥 전체로 바닥을 짚을 수 있을 때 까지의 상태.

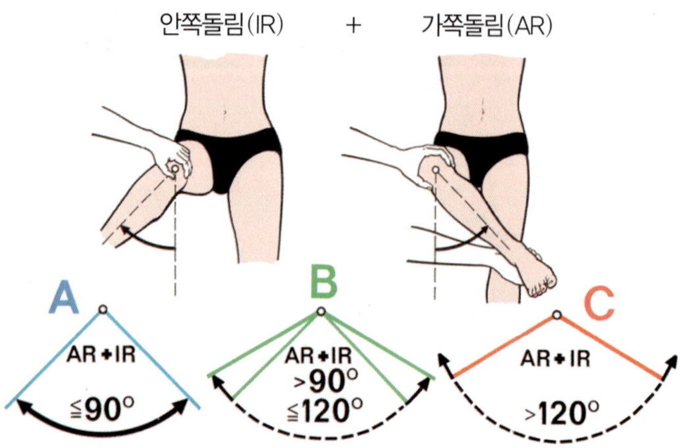

그림 7.10 엉덩관절의 돌림 검사

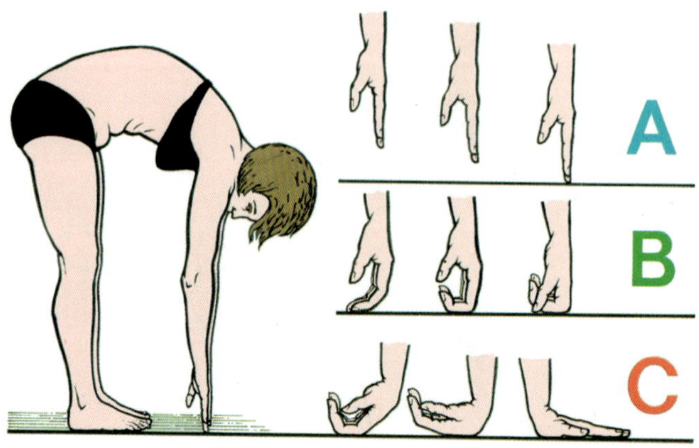

그림 7.11 전체적인 몸통 굽힘–깊은 굽힘

7

엉덩관절 폄근들이 극단적으로 높은 유연성을 보일 때(체질적으로는 드물고, 오히려 단련으로 가능), 팔꿈치를 추가적으로 굽히며 상체를 다리에 붙일 수 있다.

실행 주의점:

- 이러한 검사 지시는 환자가 쉽게 이해할 수 있고 명료하게 읽을 수 있다.
- 단점은 골반을 부드럽게 고정시켜야 할 엉덩관절 굽힘근들이 자세를 잡기 위해 긴장하는 것이다. 몸통을 깊게 굽힐 때 무릎이 굽히지 않도록 한다.
- 또다른 단점은 인간의 특징에 대한 의존성이다. 몸통과 비교해 짧은 사지는 보다 크거나 작은 가동성을 가장한다.

임상적 주의점: 허리뼈의 굽힘은 영향이 적다. 신체는 엉덩관절에서 주머니칼처럼 앞으로 굽힌다.

변형 동작

변형 동작의 일환으로 **누운 채 다리를 핀 상태로 엉덩관절 굽히기**를 수행할 수 있다. 이 움직임은 라세그 동작(뻗은 다리를 엉덩관절에서 굽히기)과 일치하며 누운 채 한쪽 또는 양쪽으로 수행될 수 있다. 이 검사는 엉덩관절 폄근들의 신장성(또는 긴장, 보호성 근긴장)을 검사한다. 엉덩관절을 기준으로 각도를 측정한다. 그러나, 이러한 검사는 운동성이 높은 경우에 허리뼈로 움직임이 이어지기 쉽기 때문에, 체질별 가동성을 알아볼 때만 적합하다.

또다른 변형으로는 **앉은 자세에서 몸통 앞으로 굽히기 – 엉덩관절 굽히기** – 가 있다. 환자가 앉은 자세에서 신체를 뻗은 다리쪽으로 굽힐 때, 각도 대신 손과 발까지의 수직 거리에 대한 비율을 평가한다. 이처럼 인간 형태의 변형 동작은 결과에 영향을 미칠 수 있다. 이를 위해, 서 있는 자세에서 몸통을 깊게 굽힐 때와 비교하여 자세 유지를 위한 엉덩관절 굽힘근들의 긴장이 감소된다.

전체적인 몸통 굽힘 – 다리를 펴고 앉기

시작 자세: 환자는 다리를 편 채로 앉고, 양발은 중립자세(발바닥을 수직으로) 유지한다.

움직임 수행: 환자는 스스로 엉덩관절을 굽히고 손가락들을 발가락 너머로 내민다. 무릎은 똑바로 편 채 깔개와 닿은 자세를 유지한다. 검사자는 한계 자세에서 손과 발가락까지의 비율을 측면에서 관찰한다 (▶ **그림 7.12**).

평가:

- *A 단계:* 손가락 끝이 발가락에 닿지 않거나 닿음.
- *B 단계:* 손가락이 발가락을 넘어서 첫마디뼈 관절이 발가락에 닿을 때까지.
- *C 단계:* 손바닥 또는 아래팔 면쪽이 발가락을 넘음.

실행 주의점: 무릎이 살짝 굽혀지는 것을 간과하기 쉽다. 깔개를 단단한 것으로 준비하여, 무릎을 굽히기 어렵게 해야 한다.

등뼈/허리뼈: 엎드린 채 뒤로 굽히기

시작 자세: 환자는 엎드린 자세를 취한다. 양 팔의 팔꿈치를 굽히고 손가락을 어깨 아래로 밀어줌으로써, 손가락 끝이 어깨 봉우리와 맞닿게 한다. 검사자는 환자 옆 골반 높이에 선 채 손목을 엉치뼈 위에 놓고 골반이 시작 시 자세로 고정되도록 아래로 눌러주는데, 굽혀지지 않도록 한다(허리뼈가 앞으로 굽혀지지 않도록).

움직임 수행: 환자는 이 움직임을 완전히 능동적으로 시선을 이동시키며 수행한다: 수행 요구에 따르면: "천정을 쳐다보며 상체를 최대한 세우세요." 팔의 신장을 위팔과 아래팔의 각도(팔꿈치 내각, – **그림 7.13**)로 평가한다.

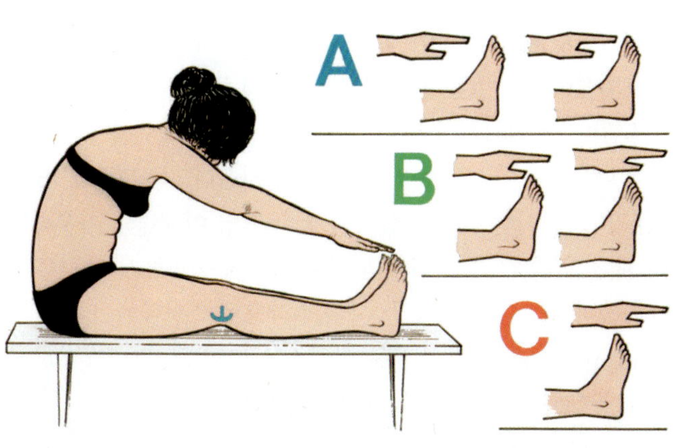

그림 7.12 전체적인 몸통 굽힘–다리를 펴고 앉기

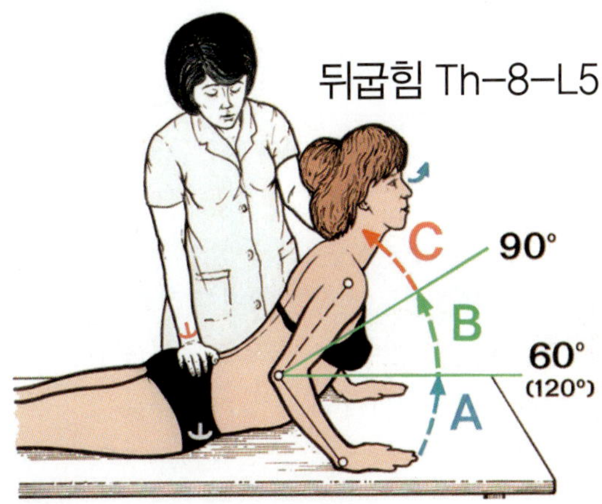

그림 7.13 엎드린 채 몸통을 뒤로 굽히는 검사

7

평가:

- *A 단계:* 팔꿈치 내각이 60° 미만.
- *B 단계:* 팔꿈치 내각이 60° 와 90° 사이.
- *C 단계:* 팔꿈치 내각이 90° 초과.

실행 주의점:

- 검사자는 환자가 깔개에서 골반을 떼기 전 움직임을 수행하는데 도움이 필요하면, 힘을 뺀 채로 천천히 움직임을 수행하고 끝낼 수 있도록 도와줘야 한다. 고정시키는 손은 골반이 들어올려지는 것을 적절한 압력으로 인지하고 제한해야 한다.
- 팔 길이와 몸통 길이의 비율은 결과에 영향을 준다. 비교적 짧은 팔은 더 큰 가동성을, 비교적 긴 팔은 더 작은 가동성을 가장한다.
- 몸통을 뒤로 굽히는 것은 주로 허리뼈와 아래쪽 등뼈에서 시작된다. 이 운동 부위의 양 끝은 고정되기 어렵기 때문에, 각도를 측정하려면 복잡하다. 이 검사에서 간접적 측정치가 사용된다.

임상적 주의점: 허리통증이 있는 환자, 예를 들어, 병적 국소 과다 운동성 증상에는 이러한 검사가 의미없다.

7

등뼈/허리뼈: 서 있는 자세에서 옆으로 굽히기

시작 자세: 환자는 편한 자세로 서 있는다.

움직임 수행: 환자는 천천히 몸통을 회전시키거나 앞이나 뒤로 치우치지 않고 한쪽으로 똑바르게 몸을 굽힌다.

한계 자세에서 볼록한 겨드랑이 선의 위쪽 끝에서 수직선을 골반쪽으로 내려뜨린다 (▶ **그림 7.14**).

평가:

- *A 단계:* 수직선이 같은 방향의 엉덩이로 떨어지거나 엉덩이골과 만날 수 있다.
- *B 단계:* 수직선이 엉덩이 골을 넘어 반대쪽 엉덩이의 안쪽 절반에 떨어진다.
- *C 단계:* 수직선이 반대쪽 엉덩이의 바깥쪽 절반에 떨어진다.

임상적 주의점: 이 결과는 척추의 가동성 이외에 주로 오목한 허리 네모근이 굽혀지는 정도(신장능력)에 따라 다르다. 이 방향의 근육은 몸통을 편심성 수축으로 유지시키기 때문에, 이 검사는 단축 검사에 적합하지 않다.

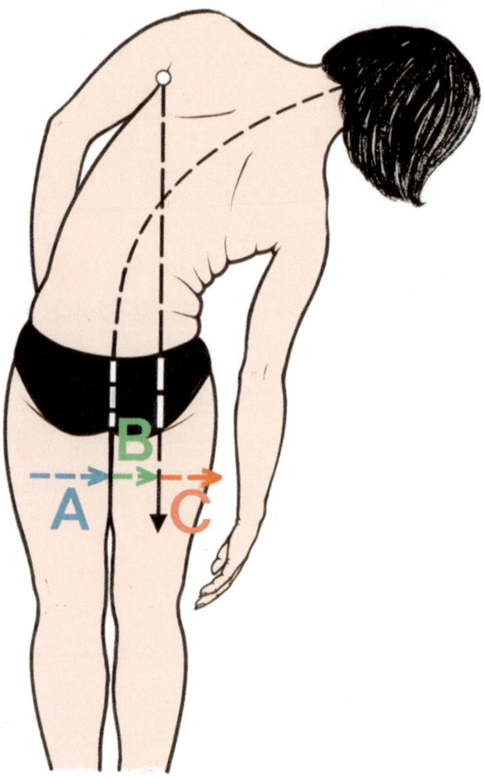

그림 7.14 선 채로 몸통을 옆으로 굽히는 검사

등뼈: 앉은 채 돌림

시작 자세: 환자는 앉는데, 치료대 끝에 기마 자세로 앉는게 제일 좋다. 양 손은 목을 잡고, 양 팔꿈치는 턱 아래에 모은다. 이 자세를 통해 어깨이음구조가 몸통에 고정된다. 양발을 능동적으로 모아서 골반을 고정시킨다. 허리뼈 및 아래쪽 등뼈의의 앞굽음 또는 뒤굽음은 바르게 펴진다. 검사자는 환자의 뒤에 서서 오른쪽에서 그 후 왼쪽에서 팔꿈치를 감싸쥔다.

움직임 수행: 검사자는 팔꿈치를 받쳐서 오른쪽으로 돌리며, 환자는 힘을 빼고 골반이 움직이지 않도록 유지한 채 한계 위치까지 회전하도록 맡긴다. 검사자가 이 움직임을 수행하고, 환자는 이완한 채 견디거나 더 좋은 방법으로는 움직임을 따라간다. 손을 바꿔 잡은 후, 양쪽을 비교하여 검사한다 (▶ **그림 7.15**).

평가: 움직이는 각도는 상체의 정중면(양 아래팔의 가운데)과 치료대의 옆쪽 끝 또는 상체의 이마면(한쪽 어깨에서 다른쪽 어깨로)과 치료대의 뒤쪽 끝 사이의 각도로 측정할 수 있다.

- *A 단계:* 60° 미만의 운동 범위.
- *B 단계:* 60°이상 80°이하의 운동 범위.
- *C 단계:* 80°를 초과하는 운동 범위.

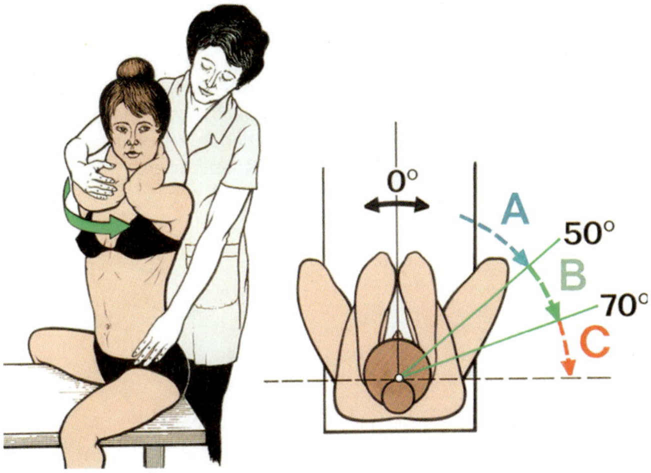

그림 7.15 등뼈의 돌림 검사

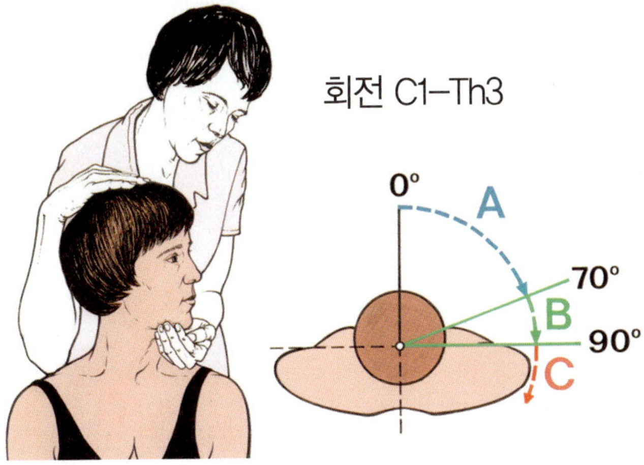

그림 7.16 앉은 채 목 돌림 검사

실행 주의점:

- 검사를 위한 움직임은 대부분 Th6 아래의 등뼈에서 발생하며, 허리뼈는 이때 거의 움직이지 않는다.
- 척추 뒤굽음에서 느슨한 자세는 허리뼈가 한쪽으로 기울어진 채 돌리는 연합운동으로 인해 추가적인 운동 범위를 보일 수 있다.
- 허리뼈가 앞굽은 채 앉으면 그와는 반대로 근긴장으로 인해 운동 범위가 줄어든다.

목뼈: 앉은 채 목 돌림

시작 자세: 환자는 앞에서 행한 검사와 같이 등받이 없이 앉는다. 검사자는 그 뒤에 서서, 본인의 몸으로 환자의 등을 받치며 이 때 척추를 똑바로 세워준다. 검사자는 왼쪽 팔꿈치(위팔)로 환자의 왼쪽 어깨를 받치고 왼손가락 끝을 머리 위에 편하게 둔다. 검사자의 오른손은 턱 밑에 둔다. 환자는 본인의 턱을 힘을 빼고 목이 떨어지지 않도록 검사자의 손에 가볍게 올려놓는다.

움직임 수행: 검사자는 머리에 올려놓은 왼손으로 머리를 똑바른 자세를 유지하고, 특히 엄지손가락으로 뒤로 굽혀지지 않도록 하는 동안, 오른손으로 턱을 호선을 그리며 오른쪽으로 움직인다.

그 이후, 양 손을 움켜잡고 왼쪽으로 움직임을 이어간다 (▶ 그림 7.16).

평가: 움직이는 각도는 머리의 시상선과 치료대 옆쪽 끝 사이의 각도로 추정한다.

- *A 단계:* 70° 미만의 운동 범위.
- *B 단계:* 70° 이상 90° 이하의 운동 범위.
- *C 단계:* 90° 초과의 운동 범위.

실행 주의점: 목뼈는 움직이는 동안 수직으로 세운 채 자세를 유지해야 한다. 등뼈의 뒤굽음은 받침을 통해 최대한 똑바르게 해야 하고, 이를 통해 목뼈 또한 똑바르게 세울 수 있다.

참고문헌

1. Beyer L. Schnelle funktionelle Anpassung im Gehirn. (2013) Manuelle Med. 51: 71–72
2. Cobb S. C. et al. The effect of forefoot varus on postural stability. (2004) J.Orthop. Sports Physical Ther. 34(2): 79–85
3. Harke G. Muskulatur im Brennpunkt. Muskelschmerz, Haltung und Sensomotorik. (2013) Manuelle Med. 51: 117–122
4. Hinzmann J. L. Untersuchung der Beweglichkeit an jungen Erwachsenen im Alter von 18 bis unter 23 Jahren – Messungen mit Lot- und Kompasswinkelmesser. (1989) Med. Diss., Humboldt-Universität, Berlin
5. Luomajoki H.; Saner J. Bewegungskontrolldysfunktion als Subgruppe von unspezifischen Rückenschmerzen. (2012) Manuelle Med. 50: 387–392
6. Niemier K.; Schmidt S. Funktionelle Diagnostik der Bewegungsteuerung, Bewegungsstabilisation und Hypermobilität. (2009) Orthopäde. 38: 847–854
7. Sachse J. Die Formen der Hypermobilität und ihre klinische Einordnung. (2004) Manuelle Med. 42: 27–32
8. Sachse J. et al. Extremitätengelenke. Manuelle Untersuchung und Mobilisationsbehandlung für Ärzte und Physiotherapeuten, 8. Aufl. (2012) Elsevier, München
9. Sachse J et al. Normuntersuchung der Beweglichkeit junger Erwachsener. (2002) Phys. Med. Rehab. Kurort. 12: 325–329
10. Sachse J.; Janda V. Konstitutionelle Hypermobilität. (2004) Manuelle Med. 42: 33–40
11. Sachse J. et al. Die lokale pathologische Hypermobilität. (2004) Manuelle Med. 42: 17–26
12. Sachse J. Der Gestufte Bewegungstest zur Beurteilung des Bewegungstyps. (2004) Manuelle Med. 42: 33–40
13. Schildt-Rudloff K.; Sachse J. Wirbelsäule. Manuelle Untersuchung und Mobilisationsbehandlung für Ärzte und Physiotherapeuten, 5. Aufl. (2008) Elsevier, München
14. Schilling F.; Stofft F. Das Hypermobilität-Syndrom – Übersicht, großfamiliäre Kasuistik und Pathologie der Kollagentextur. (2003) Osteol. 12: 205–232
15. Smith R. et al. Hypermobility and sports injuries in junior netball players. (2005) Brit.J. Sports Med. 39(9): 628–631

16. Smits-Engelsman B. et al. Beighton score: a valid measure for generalized hypermobility in children. (2011) J.Pediatr. 158(1): 119–123
17. Tilscher H. Die Wirbelsäule der Frau. (2013) Manuelle Med. 51: 8–12
18. Tilscher H. et al. Klinische und röntgenologische Befunde bei Hypermobilität und Instabilität im Lendenwirbelsäulenbereich. (2012) Manuelle Med. 50: 307–314
19. Wilke J.; Buhmann H.W. Qualität grundlegender Bewegungsmuster bei Patienten mit chronischen lumbalen Rückenschmerzen. (2013) Sportverl. Sportschad. 27: 219–225
20. Dt. Ges. f. Orthopädie und orthopäd. Chirurgie + BV d. Ärzte f. Orthopädie (Hrsg.) Leitlinien der Orthopädie, 2. Aufl. (2002) Dt. Ärzte-Verlag, Köln
21. Bundesärztekammer (BÄK) et al. (2010) Nationale Versorgungs-Leitlinie Kreuzschmerz. http://www.leitlinien.de/nvl/kreuzschmerz/

찾아보기

ㄱ

ㄴ

ㄷ

ㅁ

ㅂ

ㅍ

ㅎ

기타